LES
SUBSTANCES ALIMENTAIRES

ÉTUDIÉES AU MICROSCOPE

SURTOUT AU POINT DE VUE

DE LEURS ALTÉRATIONS ET DE LEURS FALSIFICATIONS

PAR

E. MACÉ

PROFESSEUR D'HISTOIRE NATURELLE A LA FACULTÉ DE MÉDECINE

DE NANCY

AVEC VINGT-QUATRE PLANCHES COLORIÉES

DONT HUIT REPRODUITES D'APRÈS LES ÉTUDES SUR LE VIN

DE M. L. PASTEUR

et 408 figures dans le texte

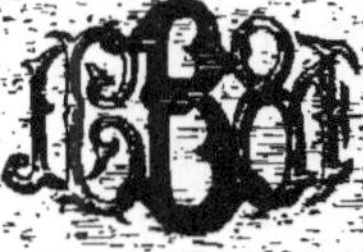

PARIS

LIBRAIRIE J.-B. BAILLIÈRE et Cⁱᵉ

19, RUE HAUTEFEUILLE, PRÈS DU BOULEVARD SAINT-GERMAIN

1891

LES SUBSTANCES ALIMENTAIRES

ÉTUDIÉES AU MICROSCOPE

LYON. — IMPRIMERIE PITRAT AÎNÉ, 4, RUE GENTIL.

LES
SUBSTANCES ALIMENTAIRES

ÉTUDIÉES AU MICROSCOPE

SURTOUT AU POINT DE VUE

DE LEURS ALTÉRATIONS ET DE LEURS FALSIFICATIONS

PAR

E. MACÉ

PROFESSEUR D'HISTOIRE NATURELLE A LA FACULTÉ DE MÉDECINE
DE NANCY

—

AVEC VINGT-QUATRE PLANCHES COLORIÉES

DONT HUIT REPRODUITES D'APRÈS LES ÉTUDES SUR LE VIN

De M. L. PASTEUR

et 408 figures dans le texte

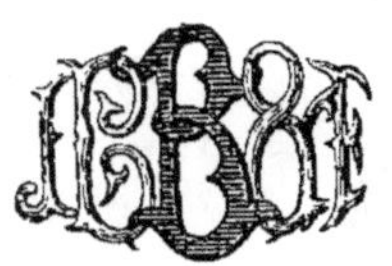

PARIS

LIBRAIRIE J.-B. BAILLIÈRE ET FILS

19, RUE HAUTEFEUILLE, PRÈS DU BOULEVARD SAINT-GERMAIN

—

1891

Tous droits réservés

PRÉFACE

Les questions d'altération et de falsification des substances alimentaires prennent une importance et un intérêt croissants à mesure qu'on voit l'hygiène conquérir dans la médecine la place de premier rang qui lui est due.

Il est du strict devoir des pouvoirs publics de veiller de près à la qualité de l'alimentation et de prémunir les populations contre les accidents causés, trop souvent encore, par la mauvaise nature des substances alimentaires.

La science d'aujourd'hui possède assez de moyens pour reconnaître la fraude ou les détérioriations nuisibles à la fortune publique, à la santé. Parmi ceux-ci, se trouve au premier rang l'étude des produits alimentaires au microscope.

Il manquait un livre contenant la solution des principales questions pouvant intéresser celui, simple curieux ou expert, qui s'adonne à ces études. J'ai cru rendre service en présentant celui-ci.

La division de l'ouvrage s'imposait pour ainsi dire. Les trois grandes catégories de substances alimentaires, *substances d'origine animale*, *substances d'origine végétale*, *boissons*, formaient naturellement trois parties distinctes où se devaient étudier les altérations et les falsifications.

C'est là tout le plan de l'ouvrage.

Un semblable livre n'est vraiment utile qu'avec de nombreuses figures. C'est ce qu'ont très bien compris les sympathiques éditeurs et dont il faut leur savoir gré.

J'ai eu l'heureuse fortune de voir mises à ma disposition certaines des magnifiques planches des *Études sur le vin* de M. Pasteur, ouvrage malheureusement trop rare aujourd'hui. C'est une nouvelle preuve de bienveillance à ajouter à celles très précieuses que cet illustre maitre m'a déjà témoignées. Je lui en exprime hautement ici toute ma reconnaissance.

J'ai utilisé dans cet ouvrage une partie des planches contenues dans un excellent petit livre de M. V. Bonnet, *Précis d'analyse microscopiques des denrées alimentaires*. Je l'ai fait d'autant plus volontiers, que je les ai reconnues fort exactes, bien qu'un peu schématiques en général, et très utiles pour la compréhension des sujets qu'elles représentent.

J'ose espérer que ce livre, tel qu'il est, rendra des services, surtout à ceux que préoccupent les questions, souvent ardues, qu'il expose. Je l'ai fait tel que j'aurais désiré en trouver un, lorsque j'ai commencé à m'occuper de ces études, et mené, je le crois du moins, d'une façon aussi pratique que possible. Les lecteurs jugeront si mon but a été atteint.

E. MACÉ.

Laboratoire d'histoire naturelle de la Faculté
de médecine de Nancy, Février 1891.

LES
SUBSTANCES ALIMENTAIRES

ÉTUDIÉES AU MICROSCOPE

INTRODUCTION

I

HISTORIQUE ET GÉNÉRALITÉS

L'application du microscope à l'étude des substances alimentaires a été le signal d'importants progrès dans la connaissance de ces composés si divers. L'emploi de cet instrument d'investigation a permis de se rendre compte de bien des particularités d'aspect, de coloration, de conservation ou d'altération, qui n'avaient pu être expliquées jusqu'alors. Il a surtout rendu possible ou facile la constatation de la présence de produits similaires ou différents, mélangés à la suite de négligences coupables ou dans un but véritablement frauduleux.

L'usage de cette méthode de recherches et les progrès qui ont résulté de son application ont été loin de suivre ceux du microscope et de l'anatomie générale qu'il permettait d'étudier. La raison s'en trouve naturellement dans le grand nombre de difficultés que rencontre à chaque pas celui qui s'adonne à ces travaux, difficultés qui résultent d'abord de la multiplicité des composés et des éléments qui peuvent se rencontrer dans un

seul échantillon, puis des diverses manipulations et préparations,
que les substances ont dû subir, qui ont changé considérablement
leur aspect et altéré, dans une mesure variable, leurs caractères
histologiques.

Les études entreprises dans cette voie ont cependant été, dès
le début, des plus fructueuses. Elles doivent rendre aujourd'hui
des services d'une importance plus grande et recevoir une application plus étendue encore, maintenant que la fraude semble se
donner plus d'essor et s'établit souvent pour ainsi dire en plein
jour, défiant presque les pouvoirs publics qu'elle accuse impli-
citement d'incapacité. C'est pour cette raison qu'il est nécessaire
de redoubler d'attention et de zèle et de chercher, dans l'intérêt
de tous, à dévoiler les falsifications qui portent à la fois atteinte
à la santé des consommateurs et aux commerçants honnêtes qui
ne peuvent soutenir la concurrence de prix avec des produits
déloyaux.

Pour suffire à cette tâche, il faut que ceux auxquels elle
incombe y soient préparés et d'assez longue main. Ce n'est assu-
rément qu'en étudiant de telles questions qu'on peut se rendre
compte de la complexité et de la multiplicité des connaissances
que nécessite la solution de problèmes qu'on est exposé à rencontrer tous les jours, même parmi les simples. Comme ces
fonctions doivent incomber de l'avis de tous aux membres du
corps de santé, il devient nécessaire de les y former d'avance,
en dirigeant en partie leurs études dans cette voie. Il est certain
que c'est le pharmacien surtout qui, par ses études plus complètes d'anatomie végétale, de micrographie, semble le mieux
préparé pour une bonne partie de ces recherches qu'on n'est porté
que trop rarement à lui confier. Il n'y a certes qu'à se féliciter
de voir ces questions entrer pour une très large part dans l'enseignement actuel des Écoles de pharmacie et même à dire bien
haut que l'on applaudirait aux perfectionnements qui pourraient
être encore apportés dans cette voie. Le pharmacien des petites
villes et des campagnes surtout, homme sédentaire par excellence, trouverait certainement à occuper ses loisirs d'une façon
extrêmement utile pour l'hygiène publique et pourrait même en

tirer quelque profit. Il est mieux disposé pour cette besogne que le médecin, trop absorbé et souvent trop fatigué par la clientèle, pour s'adonner à ces recherches scientifiques. De plus, pendant le temps très court qui est attribué, dans le cours des études médicales, aux sciences qu'il faut surtout mettre en œuvre dans ces recherches, l'étudiant en médecine est loin de pouvoir approfondir suffisamment les points les plus utiles à connaître. Il ne peut prendre qu'une teinte légère de ces sciences, qui ne peut servir, la plupart du temps, qu'à lui faire saisir la haute importance et le grand intérêt de ces travaux, qui lui permet de les apprécier à leur valeur, de les comprendre et non de les exécuter. Il est certain que, vue de ce côté, l'étude de l'histoire naturelle dans les Facultés de médecine a un intérêt pratique réel que l'on saisit facilement.

D'un autre côté, toute une série de ces recherches doit-être considérée comme l'apanage exclusif du vétérinaire, que ses études préparatoires rendent des plus aptes à mener à bonne fin. Les altérations des viandes de boucherie, mortes ou à plus forte raison sur pied, sont sans conteste de son domaine spécial. Mais pour le reste, il semble, même encore aujourd'hui que l'enseignement des Écoles vétérinaires s'est considérablement élevé, il semble peu préparé, à part une éducation toute spéciale, à la besogne exigée. C'est que, comme le médecin, l'étude clinique est le principal objectif de ses travaux et qu'il ne s'adonne guère aussi qu'en passant à l'étude des sciences dites accessoires, probablement parce qu'elles sont la base de tant d'autres ; il n'a dès lors pas plus que le premier, le loisir d'approfondir d'une façon suffisante, dans le courant de ses études et moins encore dans la pratique, les points fondamentaux nécessaires à connaître. A l'heure présente toutefois, que les services d'hygiène des grandes villes ou des départements s'adjoignent pour ces fonctions presque exclusivement des vétérinaires, il semble nécessaire de parfaire leur enseignement dans cette voie. Et il faut s'y prendre dès le début ; il faut que l'élève vétérinaire sache qu'il possède dans le microscope un instrument qui lui sera des plus nécessaires et qu'il se perfectionne dans son maniement pour apprécier à leur juste valeur les immenses services qu'il pourra lui demander. Les Écoles vétérinaires de France sont, en ce moment, entre les mains d'hommes trop distingués pour qu'ils ne s'efforcent pas à perfectionner, dans la mesure du possible, cette partie de leur enseignement. La difficulté est certainement là, qu'il faut des hommes à esprit quelque peu encyclopédique pour s'acquitter heureusement de telles fonctions. Mais, on doit se souvenir que de semblables connaissances ne s'acquièrent que lentement, par le travail patient et méthodique du laboratoire, par la pratique des recherches de chaque jour. Les résultats obtenus dès le début sont toutefois assez encourageants pour rendre ces travaux des plus intéressants et en faciliter dès lors l'exécution.

Les difficultés sont d'autant plus grandes qu'à part quelques altérations ou falsifications habituelles, pour ainsi dire classiques, on est exposé à en rencontrer d'autres nouvelles, qui n'ont été signalées nulle part. La porte est ouverte à tout dans ce genre de fraudes; il faut être préparé à tous les étonnements, mais aussi avoir toujours l'esprit tendu pour résoudre l'inconnue du problème.

On est loin d'avoir pu déceler tous les mélanges frauduleux et, malgré la compétence des hommes qui se sont attachés à ces recherches et le grand nombre de travaux publiés, il reste encore beaucoup à faire, d'autant plus que de nouvelles idées sont mises en œuvre tous les jours. Dans un ouvrage classique, du cadre de celui-ci surtout, il n'est certainement pas possible d'étudier toutes les falsifications signalées, à plus forte raison celles possibles qui ont autant de champ que la prodigieuse ingéniosité de certains contrefacteurs. Il faut alors nécessairement se borner à étudier avec soin les caractères les plus saillants des produits purs, ceux que l'on pourra prendre comme guides dans les déterminations, puis à savoir reconnaître les altérations les plus importantes ou les additions frauduleuses les plus habituelles. Le reste doit être forcément abandonné à la sagacité et à l'initiative des experts.

La multiplicité des objets à observer et à étudier rend souvent la solution du problème d'une réelle difficulté. Il n'est guère possible, en effet, à un micrographe, même très exercé, d'être assez fort pour pouvoir fixer, à l'inspection d'éléments isolés, dans bien des cas, à quel être ou partie d'être ces éléments appartiennent. Parfois cependant, il existe des caractères spéciaux qui permettent, lorsqu'on les connaît, d'arriver directement au but ou au moins d'en approcher beaucoup. Après une longue pratique, la reconnaissance est naturellement bien moins difficile ; d'autant plus que certains types se fixent facilement dans la mémoire, autour desquels peuvent se grouper un assez grand nombre de formes semblables, ne se différenciant que par des caractères d'ordre secondaire. Il faut cependant reconnaître qu'une grande latitude doit être laissée à l'initiative personnelle. L'expert devra s'ingénier à trouver les substances d'introduction possible, en tenant compte naturellement des formes élémentaires, des réactions observées, qui le conduiront à suivre une voie plutôt qu'une autre. Cela fait, il ne doit jamais négliger un point d'une importance capitale dans ces recherches compliquées, la comparaison avec des types convenablement choisis. Il se procurera d'abord un type pur de la substance à examiner ; puis il cherchera à rapporter les éléments anormaux observés dans l'échantillon soumis à l'expertise à des types certains des substances auxquelles il croit devoir les rapporter, pour appuyer ses assertions sur des faits. C'est dans ces conditions seulement, que son opinion pourra être faite et son rapport complet et solidement établi. Lorsqu'il ne pourra qu'affirmer la présence d'éléments étrangers, sans arriver à en déterminer la nature, le résultat, quoique suffisant pour faire rejeter le produit de l'usage ou renseigner les tribunaux, a une valeur bien moindre ; il doit le faire ressortir dans son rapport.

Dans tout produit soumis à l'examen, deux choses sont à rechercher. Premièrement, l'altération de la substance, qui peut être causée la plupart du temps par des causes physiques ou chimiques diverses. En seconde ligne, l'introduction, consciente ou inconsciente, de composés autres que ceux que l'on doit rencontrer normalement dans le produit. Très souvent, l'expertise peut se borner à étudier ce second point en recherchant l'adultération par mélange de substances de valeur moindre et de propriétés différentes.

Il n'est pas toujours des plus facile de constater la pureté ou l'adultération de substances alimentaires données. Lorsqu'elles sont à l'état naturel et surtout lorsqu'elles ont une forme bien constante et suffisamment caractéristique, comme pour le poivre en grains, le café, on peut arriver aisément à reconnaître la fraude. Mais quand le produit est déjà façonné, que sa forme naturelle est détruite, la solution du problème devient plus ardue. En suivant les mêmes exemples, il est bien plus difficile de reconnaître la fraude dans le poivre et le café finement moulus. C'est là que le microscope, seul on peut le dire, fournit des renseignements certains.

Dans les poudres, malgré l'état de division extrême des éléments et la rupture de leurs rapports réciproques, il est possible de s'y reconnaître en retrouvant certains éléments qui par leur forme, leurs dimensions, leur aspect particulier, renseignent de suite sur la nature de la substance. Naturellement, ces éléments varient avec la substance à examiner. Dans certains cas ce sont des grains d'amidon, des cristaux cellulaires, des amas pigmentaires ; dans d'autres ce sont des cellules d'épiderme, des poils, des vaisseaux, des fibres ligneuses, des cellules de sclérenchyme.

Par une étude attentive de types bien choisis et authentiques, il faut se rendre compte des formes que peuvent affecter ces éléments pris comme points de repère. En comparant alors la substance à examiner à ces types, on parviendra à établir un rapport plus ou moins exact du produit vrai et des substances étrangères ajoutées. L'appréciation quantitative de l'addition frauduleuse est difficile à estimer d'une façon précise ; il faut presque toujours se contenter d'un à peu près, qui du reste est suffisant. On l'obtient en comparant, sur une largeur donnée, qui peut être simplement celle du champ du microscope, la proportion des éléments étrangers à celle des éléments appartenant en propre au produit. Il faut toujours faire plusieurs opérations et prendre la moyenne. C'est surtout pour arriver à ces déterminations d'éléments étrangers, qu'il est bon d'avoir étudié un grand nombre de types pour pouvoir établir rapidement des comparaisons. Souvent, pour les produits végétaux surtout, on peut être guidé par des caractères d'anatomie, qui indiquent une voie en faisant connaître le groupe naturel auquel appartient la plante d'où est tiré le produit. C'est ainsi qu'on pourra avoir d'excellentes indications de la présence de canaux résineux ou à huile essentielle, de laticifères en réseau ou isolés, de grains d'amidon ayant une forme particulière, etc. Il est certain que de tels caractères gagneront beaucoup en valeur et en facilité de constatation à mesure qu'on aura des notions plus exactes et plus complètes sur l'anatomie comparée des différents groupes.

Il faut certainement reconnaître que, dans un certain nombre de cas, l'examen microscopique ne peut en rien remplacer l'analyse chimique qui, seule, est alors capable de renseigner. Mais souvent, à son tour, il peut seul conduire au résultat cherché, parce que la solution est tout à fait en dehors des réactions chimiques. Parfois même, quand l'analyse chimique conduit à quelque chose, l'examen microscopique est encore à préférer parce qu'il donne des renseignements beaucoup plus précis. C'est ainsi que l'eau iodée décèlera dans une substance la présence d'amidon ; mais la réaction de coloration, nette et caractéristique néanmoins, n'apprendra rien sur l'origine et les qualités de cet amidon que l'examen microscopique, seul ou joint aux réactions microchimiques, pourra faire rapporter à sa véritable nature.

Par contre, il ne faut pas demander au microscope plus qu'il peut donner et, lorsque cela est nécessaire, l'analyse chimique est à préférer à un examen microscopique ne donnant que de mauvais résultats. Lorsqu'on peut compléter ces deux méthodes de recherches l'une par l'autre, les conclusions n'en sont que mieux établies.

II

TECHNIQUE SPÉCIALE

I. INSTRUMENTS

Microscope. — Pour faire des observations sérieuses et en tirer des conclusions bien appuyées, il est avant tout nécessaire de posséder un bon microscope. Ce n'est certes pas ici le lieu de traiter de cet instrument dans tous ses détails; il ne peut cependant pas paraître superflu d'exposer, au début d'un tel ouvrage, les considérations qui doivent diriger dans le choix à faire et les règles générales que l'on doit connaître pour s'en servir utilement dans le but proposé. Il est à recommander de ne s'adresser exclusivement, en France ou à l'étranger, qu'aux maisons connues, dont les produits jouissent d'une réputation méritée et dont les appareils sont construits d'après des données scientifiques vraies. Si, pour les faibles grossissements, de médiocres microscopes, munis de combinaisons optiques peu perfectionnées, peuvent donner un résultat, il n'en est plus de même pour de fortes amplifications où la netteté de l'image, la définition de ses détails, dépendent directement de la perfection de l'objectif et ne s'obtiennent jamais avec les combinaisons à bas prix. A Paris, les maisons Vérick, Nachet, Bézu et Hauser (Prazmowski), bien connues dans les laboratoires, offrent toute la sécurité désirable. Il existe à l'étranger des constructeurs très renommés. Zeiss, à Iéna, offre une série remarquable d'instru-

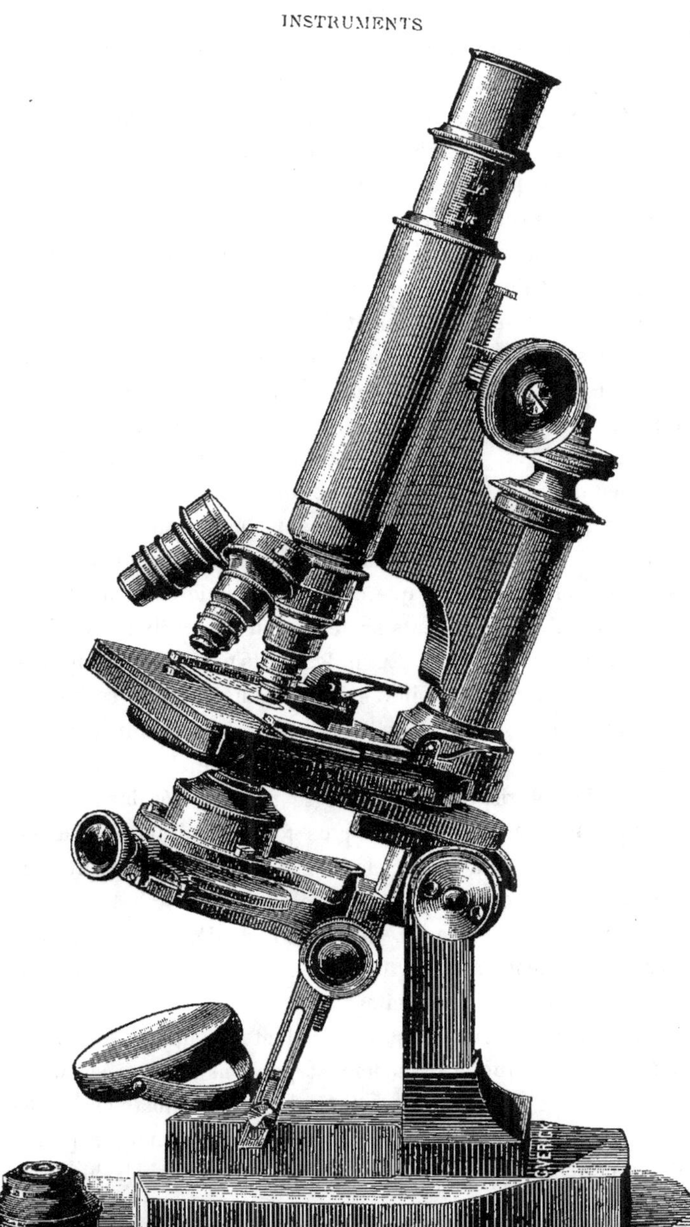

Fig. 1. — Microscope grand modèle.

ments construits d'après les données et sous la direction scientifique du professeur Abbé, garantie d'une haute valeur. A citer tout spécialement sa collection d'objectifs apochromatiques à sec et à immersion et les oculaires compensateurs qui sont destinés à être combinés avec eux ; ce sont des pièces qui donnent toute satisfaction au point de vue de la netteté et de la perfection de l'image, mais dont le prix relativement élevé restreint forcément l'usage.

Quand au modèle d'instrument à choisir, il dépend uniquement de la somme qui doit être consacrée à l'achat. Les grands instruments, munis des différents appareils accessoires d'une haute utilité souvent, offrent naturellement des commodités très grandes. Leur prix, toujours assez élevé, peut être un obstacle à leur acquisition. De plus, la complication plus grande des différentes pièces en rend le maniement un peu plus délicat. Il est des moyens modèles, de prix bien moindre, dont l'emploi ne laisse guère plus à désirer que celui des premiers et qui reçoivent, eux aussi, les différents systèmes ou appareils nécessaires pour certaines observations. Enfin, les petits modèles, dits microscopes d'étudiants, sont loin d'être à dédaigner s'ils sont consciencieusement construits ; s'ils ne peuvent recevoir certains appareils dont l'emploi est parfois nécessaire, le condenseur, l'appareil de polarisation, etc., ils se prêtent très bien quand même à l'usage des objectifs les plus forts des différentes marques, et, chose à considérer, leur prix, est beaucoup plus en rapport avec bien des bourses.

La figure 1 représente un des grands modèles de la maison Vérick, instrument muni de tous les perfectionnements en rapport avec les méthodes nouvelles.

Le modèle de la figure 2 est un excellent instrument, d'un prix bien moins élevé que le précédent et pouvant rendre certainement les mêmes services que lui. Il est à recommander de le prendre muni d'une crémaillère pour le mouvement rapide ; c'est un petit supplément de prix qui ajoute considérablement à la commodité de l'instrument.

La figure 3 représente un petit modèle, dit modèle d'étudiant, du même constructeur, beaucoup moins complet, on le voit, que les deux précédents.

Tous ces instruments présentent à considérer deux parties. L'une, partie optique, est la partie essentielle du microscope ;

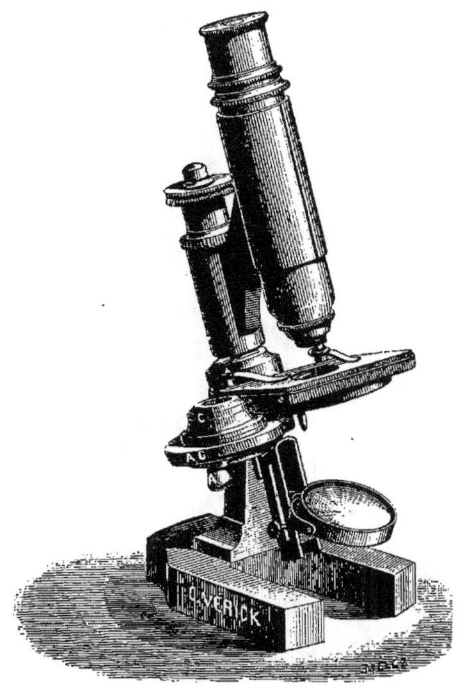

Fig. 2. — Microscope petit modèle.

c'est en vue de son bon fonctionnement que tout l'appareil est agencé. L'autre, partie mécanique, revêt, sous des types divers, une même forme fondamentale ; elle doit, en tout cas, concourir surtout à rendre l'observation sûre et relativement facile et est destinée en outre, à recevoir totalité ou partie des appareils nécessaires à certaines études.

La partie optique comprend deux systèmes de lentilles, le système *objectif* et le système *oculaire*, reliés par un tube en laiton de longueur variable. Le but de la combinaison est le sui-

vant : agrandir au moyen du système oculaire, l'image réelle
d'un objet fourni par le système objectif. Le schéma ci-contre
(fig. 4) donne une idée théorique très nette de la marche des
rayons lumineux depuis l'objet jusqu'à l'œil de l'observateur
et des modifications que leur font subir les différentes lentilles
de l'appareil. L'objectif xy, formé de trois lentilles achroma-
tiques donne, dans le tube, une image réelle II, renversée et

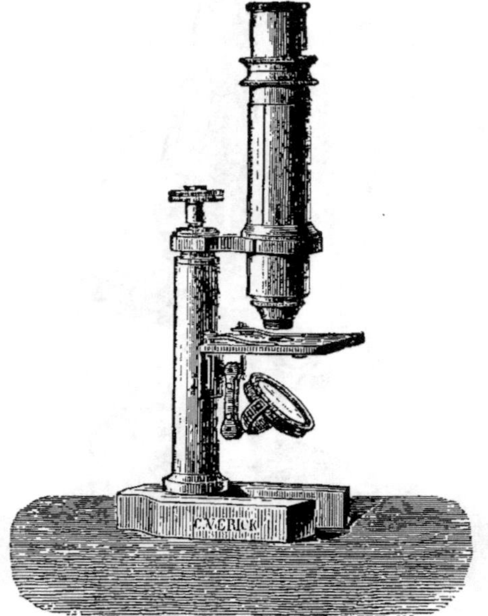

Fig. 3. — Microscope, modèle d'étudiant.

grandie, de l'objet i à examiner. Cette image est réduite par la
première lentille cc du système oculaire, le *verre de champ*,
en $i'\ i'$, et est transmise, toujours renversée, à l'œil de l'observateur, $I'\ I'$, amplifiée par la lentille supérieure de l'oculaire,
le *verre d'œil* ou *lentille oculaire*. Des diaphragmes DD et
dd arrêtent les rayons trop divergents au sortir des systèmes
optiques.

Les *objectifs* sont d'une construction beaucoup plus délicate
que les *oculaires* ; il en résulte que le prix en est bien plus

élevé et qu'il faut les essayer avec soin avant de les accepter définitivement. La marche à suivre dans cet important essai des objectifs ainsi que la manière de s'assurer de leurs qualités sont expliquées tout au long dans la plupart des Traités d'histologie ou de micrographie.

Les recherches ordinaires demandent surtout un objectif faible, donnant un grossissement de 50 à 60 diamètres, comme le 2 de Vérick, le 3 de Nachet, le B de Zeiss, et un de force moyenne, grossissant de 200 à 300 fois, le 6 ou le 7 de Vérick, le 5 de Nachet, le DD ou le E de Zeiss. Un objectif très faible et à long foyer est souvent d'une grande utilité, pour prendre une vue d'ensemble d'objets de taille assez grande ou dissocier à l'aide d'aiguilles sur la platine du microscope; le 0 de Vérick, le *aa* de Zeiss, combinés avec un oculaire faible, donneront de très bons résultats. Dans bien des cas,

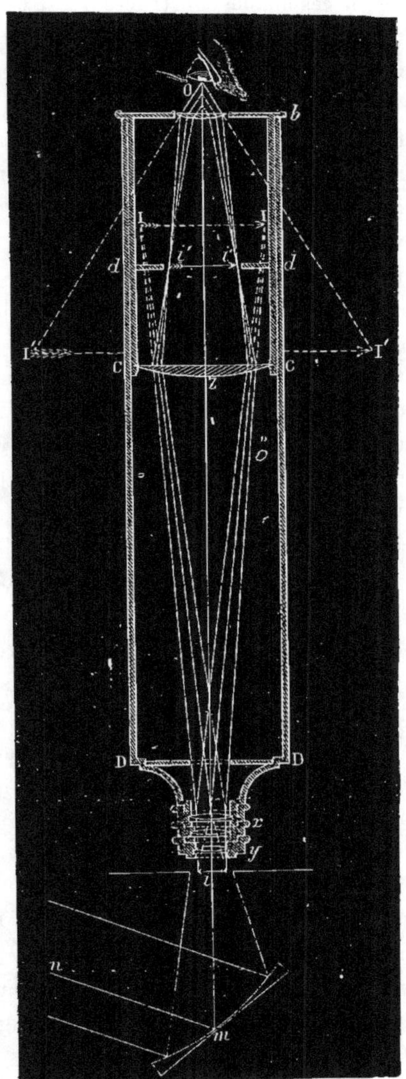

Fig. 4. — Théorie du microscope.

les objectifs à grossissement variable, plus faibles que les derniers cités, de ces mêmes constructeurs, O' de Vérick et *a'* de Zeiss, sont d'une très grande commodité. On peut, à l'aide d'un collier mobile, qui se trouve sur la monture de ces objectifs, à l'endroit où se met le collier des objectifs à correction, faire varier le grossissement dans la proportion 1 : 2,5 ou 3. Le mouvement du collier rapproche ou écarte l'une de l'autre les deux lentilles qui constituent l'objectif, et diminue ou augmente en proportion le grossissement propre de l'objectif. Ce collier porte un index qui se trouve, lorsque les deux lentilles sont le plus rapprochées possible et que conséquemment le grossissement est le plus faible, au 0 d'une échelle graduée de 0 à 10 ; le point 10 marque l'écartement maximum des lentilles, le grossissement le plus fort de l'objectif. En tournant graduellement le collier depuis le 0, le grossissement augmente en proportion. Naturellement, dans ce cas la longueur focale de l'objectif va en diminuant; elle est en raison inverse du grossissement. On peut obtenir ainsi, avec différents oculaires, des grossissements variant de 4 à 30 diamètres.

Un très fort objectif à sec rend, pour certaines recherches, des services signalés. L'usage du 9 de Vérick ou du F de Zeiss est très à recommander pour les recherches bactériologiques. On peut, avec ces objectifs obtenir, en se servant de la série d'oculaires, des grossissements réels variant de 500 à 1000 diamètres, parfaitement suffisants pour observer avec fruit les préparations naturelles ou colorées de Bactéries et préparer l'emploi des systèmes à immersion.

Pour des études très délicates et pour des recherches bactériologiques un peu complètes, il est nécessaire de recourir aux systèmes objectifs dits *à immersion*. On emploie depuis longtemps les objectifs à immersion dans l'eau, qu'à fait connaître, dès 1844, le physicien italien Amici; on préfère aujourd'hui ceux à immersion dans un liquide plus réfringent que l'eau, dits objectifs à *immersion homogène*.

Pour supprimer les inconvénients qui résultent de la réfraction violente des rayons qui, sortant du couvre-objet, entrent dans l'air, et de la nouvelle réfraction qu'ils subissent en entrant dans la lentille frontale de l'objectif, on avait d'abord interposé, entre l'objectif et la lamelle, une gouttelette d'eau qui supprimait en grande partie ces différences de réfraction et augmentait en outre le nombre des rayons arrivant à l'objet, en diminuant la déviation de ceux qui sortent du couvre-objet. L'eau ne remplit qu'en partie le but proposé ; son indice de réfraction est en effet notablement plus faible que celui du verre des lentilles (eau : 1,336 ; crown : 1,500). On s'est donc appliqué à trouver des liquides possédant un indice de réfraction très voisin de celui du verre. Certaines huiles, pures ou mélangées, ont un indice de réfraction et un pouvoir dispersif sensiblement égaux à ceux du crown-glass ; en interposant de tels liquides entre la lentille frontale de l'objectif et la lamelle couvre-objet, on forme un *milieu homogène* pour les rayons lumineux. Si la préparation est montée dans le Baume du Canada ou le Dammar et qu'on dépose une goutte du liquide d'immersion entre la lamelle porte-objet et la partie supérieure de l'appareil d'éclairage, le résultat est meilleur encore, les rayons ne subissant que peu de de changement depuis leur sortie de la lentille supérieure du condenseur jusqu'à leur arrivée dans l'objectif. On obtient ainsi des images bien supérieures, comme clarté et netteté, à celles fournies par les anciens objectifs à immersion dans l'eau. C'est cette tendance à uniformiser la réfraction dans les différents milieux qui doivent traverser les rayons, qui a fait donner à ce procédé le nom *d'immersion homogène*. Les liquides employés varient suivant les constructeurs et il est bon jusqu'alors de n'employer pour un objectif donné, que le liquide indiqué par son fabricant. Zeiss emploie l'essence de cèdre épaissie par une longue exposition à l'air, de façon à lui faire gagner un indice de réfraction de 1,515 ; d'autres recommandent l'huile de ricin additionnée d'huiles essentielles, ou des huiles essentielles pures. Tout liquide à indice de réfraction égal, doit *a priori* être bon, si cependant il ne risque pas d'endommager l'objectif.

Après usage, on enlève facilement l'huile sur la préparation ou sur l'objectif avec un tampon de ouate ou un linge fin imbibé de chloroforme ou de xylol.

Les nouveaux objectifs *homogènes apochromatiques* de Zeiss sont certainement à recommander. Ils se distinguent par une correction parfaite de l'aberration chromatique et de l'aberration de sphéricité, qui nuisent tant à la netteté de l'image. Ils supportent en outre parfaitement la combinaison avec de très forts oculaires. Le prix en est malheureusement beaucoup plus élevé que celui des systèmes équivalents, construits par d'autres maisons également recommandables.

Les systèmes oculaires sont moins importants que les objectifs ; leur construction, bien moins délicate, ne demande pas des soins si minutieux et des calculs aussi compliqués. Il est nécessaire de posséder un oculaire faible et un fort. Les oculaires 1 et 3 de Vérick, ou les combinaisons de force analogue conviennent parfaitement.

La mensuration des objets que l'on examine réclame un *oculaire micromètre*. C'est un oculaire ordinaire sur le diaphragme duquel peut se placer un disque de verre, portant une échelle graduée, gravée au diamant ; c'est d'ordinaire 5 millimètres divisés en cinquantes parties égales. Le diaphragme en question *(dd,* fig. 4, p. 3) étant exactement situé au foyer de la lentille supérieure oculaire, l'image de l'échelle se voit très nettement. D'ailleurs, le disque de verre peut s'enlever et l'oculaire servir alors comme oculaire ordinaire ; les constructeurs établissent maintenant des modèles où cette petite opération se fait avec grande facilité. L'emploi de cet oculaire micrométrique sera expliqué plus loin.

La partie mécanique du microscope a, on le conçoit aisément, une importance moindre que la partie optique. Il ne faut cependant pas s'illusionner sous ce rapport et repousser systématiquement, à la façon de certains observateurs au microscope, comme inutiles et encombrants, les divers perfectionnements et modifications que les constructeurs s'ingénient à nous offrir. Loin de là ; tous les accessoires trouvent parfaitement leur emploi, pour la plus grande commodité de l'observateur et la plus grande sûreté de l'observation.

La platine devra être aussi large que possible. Elle est cer-

tainement trop étroite dans la plupart des modèles des constructeurs. Une grande platine est d'une commodité à apprécier dans
les dissociations qui se font sous le microscope. Une platine
mobile bien comprise est des plus précieuses, surtout lorsqu'on
étudie des objets de très faibles dimensions, principalement les
Bactéries. Dans ces conditions, les doigts, même des plus exercés, servent souvent mal ; quand on emploie de très forts objectifs, des mouvements imperceptibles font sortir du champ du
microscope des points intéressants qu'il peut être très difficile
de retrouver après. Les chariots mobiles permettent de mouvoir
la préparation en toute sûreté et de plus, laissent prendre des
repères, qui font retrouver facilement les détails que l'on veut
étudier à nouveau sur les préparations conservées. Il faut toutefois, lorsqu'on se décide à cette dépense un peu de luxe, choisir
un modèle de chariot facilement maniable et à course suffisamment grande.

La conséquence de l'emploi des objectifs à immersion homogène est l'adaptation, sous la platine du microscope, de l'appareil
d'éclairage connu sous le nom de *condenseur Abbé*. Cet appareil doit, en particulier, être considéré comme indispensable pour
l'étude des Bactéries. Il ne s'adapte pas facilement aux petits
modèles de microscopes que construisent les fabricants ; c'est une
grande raison de leur insuffisance.

L'appareil d'éclairage Abbé, qui est représenté figure 1 sous la
platine, est une modification heureuse de l'ancien système condenseur de Dujardin. Il se compose essentiellement d'un système
optique, formé de deux ou trois lentilles, destiné à concentrer
sur la préparation la lumière fournie par le miroir ou la source
lumineuse elle-même (fig. 5). On le dispose sous la platine du
microscope, de façon que sa lentille supérieure vienne, en entrant
dans l'orifice de la platine, affleurer à la face inférieure de la
lame porte-objet, avec laquelle elle peut se mettre en contact
direct. Le condenseur est porté (fig. 6) par un collier G, dans
lequel il entre à frottement dur ; on peut facilement le remplacer par une douille en cuivre qui, reçoit les diaphragmes ordinaires, lorsqu'on le juge préférable. A ce système optique, est

annexé un appareil porte-diaphragmes spécial. C'est un tambour surbaissé L, dans lequel on peut installer une série de disques percés de trous de grosseurs différentes ou un disque à centre plein, destiné à donner le champ noir en supprimant la lumière centrale. Pour changer les disques, on fait pivoter le tambour en tirant le bouton que l'on voit à gauche de la figure. Ce bouton

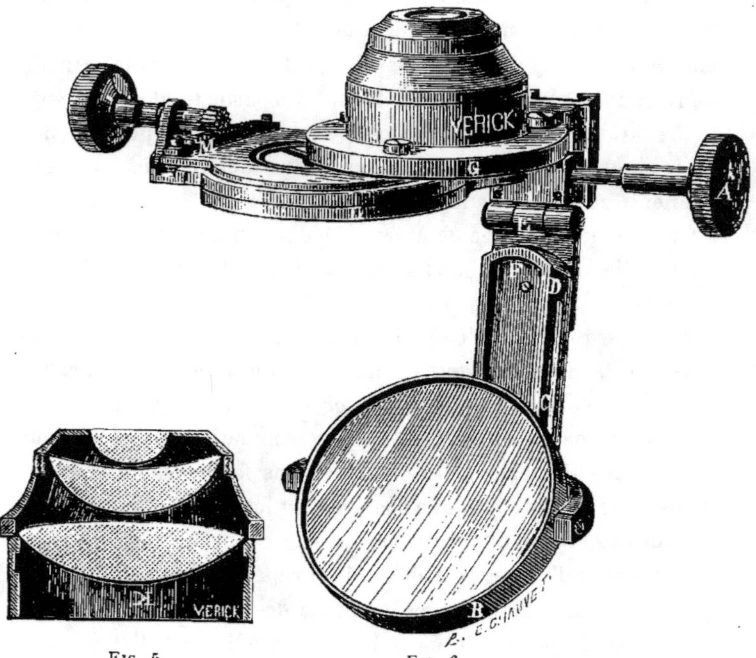

FIG. 5.   FIG. 6.

commande une crémaillère M, qui fait avancer ou reculer le tambour porte-diaphragme et décentre ainsi l'ouverture du disque, ce qui fait tomber sur la préparation des rayons de lumière oblique. Zeiss remplace très avantageusement, dans ses modèles nouveaux, tous ces disques diaphragmes mobiles par un diaphragme iris fixé dans le tambour du condenseur, qui permet de réduire ou d'agrandir l'ouverture centrale à volonté, d'une façon lente et graduelle, sans rien changer dans l'appareil,

en faisant simplement glisser la petite molette qui se voit à la
partie inférieure de la figure (fig. 7). Pour obtenir le fond noir,
il faut se servir d'un disque à centre plein que l'on met en place
après avoir ouvert complètement l'iris. Tout cet appareil d'éclairage peut s'élever ou s'abaisser à volonté à l'aide d'une crémaillère que l'on met en mouvement en tournant le bouton A (fig. 6) ;
on peut ainsi facilement diminuer l'intensité de l'éclairage en abais-
sant le condenseur, ce qui est surtout nécessaire lorsqu'on use

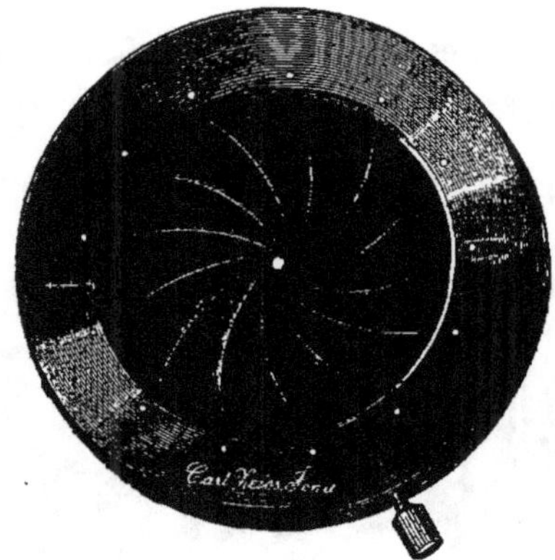

Fig. 7.

d'objectifs faibles, souvent même il faut enlever le système optique
pour examiner à de faibles grossissements ; si l'on veut diaphrag-
mer, on se sert alors des diaphragmes ordinaires, portés par le
cône mis à la place du condenseur. L'usage de cet appareil
d'éclairage s'apprend surtout par l'expérience. Il en est de même
des conditions dans lesquelles il est préférable d'en enlever la
partie optique en la remplaçant par le porte-diaphragme ordinaire. Il faut toutefois se souvenir que parfois, par suite de
l'afflux d'une trop grande quantité de lumière sur la préparation,
certains détails délicats sont noyés au profit de parties voisines
colorées plus ou moins fortement. Koch recommande de mettre
cette particularité à profit dans la recherche, dans les préparations
de tissus incolores ou faiblement colorés, de Bactéries qui s'y
trouvent et qui ont été colorées par un des procédés habituels.

Si l'on enlève tout disque de l'appareil ou qu'on ouvre au grand large le diaphragme iris, il arrive dans le système optique un flot de lumière qui noie tous les détails peu marqués en laissant apercevoir plus facilement alors les objets ou parties colorés.

Est-il besoin de signaler les services que rend le revolver porte-objectif? Son emploi facilite trop le changement des objectifs, lorsqu'on veut examiner une préparation à différents grossissements, pour qu'il soit considéré comme un accessoire superflu.

Loupe montée. — Les loupes montées (fig. 8) rendent souvent de très grands services et doivent être considérées comme

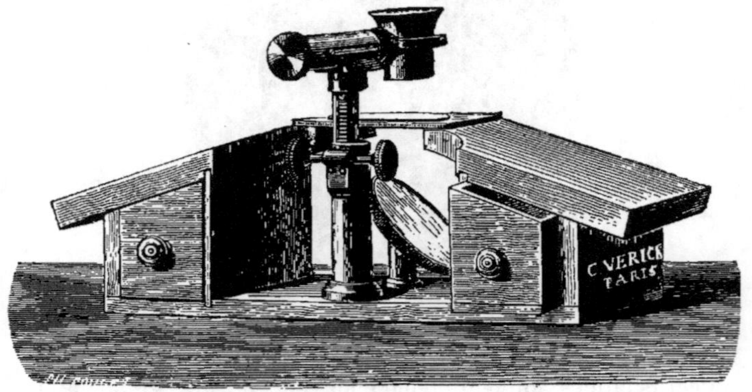

Fig. 8. — Microscope de dissection (loupe montée).

des plus utiles. On obtient à leur aide d'excellentes vues d'ensemble des objets un peu gros, ce qui permet de distinguer facilement dans le tout les parties à étudier. Il est facile dès lors, à l'aide d'instruments appropriés, d'isoler ces dernières. L'usage se comprend vite, et est, du reste expliqué avec détails dans tous les ouvrages techniques. L'objet à examiner ou à dissocier est placé sur une lame de verre ou dans une petite cuvette plate à sec ou dans un liquide approprié; on agit sur lui avec les instruments habituels, pour le débarrasser des parties que l'on veut enlever et isoler celles qui sont à étudier. Il est préférable de débuter par un grossissement faible, au moins pour ébaucher la besogne ; le travail est plus facile à cause de la grande distance focale. On finit alors avec un doublet plus fort.

Il est cependant possible de remplacer sans désavantage la loupe montée en se servant du microscope muni de combinaisons optiques faibles, lorsqu'on en possède de convenables. Les objectifs 0 de Vérick, *aa* de Zeiss, ou, à plus forte raison les objectifs à grossissement variable cités précédemment, rendent d'excellents services avec un oculaire faible, surtout combinés avec les *oculaires chercheurs* du dernier constructeur, qui n'augmentent pas ou doublent seulement le grossissement réel de l'objectif. Il est même facile d'obtenir une série de grossissements de plus en plus forts en se servant d'autres oculaires et cela sans changer la longueur de foyer initiale, ce que l'on n'obtient pas avec les doublets de la loupe montée. Ici, il est vrai, les images sont renversées, tandis qu'elles sont droites avec la loupe ; il en résulte une certaine gaucherie dans les mouvements ; mais l'habitude remédie bien vite à cet inconvénient. On peut, du reste, munir l'oculaire d'un prisme redresseur, ou faire usage d'un oculaire spécial modifié dans ce but ; l'image est alors droite, comme avec la loupe.

Il est à recommander de faire, le plus possible, ces dissociations à l'œil nu. L'observateur est aussi bien plus maître de ses instruments qu'il conduit d'une façon beaucoup plus sûre. Les myopes réussissent très vite et ne se servent alors que rarement d'appareils grossissants. On peut du reste, prendre de temps en temps un doublet pour se rendre un compte exact de l'ouvrage fait.

Avec le microscope et la loupe, l'examen des objets se fait à la lumière blanche ou sur fond noir. L'intensité de la lumière est réglée à l'aide du miroir et, en outre, pour le microscope, à l'aide du diaphragme. Avec l'appareil Abbé il est très facile d'obtenir un éclairage à la lumière oblique. Il suffit de tourner le bouton molleté qui se voit à gauche de la figure 6, page 18 ; l'ouverture du diaphragme se décentre alors plus ou moins. Le fond noir s'obtient aisément en interposant entre la platine et la préparation un carton noir ou un verre recouvert de vernis noir sur un côté. Avec l'appareil Abbé il suffit de placer dans le porte-diaphragme un disque spécial, à centre plein réuni au reste par trois rayons. La lumière du jour peut être insuffisante, on concentre alors sur l'objet la lumière du soleil ou d'une source lumineuse quelconque à l'aide d'une lentille convergente disposée à cet effet.

Appareil à polarisation. — L'emploi de la lumière dite polarisée, obtenue en faisant passer les rayons lumineux à travers certains milieux, peut donner des indications précieuses et mériterait certainement d'être plus étudiée ; aussi croyons-nous importants de donner quelques détails. Cette lumière polarisée ne peut pas être distinguée de la lumière naturelle par l'œil

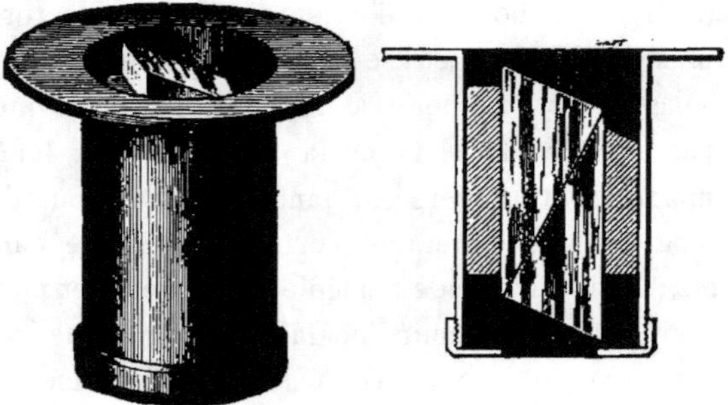

Fig. 9. — Polariseur.

seul ; il faut, pour y parvenir, interposer entre l'œil et les rayons polarisés une substance biréfringente. Parmi les substances biréfringentes qui conduisent à ce résultat, on peut citer les lamelles de gypse et de mica, le cristal de roche, beaucoup de tissus et de produits cellulaires appartenant au règne végétal ou animal. On trouve dans les grains d'amidons de diverses plantes un exemple tout à fait classique.

L'appareil à polarisation se compose de deux parties ; l'une, le *polariseur*, se place sous la platine du microscope, à la place du diaphragme dans le tambour du condenseur Abbé ; l'autre, l'*analyseur*, se superpose à l'oculaire. Chacun de ces appareils est formé dans sa partie essentielle d'un *prisme de Nicol* ou, plus simplement d'un *Nicol*, prisme biréfringent de spath d'Islande, formé de deux parties taillées et accolées de façon à ne laisser passer que les rayons polarisés.

Le polariseur étant à sa place, on met au point la préparation
que l'on veut examiner, en se servant de l'objectif nécessaire et
d'un oculaire faible. On dispose l'analyseur que l'on tourne sur
l'oculaire jusqu'à ce que le champ soit complètement obscur.
L'image se modifie alors à mesure qu'on tourne l'analyseur.
Lorsque le champ est noir, l'objet peut être noir aussi ; il n'agit
pas sur la lumière polarisée, il est *inactif, monoréfringent.*

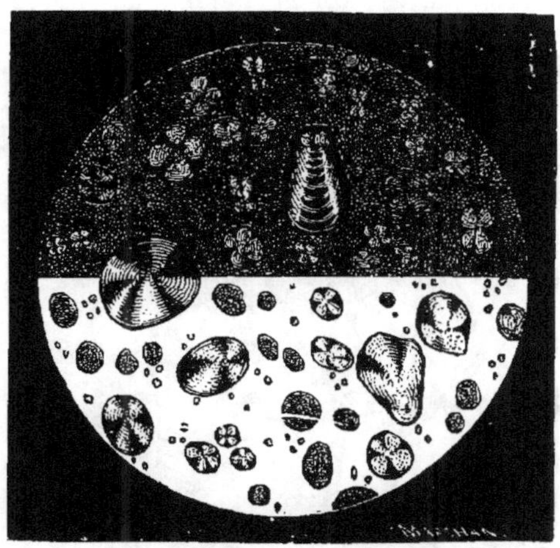

FIG. 10. — Mélange de blé et de fécule de pommes de terre.

Tels sont les cristaux cubiques de chlorure de sodium, la substance intercellulaire de beaucoup de tissus végétaux, les gouttelettes de graisse. Ou bien l'objet peut être très brillant, il
apparaît sur le champ noir, éclairé en totalité ou en partie, il
est *actif ou biréfringent.* Tels sont les cristaux des matières
grasses, un grand nombre de substances organiques qui n'affectent souvent pas de formes cristallines déterminées. Parmi ces
dernières l'amidon offre un exemple véritablement classique La
figure 10 représente des grains de fécule de pommes de terre vus
à la lumière polarisée, présentant une croix brillante bien nette.

Il ne faut naturellement pas mettre en œuvre des réactifs qui
modifient la structure de ces grains ; la potasse, par exemple, en
les gonflant fait disparaître la croix. Les parois cellulaires elles-

mêmes agissent souvent très nettement sur la lumière polarisée et cela bien différemment suivant leur nature.

Les observations faites jusqu'à présent ne sont pas encore assez nombreuses pour permettre de tirer des conclusions géné-rales bien certaines ; elles peuvent cependant fournir d'intéres-sants renseignements. Ainsi d'ordinaire, sur champ noir, la sub-stance intercellulaire reste obscure, tandis que la membrane primaire est très éclairée ; si l'on examine des fibres ligneuses,

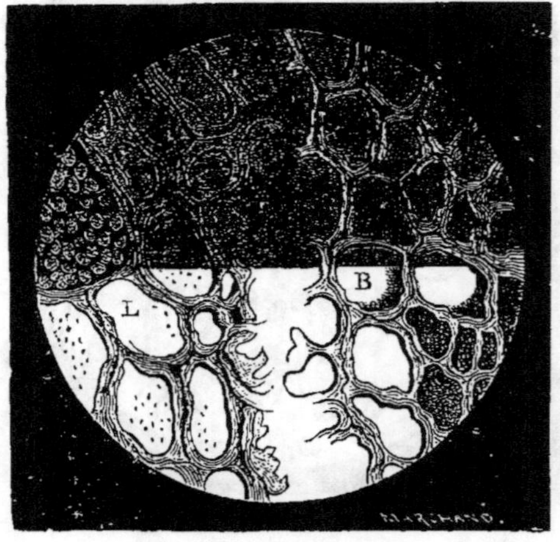

Fig 11. — B, tissu du spermoderme du blé ; L, tissu amylifère des Légumineuses.

la partie lignifiée est peu éclairée et la couche interne, non ligni-fiée est brillante. Le procédé a déjà donné quelques solutions pratiques qui nous intéressent. On peut en user pour reconnaître le mélange à la farine de blé de farines de Légumineuses, de valeur bien moindre. Dans l'examen microscopique des farines, on retrouve des lambeaux du tissu amylifère, dont les éléments sont vides ou renferment des grains d'amidon. Or si l'on examine à la lumière polarisée certaines couches cellulaires des enve-loppes du grain de blé (fig. 11) et le tissu amylifère des graines de Légumineuses, on reconnaît des différences très importantes. Outre que le tissu du blé (B) se distingue déjà par ses cellules plus petites, plus régulières, à parois dépourvues de ponctuations, il reste vivement éclairé sur champ noir. Le tissu des Légumineuses (L) à cellules plus irrégulières, à parois plus épaisses, est au contraire tout à fait inactif. La lumière polarisée peut servir à distinguer certains cristaux de formes cristallines très voisines d'aspect. Dans les extraits de viande, on trouve du sel marin cristallisé en prismes droits à base carrée, pouvant être confondus avec les prismes de créatine; à la lumière polarisée, les cristaux de sel disparaissent quand le champ devient obscur, ceux de créatine restent éclairés. Dans beaucoup de mélanges, la lumière polarisée rend de véritables services en faisant reconnaitre vite et facilement l'amidon, certains cristaux, d'autres éléments étrangers de ceux propres au produit.

Microspectroscope. — Les appareils spectroscopiques pouvant s'adapter au microscope sont appelés à rendre de précieux ser-

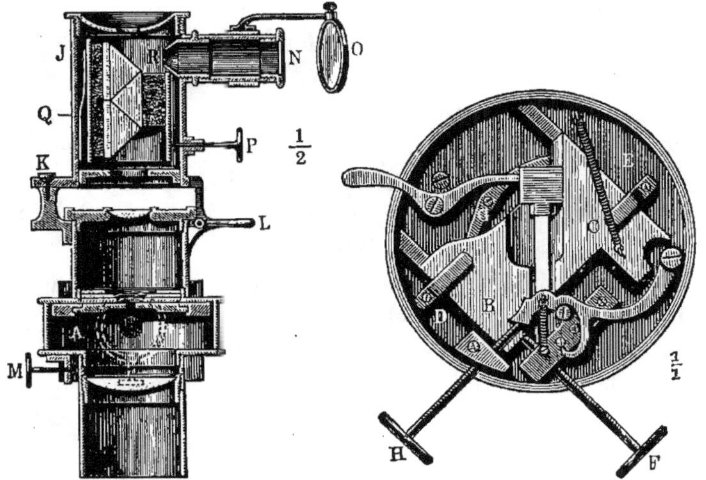

<table>
<tr><td>FIG. 12. — Microspectroscope.
Demi-grand. natur. (Zeiss).</td><td>FIG. 13. — Tambour avec mécanisme
réglant la fente. Grand. natur. (Zeiss).</td></tr>
</table>

vices dans cette voie de recherches. Malheureusement leur emploi est compliqué et quelque peu délicat; aussi exige-t-il une assez grande habitude de l'instrument et en même temps une connaissance suffisante des pratiques et des données de l'analyse spectrale. Il est certain que l'on gagnera beaucoup à étendre ces applications et qu'on retirera de grands avantages de l'emploi judicieux de ces instruments. Ce sont là les raisons suffisantes pour motiver les lignes consacrées à ces appareils, omis ou trop superficiellement décrits dans les traités de micrographie.

L'appareil auquel on donne le nom de *microspectroscope* est un oculaire surmonté d'un petit spectroscope à vision directe. La figure 12 représente le microspectroscope construit par Zeiss d'Iéna. L'oculaire (la partie au dessous de K dans la figure) ne diffère d'un oculaire ordinaire que par la présence au foyer de la lentille frontale (en A, fig. 8), d'un diaphragme spécial dont l'ouverture en forme de fente peut être élargie ou rétrécie à volonté dans les deux sens au moyen d'un mécanisme représenté figure 13, commandé par les deux vis H et F. Cette fente, à ouverture variable, sert à limiter le spectre aux parties voulues de l'image; on la dispose dans ce but. Outre le spectre fourni par le prisme principal, on perçoit un second spectre fourni par un prisme de comparaison se trouvant au dessous de la fente du diaphragme de la figure 13, recevant sa lumière par un orifice latéral à l'aide d'un petit miroir. Cette lumière peut traverser des tubes retenus par des ressorts devant l'orifice, contenant des solutions diverses dont le spectre se projettera au dessus de celui fourni par le spectroscope à vision directe qui surmonte l'oculaire. Au moyen d'un petit tube latéral (N, fig. 12) muni d'un miroir (O), l'image d'une échelle est projetée sur le spectre. Les divisions de cette échelle donnent en fractions de micromillimètres la longueur des ondes de la partie du spectre sur laquelle elles sont projetées. La vis P (fig. 12) sert à orienter exactement l'échelle sur le spectre.

L'instrument est facile à manier. Supposons qu'on veuille examiner à son aide le spectre du sang. On fait une préparation microscopique avec une goutte de sang, on l'examine avec un objectif quelconque et l'oculaire simple du microspectroscope, débarrassé de la partie supérieure que l'on rejette de côté autour de la vis K (fig. 12). Lorsque la préparation est bien au point, on met en place le spectroscope et, en regardant par l'ouverture, on aperçoit le spectre de l'hémoglobine. A l'aide du prisme de comparaison, on obtient un spectre superposé qui peut être le spectre normal ou tout autre, celui de l'hémoglobine réduite par exemple, selon le milieu que l'on fait traverser à la lumière qui va à ce second prisme. Lorsque l'objet dont on veut observer le spectre est limité dans le champ du microscope, il faut rétrécir la fente du diaphragme de l'oculaire de façon à ce qu'elle ne soit pas plus grande que l'image de cet objet. L'examen du sang est un excellent exemple à prendre pour étudier le maniement de l'appareil et se convaincre de sa valeur.

Compresseurs. — Lorsqu'on a à examiner au microscope des objets d'une certaine épaisseur, il y a souvent avantage à se servir de *compresseurs*, destinés à exercer sur la préparation une pression égale et uniforme. La figure 14 représente un mo-dèle commode de ces instruments dont on comprend, à simple

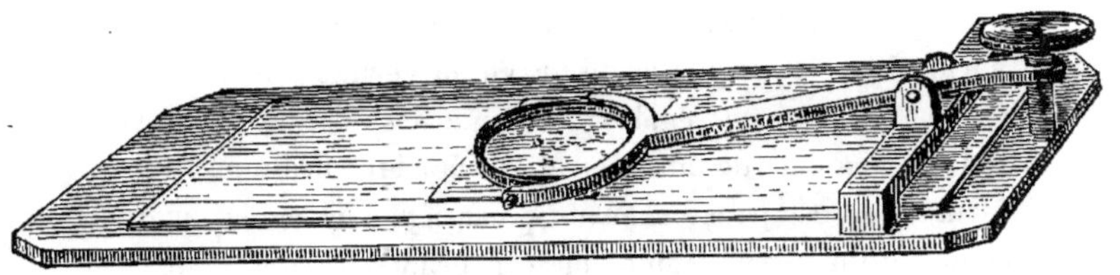

Fig. 14. — Compresseur.

inspection, le fonctionnement. La pression s'exerce sur la lamelle par l'anneau médian et est réglée, suivant les besoins, par la vis placée à droite. On peut suppléer à ces instruments en compri-mant la lamelle avec une aiguille montée, pendant l'observation ; l'effet obtenu n'est cependant jamais aussi régulier qu'avec le compresseur.

Accessoires. — Il est nécessaire de posséder de bons instru-ments coupants, destinés à pratiquer les coupes d'objets très divers. Les plus employés sont les rasoirs de forme variable ; on doit les choisir à lame épaisse et solide, évidés ou plans d'un côté. On se sert aussi beaucoup de scalpels de différentes tailles. Les ciseaux courbés sur le plat permettent d'obtenir rapidement des coupes d'objets peu durs ; les extrémités du lambeau obtenu

sont d'habitude suffisamment minces pour pouvoir être examinées à des grossissements assez forts.

Les aiguilles montées, simples ou tranchantes, les pinces, les
ciseaux, sont d'un usage journalier.

Il faut posséder une provision suffisante de lames porte-objets
et de lamelles couvre-objets ; il est bon d'avoir plusieurs épais-
seurs de ces dernières, en réservant les plus minces, délicates à
manier, pour les observations qui nécessitent l'emploi d'objectifs
forts à très court foyer.

Mensuration. — La détermination de la grandeur des objets
observés est une chose importante et délicate. L'unité de grandeur en microscopie est le millième de millimètre ; on le représente par la lettre grecque μ et on l'appelle *micron* ou plus
simplement *mu*.

Pour arriver à cette mensuration, on se sert du *micromètre
oculaire* et du *micromètre objectif*. Ce dernier instrument est
un porte-objet sur lequel a été gravé au vernier un millimètre
divisé en cent parties égales ; chacune des divisions équivaut
donc à un centième de millimètre. On fabrique des micromètres
où la division est poussée au cinq-centième ou même au millième de millimètre ; l'emploi en est beaucoup plus délicat et
d'ailleurs le premier rend d'aussi bons services. Le micromètre
oculaire est un disque de verre portant 5 millimètres divisés en
cinquante parties égales ; la division est du reste indifférente.
Ce disque se place sur le diaphragme médian d'un oculaire ; il
y est à demeure ou peut s'enlever à volonté.

La méthode la plus facile et la plus expéditive consiste à déterminer, une fois pour toutes, le pouvoir amplifiant de la série
d'objectifs dont on se sert. Pour ce faire, on installe le micromètre objectif sur la platine du microscope et on met au point
avec un objectif donné et l'oculaire micrométrique. On voit nettement l'image des deux échelles. En les faisant coïncider, on
calcule la valeur d'une division du micromètre oculaire expri-
mée en centièmes de millimètre, pour l'objectif dont on s'est
servi. Il est préférable d'opérer sur plusieurs divisions du micromètre oculaire et de prendre une moyenne ; le chiffre obtenu

est plus exact. On note la quantité obtenue et on fait de même
pour les autres objectifs. En dressant un tableau de ces différents résultats, il est facile d'arriver à une mensuration quelconque avec le micromètre oculaire seulement. On notera la
valeur de l'objet à mesurer en divisions du micromètre oculaire
et il suffira de multiplier ce chiffre par le pouvoir amplifiant de
l'objectif que l'on lit sur le tableau. Le tube du microscope doit
avoir naturellement une longueur identique dans les deux cas.

Ce grossissement n'est pas un chiffre rigoureusement absolu ;
il dépend en effet du grossissement de l'oculaire qui varie dans
des limites restreintes pour chaque œil qui regarde et aussi pour
le même observateur, suivant l'âge et l'état de repos ou de fa-
tigue de l'organe. Aussi est-il à recommander, sur un dessin par
exemple, d'indiquer les systèmes oculaires et objectifs employés.

Dessin. — Chambre claire. — Photographie. — Le *dessin* des
objets vus au microscope, outre qu'il oblige à les étudier d'une
manière beaucoup plus complète et approfondie, a le grand
avantage de fixer, d'une façon durable, bien des détails de structure, bien des particularités de développement, qui, au bout
d'un temps plus ou moins long, échapperaient forcément à la
mémoire la mieux douée. Il faut donc s'y astreindre dès le commencement et se contenter au besoin d'esquisses très simples à
défaut d'œuvres plus achevées.

Les dessins faits à simple vue ne suffisent pas, lorsqu'il est
nécessaire d'en avoir de très précis ; les proportions et les rapports exacts sont trop difficiles à garder. Il faut recourir aux
appareils connus sous le nom de *chambres claires*. On en
trouve la description dans les catalogues des constructeurs et
dans tous les Traités de microscopie, où on en apprendra l'emploi. La distance où l'on place la feuille de papier, sur laquelle
se projette l'image, fait varier très notablement l'amplification
de celle-ci. Lorsqu'on dessine à la hauteur de la platine du microscope ou, à plus forte raison, sur la table de travail, l'image
est agrandie et, ce qui est plus grave, notablement déformée.
Il sera souvent plus avantageux de rapprocher la feuille de papier de l'oculaire, jusqu'à ce que l'image, que projette sur elle

le prisme de la chambre claire, soit égale en grandeur à celle vue dans l'oculaire lui-même. Cette dernière distance varie naturellement avec l'objectif employé. Elle est d'autant plus petite que l'objectif est plus faible. On peut se servir d'un pupitre qu'on élève ou abaisse à volonté, ou, plus simplement, d'une pile de livres plus ou moins haute qui supporte une tablette sur laquelle on dessine.

Il est toujours difficile et souvent impossible d'achever un dessin à la chambre claire. Quelques soins qu'on prenne, on obtient des traits tremblés, des formes incomplètes. Lorsque l'esquisse est minutieusement faite à la chambre claire, que tous les détails importants sont notés, on finit le dessin à main levée, en regardant de l'œil gauche au microscope.

Il faut toujours noter, sous un dessin, le grossissement sous lequel il a été exécuté. On peut se contenter de marquer les numéros des systèmes optiques employés et le nom du constructeur.

La *photographie* peut donner ici des résultats exceptionnels. L'exactitude rigoureuse de la reproduction des formes et des dimensions doit faire préférer les photographies aux meilleurs dessins. De plus, celles-là possèdent des caractères d'authenticité que ne présenteront jamais les derniers; les photographies peuvent avoir comme preuve une valeur à peu près égale à la préparation elle-même. On comprend facilement l'importance qu'elles peuvent prendre dans une expertise.

Nous renvoyons aux ouvrages spéciaux pour tous les détails de la photographie microscopique. La pratique générale s'apprendra dans les traités ordinaires de photographie; ou mieux, en se faisant guider quelque temps par un bon photographe, artiste ou amateur. Quant aux méthodes particulières à la photomicrographie, elles sont exposées et discutées dans les Traités de Moitessier[1], Huberson[2], Viallanes[3], etc. Les appareils em-

[1] Moitessier, *La Photographie appliquée aux recherches microscopiques*, Paris, J.-B. Baillière, 1866.

[2] Huberson, *Précis de microphotographie*, Paris, Gauthier-Villars, 1879.

[3] Viallanes, *La Photographie appliquée aux études d'anatomie microscopique*, Paris, Gauthier-Villars, 1883.

ployés ont reçu, dans ces dernières années, des perfectionne -
ments importants qui en facilitent beaucoup l'usage.

Microtomes. — Il n'est pas toujours possible de faire au rasoir,
à main levée, des coupes suffisamment minces
et étendues ; il est alors nécessaire de recourir
aux *microtomes*. Le petit microtome à main
(fig. 15) doit toujours se trouver sur la table de
travail. Il est des microtomes mécaniques d'un
usage excellent, qui permettent de faire en quelques minutes des séries de nombreuses coupes
d'une épaisseur exactement déterminée. Leur
description et leur maniement se trouvent en
détails dans les catalogues et les livres spéciaux.

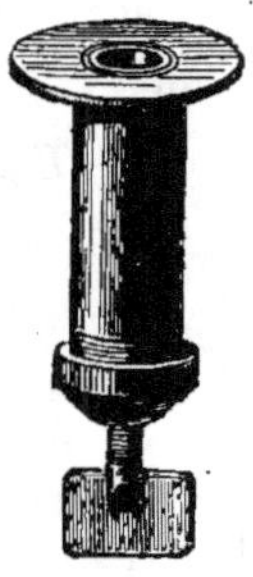

Fig. 15.

II. RÉACTIFS

La multiplicité des substances qui peuvent être soumises à
l'examen rend difficile, impossible même ici l'exposé général
complet des diverses méthodes de traitement, qui sont à employer pour aider à l'observation. Il est préférable de ne donner
à ce chapitre que des détails très généraux, les méthodes spéciales
se trouvant mieux à leur place aux parties de l'ouvrage traitant
des questions qui en nécessitent l'emploi.

Il arrive souvent que l'examen immédiat des substances très
diverses que l'on a à étudier puisse fournir les résultats voulus.
D'autres fois il est nécessaire de faire subir à ces corps, des traitements divers, destinés à les modifier dans un sens déterminé,
à faire apparaître des parties invisibles ou peu évidentes ou à
accentuer leurs formes, à augmenter ou à détruire la consistance
de tissus, pour faciliter les opérations qu'ils doivent subir. On
arrive au but voulu par l'emploi de réactifs chimiques ou physiques appropriés. L'étude des diverses méthodes de traitement
ressort de l'histologie générale et est exposée au long dans les
différents Traités techniques. Nous nous bornerons à énumé-

rer les réactifs principaux, nécessaires pour la plupart et devant se trouver toujours sur la table de travail.

Suivant leur action et suivant le but en vue duquel on les emploie, on peut grouper ces réactifs en cinq classes qui sont les suivantes :

1° *Les réactifs neutres ;*
2° *Les réactifs dissociants ;*
3° *Les réactifs dissolvants ;*
4° *Les réactifs fixateurs et durcissants ;*
5° *Les réactifs colorants.*

1° Réactifs neutres. — *L'eau* est sans contredit le plus employé. Il est préférable d'user d'eau fraîchement distillée ou filtrée, pour éviter l'apport de parties étrangères. On la garde dans une petite pipette que l'on dispose suivant son idée, en laissant flotter à la surface un morceau de camphre, pour empêcher la pullulation des microbes. C'est le liquide dans lequel on monte d'habitude les préparations extemporanées. Pour conserver la préparation, il suffit de remplacer l'eau, sans rien changer, par une des solutions conservatrices usitées ; en voici quelques-unes.

L'*eau sucrée* est employée à divers états de concentration, à l'état de sirop de sucre ordinaire ou plus étendue. Les cristaux de sucre se formant facilement, peuvent causer des inconvénients.

L'*eau salée*, à 10 pour 100 de chlorure de sodium en moyenne, a les mêmes usages.

La *solution concentrée d'acétate de potassium* (acétate de potassium, 1 partie ; eau, 2 parties) est un excellent liquide conservateur, n'agissant que très peu sur les tissus et se conservant longtemps sans dessécher.

Les solutions de *bichlorure de mercure* servent fréquemment à des degrés de concentration très variables, de 1 pour 1000 à 1 pour 100 d'eau en général.

La *liqueur de Ripart et Petit* est excellente pour les éléments délicats. Sa formule est la suivante :

Chlorure de cuivre . . . . gramme 0,30
Acétate de cuivre. . . . . —   0,30
Acide acétique cristallisé . . . . —   1
Eau camphrée (pas saturée) . . . grammes 75
Eau distillée. . . . .   —   75

La *glycérine*, pure ou étendue, est certainement l'agent conservateur le plus employé. Il faut la choisir de bonne fabrication, neutre au papier de tournesol, la plus dense qu'on puisse se procurer. La glycérine anglaise de Price est justement estimée. Pure, elle conserve mieux les préparations qu'étendue avec de l'eau. Elle forme la base d'un grand nombre de liquides conservateurs ; le suivant est à recommander :

Glycérine. . . . . 1 partie
Alcool.. . . . . 1 —
Eau camphrée. . . . . 2 parties

Diverses *essences* sont surtout usitées dans le but d'augmenter la transparence des préparations. Les plus employées sont : l'essence de térébenthine, l'essence de girofles, l'essence de bois de cèdre. L'action de plusieurs hydrocarbures, la benzine et le xylol particulièrement, s'en rapproche beaucoup. On ne doit soumettre à l'action de ces *éclaircissants* que des objets parfaitement deshydratés par l'alcool absolu et se servir, comme moyen d'inclusion, de milieux résineux auxquels le réactif se mêle facilement.

2° **Réactifs dissociants**. — Ce sont des liquides qui ont la propriété de diminuer ou de détruire la cohésion des tissus et de permettre ainsi la séparation des éléments. Quelques-uns détruisent même entièrement certains éléments, la substance intercellulaire surtout, en conservant l'intégrité d'autres.

L'*alcool au tiers* de Ranvier est un des macérateurs doux les plus utiles. C'est un mélange d'une partie d'alcool à 90 degrés et de deux parties d'eau.

La *potasse* et les *alcalis*, à des degrés de concentration variables, sont des macérateurs énergiques, mais dont il faut surveiller l'emploi de très près.

Les *acides minéraux*, acide nitrique et acide chlorhydrique surtout, à 20 pour 100 ou plus, peuvent donner de bons résultats. Un dissociant plus employé est le mélange d'acide nitrique et de chlorate de potasse, connu sous le nom de *macération de Schultze* (acide nitrique, 4 parties; chlorate de potasse, 1 à 2 parties). A froid, il dissocie parfaitement le muscle strié, après une macération de vingt-quatre heures et une forte agitation; chauffé jusqu'à ébullition, c'est un dissolvant des plus énergiques des substances intercellulaires végétales et un dissociant précieux pour les tissus durs des plantes.

Les *liquides digestifs*, naturels ou artificiels, sont d'excellents réactifs dissociants. On emploie comme tels la salive, le suc gastrique lorsqu'on peut s'en procurer, l'extrait glycériné d'estomac de porc et les solutions de pepsines du commerce. Il faut surveiller l'action et l'arrêter au moment voulu.

3° **Réactifs dissolvants.** — Leur nature doit varier avec la qualité de la substance à dissoudre.

Le *sulfure de carbone*, l'*éther*, le *chloroforme*, le *xylol* servent à dissoudre les matières grasses. L'*alcool* est employé pour les matières résineuses.

Les *acides* divers, minéraux ou organiques, sont employés pour dissoudre les matières salines qui se trouvent dans les cellules ou imprègnent les tissus, à la condition toutefois qu'ils puissent former avec les bases des sels solubles. Ce sont en particulier les seuls agents de décalcification.

4° **Réactifs fixateurs ou durcissants.** — Les éléments doivent avant tout être fixés dans leur forme, pour ne pas se modifier par l'action des autres réactifs; c'est le but que remplissent les réactifs dits fixateurs. Ils agissent principalement en coagulant les matières albuminoïdes. Par l'usage de ces mêmes réactifs, on obtient, en même temps ou peu après, un durcissement des tissus, qui leur permet de résister, en raison de leur consistance plus grande, aux diverses manipulations de la technique, et, en particulier, en fait obtenir facilement des coupes à la main ou au microtome.

L'*alcool* est le fixateur le plus employé. On l'emploie absolu, à 95 degrés, ou plus étendu d'eau suivant le cas. C'est un réactif très pénétrant, précieux surtout pour la conservation d'objets peu perméables.

L'*acide chromique* sert surtout pour fixer et durcir les tissus animaux. Il agit rapidement, en solution peu concentrée, 2 à 5 pour 1000. Les morceaux à durcir doivent être assez peu volumineux, un centimètre ou un centimètre et demi de côté, et la quantité de liquide assez grande, 200 grammes à peu près. Lorsque la pièce est dure, on la lave à l'eau et on la met dans de l'alcool à 90 degrés.

Les *chromates alcalins*, le *bichromate de potasse* surtout, ont une action analogue à celle de l'acide chromique. Le durcissement est plus long qu'avec ce dernier réactif, il faut attendre d'ordinaire quelques semaines pour qu'il soit suffisant, mais la consistance est meilleure et, par un séjour un peu trop prolongé, les tissus ne deviennent pas friables comme dans l'acide chromique. Les solutions s'emploient de 2 à 5 pour 100. Voici la formule d'une solution à base de bichromate de potasse, très connue sous le nom de *liquide de Müller :*

```
Bichromate de potasse. . . . . . .   2 à 2 1/2 parties
Sulfate de soude. . . . . . . .      1 partie
Eau.. . . . . . . . . . . . . .    100 parties
```

L'*acide picrique*, est un fixateur et un durcissant peu énergique. Il est toujours à employer en solution saturée. Les pièces durcies doivent être lavées à l'alcool, jamais à l'eau qui les ramollirait.

L'*acide picrosulfurique* est un fixateur plus énergique que l'acide picrique ; sous le rapport de la fixation, il est tout à fait à recommander. Mais il durcit peu ; il faut compléter par l'alcool. On le prépare de la façon suivante.

```
Eau distillée. . . . . . . . . . .  100 volumes
Acide sulfurique concentré. . . . .   2  —
```

Mêlez et ajoutez des cristaux d'acide picrique autant qu'il peut s'en dissoudre. Filtrez et ajoutez 3 volumes d'eau. La solution est connue sous le nom de *liqueur de Kleinenberg*.

L'acide osmique est un fixateur de premier ordre. On l'emploie en solution de 0,5 à 2 pour 100 ; l'effet est assez rapide. L'osmium qui se réduit colore la graisse en noir ; il convient de s'en servir avec précaution pour les tissus graisseux. Il est moins bon comme durcissant ; il colore les tissus en noir et les rend friables. La fixation est complétée par le durcissement à l'alcool.

On use de beaucoup de solutions fixatrices à base de *bichlorure de mercure*. Il faut prendre des solutions aqueuses concentrées, 5 pour 100 par exemple, ou des solutions alcooliques plus fortes. On ne laisse les objets dans la solution que le temps justement nécessaire pour qu'ils soient pénétrés, ce qu'on estime à l'opacité des tissus. On durcit à l'alcool ensuite.

La *congélation* est une méthode de durcissement très employée maintenant. On l'obtient très facilement au moyen de dispositions spéciales adaptées aux grands modèles de microtomes.

5° **Réactifs colorants.** — L'application des matières colorantes aux études cytologiques a été certainement la cause principale des grands progrès qu'a faits l'histologie depuis une vingtaine d'années. Ne pouvant nous étendre ici sur ce sujet très important, nous renvoyons aux Traités spéciaux, où les méthodes diverses de coloration sont décrites avec détails.

Les colorants les plus employés sont les teintures à base de carmin, l'hématoxyline et les couleurs dérivées de l'aniline.

Parmi les premières, le *picro-carmin* de Ranvier est certainement celle qui rendra le plus de services. On peut obtenir avec lui de belles doubles colorations ; dans les tissus animaux traités par ce colorant, les noyaux sont d'habitude colorés en rouge rubis, le protoplasma cellulaire est orange et certaines parties jaunes, si la préparation n'a pas été lavée de manière à enlever l'acide picrique.

L'hématoxyline est un colorant très énergique, qui donne souvent directement des colorations électives. *L'hématoxyline alunée* de Delafield est une très bonne solution, possédant beaucoup d'élection pour les noyaux, à condition de ne pas laisser les préparations trop longtemps dans le bain.

On la prépare de la façon suivante : 4 grammes d'hématoxyline cristallisée sont dissous dans 25 centimètres cubes d'alcool et versés dans 400 centimètres cubes d'une solution saturée d'alun d'ammoniaque dans l'eau. On laisse le tout exposé à l'air et à la lumière pendant trois ou quatre jours, on filtre et on ajoute 100 centimètres cubes de glycérine et 100 centimètres cubes d'alcool méthylique. On laisse reposer jusqu'à ce que la solution ait acquis une couleur suffisamment foncée, on filtre et on conserve la solution dans un flacon bien bouché. Le pouvoir colorant de la solution étant extrêmement intense, il faut pour s'en servir l'étendre de beaucoup d'eau.

Les *couleurs d'aniline* ont pris depuis quelques années une importance de premier ordre dans les études microscopiques. Les colorations obtenues à leur aide se distinguent par leur intensité et leur rapidité; elles sont cependant parfois peu stables. Les meilleurs résultats qu'elles fournissent sont obtenus par coloration suivie de décoloration par l'alcool ou par les doubles colorations données par plusieurs procédés. Les préparations colorées avec ces teintures se décolorent rapidement dans la glycérine; il faut user d'autres réactifs conservateurs, en particulier de la solution d'acétate de potasse.

La *fuchsine* donne des colorations d'un rouge rubis très brillant. On en prépare une solution alcoolique concentrée, à l'aide de laquelle on obtient des bains de la teinte voulue.

Les *violets* donnent des nuances plus sombres, mais plus solides. Les plus employés sont le violet Poirier 5B et le violet de gentiane de fabrication allemande. On use d'une solution alcoolique concentrée comme pour la fuchsine.

Le *bleu de méthylène* donne de belles colorations, mais en général peu stables. On le conserve aussi en solution alcoolique concentrée.

Les *verts*, en particulier le *vert de méthyle* et le *vert d'iode*, donnent d'excellents résultats en cytologie, parmi lesquels se remarque leur électivité extraordinaire pour la chromatine du noyau. Mais ses colorations se conservent très peu et sont assez délicates à bien réussir. C'est un bon colorant pour les préparations temporaires.

L'*éosine* et la *safranine* sont de bons colorants diffus. On les emploie dans ce but. Leurs solutions agissent très rapidement et colorent tout avec intensité. Elles sont très bonnes dans les doubles colorations pour donner une nuance de fond sur laquelle doit trancher la nuance différente de certaines parties.

L'*iode* et l'*acide picrique* servent aussi comme colorants. Ils donnent une teinte jaune, différente pour chacun de ces réactifs.

III. PRINCIPES DE MICROCHIMIE

Lorsqu'on veut déterminer la nature d'objets microscopiques, ou de certaines parties d'éléments observés, on peut faire usage des mêmes procédés que le chimiste met en œuvre pour déterminer la nature des substances qu'il étudie. Parmi ces caractères qui doivent être constatés, il en est de purement physiques, pour lesquels on use de méthodes particulières ou d'instruments spéciaux ; et d'autres chimiques, de véritables réactions obtenues à l'aide des réactifs connus. L'ensemble de ces procédés constitue l'*analyse microchimique*, méthode d'investigation scientifique de la plus haute importance, qui a déjà fait faire de grands pas à la science et contribuera certainement plus encore qu'elle ne l'a fait jusqu'ici à ses progrès. C'est à son aide d'abord qu'il est possible de déterminer la nature des corps constitutifs de la cellule, des substances qui la composent et de celles qu'elle renferme à l'état normal ou à l'état pathologique. Elle sert en outre à se rendre compte des transformations diverses que peuvent subir les produits cellulaires sous des influences déterminées.

Les réactions microchimiques ne diffèrent en rien des réactions chimiques ordinaires. Leur étendue est très limitée; elles intéressent des objets de très petit volume; ce qui nécessite l'emploi du microscope pour les constater et en apprécier les effets.

Lorsqu'on a à faire intervenir des réactifs, on peut procéder de diverses manières.

On peut préparer l'objet entre lame et lamelle et faire pénétrer le réactif sous cette dernière, en en déposant une goutte à l'un des bords. Lorsque l'eau ne peut produire aucune altération ni aucun trouble, on monte, avant d'opérer, la préparation dans l'eau ; si elle peut gêner en quoi que ce soit, on prépare à sec. On suit, au microscope, l'action progressive du réactif.

Ou bien, le réactif lui-même, pur ou étendu, peut servir à monter la préparation que l'on porte de suite sous le microscope.

Enfin, il est parfois possible de traiter l'objet à étudier, coupe d'un tissu ou toute autre chose. par une certaine quantité de réactif placée dans un verre de montre par exemple. Lorsque la réaction est jugée terminée, on enlève l'excès de réactif, on monte en préparation qui est examinée au grossissement voulu.

Il a été imaginé des dispositifs spéciaux pour les microscopes destinés aux études microchimiques. Dans presque tous les instruments proposés dans ce but, le corps du microscope est renversé ; un coude muni d'un prisme à réflexion totale permet de placer la partie oculaire dans une situation commode pour l'examen. De cette façon, l'objectif se trouve placé sous l'objet pour éviter tout contact nuisible avec les réactifs ; de plus, la platine est tout à fait libre, l'opérateur peut agir aisément de tous côtés. Les dispositifs ordinaires peuvent très bien servir et servent même probablement toujours, les modèles spéciaux n'étant guère goûtés. Il faut cependant alors prendre les précautions nécessaires pour éviter le contact des réactifs avec les différentes pièces de l'instrument et surtout les vapeurs de certains agents qui attaqueraient les montures des objectifs ou, à plus forte raison, les lentilles.

Les différents caractères qui peuvent fournir des renseignements utiles sont les suivants :

1° La *solubilité :* on emploie comme dissolvant surtout l'eau, l'alcool, l'éther, le sulfure de carbone, le chloroforme, la benzine et le xylol, les solutions acides ou alcalines.

2° Le *dégagement de gaz :* les parties contenant du carbonate de chaux par exemple, donnent de l'acide carbonique lorsqu'on les traite par un acide. Le phénomène se perçoit à la production, dans le liquide, de nombreuses petites bulles, autour de la partie calcifiée.

3° Les *réactions de coloration* : dans ces réactions, il peut y avoir simplement fixation de matières colorantes, lorsque le réactif est une teinture ne modifiant aucunement la nature de l'objet; ou bien changement de nature du produit donnant lieu à une coloration. Lorsque c'est une teinture qui sert, les réactions sónt surtout basées sur le mode de fixation de la couleur, qui est fort, peu ou pas du tout retenue, suivant la nature des objets traités, et sur la décoloration qui peut se faire par des agents divers dont les principaux sont l'eau, l'alcool, les acides.

4° La *forme cristalline* : lorsqu'on a à observer des cristaux il faut déterminer à quels systèmes cristallins ils appartiennent et étudier en outre leur arrangement, leurs propriétés physiques distinctives. Un des caractères les plus importants est la mesure des angles qui s'opère au moyen d'un goniomètre adapté au microscope et de quelques petits dispositifs particuliers.

5° Enfin certaines *réactions physiques* spéciales : la chaleur peut agir ; le corps fond à une température donnée, ou se volatilise, ou subit un changement de forme quelconque. On peut chauffer directement la lamelle à la flamme ou la laisser dans une petite étuve à air, maintenue à une température fixe par un régulateur, ou faire agir le feu directement sur le corps. On s'y prend de cette dernière manière, lorsqu'on veut préparer un squelette minéral d'éléments cellulaires. L'appareil à polarisation, le microspectroscope, donnent de précieuses indications ; nous en avons vu le maniement plus haut.

L'étude microchimique des principales substances, que l'on est exposé à rencontrer dans les tissus animaux ou végétaux, peut se grouper dans les quatre classes suivantes :

     1° *Matières azotées.*
     2° *Matières hydrocarbonées.*
     3° *Matières grasses et résineuses.*
     4° *Sels.*

1° Matières azotées. — Les plus importantes dans l'organisme vivant sont sans contredit les *substances albuminoïdes ;* après viennent toute une série de produits azotés, moins riches en azote et en chaleur de décomposition, ayant déjà subi l'action cellulaire, devant être considérés comme des produits usés en partie, parfois même de véritables déchets de l'activité vitale. Enfin, sous la rubrique *matières colorantes*, nous étudierons certaines substances azotées colorées, se rapprochant des albuminoïdes vrais ou des produits de la seconde série, dont un des principaux caractères est leur coloration.

1° SUBSTANCES ALBUMINOÏDES.— Le type de ces substances est l'albumine du blanc d'œuf. Elles sont d'ordinaire amorphes et, pendant la vie, à l'état liquide ou dissoutes dans des mélanges aqueux. Toutefois, dans beaucoup de cellules végétales, sous des influences déterminées, il se forme des substances albuminoïdes qui prennent des formes spéciales et même l'état cristallin ; nous reviendrons plus loin sur ces albuminoïdes cristallisés. Comme caractères généraux, les substances albuminoïdes que nous étudions sont incolores, solubles ou insolubles dans l'eau, insolubles dans l'alcool et l'éther, solubles dans l'eau contenant des alcalis ou certains sels minéraux. L'acide nitrique les colore en jaune d'une façon persistante ; l'iode les colore en jaune brun.

La coloration rose obtenue avec le *réactif de Millon* est caractéristique. Ce réactif, nitrate mercuroso-mercurique, se prépare en mélangeant la solution de 10 grammes de mercure dans 25 grammes d'acide nitrique à 25 0/0 à une autre solution de 10 grammes de mercure dans 22 grammes d'acide nitrique à 40 0/0. Les substances albuminoïdes se colorent en rose lorsqu'on les laisse y séjourner quelque temps ou qu'on chauffe jusqu'à 70 degrés environ.

Lorsqu'on dissout un albuminoïde dans de la lessive de soude et qu'on ajoute une solution très étendue de sulfate de cuivre, il se produit une coloration bleue et avec les peptones une coloration rose ou violette *(réaction du biuret)*.

L'alloxane, en solution concentrée, colore les albuminoïdes en rouge.

Les solutions pepsiques (solution de pepsine ; extrait glycérique d'estomac de porc) dissolvent rapidement ces substances à 37 degrés ; il se forme des peptones. Ces réactifs laissent intactes la kératine, la plastine, la nucléine, la substance amyloïde.

Enfin, ces substances subissent facilement la putréfaction, qui forme à leurs dépens des produits solubles dont certains de la nature des peptones, des composés fixes qui appartiennent pour la plupart au groupe suivant, et des produits odorants volatils.

Une de ces matières albuminoïdes a des réactions supplémentaires spéciales, la *substance amyloïde*. Elle se dépose dans les tissus sous forme de masses globuleuses à couches concentriques, ou s'infiltre dans les éléments. Traitée par l'iode, elle devient d'un rouge acajou ; si l'on ajoute de l'acide sulfurique, on obtient une coloration bleue ou violette. Les violets d'aniline la colorent en rouge violacé, tandis que les tissus sont teints en bleu violet.

Albuminoïdes cristallisés. — Ce sont des produits qui se forment et cristallisent dans le protoplasma, dans des circonstances bien déterminées. Ils ne se rencontrent que dans les cellules végétales, à certains endroits du corps de la plante. La forme cristalline seule peut les faire différencier jusqu'ici ; d'après ce caractère et quelques autres réactions physiques, il semble en exister plusieurs qui se rapprocheraient surtout de la protéine et de la caséine. Ces *cristalloïdes protéiques*, comme on les désigne, se rapprochent des cristaux ordinaires par leurs caractères géométriques, leurs propriétés optiques et leur mode d'accroissement ; ils en diffèrent surtout parce qu'ils se gonflent et changent de valeur d'angles sous l'influence de l'eau. Ils sont abondants dans les réserves des graines, particulièrement dans les granules de substance albuminoïde emmaganisée à cet endroit, l'*aleurone*. Les uns sont monoréfringents et appartiennent au système cubique, les autres, biréfringents, appartiennent au système hexagonal.

2° AUTRES SUBSTANCES AZOTÉES. — *Glycocolle.* — Il se forme dans la décomposition de la matière collagène et de la gélatine et dans la digestion des albuminoïdes. Il donne des cristaux prismatiques ou rhomboédriques (fig. 16), solubles dans l'eau en excès, insolubles dans l'alcool et l'éther. Il se colore en rouge par le perchlorure de fer et en bleu foncé lorsqu'on le traite par le sulfate de cuivre, puis par la potasse. L'acétate de

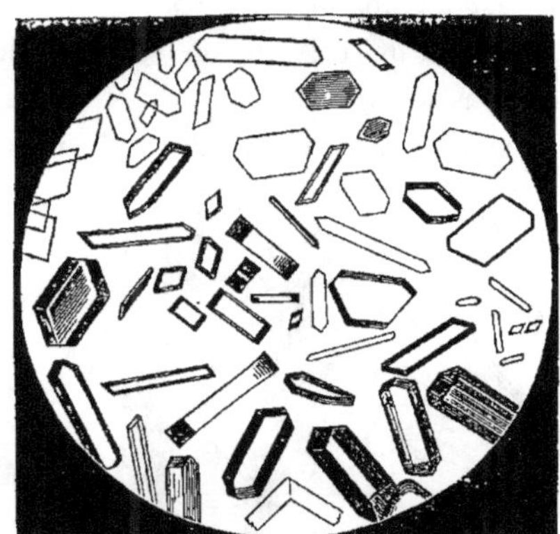

Fig. 16. — Cristaux de glycocolle.

cuivre dissout les cristaux ; par évaporation ou addition d'alcool, il se sépare de fines aiguilles de glycocollate de cuivre.

Leucine. — La leucine se forme très facilement dans les décompositions de substances organiques, particulièrement la décomposition des albuminoïdes sous des influences diverses, par les acides ou alcalis, la pepsine, la putréfaction ; on la trouve dans les plantules de beaucoup de Légumineuses. Elle cristallise (fig. 17) en petits groupes d'aiguilles réunies souvent en plaquettes blanches brillantes, nacrées, douces au toucher. Elle est soluble dans un excès d'eau froide, plus dans l'eau chaude, un peu dans les solutions alcalines. Peu solu-

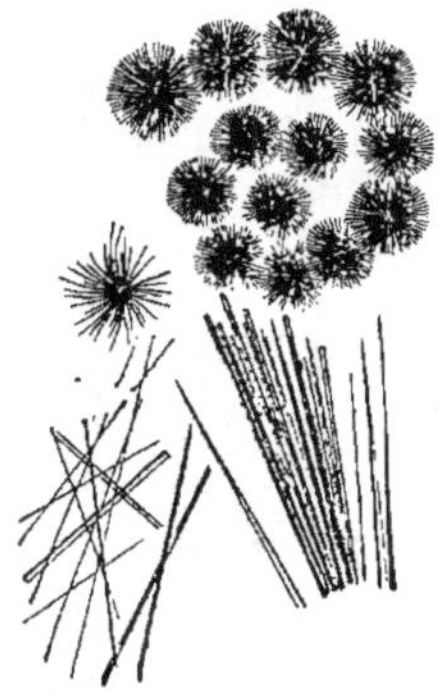

Fig. 17. — Cristaux de leucine.

ble dans l'alcool froid, elle se dissout dans l'alcool bouillant et cristallise par refroidissement et évaporation en courtes aiguilles réunies en masses sphériques radiées de 40–50 μ jusqu'à 500 μ de diamètre. Ces masses ont une coloration jaunâtre plus foncée au centre. Les cristaux se subliment à 170 degrés sans fondre.

Tyrosine. — Elle se forme dans les mêmes conditions que la leucine, qu'elle accompagne du reste très fréquemment, surtout dans la putréfaction des substances animales ou végétales. Elle se rencontre fréquemment dans les altérations pathologiques des tissus. Elle forme des cristaux en fines aiguilles blanches, soyeuses, réunies en rosettes de formes diverses ou en pinceau (fig. 18). Elle est presque complétement insoluble dans l'eau froide,

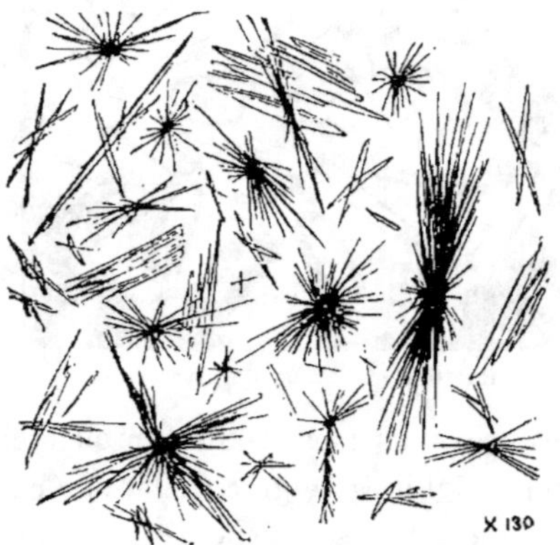

Fig. 18. — Cristaux de tyrosine.

très soluble dans l'eau bouillante d'où elle cristallise aussitôt par refroidissement. Elle est insoluble dans l'éther, soluble dans l'alcool lorsqu'elle est impure, insoluble dans le cas contraire, elle se dissout facilement dans les acides et les alcalis, et se colore en rouge par le réactif de Millon. Elle se décompose par la chaleur en donnant une odeur de corne brûlée.

Asparagine. — Elle est très répandue dans les plantes. Elle provient comme les corps similaires précédents, de la décomposition des matières albuminoïdes du protoplasma. Il est facile de la caractériser dans le suc cellulaire, même quand elle n'y existe qu'en petite quantité. On mouille la coupe ou les éléments à observer avec de l'alcool absolu et on laisse sécher; l'asparagine se dépose sous forme de cristaux prismatiques, groupés parfois en sphéro-cristaux, dans les éléments ou autour d'eux. A 100 degrés, ces cristaux perdent leur eau de cristallisation et donnent autant de petites gouttelettes réfringentes, d'aspect huileux; vers 200 degrés, ils se décomposent avec production de gaz et formation d'une gouttelette brune. Ces cristaux sont insolubles dans une solution saturée d'asparagine; ils s'illuminent de nuances très brillantes, où dominent le vert, le bleu et le rouge, dans le champ noir de l'appareil à polarisation.

Guanine. — Elle est rare. On la rencontre surtout dans le pancréas, la rate. Elle se dépose parfois en concrétions dans le tissu musculaire des Mammifères, dans la chair et différents organes des Poissons; dans la viande de porc, ces concrétions ont été prises pour des kystes calcifiés de Trichine. La guanine est amorphe, insoluble dans l'eau et dans l'eau ammoniacale même chaude, légèrement soluble dans la lessive de soude, soluble dans les acides étendus, surtout à chaud. Elle forme avec l'acide chlorhydrique un sel qui cristallise en longs prismes à base carrée.

Xanthine. — On la rencontre dans le tissu musculaire et aussi le foie, la rate, le cerveau. C'est une poudre blanche, amorphe, insoluble dans l'alcool et l'éther, peu soluble dans l'eau, plus dans les solutions acides et alcalines. Lorsqu'on l'évapore avec un peu d'acide nitrique, on obtient un résidu qui donne, avec la lessive de soude, à froid une coloration rouge et à chaud une teinte pourpre. On obtient avec la guanine une réaction semblable, mais moins nette; la zanthine s'en distingue par sa solubilité dans l'ammoniaque.

Urée. — Elle ne se rencontre, à l'état normal, qu'en quantités très faibles. Elle cristallise en prismes à quatre pans, transparents, incolores. Ces cristaux sont assez facilement solubles dans l'eau et l'alcool, pas dans l'éther. Lorsqu'on ajoute un peu d'acide azotique à une solution d'urée, il se forme des cristaux d'azotate d'urée, petits prismes rhomboïdaux ou tablettes hexagonales brillantes. Ces deux formes réagissent différemment à la lumière polarisée.

L'urée donne nettement la *réaction du biuret*. En ajoutant à la solution d'urée de la potasse et une goutte de solution de sulfate de cuivre, on obtient une coloration rose ou violette.

Acide urique. — Il est incolore à l'état pur, mais, lorsqu'on le rencontre dans l'organisme, presque toujours coloré. Il cristallise facilement, surtout lorsqu'on traite par un acide des humeurs qui le renferment à l'état de sel alcalin. Ces cristaux sont de petits rhomboèdres dont les angles obtus sont souvent arrondis, ce qui leur donne alors la forme de pierre à aiguiser ; ils se

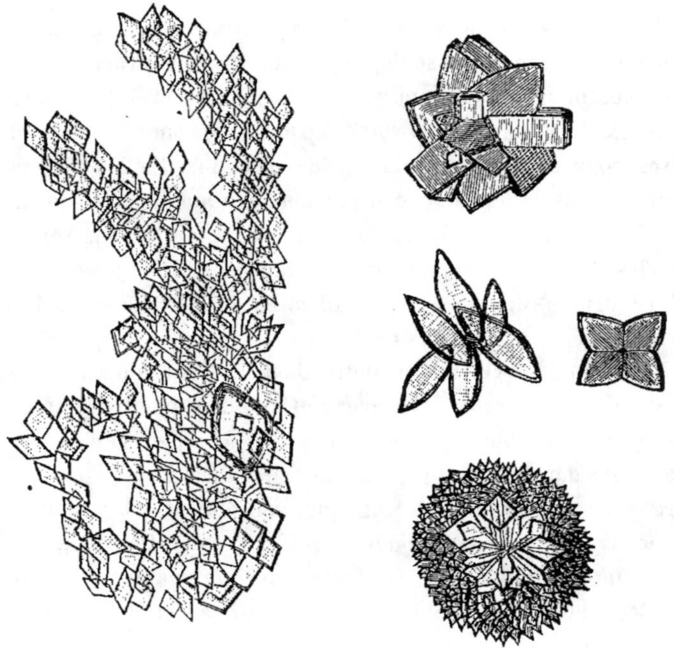

Fig. 19. — Cristaux d'acide urique.

groupent souvent en rosaces (fig. 19). Ils sont très peu solubles dans l'eau, notablement dans l'ammoniaque, les lessives de soude et de potasse et surtout dans l'oxyde de lithium, dans les solutions de carbonate et de phosphate de soude, insolubles dans l'alcool et l'éther. Il forme avec les bases des urates acides cristallisables. L'urate acide d'ammonium (fig. 20) cristallise en longues aiguilles, divergeant en éventail d'un point commun. L'urate acide de sodium (fig. 21) se rencontre en grains irréguliers ou en petits amas radiés assez semblables à ceux de leucine.

L'acide urique et les urates peuvent se caractériser par la
réaction dite de la *murexide*. Si l'on ajoute, dans une capsule

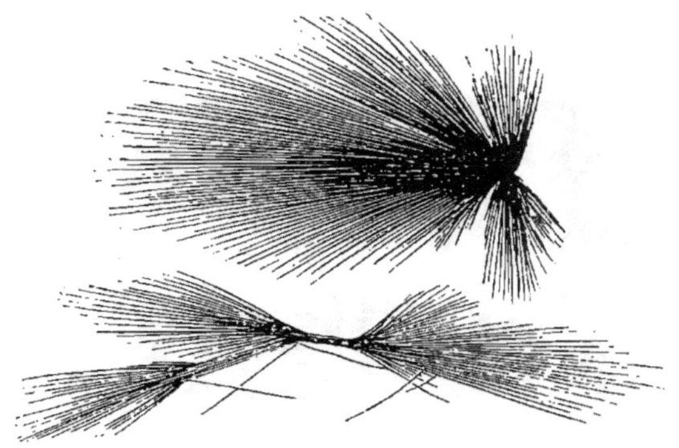

Fig. 20. — Urate acide d'ammoniaque.

de porcelaine, à la substance qui en renferme, quelques gouttes
d'acide azotique et qu'on évapore à une douce chaleur jusqu'à

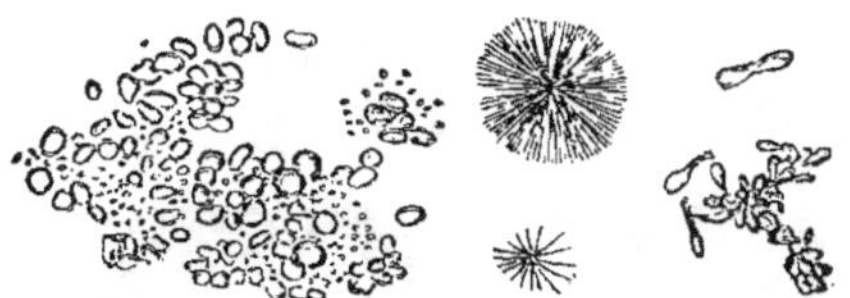

Fig. 21. — Urate acide de soude.

siccité, on obtient un résidu jaune ou rougeâtre qui, mouillé
avec une goutte d'ammoniaque, donne une très belle coloration rouge violette de murexide, que la
potasse fait virer au pourpre.

Créatine. — Elle se rencontre presque
partout dans l'organisme, toujours dans le
tissu musculaire lisse et strié. Elle cristallise en petits prismes rhomboïdaux
(fig. 22). Elle est peu soluble dans l'eau
froide (1 pour 74), plus dans l'eau bouillante; presque insoluble dans l'alcool et

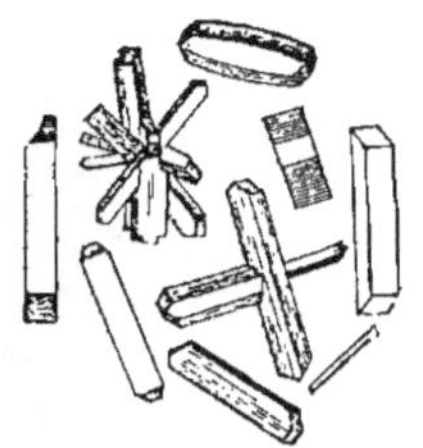

Fig. 22. — Cristaux
de créatine.

l'éther. Si l'on met un cristal de créatine dans une solution
alcoolique d'acide picrique, il se forme à différents endroits de

ce cristal, de petits amas d'aiguilles cristallines d'une combinaison d'acide picrique et de créatine.

Créatinine. — On la trouve dans les liquides de l'économie, peut-être formée aux dépens de la créatine. Elle cristallise en

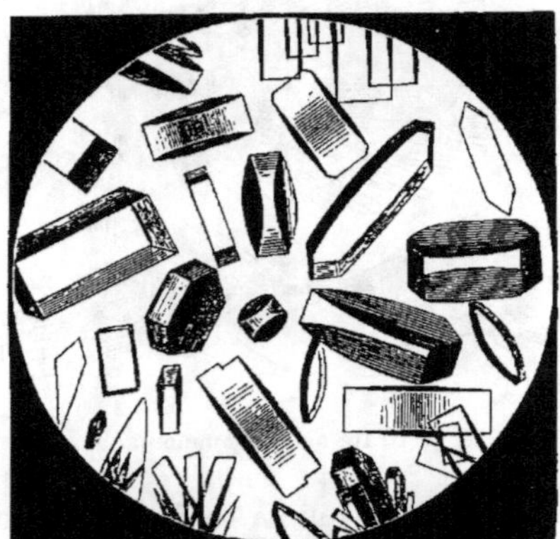

Fig. 23. — Cristaux de créatinine.

prismes incolores ou en petites tablettes hexagonales (fig 23). Elle est peu soluble dans l'eau froide (1 pour 11), plus dans l'eau

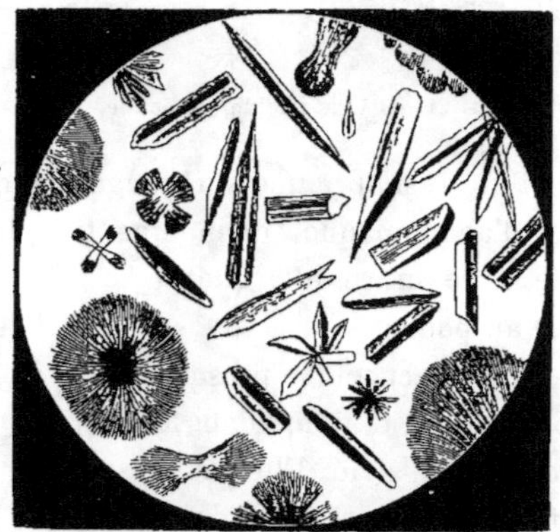

Fig. 24. Chlorure double de zinc et de créatinine.

bouillante, très peu dans l'alcool et l'éther. Lorsqu'on met un cristal de créatinine dans une solution alcoolique d'acide picrique, il se forme des aiguilles jaunes d'une combinaison d'acide picrique et de créatinine. Elle se combine avec le chlorure de zinc pour former un chlorure double de zinc et de créatinine qui cristallise en partie aussitôt (fig. 24). Lorsque les cristaux se forment rapidement, ce sont de fines aiguilles qui se groupent en disposition radiée ; lorsqu'ils se forment lentement, ce sont des prismes.

Lécithine. — Elle est blanche, molle, friable, à cristallisation confuse, insoluble dans l'eau, soluble dans l'alcool, l'éther, la benzine et les graisses. L'eau la gonfle et transforme en une espèce d'empois, qui forme sous le microscope des filaments visqueux, arrondis. L'acide osmique la colore en noir comme les matières grasses. Elle donne un précipité jaune avec le chlorure de platine ; le chlorure de cadmium en solution alcoolique la précipite également.

Choline. — C'est une substance sirupeuse, alcaline, très soluble dans l'eau. Elle donne avec l'acide chlorhydrique un sel déliquescent, qui se combine avec le chlorure de platine, pour donner un sel double de platine cristallisable.

Taurine. — Elle cristallise en prismes quadrangulaires ou hexagonaux. Elle est peu soluble dans l'eau froide, plus dans l'eau bouillante ; insoluble dans l'éther et l'alcool absolu.

3° MATIÈRES COLORANTES. — *Hémoglobine.* — Elle existe dans les globules du sang artériel à l'état de combinaison oxygénée (oxyhémoglobine). On l'obtient à l'état amorphe du sang de tous les Vertébrés ; avec le sang de chien, de cheval et d'homme, en particulier, on l'obtient cristallisée. Elle existe aussi dans le sang rouge de plusieurs Invertébrés, mais dissoute dans le plasma. La forme des cristaux est assez variable (fig. 26). Les cristaux du sang d'homme, de cheval, de hérisson, de chien sont prismatiques ; ceux du sang de cobaye et de rat sont des tétraèdres ; ceux du sang de dindon sont cubiques. Ils sont solubles dans l'eau, insolubles dans l'alcool et l'éther. Les solutions sont d'un beau rouge, elles présentent un spectre d'absorption très caractéristique (fig. 25, B). Il existe deux bandes d'absorption, bien nettes même avec les solutions étendues, situées entre les raies D et E de Frauenhofer. Si l'on traite la solution par un agent réducteur (hydrogène sulfuré, sulfure d'ammonium) la couleur fonce ; les

 INTRODUCTION

deux bandes d'absorption font place à une bande unique placée entre les deux premières (fig. 25 C). On peut régénérer le premier spectre, en faisant absorber de l'oxygène à la solution. Les acides et les alcalis décomposent l'hémoglobine en une matière albuminoïde et en *hématine*, dont le spectre d'ab-

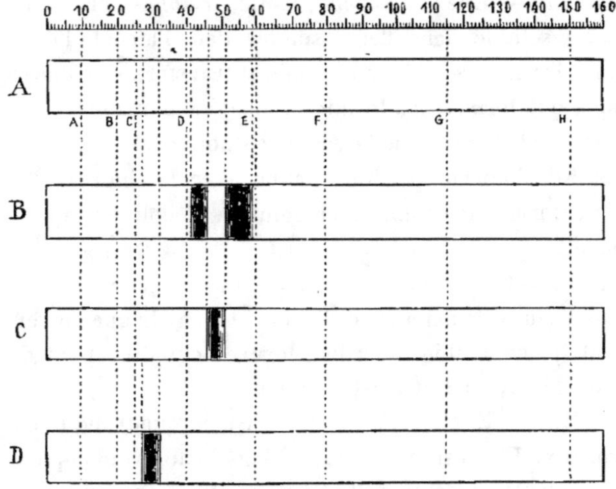

Fig. 25. — Spectres d'absorption de l'oxyhémoglobine (B), de l'hémoglobine réduite (C), et de l'hématine en solution acide (D). A, spectre normal.

sorption diffère (fig. 25, D). Le suc gastrique peut produire cette décomposition. En évaporant à siccité à une température inférieure à 60 degrés, pour éviter la coagulation, une solution d'hémoglobine ou du sang, contenant une trace de chlorure de sodium (1 : 1000), et ajoutant un excès d'acide acétique cristallisable, chassant l'excès d'acide par la chaleur, on voit apparaître des cristaux prismatiques, *cristaux d'hémine* ou de *chlorhydrate d'hématine* (fig. 27) qui paraissent dorés dans le champ noir de l'appareil à polarisation. On peut produire la réaction sur un porte-objet avec une goutte de sang, à laquelle on ajoute le chlorure de sodium et l'acide acétique en très petite quantité. On évapore très longtemps à 100 degrés. Il se forme des cristaux d'hémine parfois excessivement fins. Ces cristaux sont insolubles dans l'eau, peu solubles dans l'alcool et l'éther bouillants. Obtenus du sang de divers animaux, ils ne se 'distinguent pas les uns des autres.

Bilirubine. — C'est la matière colorante de la bile normale. Sous certaines influences pathologiques, elle peut passer dans diverses humeurs, sang, lait, etc. C'est une poudre d'ordinaire amorphe, d'un rouge orangé, insoluble dans l'eau, peu soluble dans l'alcool et l'éther, soluble dans le chloroforme, le sulfure de carbone et la benzine, surtout à chaud. On peut l'obtenir de ses dissolutions en cristaux d'un rouge foncé avec des reflets irisés. Elle se

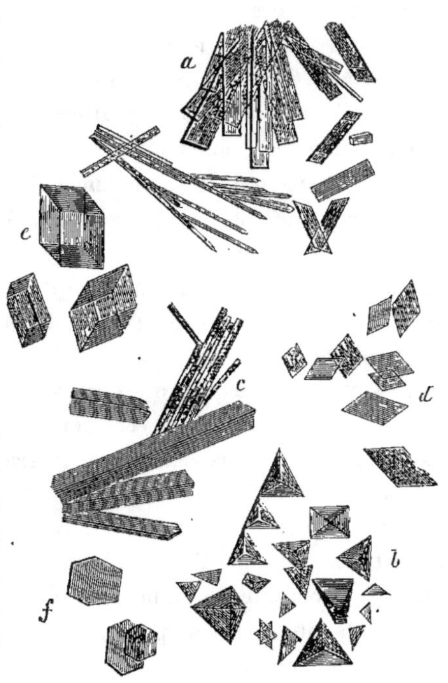

Fig. 26. — Cristaux d'hémoglobine; *a* et *b*, de l'homme; *c*, du chat; *d*, du cochon d'Inde; *e*, du hamster; *f*, de l'écureuil.

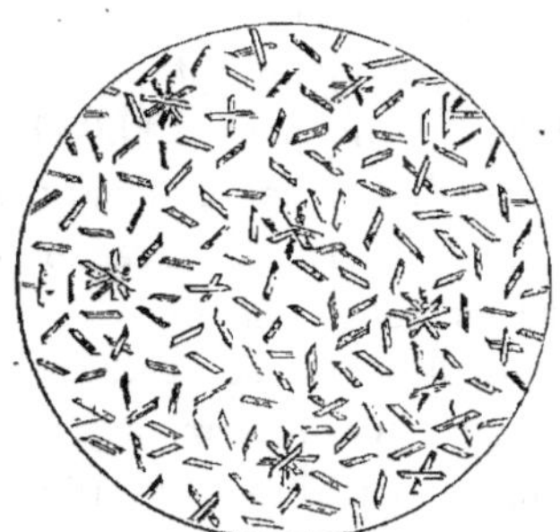
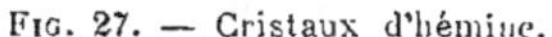

Fig. 27. — Cristaux d'hémine.

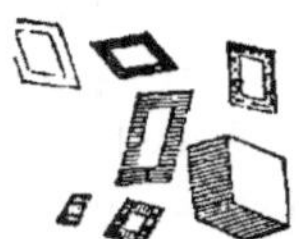

Fig. 28. — Cristaux d'hématoïdine.

combine avec les alcalis; les combinaisons sont solubles dans l'eau. Si l'on ajoute à une de ces solutions alcalines de l'acide azotique chargé de vapeurs nitreuses, on observe une série de colorations successives ; il apparaît une teinte verte qui passe rapidement par les nuances bleue, violette, rouge et jaune *(réaction de Gmelin)*. Sous le microscope, la réaction s'observe facilement avec une gouttelette de liquide contenant de la bilirubine, ou, plus simplement une goutte de bile. La goutte s'entoure d'une zone nuancée des teintes indiquées, lorsqu'on ajoute un peu d'acide azotique. Sous diverses influences, la bilirubine s'altère et donne des produits similaires de teinte différente, la *biliverdine*, soluble dans l'alcool avec une belle nuance verte. la *bilifuscine* et la *bilihumine* brunes. C'est à la bilirubine qu'on doit rapporter les cristaux d'*hématoïdine*, prismes clinorhombiques d'un rouge foncé (fig. 28) qui se rencontrent dans les anciens foyers hémorragiques et dans certains épanchements ; ils proviennent de la transformation de l'hémoglobine en bilirubine.

Chlorophylle. — C'est la matière colorante verte des plantes. Elle est insoluble dans l'eau ; soluble dans l'alcool, l'éther, le chloroforme, la benzine, le sulfure de carbone. On l'obtient de ses dissolvants sous forme de petites aiguilles prismatiques, se groupant souvent en disposition radiée. Ces cristaux sont dichroïques, vert foncé par réflexion, rouge brun par transmission. Ils se dissolvent dans les véhicules cités, dans les huiles grasses et essentielles en donnant une liqueur verte douée d'une belle fluorescence rouge sang. Ces solutions jouissent d'un pouvoir colorant considérable ; 1 de chlorophylle pour 100.000 donne encore une belle teinte verte au liquide. Elles donnent à l'analyse spectroscopique, un spectre d'absorption caractéristique. Ce spectre est caractérisé par un certain nombre de bandes (fig. 29), une très sombre se trouve dans le rouge, entre les lignes B et C de Frauenhofer. C'est la bande véritablement caractéristique, qui s'observe avec les solutions très étendues (fig. 29, I). Une seconde bande, plus claire, s'observe entre C et D ; une troisième sur la ligne D. Une quatrième, pâle, se remarque dans le vert à peu près au niveau de la ligne E ; elle fait généralement défaut dans les solutions étendues. Dans les solutions concen-

trées ou moyennement étendues, les régions bleue et violette du
spectre sont complètement noires. Dans les solutions plus étendues, le bleu au moins est visible; on y remarque alors deux
autres bandes moins nettes, situées l'une immédiatement avant,
l'autre après la ligne F (fig. 29, II).

Si l'on ajoute de l'acide chlorhydrique à la solution, les bandes
d'absorption deviennent beaucoup plus nettes, surtout les quatre

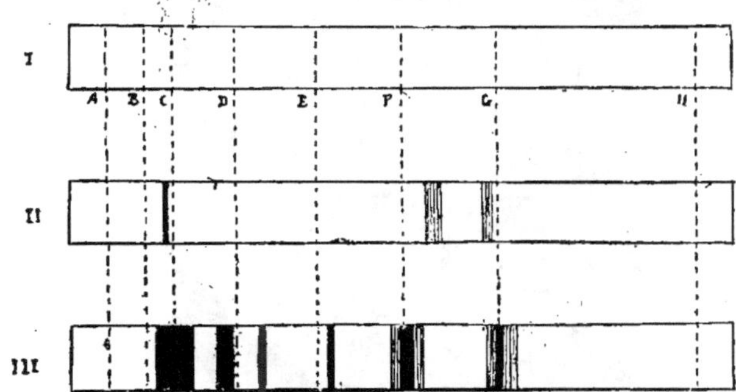

Fig. 29. — Spectre d'absorption de la chlorophylle.
I, Spectre normal; II, spectre d'une solution alcoolique de chlorophylle fraîche;
III, spectre d'une solution alcoolique de chlorophylle additionnée d'une trace
d'acide chlorhydrique.

premières (fig. 29, III). La chlorophylle est la plupart du temps
accompagnée dans les végétaux d'une matière colorante jaune,
qui en dérive par oxydation, la *xanthophylle*. Ce serait cette
substance qui contribuerait surtout à donner les deux dernières
bandes situées dans le bleu.

Les cristaux de chlorophylle s'altèrent à la lumière et à l'air;
ils jaunissent d'abord, puis se décolorent. A l'abri de l'air, la
umière ne paraît cependant pas avoir d'action sensible.

Acides biliaires. — On peut les rencontrer dans le sang et
dans les liquides qui baignent les tissus, dans certains états
pathologiques; il y a grand intérêt à pouvoir les caractériser.
L'*acide taurocholique* et l'*acide glycocholique* se trouvent à
l'état de sels de soude.

Le premier cristallise en longues aiguilles soyeuses, très déli-
quescentes. Il est très soluble dans l'eau et dans l'alcool, insoluble

dans l'éther. Le taurocholate de sodium a les mêmes caractères.
Lorsqu'on ajoute à une solution, contenant même des traces de l'acide ou de ses sels solubles, un peu de sucre de canne et qu'on traite par de l'acide sulfurique concentré et pur en grand excès, on obtient une coloration pourpre très belle *(réaction de Pettenkofer)*.

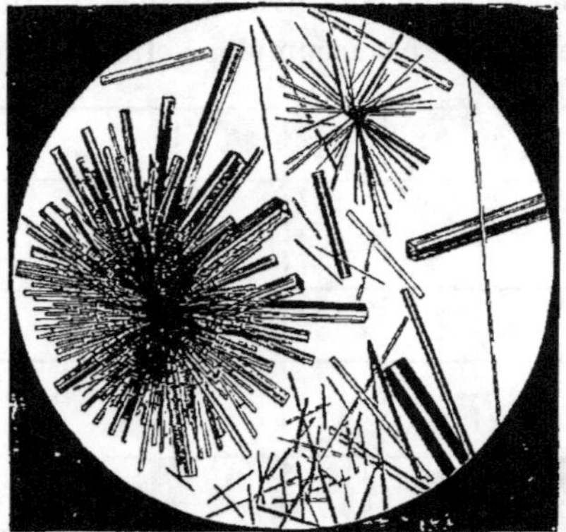

Fig. 30. — Cristaux d'acide glycocholique.

L'acide glycocholique cristallise en longues aiguilles prismatiques, inaltérables à l'air (fig. 30). Il est très peu soluble

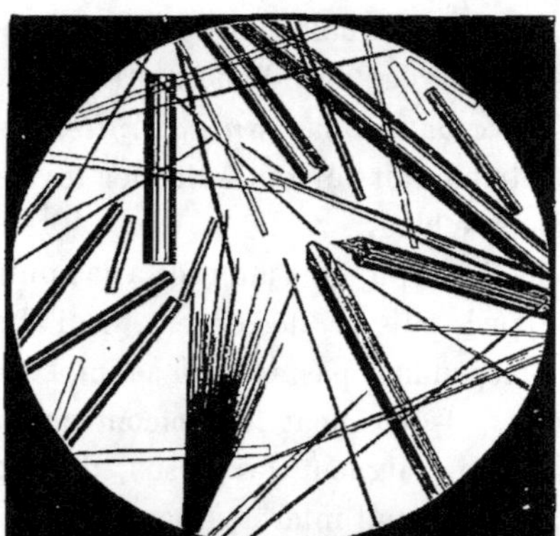

Fig. 31. — Cristaux de glycocholate de sodium.

dans l'eau froide, plus dans l'eau chaude ; soluble dans l'alcool, très peu dans l'éther. Le sel de sodium forme de longs cristaux prismatiques, souvent groupés en pinceau (fig. 31). On obtient avec l'acide glycocholique et ses sels solubles la réaction de Pettenkofer, comme avec les précédents.

Alcaloïdes. — On rencontre dans les tissus animaux et végétaux des bases azotées de grande importance dont beaucoup possèdent un pouvoir toxique intense. Elles sont dissoutes dans les sucs cellulaires ou les liquides qui baignent les éléments ; quelques alcaloïdes végétaux se rencontreraient rarement cristallisés dans les tissus. On ne leur connaît pas encore actuellement de réactions microchimiques sûres, qui puissent permettre d'en reconnaître la présence au microscope. Ils existent cependant, toujours ou presque, à l'état de sels facilement cristallisables.

2° Matières hydrocarbonées. — *Glycogène.* — Il se rencontre dans beaucoup de tissus animaux ; le foie en renferme des quantités notables. C'est une poudre blanche, très soluble dans l'eau, insoluble dans l'alcool et l'éther. L'iode colore le glycogène en rouge acajou. Il est dextrogyre comme le glucose, mais ne réduit pas la liqueur de Barreswill. Sous beaucoup d'actions, acides minéraux, ferments solubles; il se transforme en glucose.

Il se différencie de la matière amyloïde par sa solubilité dans l'eau et par sa coloration sous l'influence de l'iode sans adjonction d'acides.

Cholestérine. — Elle se trouve, à l'état normal, en solution dans le sang, le cerveau, le foie. Lorsqu'elle se rencontre cristallisée dans l'organisme, c'est à la suite d'un processus pathologique. Elle cristallise en petites tablettes rhomboïdales minces, à angles

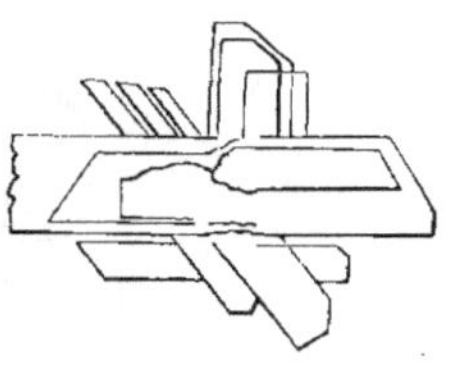
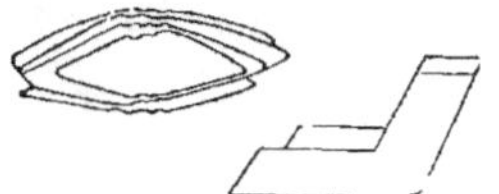

Fig. 32. — Cristaux de cholestérine.

souvent tronqués, blanches, nacrées, onctueuses au toucher (fig. 32). Avec le chloroforme, la benzine et l'éther on obtient des aiguilles fines et brillantes. La cholestérine est insoluble dans l'eau, l'alcool froid, les alcalis même concentrés et les acides étendus. Elle est soluble dans l'alcool bouillant, l'éther, le chloroforme, la benzine, les huiles grasses. L'acide sulfurique concentré colore les cristaux en rouge ; l'iode et l'acide sulfurique en violet, passant peu à peu au bleu, au vert puis au rouge. C'est ce dernier moyen qui est à employer pour la reconnaitre sous le microscope.

Inosite. — L'inosite existe surtout dans le suc musculaire.

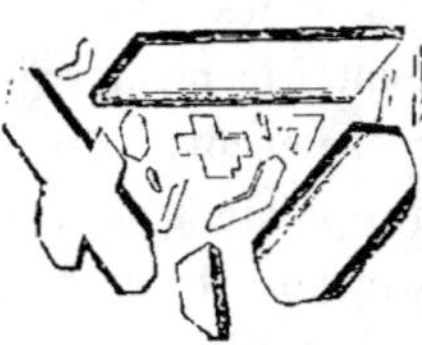

Fig. 33. — Cristaux d'inosite.

C'est un corps solide, blanc, de saveur sucrée. Elle cristallise en petites tablettes rhomboïdales (fig. 33), solubles dans l'eau froide, peu solubles dans l'alcool fort, insolubles dans l'alcool absolu et dans l'éther. Elle n'exerce aucune action sur la lumière polarisée et ne réduit pas la liqueur de Barreswill.

Glucose. — C'est un sucre très répandu chez les animaux et les végétaux. Il cristallise en longues lamelles prismatiques (fig. 34), qui se réunissent souvent en amas sphériques. En le dissol-

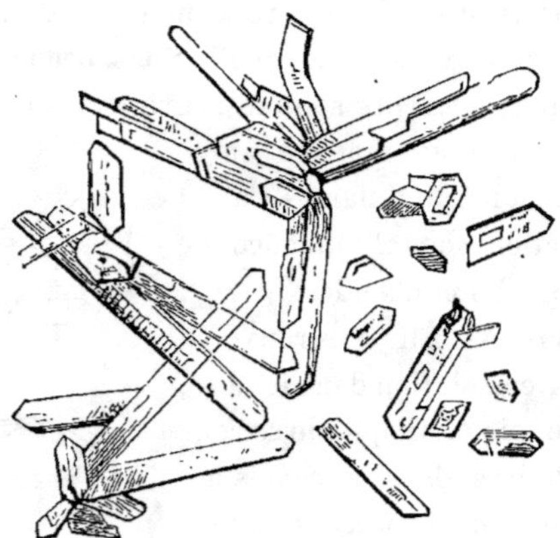

Fig. 34. — Cristaux de glucose.

vant dans de l'alcool à 95 degrés bouillant, on obtient, par refroidissement de fines aiguilles. Il est soluble dans l'eau, un peu dans l'alcool bouillant, insoluble dans l'éther. La solution est dextrogyre. Lorsqu'on traite une solution de glucose par de la lessive de potasse et qu'on chauffe, le liquide devient jaune, puis brun. Le glucose réduit à chaud les liqueurs de Barreswill et de Fehling ; il se précipite de l'oxyde cuivreux rouge. La présence d'albumine nuit à cette réaction. La réaction s'observe facilement sur des coupes ; on plonge les coupes dans la liqueur bouillante, l'oxyde se précipite là où il y a du glucose.

Saccharose. — Le sucre de canne ne se rencontre que chez les plantes. C'est un corps blanc de saveur très sucrée. Il est très soluble dans l'eau et cristallise en gros prismes rhomboïdaux hémiédriques. Il est insoluble dans l'alcool absolu et l'éther. Les solutions sont dextrogyres. Il ne réduit pas les liqueurs cupriques. Les acides étendus et bouillants, des ferments solubles le transforment en sucre interverti.

Lactose. — Il existe dans le lait et, peut-être, chez quelques plantes. C'est un corps blanc, de saveur faiblement sucrée. Il cristallise en prismes orthorhombiques ; il est soluble dans l'eau et insoluble dans l'alcool et dans l'éther. Il réduit le tartrate cupro-potassique et brunit par la potasse à chaud, comme le glucose.

Amidon. — L'amidon est un corps blanc, insoluble dans l'eau, l'alcool, l'éther. L'eau bouillante le gonfle et le transforme en empois, mais ne le dissout pas. Les acides étendus et bouillants, une forte chaleur, certains ferments diastasiques, le dédoublent en dextrine et en glucose. Il se rencontre dans les cellules végétales, presque toujours en grains plus ou moins volumineux, de formes très variables. Ces différentes formes de grains d'amidon seront étudiées plus loin en détail, comme caractères distinctifs des amidons de provenance diverse. L'iode colore l'amidon en bleu violacé ; la coloration disparaît sous l'influence de la chaleur et reparaît par le refroidissement. C'est une réaction très caractéristique et qui s'obtient aisément.

Dextrine. — C'est un corps blanc, amorphe, très soluble dans l'eau, insoluble dans l'alcool. Les acides étendus et bouillants la transforment en glucose. La dissolution dévie fortement à droite la lumière polarisée. Pure, elle ne réduit pas la liqueur de Barreswill.

Inuline. — Elle est très répandue dans le suc cellulaire des plantes. Elle est soluble dans l'eau ; on l'obtient en longs cristaux prismatiques fins, réunis en masses radiées connues sous le nom de *sphéro-cristaux*. Il suffit souvent de laisser quelque temps dans l'alcool absolu une tranche de tissu végétal qui en contient pour pouvoir observer ces sphéro-cristaux. Examinés à la lumière polarisée, ils présentent une croix noire comme les grains d'amidon. Ils sont très peu solubles dans l'eau froide, solubles dans l'eau chaude et dans les acides chlorhydrique et sulfurique; insolubles dans l'alcool et l'éther. L'iode n'a pas d'action spéciale sur eux.

Cellulose. — Elle forme la membrane des cellules végétales. Elle est insoluble dans tous les dissolvants, excepté dans la solution ammoniacale d'oxyde de cuivre (réactif de Schweitzer); elle est précipitée de sa dissolution par les acides et les sels neutres. L'acide sulfurique concentré la transforme en matière amylacée soluble, en dextrine et en glucose. Elle se gonfle dans la potasse et se colore en jaune par l'iode. Lorsqu'on la traite par l'acide sulfurique et l'iode, elle bleuit ou devient d'un bleu violet; la même réaction se produit en faisant agir sur elle le chloroiodure de zinc.

Cette cellulose subit dans les tissus végétaux avec l'âge des modifications qui peuvent changer considérablement ses caractères. Une des plus communes est la *lignification* que présentent les éléments du bois. La membrane cellulosique s'imprègne d'un principe mal défini, la *lignine*. La cellulose lignifiée se colore seulement en jaune par l'acide sulfurique et l'iode ou le chloroiodure de zinc, résiste à l'acide sulfurique concentré et est insoluble dans le réactif de Schweitzer. Elle se colore en rose rouge par la phloroglucine additionnée d'acide chlorhydrique, qui est le réactif le plus sensible de la lignification.

La *subérification* donne les couches de liège. La cellulose subérifiée est insoluble dans le réactif de Schweitzer et l'acide sulfurique concentré et ne se colore pas en bleu par l'acide sulfurique et l'iode, ni par le chloroiodure de zinc.

La *gélification* ou transformation en gelée s'observe fréquemment dans les cellules végétales. Cette variété de cellulose ne se colore pas en bleu par les réactifs que nous venons de citer, mais simplement en jaune. Elle absorbe une forte quantité d'eau, qui la gonfle sans la dissoudre ; la lessive de potasse la gonfle encore davantage.

Les membranes cellulaires des Champignons sont formées d'une variété de cellulose qui devient seulement rose sous l'action de l'acide sulfurique et de l'iode ou du chloroiodure de zinc.

Gommes. — Ce sont aussi des dérivés de la cellulose qui se produisent, chez les plantes, sous des influences pathologiques, souvent parasitaires. Elles sont insolubles dans l'alcool, se gonflent fortement et se dissolvent en partie dans l'eau, en donnant un liquide filant ou sirupeux. L'iode les colore en jaune ; l'iode et l'acide sulfurique ou le chloroiodure de zinc ne les colorent pas en bleu.

Les *mucilages*, voisins des gommes, ne font qu'absorber de l'eau en forte proportion pour donner des masses gélatineuses, sans jamais se dissoudre.

Tannins. — Ce sont des corps très répandus dans les éléments végétaux, généralement unis aux glucoses. Les cellules qui en contiennent se colorent en bleu noirâtre ou en vert par les sels de fer. Ils sont en dissolution dans les sucs cellulaires ou forment de petites granulations de formes irrégulières.

3° **Matières grasses et résineuses.** — Les produits qui rentrent dans cette classe forment quatre groupes distincts :

1° *Les graisses ;*
2° *Les huiles essentielles ;*
3° *Les résines ;*
4° *Les cires.*

1° GRAISSES. — Elles sont très abondantes chez les animaux ou les plantes. Elles forment d'ordinaire dans les cellules ou les humeurs de petits amas de dimensions bien diverses, de forme le plus souvent sphérique (gouttelettes graisseuses), d'apparence fortement réfringente. Leur consistance est semi-solide ou liquide (huile). Elles peuvent rarement se présenter en cristaux longs et fins, en aiguilles. Souvent ce phénomène de cristallisation ne se présente que dans des conditions anormales ou pathologiques. Dans le lait bouilli, par exemple, après refroidissement, la margarine cristallise en fines aiguilles à la périphérie des globules de graisse. Les vésicules adipeuses qui entourent des tumeurs présentent souvent des cristaux de margarine ; il en est de même au début des putréfactions. Les graisses sont fréquemment en *émulsion* dans les liquides de l'organisme, retenues à cet état par des conditions particulières variables. Les gouttelettes suspendues dans le liquide ont un diamètre des plus variables ; dans le chyle il en est qui ne dépassent guère un dixième de μ, tandis que dans le lait beaucoup atteignent 20 μ et plus.

Les corps gras sont liquides ou solides à la température ordinaire ; ces derniers fondent toujours aisément. Ils sont insolubles dans l'eau, insolubles ou peu solubles dans l'alcool ; très solubles dans l'éther, le chloroforme, le sulfure de carbone Les alcalis les émulsionnent et les saponifient. Ils ne prennent aucune matière colorante, sauf celle de la racine d'orcanette et se colorent en brun foncé ou en noir par l'acide osmique. Nous n'étudierons que les caractères des plus répandus de ces produits.

Oléine. — Elle existe en grande proportion, dans l'organisme animal surtout ; elle y forme une bonne partie des graisses. Dans l'organisme, elle est toujours fluide, à partir de 0° au moins ; au-dessous, elle se prend en une masse solide de fines aiguilles cristallines. Dans l'économie, elle est mélangée à d'autres produits semblables, margarine et stéarine principalement, donnant un mélange demi-solide, dont la consistance varie avec la proportion d'oléine. Elle a peu de caractères spéciaux ; on peut la séparer du mélange par l'alcool bouillant, qui laisse déposer, aussitôt le refroidissement, la stéarine et la margarine et conserve l'oléine qui est un peu soluble dans ce véhicule.

Stéarine. — Elle est presque toujours combinée à l'oléine et la margarine. Elle fond à 62 degrés et se prend par refroidissement en une masse amorphe, assez consistante. Elle est insoluble dans l'eau et l'alcool froid ; l'alcool bouillant la dissout et la laisse déposer par refroidissement. L'éther bouillant la dissout, mais n'en retient que peu à froid. Elle cristallise en fines aiguilles droites, raides, qui s'assemblent en petits amas radiés (fig. 35), dont le centre est souvent formé d'une gouttelette d'oléine. Ces cristaux brillent et sont souvent même colorés dans le champ noir de l'appareil à polarisation.

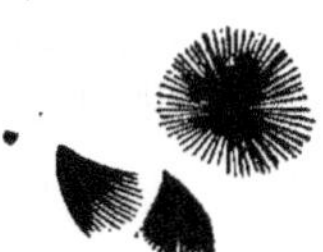
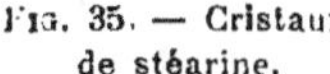

Fig. 35. — Cristaux de stéarine.

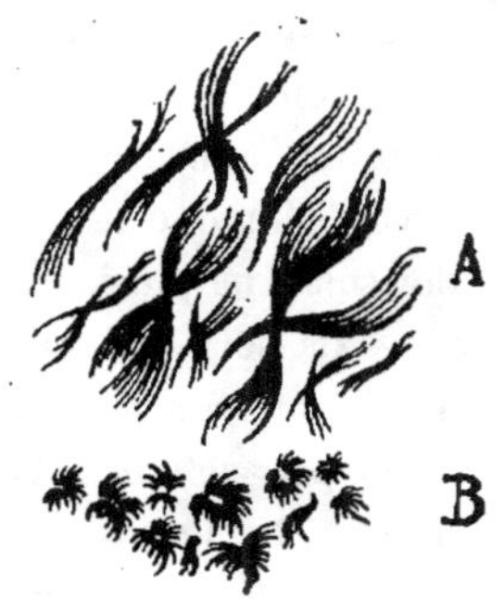

Fig. 36. — Cristaux de margarine; A, margarine du beurre de vache frais; B, margarine retirée du beurre rance fondu.

Margarine. — Ce principe est abondamment répandu dans l'économie, plus encore que l'oléine. Elle s'y rencontre encore à l'état cristallin, mais pas à l'état normal, il semble. Elle fond à 48 degrés et est un peu plus soluble que la stéarine dans l'alcool absolu et dans l'éther. Elle se dépose de ses solutions en aiguilles toujours flexueuses, molles et enchevêtrées (fig. 36, A), formant parfois de petits groupes sphériques (B) dont les rayons sont courbés et même onduleux. La flexuosité, la courbure des extrémités et le feutrage de ces cristaux la font distinguer de la stéarine dont les cristaux sont toujours raides. Les cristaux se comportent comme ceux de stéarine dans la lumière polarisée.

2° HUILES ESSENTIELLES. — Très répandues dans les tissus végétaux, elles se distinguent surtout des huiles grasses par leur volatilité à une température assez élevée, 150 degrés et au-dessus. Elles sont incolores ou colorées de teintes diverses et se trouvent dans les cellules sous forme de masses arrondies, visqueuses. Il en est quelques-unes qui sont cristallisées, comme les camphres. Insolubles dans l'eau, elles se dissolvent dans l'alcool, même froid, l'éther, le sulfure de carbone, les huiles grasses.

3° RÉSINES. — Ce sont des produits colorés en jaune ou en brun, solides, parfois même durs et cassants, insolubles dans l'eau, solubles dans l'alcool et l'éther. Elles fondent à une température peu élevée, mais ne sont pas volatiles. La teinture d'orcanette les colore, an bout d'une heure de contact au moins, en rouge rubis comme les graisses, et les violets d'aniline en bleu. Une solution aqueuse d'acétate de cuivre colore les amas résineux en vert, lorsque les fragments de tissus qui en contiennent y ont séjourné plusieurs jours.

4° CIRES. — Ce sont des substances solides, amorphes, fondant à une température supérieure à 60 degrés; insolubles dans l'eau, elles sont peu solubles dans l'alcool, mais solubles dans l'éther, la benzine, les huiles grasses.

4° **Sels.** — Les tissus renferment fréquemment des sels minéraux crisallisés ou amorphes. Chez les plantes, ce sont souvent des cristaux que l'on observe. Chez les animaux, les sels sont d'ordinaire dissous dans les humeurs, à l'état normal, à part dans les os; lorsqu'ils se séparent pour former des dépôts cristallins ou amorphes, c'est dû à une cause perturbatrice.

La présence des sels dissous se reconnaît par leurs réactions chimiques, ou par leur cristallation après évaporation. Les cristaux se distinguent par la forme, leurs propriétés physiques et leurs réactions chimiques.

Chlorure de sodium. — Il donne avec le nitrate d'argent un précipité blanc, caillebotté, soluble dans l'ammoniaque, devenant violet noir à la lumière. Il ne semble jamais se présenter à l'état solide, cristallisé ou amorphe, dans l'économie. Par évaporation des liquides qui le contiennent, on obtient de petits cristaux cubiques (fig. 37), rarement des prismes droits à base carrée. Ces derniers se distinguent des prismes de créatine par leur transparence plus grande et parce que, sur le champ noir de l'appareil à polarisation, ils

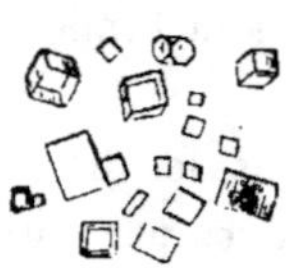

Fig. 37.—Cristaux de chlorure de sodium.

sont sombres, tandis que les prismes de créatine restent éclairés. Dans les extraits alcooliques et éthérés, le sel marin peut cristalliser en octaèdres ou formes dérivées de l'octaèdre; ce sont même parfois de longs prismes en aiguilles, qui se distinguent des aiguilles des corps gras, parce qu'ils s'éteignent dans la lumière polarisée, tandis que ces derniers y brillent.

Carbonate de chaux. — Il est toujours amorphe dans les tissus animaux, quelquefois cristallisé chez certaines plantes. Les acides minéraux ou organiques, même faibles, le dissolvent avec dégagement de petites bulles d'acide carbonique.

Phosphate de chaux. — Toujours amorphe, il forme des dépôts solubles dans l'acide acétique sans dégagement de gaz.

Oxalate de chaux. — Il se présente très fréquemment à l'état cristallin dans les tissus des plantes. Ce sont tantôt de longues aiguilles prismatiques, réunies en faisceaux (raphides), tantôt des octaèdres. Ces cristaux ne sont pas attaqués par l'acide acétique ; l'acide chlorhydrique les dissout sans dégagement de gaz.

Phosp'ate ammoniaco-magnésien. — Il n'existe guère

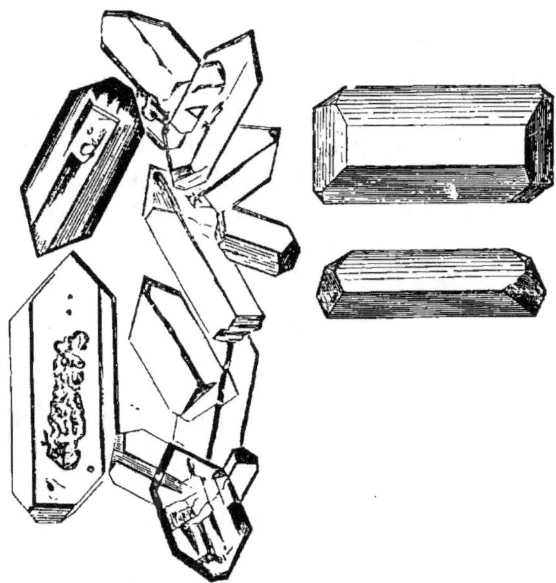

Fig. 38. — Cristaux de phosphate ammoniaco-magnésien.

dans les liquides animaux à l'état normal ; il se forme au contraire très rapidement aussitôt qu'ils s'altèrent. Il se rencontre alors partout où se produit de l'ammoniaque. Il cristallise en prismes à angles souvent tronqués (fig. 38), ou en lamelles étoilées à cinq ou six branches, finement dentelées sur leurs bords. Ces cristaux se dissolvent facilement dans l'acide acétique sans dégagement de gaz.

Sulfate de chaux. — Il se rencontre cristallisé dans les tissus de certaines plantes. Dans certaines putréfactions animales, il forme parfois de petites houppes d'aiguilles qui peuvent être confondues avec celles de margarine ou de stéarine; les aiguilles de sulfate de chaux sont beaucoup plus grandes et tout à fait insolubles dans l'éther. Le sulfate de chaux ne se dissout pas dans les acides.

Silice. — La silice incruste beaucoup de membranes végétales. Elle est insoluble dans les acides, sauf l'acide fluorhydrique; la potasse la dissout à l'ébullition.

Nitrites et nitrates. — Ces sels se reconnaissent dans les tissus à l'aide de la réaction de la diphénylamine. Une coupe ou un lambeau très mince de tissus frais est déposé sur un porte-objet, où on le laisse se dessécher presque entièrement ; on ajoute quelques gouttes d'une solution composée de 5 centigrammes de diphénylamine dissous dans 10 centimètres cubes d'acide sulfurique pur. Il se produit une coloration bleue plus ou moins intense dans les parties qui renferment de ces sels.

IV. PRÉPARATIONS

L'objet à étudier au microscope peut être d'assez petit volume pour être examiné dans son entier. Dans ce cas, le plus simple, il suffit de le transporter sur le porte-objet à sec ou dans un véhicule approprié.

Souvent il est nécessaire de fragmenter la substance à étudier; c'est lorsqu'elle est en morceaux trop volumineux ou lorsqu'on veut séparer du tout des parties à étudier spécialement. On met alors en œuvre des procédés divers dont le choix doit être en rapport avec la nature de l'objet que l'on veut examiner et le but que l'on désire atteindre.

La méthode la plus usitée pour l'étude des tissus, est sans contredit celle des *coupes*. Elles s'obtiennent, nous le savons, à l'aide d'instruments bien tranchants, à main levée ou à l'aide de microtomes, sur l'objet même tenu simplement entre les doigts, maintenu à l'aide de moelle de sureau, ou *enrobé* dans un milieu destiné à lui donner de la consistance et à maintenir les rapports de ses différentes parties. Pour les objets durs (os, noyaux, etc.), il est nécessaire de mettre en œuvre une technique spéciale ; on enlève une tranche épaisse, à l'aide d'une scie par exemple, et on l'use, sur la meule d'abord, puis sur de la pâte d'émeri ou une fine pierre à aiguiser, jusqu'à ce qu'elle ait atteint la minceur voulue.

On doit souvent recourir à la *dissociation*. On se sert, pour séparer les éléments, d'aiguilles fines, rondes ou coupantes. Pour dissocier du muscle par exemple, on maintient le morceau de tissu avec l'instrument tenu par la main gauche et on écarte les fibres une à une, du côté opposé, avec l'aiguille de la main droite. Il faut parfois faire précéder la dissociation d'une *dissection fine*, destinée à isoler les seules parties sur lesquelles on veut agir, qui se fait alors à l'œil nu ou à la loupe montée.

La dissociation nécessaire peut s'obtenir encore par d'autres moyens. Le simple *broiement*, dans un mortier, sous le marteau ou dans un moulin, peut suffire. L'action de certains réactifs, ceux surtout qui dissolvent la matière unissante des éléments, la macération de Schultze, par exemple, conduit aussi au résultat voulu.

La *macération* est souvent employée pour mettre en évidence certaines parties après destruction ou amoindrissement d'autres. Elle se fait tantôt dans l'eau, tantôt dans les solutions acides ou alcalines.

La *lévigation* est à recommander pour séparer les différents éléments des poudres. On met la poudre en suspension dans l'eau ; si l'on veut examiner les parties les plus lourdes, on recueille ce qui se dépose en premier ; les parties les plus légères restent en suspension plus longtemps. C'est un procédé précieux pour l'examen des farines par exemple. On agite un volume de farine avec de l'eau dans un verre conique et on laisse déposer. Les différents amidons se déposent au fond dans l'ordre de leur densité, les plus lourds d'abord, les plus légers ensuite. Lorsque tout s'est déposé, on soutire le liquide, on laisse le dépôt prendre de la consistance et on retire le cône qui s'est formé au fond du vase en retournant celui-ci. Il est facile de lui reconnaître différentes couches, formées des amidons divers ou des autres substances qui se sont déposés à des moments différents.

Les coupes ou parties obtenues sont alors soumises à l'action des divers réactifs que l'on veut employer, réactifs chimiques et bains colorants.

La préparation peut alors être étudiée avec soin et dessinée, si c'est nécessaire.

Si le produit à examiner est en poudre suffisamment fine, il suffit d'en délayer une petite portion sur le porte-objet dans une goutte d'eau ou de tout autre véhicule convenable. Si c'est une substance molle, pulpeuse, on en prélève une portion convenable, que l'on écrase entre la lamelle et le porte-objet, seule, lorsque la transparence est suffisante et les éléments assez distincts, avec un peu d'eau dans le cas contraire.

Lorsque le produit est liquide, ou en suspension dans un liquide, il suffit simplement d'en déposer une goutte sur le porte-objet, avec une pipette ou une baguette de verre, et de l'examiner au microscope.

Il est toujours utile et souvent nécessaire de *conserver* des préparations qui servent à l'étude ou même constituent des pièces à conviction venant à l'appui des rapports de l'expert. La conservation peut se faire à sec, dans un liquide approprié ou dans un milieu solidifiable.

Le procédé de conservation à sec n'est applicable qu'aux objets inaltérables à l'air ; on les place sur un porte-objet et on les recouvre d'une lamelle qui est fixée par ses bords avec un vernis.

On est plus souvent obligé de monter la préparation dans un *liquide conservateur*.

Un des plus employés est la glycérine, pure ou additionnée d'eau et d'alcool. La formule indiquée p. 33 est à recommander.

La solution concentrée d'acétate de potasse (p. 32) convient pour beaucoup d'objets que la glycérine éclaircirait par trop ou dont elle enlèverait rapidement la couleur.

Pour les préparations très délicates, la liqueur de Ripart et Petit (p. 32) est excellente.

Enfin les solutions de bichlorure de mercure peuvent aussi servir.

Les milieux solidifiables les plus employés sont les dissolutions de baume du Canada ou de résine Dammar, dans le chloroforme ou le xylol. Ces résines ne pouvant se mêler à l'eau, il est nécessaire de déshydrater complètement les préparations avant de les monter. On y arrive en les faisant passer dans l'alcool faible d'abord, dans l'alcool fort, puis dans l'alcool absolu. On chasse l'alcool par un bon dissolvant des résines, essence de girofles ou essence de térébenthine, qui éclaircit en outre la préparation, et on monte dans une petite quantité de milieu résineux.

La préparation étant montée dans le milieu où elle doit rester, on borde la lamelle avec un lut solidifiable, cire à cacheter dissoute dans l'alcool par exemple, pour empêcher l'évaporation du liquide, si elle doit se faire. Puis on étiquette avec soin la préparation, en indiquant les particularités qui peuvent intéresser.

PREMIÈRE PARTIE

SUBSTANCES ALIMENTAIRES D'ORIGINE ANIMALE

Les substances animales entrent pour une très large part dans l'alimentation de l'homme ; elles sont de nature très variée et ont une importance différente, en rapport direct surtout avec leur répartition, leur abondance et leur puissance alimentaire.

Un examen attentif de ces produits est du plus haut intérêt pour l'économie générale de l'alimentation et pour l'hygiène publique, principalement à cause des dangers qui peuvent résulter et qui résultent tous les jours de leur usage si répandu. Si, en effet, les autres substances alimentaires dont l'homme use directement ou indirectement dans sa nourriture si variée, demandent à être surveillés de près, c'est surtout au point de vue des sophistications nombreuses qu'elles sont sujettes à présenter. Les premières, au contraire, et tout d'abord les viandes, aliments de premier ordre, outre le dommage, réel certainement, que cause la livraison trompeuse d'un produit de qualité moindre ou altéré, peuvent occasionner chez le consommateur, à la suite d'altérations qu'elles ont subies ou de la présence d'éléments parasitaires nuisibles, des troubles profonds, à terminaison parfois fatale. Aussi peut-on dire que l'examen des viandes de consommation doit être considérée par les services d'hygiène comme la partie la plus importante de l'inspection des substances alimentaires.

Sous la rubrique générale *viandes*, nous ferons rentrer, pour plus de commodité, non seulement le tissu musculaire des animaux, la chair proprement dite, mais la plupart des organes comestibles dont l'étude peut présenter de l'intérêt. Et ceci surtout, parce que bien des altérations peuvent êtres communes aux différents systèmes d'un même animal, systèmes utilisables dans l'alimentation de l'homme, en presque totalité parfois, en grande partie le plus souvent. Pour des raisons semblables, il sera traité tout ensemble des viandes de boucherie proprement dites, des viandes de venaison, des volailles et même des produits alimentaires que peuvent fournir les Poissons de mer ou d'eau douce.

L'étude du sang et de quelques autres humeurs se sépare difficilement de celle des viandes qu'ils imprègnent et qui ressentent si vivement le contre-coup de leurs altérations; aussi suivra-t-elle immédiatement celle de ces dernières.

Les extraits et poudres de viande, bien différents de leurs produits d'origine, forment une sorte d'appendice à leur étude.

Le lait, les diverses graisses animales, d'une haute importance dans l'économie domestique, seront étudiés ensuite.

Enfin les œufs, le miel, les gelées d'origine animale, compléteront l'exposition des parties les plus intéressantes à notre point de vue du groupe des substances alimentaires d'origine animale.

Voici quelle sera donc la suite des différents chapitres de cette partie du livre :

CHAPITRE PREMIER. — Viandes.
—   II. — Sang et lymphe.
—   III. — Extraits et poudres de viandes.
—   IV. — Lait.
—   V. — Graisses.
—   VI. — Œufs.
—   VII. — Miel.
—   VIII. — Gélées animales.

CHAPITRE PREMIER

VIANDES

Les viandes peuvent être consommées aussitôt ou tout au moins peu de temps après la mort de l'animal; elles sont dites *viandes fraîches*. Elles peuvent n'entrer dans l'alimentation qu'après un temps assez long, souvent même très long, après la mort. On est alors forcé, pour arriver à les conserver, de les soumettre à certaines actions qui, tout en les modifiant, permettent de les garder dans un état utilisable; ce sont les *viandes préparées*, dont les types les plus parfaits sont les *conserves*.

Pour conserver les viandes, comme toute substance alimentaire en général, on cherche uniquement à les soustraire à la décomposition que provoquent, si hâtivement d'ordinaire chez elles, les organismes de la putréfaction. C'est le but que se proposent d'atteindre les différents procédés employés. On y arrive de plusieurs manières. Le *froid* est un des moyens les plus simples. Une température très basse ne tue aucun des organismes que peut contenir la viande, mais empêche leur vie et leur multiplication. Il en est de même de la *privation d'air*, qui ne réussit toutefois pas dans les cas spéciaux où la viande en question contiendrait certains de ces organismes qui se contentent pour se développer de traces excessivement faibles d'oxygène ou, à plus forte raison, des anaérobies, qui ne pullulent que lorsque ce gaz fait défaut.

La *dessiccation*, la *salaison* et la *fumure* sont plus actives, plus pratiques et partant plus employées. Les produits pyrogénés surtout imprègnent les tissus et, par leur puissance antiseptique souvent fort énergique, font périr les organismes qui peuvent s'y trouver, Toutefois, leur action n'est souvent que trop superficielle ; les couches profondes peuvent rester à l'abri de leur action et garder des organismes vivants, nuisibles pour l'homme ou pouvant amener leur décomposition.

La *chaleur* est certainement l'agent par excellence à mettre en œuvre pour la préparation des conserves. Lorsqu'elle est suffisante, et il est facile d'arriver au degré voulu, elle tue d'une façon certaine tous les organismes vivants que peut contenir la viande. Mais elle ne peut pas être employée seule, parce qu'elle n'agit que pendant un certain temps et laisse ensuite les produits exposés à toutes les chances d'altération. Il faut lui venir en aide pour maintenir l'effet obtenu, pour mettre la viande soumise à son action à l'abri de tout autre danger extérieur de contamination. On peut employer alors dans ce but l'enrobage par les matières grasses, très bon procédé, mais peu économique. On obtient d'excellents résultats en plaçant les produits chauffés en vase clos, en présence d'air privé de germes de décomposition. C'est la base de la méthode Appert, utilisée maintenant un peu partout, dans l'industrie et chez les particuliers, pour l'obtention de conserves de toutes sortes.

Ces conserves peuvent renfermer des organismes qui nuisent de deux façons distinctes. Tantôt ce sont des agents amenant une décomposition de la nature des putréfactions, occasionnant alors des troubles, directement par eux-mêmes ou par les produits issus de leur vie aux dépens des substances dans lesquelles ils se développent. Tantôt ce sont des parasites vrais, qui ont conservé leur vitalité et peuvent infester l'homme qui les absorbe. Nous verrons des exemples de ces deux cas.

La mauvaise qualité des viandes qui servent à l'alimentation peut dépendre de causes diverses. En thèse générale, elle tient à des altérations antérieures ou postérieures à la mort, ou à des substitutions frauduleuses, exercées par le vendeur ou les intermédiaires. De là, deux ordres de caractères bien différents, mais rendant la viande suspecte ou nuisible, sous la dépendance les uns de l'altération de la substance alimentaire, les autres de sa falsification.

L'altération existe d'abord lorsque l'animal est ou était en mauvais état de santé. Elle est d'ordinaire facile à constater à première vue pour un praticien tant soit peu exercé. Ou bien, ses qualités nuisibles sont communiquées au produit par la présence d'êtres vivants qui peuvent occasionner chez l'homme des affections parasitaires, contagieuses, ou un trouble morbide quelconque.

Il arrive de rencontrer, dans les viandes préparées surtout, des substitutions véritablement frauduleuses, pouvant parfois nuire à la santé dans des conditions spéciales. Ce sont souvent des morceaux à bas prix, des viscères presque sans usages, des viandes de qualité inférieure, mélangés à de la bonne viande ou même substitués entièrement à elle ; parfois des substances complètement différentes ajoutées pour faire masse ou masquer des altérations déjà produites. Tout cela tombe sous le coup de la loi, qui punit toute intention de fraude, et d'autant plus que le produit obtenu peut nuire. Ce sont des points souvent fort délicats, à l'étude desquels l'expert doit consacrer toute son attention.

Les lignes qui précèdent indiquent le programme que nous désirons suivre dans l'étude des viandes alimentaires. Voici, ci-après, la division adoptée :

I. Altérations des viandes :

    1° Altérations dues à un mauvais état de l'animal ;
    2° Altérations dues à la présence d'organismes vivants nuisibles.

II. Falsifications des viandes :

    1° Fraudes dues à des erreurs de lieu ;
    2° Fraudes dues à des substitutions défendues.

I. ALTÉRATIONS DES VIANDES

I. Altérations dues à un mauvais état de l'animal.

En dehors des cas d'extrême jeunesse et de grande maigreur, un grand nombre de causes pathologiques peuvent rendre un animal impropre à l'alimentation. Les plus intéressantes de ces causes, à notre point de vue spécial, seront étudiées dans la seconde partie de cette étude des altérations. Les autres dépendent d'affections aiguës ou chroniques dont l'étude et la description sont plutôt du ressort des Traités de clinique vétérinaire. Ces affections déterminent des modifications telles, des symptômes si évidents, parfois pathognomoniques, que le vétérinaire praticien les reconnaît à première vue. C'est la raison qui fait que lui seul, à part des cas tout à fait spéciaux, peut être chargé de cette besogne. Leur étude est faite d'une façon excellente dans des ouvrages de vétérinaires émérites, rompus à ce travail ; ceux de Baillet, *Traité de l'Inspection des viandes de boucherie*, et Villain, *Manuel de l'Inspecteur des viandes*, sont des plus recommandables à cet égard.

Le microscope peut cependant rendre ici de grands services, pour venir confirmer le diagnostic clinique quand celui-ci est un peu douteux, ou préciser exactement la nature de la lésion et, parfois, en indiquer la cause. Il faut alors mettre en œuvre les caractères décrits avec détails dans les Traités d'histologie normale et d'histologie pathologique, sur lesquels nous ne pouvons pas nous étendre ici à cause du cadre réduit de notre ouvrage.

Les viandes auxquelles il est fait allusion ici peuvent être divisées en trois classes :

1° Viandes trop jeunes ;
2° Viandes trop maigres ;
3° Viandes malades.

1. VIANDES TROP JEUNES

Elles peuvent appartenir à des animaux mort-nés, ou même à des fœtus plus ou moins près du terme de la grossesse. Le plus souvent, elles viennent d'individus trop jeunes dont la chair n'a pas encore acquis de qualités nutritives suffisantes. La valeur intrinsèque en est par conséquent bien au-dessous de la valeur marchande ; c'est une véritable perte pour le consommateur.

Dans le premier cas, la viande se reconnaît facilement. Elle est molle, gluante, d'où le nom de *viandes gélatineuses* qu'on lui donne ; elle est de plus très laxative. Les qualités nutritives de ces viandes sont peu marquées ; elles contiennent beaucoup de glycogène, mais peu d'albuminoïdes assimilables et une forte proportion d'eau. On peut retrouver au microscope dans les tissus des caractères propres à la vie embryonnaire ; du reste les caractères anatomiques signalés dans les Traités se constatent aisément et servent même à déterminer avec précision les conditions d'existence de l'animal. Outre leurs faibles qualités alimentaires, ces viandes se putréfient avec une facilité souvent étonnante, par les températures élevées surtout ; il se produit alors des toxines à action énergique, auxquelles sont dus, selon toute probabilité, bien des accidents observés. De plus, lorsqu'il y a eu avortement ou accouchement prématuré, sous l'influence de conditions pathologiques influençant la mère, le fœtus peut être contaminé à la suite du passage d'organismes infectieux à travers le placenta.

Le plus souvent, les viandes de cette catégorie viennent d'individus trop jeunes, veaux ou agneaux principalement. La viande, bien que plus faite que la précédente, est toujours molle, peu colorée, ne renferme que peu de graisse et est très riche en eau. Comme pour les premières, elles ne sont pas malsaines d'emblée, mais peu nutritives ; de plus, elles se putréfient très aisément et rapidement et peuvent alors occasionner des accidents d'intoxication. Ce sont surtout des caractères d'anatomie topographique qui renseigneront d'une façon précise,

2. VIANDES TROP MAIGRES

Un animal peut être très maigre sans qu'il soit affecté de maladie. La viande maigre est notablement moins nutritive que la viande grasse : elle est proportionnellement plus riche en eau que celle-ci. Dans le cas de grande maigreur, la viande est molle et s'écrase facilement ; elle a mauvaise apparence ; exposée à l'air, elle se dessèche, se retire et fonce en couleur.

La maigreur est très souvent symptomatique d'une affection grave ; aussi faut-il redoubler d'attention et examiner avec soin les parties qui pourraient fournir une indication. On doit songer surtout à la tuberculose, à des inflammations chroniques, à des suppurations prolongées.

3. VIANDES MALADES

L'étude des altérations très diverses des tissus dans les maladies qui peuvent affecter les animaux destinés à l'alimentation est traitée dans les ouvrages d'anatomie et d'histologie pathologiques. D'habitude, du reste, les lésions sont alors tellement marquées qu'elles attirent de suite l'attention des personnes les moins compétentes.

La conduite à tenir pour un expert varie suivant la nature et la gravité de la lésion et surtout suivant qu'elle est localisée ou généralisée.

Dans le premier cas, l'animal peut encore être livré à la consommation, lorsqu'il ne s'agit pas d'affections contagieuses, mais seulement si l'organisme n'a pas souffert, s'il n'est pas dans de mauvaises conditions générales. Il est bien entendu que, même dans ce cas, la viande a perdu une bonne partie de ses qualités alimentaires et qu'elle ne devrait jamais être vendue que hors qualité, à bas prix, taxée, sous la surveillance de l'autorité. Il est cependant des cas exceptionnels où l'animal est resté très gras et de bel aspect malgré la gravité des lésions ; la viande peut alors avoir une valeur moyenne, sans jamais passer dans les qualités supérieures. On observe assez souvent ce fait chez les

Bovidés atteints de péripneumonie, chez des animaux atteints de tumeurs hépatiques bien délimitées, les oiseaux par exemple. Toutefois, pour peu qu'il y ait le moindre doute, il sera nécessaire d'examiner attentivement les viscères sujets à caution ; c'est la raison pour laquelle l'autorité compétente devrait exiger, pour l'inspection des viandes mortes, la présence de tous les viscères.

Lorsque la lésion est généralisée, l'usage de la viande doit être prohibé. Même dans le cas d'affections dont la contagion n'est pas à craindre pour l'homme, il n'est pas possible de laisser consommer de ces viandes malades dont la composition doit s'éloigner tellement de la composition normale, qui paraissent dépourvues d'une bonne partie de leurs principes alimentaires et peuvent contenir même des principes toxiques particuliers. Enfin les raisons de goût et de convenances seules pourraient s'y opposer. Fréquemment, du reste, la viande possède des caractères qui éloignent d'eux-mêmes les consommateurs. Ainsi, dans l'ictère, la matière colorante de la bile se retrouve dans tous les tissus ; les muscles ont une teinte jaunâtre, les tissus blancs à l'état normal surtout sont teints en jaune. Il est de même dans l'urémie où la viande est pâle, lavée et exhale une odeur ammoniacale qui se perçoit de suite.

Les affections cancéreuses qui présentent une tendance, si faible qu'elle soit, à la généralisation, doivent être l'objet de mesures sévères. On doit se montrer ici d'autant plus prudent que la question de la contagiosité du cancer est à l'ordre du jour et que, quelle que soit l'étiologie à laquelle on se rattache, néoplasme simple ou tumeur d'origine parasitaire, cette contagiosité paraît être démontrée pour certaines sortes de cancers au moins.

Dans bien des affections chroniques, l'animal tombe rapidement dans un état de misère physique qui progresse plus ou moins vite et se terminerait inévitablement par la mort. Il maigrit, parfois au point de ne plus présenter de graisse aux points où elle existe d'ordinaire en abondance ; ou cette graisse, peu abondante, est molle, tremblottante. Il existe une tendance mar-

quée aux œdèmes, surtout dans les parties déclives, et souvent
des infiltrations des tissus qui, à la coupe, laissent couler une
sérosité sanguinolente. La viande molle, rouge ou pâle, presque
blafarde, suivant les cas, se laisse déchirer facilement et se putréfie très vite. Le sang est rose pâle et se coagule plus tôt que
d'ordinaire. Cet état, dit de *cachexie*, paraît lié la plupart du
temps à la présence de parasites dans l'organisme. Les douves
du foie l'occasionnent souvent, chez le mouton en particulier ; la
strongylose pulmonaire, les échinocoques également. D'autres
fois, cet état cachectique semble être dû à une profonde déchéance
de l'organisme dont on ne saisit pas encore nettement les causes,
mais dont le point de départ doit être dans une altération du
liquide sanguin. C'est tantôt un syndrome voisin de ce qu'on
nomme en clinique anémie pernicieuse, avec modifications des
globules rouges ; tantôt une sorte de leucémie avec abondance
parfois extrême de globules blancs dans le sang et hypertrophie
des ganglions lymphatiques. Ces viandes *cachectiques* peuvent
n'être pas directement nuisibles, mais ont dans tous les cas une
valeur nutritive infiniment moindre que la bonne viande. Lorsque
la maladie est avancée, il faut les rejeter de la consommation ;
au début, elles peuvent encore être tolérées, mais seulement
comme viande hors qualité, taxée à très bas prix par l'autorité
compétente.

Il est d'autres affections chroniques où l'état général reste
meilleur. Cependant, sous l'influence d'une nutrition qui se fait
mal, les tissus subissent des modifications très marquées ; leurs
éléments dépérissent et ce phénomène
se traduit par des modifications profondes. Un des modes les plus communs de ce processus de régression
est l'apparition d'une surcharge graisseuse dans les éléments. En les étudiant au microscope, on reconnaît
alors la présence dans leur intérieur

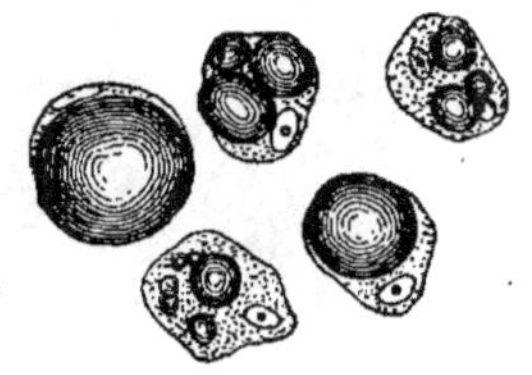

Fig. 39.— Cellules hépatiques
infiltrées de graisse.

d'une abondante provision de graisse, en gouttelettes plus ou
moins grosses, remplissant parfois toute la cellule (fig. 39). La

graisse se reconnaît facilement à sa forte réfringence, à ce qu'elle ne prend pas les teintures habituelles et noircit par les solutions d'acide osmique.

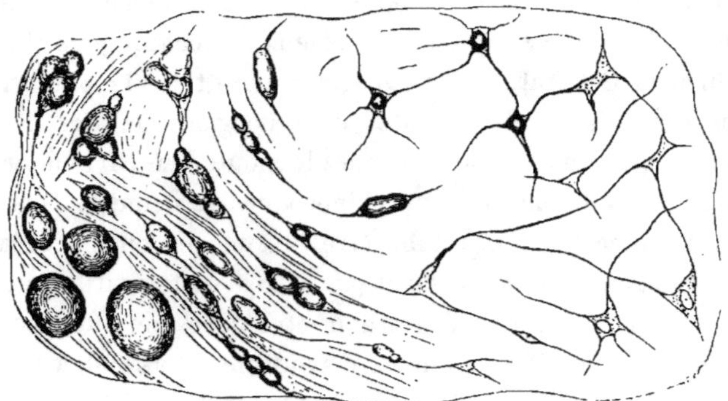

Fig. 40. — Infiltration graisseuse du tissu conjonctif.

Il est des éléments atteints plus vite que d'autres par ce phénomène pathologique. Les cellules fixes du tissu conjonctif (fig. 40) les cellules hépatiques (fig. 39), sont en première ligne. Le *foie gras* (fig. 41) s'observe à la suite d'un grand nombre d'affections

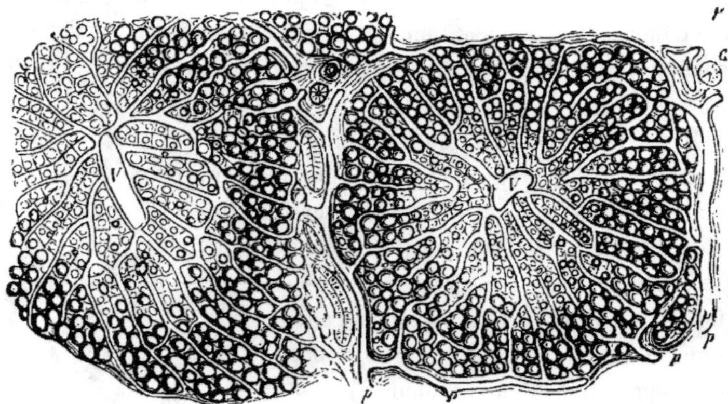

Fig. 41. — Foie gras.

chroniques. D'autres fois, les cellules atteintes de dégénérescence graisseuse montrent tout leur contenu protoplasmique transformé en un amas de fines gouttelettes de matière grasse. C'est là le

processus qui attaque le plus souvent la fibre musculaire (fig. 42).
Ces dégénérescences graisseuses peuvent être sous la dépendance
d'intoxications par l'arsenic, le phosphore ou les toxines produites dans le cours de certaines maladies infectieuses.

Au lieu de s'infiltrer de graisse, les faisceaux musculaires
s'infiltrent d'une substance albuminoïde granuleuse, qui en fait
disparaître la striation, les rend ternes, d'un aspect mat. C'est
la dégénérescence *cireuse*, commune dans les cachexies à longue
échéance.

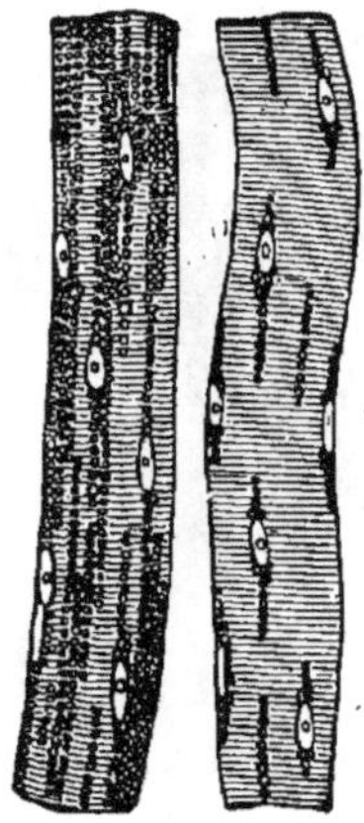

Fig. 42 — Dégénérescence
graisseuse des fibres musculaires.

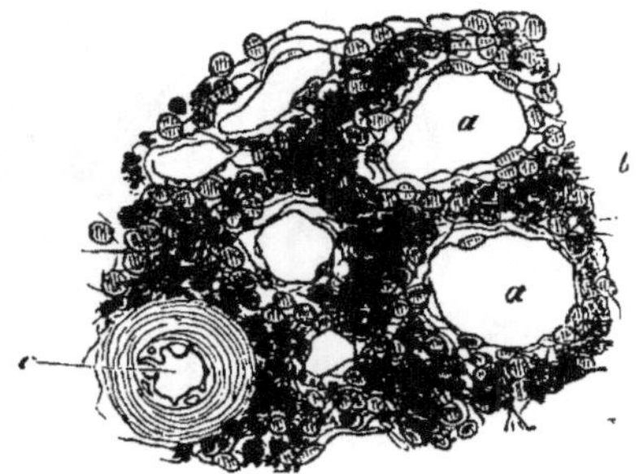

Fig. 43. — Rate mélanémique.

Dans le courant de certaines affections qui modifient profondément l'état du sang, les suppurations de longue durée, la
tuberculose chronique par exemple, les éléments de certains
organes subissent la dégénérescence *amyloïde*. Ce sont surtout
les éléments du foie, des reins, de la rate, qui se chargent de
matière amyloïde ; ils se distinguent sur les coupes par leur
déformation complète, l'aspect homogène, presque transparent,
du contenu qui est formé de cette substance réfringente, possédant des réactions caractéristiques (p. 42).

Les éléments, sous certaines influences pathologiques, peuvent
se charger de pigment, provenant de la décomposition de la
matière colorante du sang (fig. 43). Les granulations pigmen-

taires, brunes ou noires, envahissent souvent tout le protoplasma cellulaire, masquant les caractères propres de l'élément.

On peut observer des dépôts cristallins dans les tissus. Ils sont souvent formés de composés uriques, acide urique et surtout urates (fig. 44). La cholestérine constitue parfois de petits amas arrondis, durs, composés de cristaux nacrés, lamelleux ; ce sont les *tumeurs perlées*, souvent appendues aux vaisseaux des méninges.

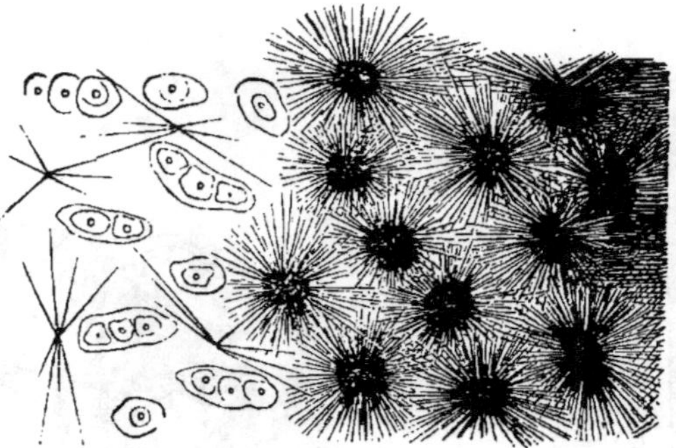

Fig. 44. — Cartilage avec dépôts uratiques.

Les matières salines peuvent aussi se déposer à l'état amorphe. Ce sont surtout les carbonates et phosphates de chaux qui incrustent les tissus.

Dans toutes les maladies inflammatoires aiguës, la fièvre, qui souvent est très élevée, s'accompagne d'une forte injection sanguine de tous les tissus, en particulier de la graisse et du muscle. Cette hyperémie donne à la viande des caractères spéciaux qui la font désigner sous le nom de *viande fiévreuse*. La viande fiévreuse est de couleur foncée, rouge brun, a l'apparence de viande mal saignée, de section terne, devient rouge à l'air. Elle est molle, facile à déchirer ; sur une coupe fraîche, elle développe une odeur aigre bien marquée ; elle se putréfie très vite. Ce dernier caractère fait que ces viandes deviennent souvent dangereuses à la suite de production de toxines par des organismes de putréfaction. Très souvent aussi cet état est sous la dépendance d'une affection contagieuse grave ; dans ce cas, l'examen du sang peut y faire retrouver l'agent infectieux. Toute viande fiévreuse doit être impitoyablement rejetée de la consommation et détruite sous la surveillance sévère du service d'inspection.

II. Altérations dues à la présence d'organismes vivants nuisibles

C'est sans contredit le côté le plus important de l'examen des viandes; du reste, c'est en vue de remédier aux accidents que certains de ces organismes peuvent occasionner qu'on a créé l'inspection des viandes dans les grands centres.

Il est un certain nombre des êtres qu'on peut rencontrer dans les viandes d'alimentation, qui sont directement nuisibles à l'homme, plusieurs même à un haut degré. Dans ce cas, l'importance de leur recherche ne fait de doute pour personne; la viande qui en contient doit être rejetée sans discussion de la consommation. D'autres organismes, parasites avérés des animaux que nous mangeons, ne semblent pas, jusqu'ici du moins, pouvoir vivre chez l'homme; leur recherche n'a dès lors qu'une importance moindre. Souvent leur présence détermine chez l'animal qui en est porteur de tels troubles, que tout l'organisme s'en ressent. L'animal souffre; sa chair tombe dans la catégorie des viandes malades. Parfois cependant l'affection se localise; les organes envahis sont seuls profondément modifiés. La viande peut alors être laissée à la consommation, mais les organes attaqués doivent être supprimés. Et ceci surtout par pure question de propreté et de convenance. Il serait, en effet, répugnant au dernier point de laisser consommer des poumons de moutons farcis de *Strongles*, des foies de bœuf contenant des milliers de *Douves*, ou des cerveaux de mouton renfermant des *Cénures*.

D'autres êtres enfin, tout à fait inoffensifs pour l'homme et les animaux, peuvent n'apparaître dans les viandes qu'après la mort, dans des circonstances déterminées. Bien que ne pouvant causer aucun trouble, leur présence peut être l'indice d'une altération à laquelle parfois ils ont largement contribué, ou même qu'ils ont causée à eux seuls. Ils peuvent même être indépendants de toute altération, s'il en existe. Ainsi, de la viande mise en contact avec le sol peut présenter à la surface de nombreuses Anguillules, espèces n'étant jamais parasites, mais vivant librement dans le sol.

Dans l'étude si importante de ces êtres qu'on peut rencontrer dans les viandes, nous suivrons un ordre quasi naturel, simplement parce que cette disposition permet de déterminer plus rapidement et d'une façon plus précise l'organisme qu'on a à examiner. Cette revision débutera alors par l'étude des êtres inférieurs.

Parmi ces derniers, les plus à craindre sont sans contredit les infiniment petits qui forment la portion la plus importante de ce qu'on nomme aujourd'hui les *Microbes* et qui constituent le groupe des *Bactéries*, placé, sous le nom de *Schizomycètes*, parmi les Champignons les plus infimes. Des Champignons plus élévés, les *Moisissures*, contribuent plus rarement à l'altération de ces substances alimentaires.

Les animaux inférieurs, les *Protozoaires*, nous offrent quelques données particulières à étudier.

La grande classe des *Vers*, particulièrement les *Vers intestinaux* ou *Helminthes*, qui jouent ici un très grand rôle, sera l'objet de détails approfondis.

En dernier lieu nous décrirons ensemble certains animaux appartenant à des groupes zoologiques différents qui se trouvent en parasites dans les viandes, ou contribuent, dans des mesures variables, à leur altération.

La série de ces études sera alors disposée de la manière suivante :

1° Altérations dues aux Bactéries;
2° Altérations dues aux Moisissures;
3° Altérations dues aux Protozoaires;
4° Altérations dues aux Helminthes;
5° Altérations dues à d'autres animaux.

1. ALTÉRATIONS DUES AUX BACTÉRIES

Lorsqu'on examine de la viande conservée quelque temps à l'air, on peut être presque assuré d'y trouver des Bactéries, à la superficie des coupes au moins. Les nombreux microbes sapro-phytes en suspension dans l'air se développent rapidement dès qu'ils rencontrent, comme c'est le cas ici, des conditions favo-rables à leur vie. On peut en observer également lorsque l'é-chantillon provient d'un animal abattu depuis un certain temps, même avant que tout phénomène de putréfaction ait encore ap-paru. Ces organismes ont alors une provenance tout autre. Peu après la mort, les cellules de l'épithélium intestinal ne pouvant plus jouer leur rôle de protection, les nombreuses Bactéries du contenu de l'intestin traversent les couches superficielles de la muqueuse et peuvent penétrer dans les vaisseaux sanguins qui les transportent de tous côtés.

Il n'en est plus ainsi lorsqu'on peut examiner la viande aussi-tôt ou très peu de temps après la mort de l'animal. Si alors on y rencontre des Bactéries, on doit tenir pour certain que leur présence est intimement liée à un état pathologique, dont souf-frait l'animal et qu'il importe de connaître à cause des dangers qui peuvent résulter de la contagion à l'homme. Il va sans dire qu'il faut prendre, au cours de l'examen, les précautions néces-saires pour ne pas fausser les résultats en apportant par négli-gligence, avec les mains souillées ou des instruments contaminés, des amas de germes tout à fait étrangers.

La marche à suivre est facile. La plupart du temps, des pré-parations faites rapidement peuvent fournir des renseignements suffisants. L'examen du sang pris dans les vaisseaux ou du suc obtenu par raclage d'une coupe fraîche, fait à un grossissement assez fort, 300-500 diamètres, même sans coloration ni artifice quelconque, donne surtout des résultats précieux, dans le cas de viandes charbonneuses ou septicémiques par exemple. Par-fois, des signes objectifs bien nets indiquent d'emblée la lésion dont il faut préciser la nature. Dans la tuberculose, les tubercules ou les lésions tuberculeuses sont assez avancés, au moins dans certains organes pour mettre nettement sur la voie ; les viandes charbonneuses ont un aspect particulier, le sang qu'elles contiennent a une consistance et une coloration qui peuvent déjà être caractéristiques. Mais pour d'autres affections contagieuses, la morve des grands herbivores, le rouget du porc, il devient, beaucoup plus difficile de se prononcer sur la viande débitée et arrangée surtout dans le but de fraude. C'est là que les commémoratifs et l'examen de l'animal entier, aussitôt après l'abatage donneront de précieux renseignements que l'examen microscopique viendra confirmer et préciser.

Parmi ces altérations dues aux Bactéries, viennent en toute première ligne les affections contagieuses communes à l'homme et aux animaux, qui, conséquemment, peuvent se transmettre directement de l'animal malade à l'homme, et celles qui, propres aux animaux, jusqu'ici à ce qu'il semble au moins, déterminent chez eux des états pathologiques graves. Ce sont les *maladies bactériennes* proprement dites dont on ne saurait trop se pénétrer des caractères, pour être à même de les reconnaître au mieux.

C'est aussi à la pullulation de ces êtres que sont dus les phénomènes de *putréfaction*, qui changent considérablement les qualités organoleptiques de la viande et y développent souvent des principes d'une toxicité redoutable dont souvent rien ne révèle la présence au consommateur.

Enfin le curieux phénomène de la *phosphorescence* des viandes est encore sous la dépendance de Bactéries spéciales.

Telles sont surtout les trois sortes d'altérations que peuvent causer dans les viandes et les substances animales en général les êtres qui nous occupent. Nous les étudierons dans l'ordre indiqué.

1° Maladies bactériennes.
2° Putréfaction.
3' Phosphorescence.

1. Maladies bactériennes.

Tuberculose. — La tuberculose n'a pas seulement le triste privilège d'être la maladie qui décime le plus l'humanité. Elle s'observe dans des proportions véritablement inquiétantes chez plusieurs espèces animales, entrant dans l'alimentation, les Bovidés principalement. Il est vrai qu'il y a certainement un rapport intime entre ce développement parallèle d'une même affection. C'est ce qui donne une importance très grande à ce chapitre.

Le danger de l'ingestion de viande ou produits tuberculeux crus ou insuffisamment cuits ne fait plus guère de doute. Si des séries d'expériences instituées dans le but de vérifier cette opinion ont donné des résultats négatifs, il est par contre des résultats positifs certains ; le seul corollaire à admettre de ces contradictions apparentes semble être qu'il est nécessaire à l'organisme d'être prédisposé à l'infection. Il est donc de toute nécessité de rejeter de l'alimentation tous les produits tuberculeux et malheureusement la viande d'animaux tuberculeux entre pour une proportion notable dans la consommation. Certainement, la tuberculose paraît, d'après les données les plus récentes, se communiquer surtout par l'inhalation des poussières qui tiennent en suspension l'agent virulent de cette affection, le *Bacille de la tuberculose*, provenant surtout des crachats déssécés des phtisiques. Mais la contagion intestinale, qui se fait par les substances alimentaires quoique bien moins fréquente, n'est encore pas très rare. Elle présente souvent une marche spéciale, une forme lente et est parfois difficile à reconnaître. C'est pourquoi on la croit plus rare qu'elle n'est en réalité. De là ressort l'intérêt extrême de pouvoir, dans l'examen de ces produits d'alimentation, établir un contrôle certain.

La plupart du temps, il est vrai, la phtisie, si fréquente chez les bêtes à cornes, n'attaque que le poumon où elle se localise d'une façon exclusive, à ce qu'il semble, sans même provoquer la déchéance profonde que les manifestations tuberculeuses de toute sorte amènent d'habitude chez l'homme. Aussi, il est fréquent d'observer de ces animaux, porteurs de lésions pulmonaires avancées qui ont quand même une viande de très bel aspect. Sur ce point, les avis sont très partagés. Pour les uns, c'est la majorité peut-être, il suffit de rejeter les organes attaqués, lorsque toutefois l'affection est nettement localisée et n'a pas envahi le système ganglionnaire, le restant pouvant être consommé sans crainte. D'autres, au contraire, veulent que tout animal chez lequel on a constaté la tuberculose, même parfaitement localisée, soit considéré comme suspect à un haut chef et écarté irrévocablement de la consommation. Cette dernière manière de faire est certainement la plus sage, dans le doute où l'on est encore des modes de contamination ; mais elle aurait pour effet de diminuer, dans de très fortes proportions, la consommation de la viande déjà faible dans nos pays ; elle atteindrait surtout certaines régions où la tuberculose bovine, la *pommelière*, se rencontre trop fréquemment à la suite de mauvaises conditions d'élevage, que nous n'avons pas à étudier ici. Il est cependant nécessaire de faire quelque chose, en cherchant à utiliser ces ressources, sans perte pour la production ni la consommation. De nombreuses expériences, faites avec toute la rigueur scientifique désirable, démontrent qu'une température de 100 degrés, maintenue pendant un temps assez court, suffit à tuer le Bacille de la tuberculose et à détruire toute la virulence des matières tuberculeuses ; une cuisson bien conduite peut donc mettre à l'abri de toute crainte. La viande d'animaux reconnus atteints de tuberculose localisée pourrait donc être, en tout cas, laissée à la consommation, en la faisant vendre sous une étiquette spéciale, ou en la traitant par un procédé certain sous la direction et la surveillance de l'inspection sanitaire.

L'important est de pouvoir reconnaître la maladie lorsqu'elle existe.

Or, pour y arriver, l'expert a à sa disposition deux méthodes de recherche. Il doit examiner les produits douteux ou nettement pathologiques. Il peut, dans le doute, inoculer de ces produits au cobaye, toujours si sensible à la tuberculose.

Les recherches de Koch ont démontré avec toute la certitude désirable que la tuberculose, chez l'homme et les animaux, était due au développement, dans l'organisme, d'un Bacille spécial qu'il

était, la plupart du temps, facile de reconnaître dans les produits tuberculeux. De nombreux travaux ultérieurs n'ont fait que confirmer cette découverte, conséquence de celle, faite antérieurement par Villemin, de l'inoculabilité du tubercule prouvant la contagiosité de l'affection.

La manière dont cette Bactérie se comporte envers les matières colorantes en rend la recherche facile et permet, lorsqu'on la rencontre, d'affirmer sa nature. Aucune autre Bactérie, en effet, ne donne les mêmes résultats, excepté le *Bacille de la lèpre*, que d'autres particularités peuvent faire distinguer et qui du reste n'a jamais été signalé dans les viandes qui servent à l'alimentation.

Il existe un grand nombre de procédés de coloration qui ont été proposés pour la recherche du *Bacille tuberculeux*[1]. Ils ont tous pour base la propriété, particulière à cette espèce, d'absorber fortement les couleurs d'aniline dans des conditions déterminées et de ne les céder que difficilement aux réactifs décolorants.

Le cas le plus simple, celui qui se présente le plus souvent, est la recherche de cet organisme dans des matières liquides ou semi-liquides, les produits de jetage, d'expectoration ou du raclage d'organes, le pus, etc.

Une faible portion du produit suspect est étendue à la surface d'une lamelle couvre-objet et mise à sécher à une douce température. Quand la matière est trop visqueuse, on en écrase une petite quantité entre deux lamelles que l'on sépare en les faisant glisser l'une sur l'autre. La lamelle séchée est passée trois fois lentement dans la flamme bleue d'un bec de Bunsen ou d'une lampe à alcool, la partie chargée tournée vers le haut. Les éléments ainsi fixés peuvent alors être soumis à l'action des réactifs colorants.

Une des méthodes de coloration à recommander, qui donne d'excellents résultats, est la *méthode d'Ehrlich*, ainsi nommée

---

[1] Voir pour plus de détails : Macé, *Traité pratique de bactériologie*, Paris, 1889, J.-B. Baillière.

du nom de son auteur. Le réactif colorant est obtenu en mélangeant à de l'*eau anilinée* un dixième en volume environ de solution alcoolique concentrée de matière colorante, violet d'aniline ou fuchsine. Le bain est chauffé d'avance jusqu'à ce qu'il commence à dégager quelques vapeurs. Les lamelles fixées sont déposés à plat sur sa surface, le côté chargé baignant dans le liquide; elles sont laissées ainsi une dizaine de minutes. On soumet ensuite la lamelle colorée à l'action de l'acide nitrique au tiers, dans un verre de montre ou en versant simplement quelques gouttes du réactif sur la lamelle tenue à plat entre les doigts. La décoloration se fait rapidement. Elle doit être complète, la couche formée par le produit désséché ne devant plus montrer aucune teinte même légère du réactif colorant. Si l'on examine à ce moment la préparation au microscope, les Bacilles tuberculeux, s'il en existe, se montrent seuls colorés en violet ou en rouge. Il est préférable d'obtenir une double coloration en soumettant ces lamelles à l'action d'un second bain colorant dont la nuance contraste fortement avec celle du premier bain. Les différents éléments contenus dans le liquide à examiner, d'autres Bactéries accompagnant le Bacille de la tuberculose prennent alors cette seconde coloration ; ils peuvent être intéressants à observer et ensuite la mise au point est de beaucoup facilitée. La seconde coloration, *coloration de fond*, ne doit jamais être poussée bien loin. En usant de fuchsine comme colorant du premier bain et de bleu de méthyle pour le second, dans les préparations contenant des Bacilles tuberculeux, on aperçoit ces Bacilles teints en rouge rubis et les autres éléments en bleu clair. La distinction est des plus nettes.

On peut simplifier les opérations en unissant le réactif décolorant avec le bain qui doit donner la coloration de fond, procédé imaginé par Fränkel. Les lamelles préparées sont colorées à chaud par l'eau anilinée additionnée de fuchsine ou de violet. Après lavage on les soumet à l'action du mélange suivant :

Alcool.	50
Eau distillée.	30
Acide azotique.	20

auquel on a ajouté en excès le colorant de fond, bleu de méthyle pour la fuchsine, vésuvine pour le violet. On lave et on examine dans l'eau.

Lorsqu'on veut conserver des préparations persistantes devant servir à l'étude ou être produites lors d'une expertise, les lamelles sont séchées à l'air libre et montées, après parfaite dessiccation dans le baume du Canada ou la résine Dammar.

La recherche du Bacille tuberculeux dans les tissus offre plus de difficultés. Il est d'abord nécessaire d'obtenir des coupes très fines à l'aide des microtomes usités, afin de soumettre ces coupes aux réactifs colorants. Le tour de main est un peu plus délicat que pour les préparations précédentes.

De nombreuses méthodes ont aussi été proposées pour la recherche du *Bacille tuberculeux* dans les tissus; nous nous bornerons à en citer une des plus simples qui donne, du reste, d'excellents résultats. Elle se rapproche beaucoup, d'ailleurs, de la méthode d'Ehrlich ordinaire. La coupe est colorée dans un bain de fuchsine phéniquée (fuchsine 1 gramme; alcool, 10 grammes; solution d'acide phénique à 5 pour 100, 100 grammes), décolorée à l'acide nitrique au tiers, puis lavée à l'alcool à 60 degrés jusqu'à disparition presque complète de la teinte rose. On lave à grande eau, puis à l'alcool absolu pour déshydrater. En examinant à ce moment la préparation, il est facile d'y trouver les *Bacilles de la tuberculose* teints en rouge rubis sur un fond presque incolore. Il est aussi préférable de donner une teinte de fond, qui peut également être obtenue avec le bleu de méthylène. Dans ce cas, la coupe est portée dans une solution aqueuse étendue et légèrement alcaline de bleu de méthylène, où on la laisse de cinq à dix minutes. On déshydrate par l'alcool absolu, on éclaircit par l'essence de girofle et le xylol, puis on monte dans le baume.

Chez un animal franchement tuberculeux, les Bacilles sont très inégalement répartis dans les différents organes. Il existe des endroits de prédilection, pour ainsi dire, où l'on peut être à peu près certain de rencontrer le parasite en abondance; c'est naturellement là qu'on doit porter son attention. C'est ainsi que, en première ligne, on le rencontre communément dans le poumon, le foie, le rein, les ganglions lymphatiques ; très souvent aussi dans les méninges où les tubercules, la plupart du temps très petits, sont appendus en grand nombre le long des vaisseaux de la pie-mère. Les Bacilles sont au contraire très rares dans le muscle et le tissu cellulaire ; le suc musculaire a en effet la curieuse propriété de les détruire.

Le Bacille tuberculeux ne parait pas se trouver libre dans le sang ; lorsqu'on l'y rencontre c'est à l'intérieur de leucocytes qui l'ont amené d'un organe attaqué.

Il faut enfin connaitre une variété de cette même affection qui se rencontrerait, dit-on, assez fréquemment chez les volailles ; c'est l'*infiltration tuberculeuse* qui porte de préférence sur le foie. Cet organe ne montre sur la coupe aucun tubercule, mais est simplement plus pâle, un peu jaunâtre, rappelant l'aspect de la dégénérescence graisseuse. Sur les coupes colorées, on trouve de nombreux Bacilles épars entre les divers éléments. C'est certainement une forme dangereuse de la tuberculose, surtout si l'on considère que bien souvent le foie des volailles est mangé insuffisamment cuit. Toutefois d'après une communication toute récente de Koch au dernier Congrès de Berlin, il n'y aurait pas identité entre la tuberculose des Oiseaux et celle de l'homme.

Il est une tuberculose qu'il est très important de reconnaitre au plus tôt, parce qu'elle est grosse de conséquences ; c'est celle de la mamelle chez la vache. Elle parait être assez fréquente chez les animaux fortement poussés à l'alimentation par les nourrisseurs ; on admet que la stabulation prolongée y est pour beaucoup. Il sera parlé, lors de l'étude du lait, de la recherche du *Bacille tuberculeux* dans ce liquide. Il ressort même d'expériences de Böllinger et Hirschberger *(Rec. de méd. vét.*, 1888) que du lait provenant de vaches tuberculeuses, n'ayant aucune lésion des mamelles, peut souvent donner une tuberculose généralisée à des porcs et des cobayes, par injection dans le péritoine. On a, du reste, plusieurs fois observé la tuberculose chez les porcs nourris de lait de vaches tuberculeuses.

Il suit de là que le *diagnostic précoce* de la tuberculose bovine est des plus utiles à établir. Le moyen suivant, préconisé par

Puech[1], peut rendre de grands services. On met un séton à la bête soupçonnée et on examine le pus suivant la méthode ordinaire ; il renferme souvent des *Bacilles tuberculeux* du huitième au quatorzième jour ; on peut aussi inoculer ce pus à un cobaye.

L'inoculation au cobaye se fait facilement en introduisant une parcelle de produit tuberculeux dans une petite incision faite à la peau du ventre et agrandie avec l'extrémité mousse d'une sonde cannelée. Le cobaye est sacrifié quinze jours ou trois semaines après, s'il n'a pas succombé : le poumon et le péritoine montrent de nombreux tubercules. Il faut se rappeler que le cobaye présente souvent la tuberculose dite spontanée. Aussi, doit-on prendre des précautions ; si l'animal résiste, on peut nier la virulence tuberculeuse du produit d'inoculation ; s'il succombe, il faut s'inspirer de la marche de sa tuberculose pour la rapporter avec certitude à l'inoculation.

Les cultures du Bacille de la tuberculose sont un peu difficiles à obtenir ; de plus, comme elle ne se développent que très lentement, elles ne peuvent guère fournir de renseignements.

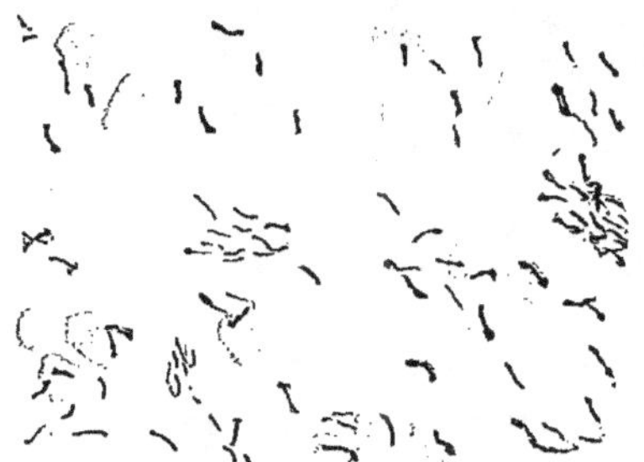

Fig. 45. — Bacilles tuberculeux colorés.

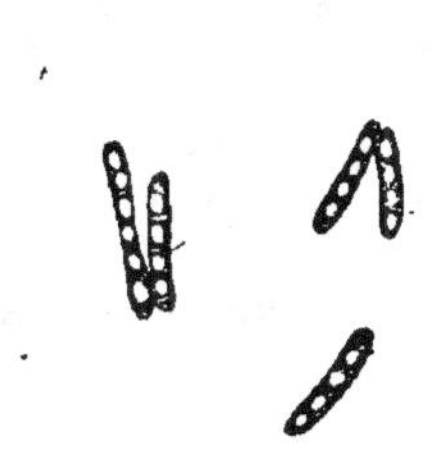

Fig. 46. — Bacilles tuberculeux a un très fort grossissement, 1000/1 environ. D'après Koch.

Les Bacilles de la tuberculose, colorés comme nous l'avons indiqué plus haut (fig. 45), mesurent en longueur de 1,5 µ à 3,5 µ, du quart à la moitié d'un globule rouge. La largeur est plus uniforme, elle est d'ordinaire de 0,3 µ. Les Bacilles sont droits ou légèrement courbés, parfois même pliés. Leur largeur

[1] *Comptes rendus de l'Académie des sciences*, CVIII, 1889, p. 193.

n'est souvent pas uniforme ; ils présentent souvent une série d'étranglements qui peuvent, lorsqu'ils sont très prononcés, leur donner l'aspect d'une chaînette formée d'articles ovoïdes. On peut distinguer, à de très forts grossissements, dans le corps du bâtonnet, un nombre variable, quatre à six d'habitude, de vacuoles incolores, de forme ovalaire, que Koch pense être des spores (fig. 46).

La quantité de Bacilles qu'on peut rencontrer dans les pro-

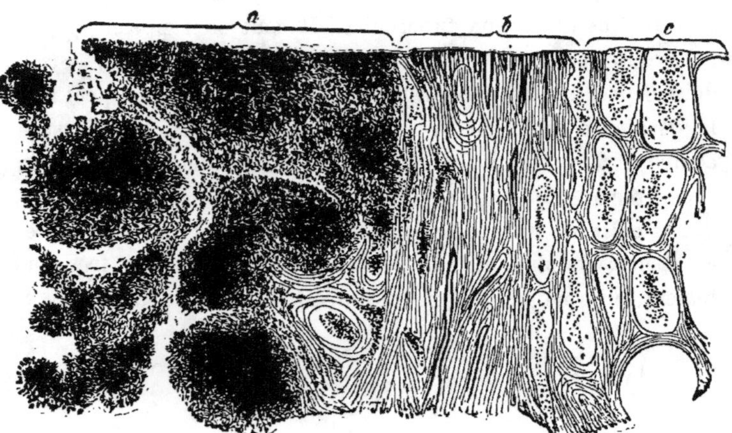

FIG. 47. — Coupe de la paroi d'une caverne pulmonaire ; *a*, amas de Bacilles tuberculeux tapissant la paroi.

duits tuberculeux est des plus variables. Il faut souvent faire plusieurs préparations de pus pour y reconnaître quelques rares Bacilles très disséminés. Par contre, dans d'autres lésions tuberculeuses, c'est par amas considérables qu'on les rencontre (fig. 47).

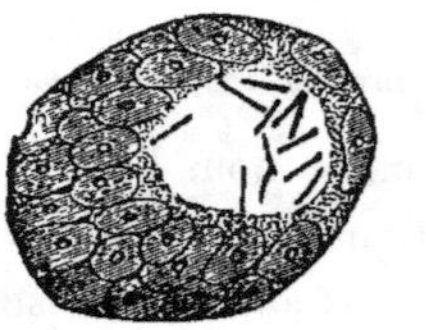

On les observe aussi à l'intérieur de certaines cellules, particulièrement des cellules géantes (fig. 48), si communes dans les lésions tuberculeuses.

FIG. 48.—Cellule géante avec Bacilles tuberculeux.

Les lésions tuberculeuses varient du reste considérablement de caractères, suivant l'espèce animale et parfois même suivant l'individu attaqué.

Parmi les animaux de boucherie, c'est la vache sans contredit chez qui on a le plus souvent à constater la tuberculose. C'est souvent la tuberculose pulmonaire localisée ou généralisée ; souvent aussi la tuberculose de la mamelle qui peut être quasi latente, compatible avec un état de santé excellente et d'autant plus à craindre alors que l'agent virulent passe dans le lait.

Le bœuf présente d'habitude la tuberculose pulmonaire typique.

Le mouton, la chèvre sont bien rarement tuberculeux ; la dernière peut même être considérée comme réfractaire à la tuberculose.

La tuberculose du porc a une marche et des symptômes spéciaux. Les lésions y sont rares, mais de grande taille ; on ne trouve dans le poumon que quelques gros foyers caséeux, dont le contenu est pauvre en Bacilles. Les autres organes et le muscle lui-même renferment un petit nombre de grosses tumeurs mamelonnées, parfois calcifiées. Ou bien le muscle est infiltré de petites granulations à coque résistante, contenant un pus jaunâtre, renfermant un très petit nombre de Bacilles tuberculeux.

La tuberculose est fréquente chez les animaux de basse-cour, où elle sévit parfois épidémiquement. Les lésions peuvent être faciles à apercevoir : le foie, la rate, l'intestin sont farcis de granulations tuberculeuses à des degrés divers de développement souvent très grosses et même calcifiées. Tantôt, c'est le cas de de l'infiltration tuberculeuse dont il a été question plus haut, la maladie est difficile à reconnaître. L'animal paraît en bon état, mais le foie est gros et pâle. On n'y trouve pas de tubercules apparents ; sur les coupes colorées par les procédés indiqués ou dans le suc de raclage traité par la méthode d'Ehrlich, on reconnaît un grand nombre de Bacilles tuberculeux. Cette forme est surtout dangereuse parce que, dans la volaille rôtie, on a l'habitude de consommer le foie très peu cuit.

On a décrit sous le nom de *tuberculose zoogléique* une affection virulente qui, obtenue d'abord expérimentalement chez le lapin, a été observée depuis développée spontanément chez la vache, le lapin et la poule. Les lésions sont de petites granulations très semblables aux granulations tuberculeuses vraies, à contenu caséeux, contenant de très nombreux *Micrococcus* sphériques de 0,5 µ à 0,8 µ de diamètre. Par inoculation de ces produits pathologiques, on obtient une sorte de tuberculose expérimentale. On est encore peu renseigné sur la véritable nature de cette affection.

Actinomycose. — L'actinomycose est une affection très fréquente chez les Bovidés dans certaines régions. On l'observe souvent, en particulier, sur les bœufs amenés à l'abattoir de Nancy et dans les campagnes environnantes. En outre, elle ne paraît pas rare chez le cheval, la chèvre, le mouton et le porc. L'homme en est fréquemment attaqué, surtout en Allemagne et en Autriche. Elle est causée par un organisme dont l'histoire est encore obscure, malgré les travaux nombreux dont il a été l'objet dans ces derniers temps. L'étiologie n'est pas démontrée. Le fait que la maladie affecte souvent les os maxillaires, les alvéoles dentaires ou des parties voisines, fait penser que le parasite est apporté par les ingesta. Trouvant à sa portée une dent cariée ou toute autre lésion de la cavité buccale, il profite de cette porte d'entrée. Ce qui vient à l'appui de cette opinion, c'est le fait qu'on a observé chez le porc le développement de tumeurs d'actinomycose dans les amygdales, autour d'un épillet d'orge qui s'était fixé là par ses barbes.

Ce parasite produit dans le tissu où il se développe une inflammation, la plupart du temps de longue durée, qui se termine d'habitude par suppuration.

Chez le bœuf, c'est le maxillaire inférieur qui est le plus fréquemment envahi. Il s'y forme des tumeurs souvent énormes qui renferment les éléments du parasite au milieu d'une masse de tissu embryonnaire. La tumeur a, sur la coupe, l'aspect d'un fibrôme ou d'un sarcôme; elle a du reste été longtemps décrite sous le nom d'*ostéosarcôme du maxillaire*. Son apparence varie toutefois suivant qu'elle se développe aux dépens de la moelle de l'os ou aux dépens du périoste. Il se forme dans sa masse de petits foyers purulents qui déversent leur contenu au dehors au moyen d'un ou plusieurs trajets fistuleux. L'aspect du pus est variable. Il est tantôt crémeux, de bonne nature ; le plus souvent il contient une forte proportion de grumeaux consistants, de teinte un peu plus foncée ; ou bien il est visqueux, opalescent, de consistance gélatineuse. Ce pus renferme toujours, en quantité variable, les éléments du parasite.

Pour observer le parasite, il suffit d'isoler un des grumeaux gris jaunâtres qui sont souvent très nombreux dans le pus et de l'écraser avec la lamelle. On reconnaît alors la forme représentée (fig. 49, 1). Chacune de ces granulations est formée par l'accolement, en disposition rayonnée des éléments du parasite.

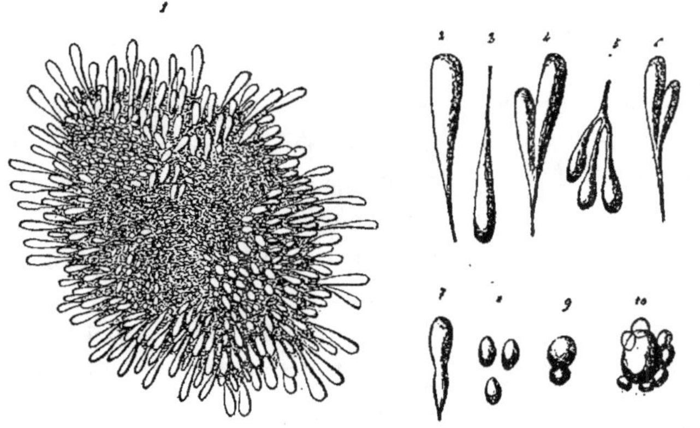

Fig. 49. — *Actinomyces* d'une tumeur du maxillaire inférieur d'un Bœuf, 1, une granulation entière 500/1. 2, 3, 4, 5, 6, 7 formes diverses des éléments en massue ; 8, 9, 10, éléments arrondis 1200/1.

La forme de ces éléments varie d'après leur situation. La zone périphérique de la granulation actinomycosique est constituée par des éléments en forme de massue allongée, dont la grosse extrémité arrondie est tournée vers le dehors, tandis que l'extrémité effilée regarde le centre. La longueur de ces massues est de 15 à 30 µ, quelquefois même jusqu'à 80 µ, et leur plus grande largeur de 8 à 10 µ. L'extrémité effilée mesure à peine 1 µ à sa pointe. Ces éléments sont souvent simples (fig. 49, 2, 3) ; d'autres fois ils présentent deux, trois, quatre branches, tantôt presque semblables, tantôt fort inégales (fig. 49, 4, 5, 6). Les massues peuvent même présenter des étranglements qui les rendent moniliformes (7 , 9). La partie centrale est constituée par un feutrage de filaments qui sont probablement la continuation de la partie effilée des massues, auxquels se mêlent des éléments ronds de 7 à 10 μ. de diamètre moyen, dont l'aspect rappelle celui des massues (fig. 49, 8, 9). Ces éléments arrondis portent parfois, accolés à eux, de petits corps semblables, mais de diamètre moindre, qui rappellent les cellules de levures, issues d'une cellule-mère par bourgeonnement (fig. 49, 9, 10). Les filaments de la partie centrale paraissent émettre des ramifications latérales, ce qui les rapprocherait des Bactéries rameuses du genre *Cladothrix*.

Les massues se colorent mal aux couleurs d'aniline. L'acide picrique, l'iode, les teignent en jaune. Dans les préparations colorées au picrocarmin, elles deviennent jaunes, tandis que les éléments des tissus ambiants ou du pus se colorent en rose. Les filaments du centre se colorent fortement au violet de gentiane et restent colorés après traitement par la méthode de Gram. En traitant alors par le picrocarmin et un colorant diffus, éosine ou safranine, on peut obtenir de belles doubles colorations ; les filaments du centre de la granulation sont teints en violet foncé, les massues en rouge et les éléments autres en rose de picro-carmin.

Les granulations peuvent être rares dans le pus. Pour les rechercher, il faut alors étaler le pus en couche mince sur une lame de verre ; on les distingue avec beaucoup plus de facilité. Enfin, lorsqu'on n'aperçoit pas de grumeaux à l'œil nu, ce n'est pas une raison pour que le parasite n'existe pas ; en examinant du pus au microscope, à un grossissement de 400 à 500 diamè-tres, on peut très bien reconnaître des éléments en massue isolés, qui se distinguent nettement par leur réfringence des autres formes cellulaires contenues dans le liquide examiné.

Ces amas rayonnés d'*Actinomyces* se calcifient souvent. Pour en reconnaître la nature il faut alors les traiter au préalable par de l'eau légèrement acidulée à l'acide chlorhydrique ou à l'acide acétique.

Le pus d'actinomycose inoculé à des lapins, des cobayes, des porcs, a donné lieu à des lésions rappelant dans leur marche l'affection primitive. La suppuration s'observe plus ou moins tôt ; le pus contient les granulations caractéristiques.

On a obtenu des cultures pures d'*Actinomyces*. Le produit de ces cultures aurait une virulence égale à celle du pus. Il est assez difficile d'obtenir des cultures pures de cette Bactérie parce qu'elle est, la plupart du temps, accompagnée d'autres espèces douées de propriétés pyogènes. Sur quatre cas que j'ai pu étudier, j'ai rencontré deux fois le *Micrococcus pyogenes aureus*, une fois le *Streptocoque pyogène*, et une fois une espèce très voisine du *Bacillus pyogenes fœtidus*, sinon identique à lui. Il existait donc chaque fois une Bactérie nettement pyogène. Le rôle que joue l'*Actinomyces* dans la production du pus n'est pas encore nettement démontré; on peut croire que c'est lui qui provoque la formation de la tumeur, tandis que la suppuration est sous la dépendance de l'un des microbes pyogènes habituels.

Après le maxillaire inférieur, chez le bœuf, c'est la langue qui est le plus souvent envahie par l'*Actinomyces*. Lorsqu'on examine l'affection au début, on rencontre sous la muqueuse de petites nodosités ressemblant à des tubercules miliaires ou plus grosses, rarement de la grosseur d'un pois. Ces nodosités suppurent, se vident et donnent des ulcérations de durée assez longue. Les ulcérations finissent par se cicatriser en donnant naissance à de nombreuses brides fibreuses qui se rétractent fortement. La langue devient alors sèche et dure; d'où le nom de *langue de bois* (Holzzunge), sous lequel la maladie est connue.

On peut retrouver des tumeurs dans le pharynx, l'œsophage, certaines parties de l'estomac, le bonnet principalement, dans l'intestin, le foie, les poumons, les ganglions mésentériques, le péritoine, les muscles. L'aspect des lésions peut faire croire à la tuberculose; l'examen microscopique lève tous les doutes.

On a décrit chez le porc une variété d'actinomycose musculaire intéressante à connaître. Les éléments du parasite se trouvent épars, par petites touffes, entre les fibrilles musculaires; le muscle envahi est pâle, grisâtre, aqueux. Parfois les granulations se calcifient ; le muscle est alors parsemé de petits points blanchâtres que l'on peut distinguer à l'œil nu.

L'actinomycose du maxillaire, d'ordinaire parfaitement délimitée, n'entraîne que la saisie de la tête ou même de la mâchoire envahie. Cependant, pour peu qu'il y ait propagation aux ganglions environnants, l'animal doit être regardé comme suspect. L'actinomycose pulmonaire et surtout musculaire doit entraîner la saisie de l'animal entier.

Charbon. — Le charbon vrai attaque très fréquemment nos animaux de boucherie. Il décime parfois les élevages de moutons, où il est communément connu sous le nom de *sang de rate*. On l'observe souvent dans l'espèce bovine et chez le cheval ; c'est la *fièvre charbonneuse*, la *maladie du sang* de ces animaux. Il n'est pas très rare chez le porc, bien que la plupart des affections dites *charbonneuses* de cet animal soient sous la dépendance d'autres processus infectieux. Enfin on l'a signalé chez le grand gibier de nos forêts, le cerf, le chevreuil, le daim. Disons de suite que le charbon de ces animaux est l'unique source de celui de l'homme.

Chez tous, l'affection peut se montrer par cas isolés ou presque. Le plus souvent parfois ce sont de véritables épizooties que l'on observe ; de nombreuses têtes de bétail succombent. Et ceci se remarque à des époques déterminées, pendant une série parfois longue d'années, la maladie faisant réapparition après qu'on eût pu la croire réellement éteinte. Elle peut se cantonner dans certaines régions d'un pays, sévir avec une force extraordinaire dans des endroits fixes, alors qu'elle est beaucoup moins commune, inconnue même aux alentours immédiats, comme c'est le cas pour les *champs maudits* de la Beauce, terre quasi classique du charbon.

Les pertes considérables que le charbon fait subir à l'homme ont suscité de nombreuses recherches qui ont conduit à des conclusions pratiques d'une haute importance. Il est possible maintenant de combattre avec succès la marche inquiétante de cette maladie infectieuse en mettant en œuvre des résultats mis en lumière par les travaux de nombreux savants, en tête desquels se trouve notre grand Pasteur : des mesures très sévères de prophylaxie et la vaccination pastorienne.

L'animal s'infeste, dans la majorité des cas, par l'absorption d'aliments chargés de germes infectieux. Ces germes pénètrent dans la circulation au moyen d'éraflures, fréquentes dans la bouche et l'œsophage, surtout chez les animaux qui se nourrissent de substances dures ou piquantes, ou en traversant directement la muqueuse de l'intestin. L'infection par le tégument externe est très rare, exceptionnelle même.

Chez l'homme au contraire, où le charbon s'observe fréquemment aussi, la contagion se fait le plus souvent par l'extérieur, c'est un véritable charbon externe. Il est alors nécessaire, pour que le virus puisse envahir l'organisme qu'il soit mis en contact avec une solution de continuité des téguments, éraflure de la peau, blessure quelconque, ou qu'il soit inoculé à l'aide d'un instrument piquant, la trompe piquante de certaines mouches par exemple, cas fort rare si tant est qu'il existe réellement. Les accidents sont alors localisés tout d'abord, semblent externes, c'est la *pustule maligne ;* après seulement, se développent des accidents généraux ressemblant de très près à la fièvre charbonneuse des grands herbivores. Mais il existe aussi chez l'homme, et plus souvent qu'on le pense certainement, un véritable charbon interne, où la contagion s'opère par les voies digestives ou respiratoires, l'agent infectieux pénétrant dans l'intestin ou le poumon. Le charbon intestinal est sans contredit celui qui nous intéresse le plus ; il est dû, dans tous les cas, à l'absorption de viande charbonneuse. Le charbon pulmonaire est rare ; on ne l'observe que dans des conditions spéciales, bien déterminées, chez des individus qui sont exposés, comme les trieurs de laine, à inhaler de l'air pouvant tenir en suspension des germes virulents. Dans tous ces cas, la maladie est invariablement transmise à l'homme par l'animal.

Il résulte de cela qu'il est d'une importance capitale de reconnaître au plus tôt les viandes charbonneuses.

En effet, on s'expose, en les maniant, à un danger réel. Pour peu qu'une quantité, très minime, de sang ou de sue musculaire

de la viande malade soit en contact avec une simple éraflure de
la peau, une pustule maligne se déclare. Les personnes qui consomment de la viande charbonneuse insuffisamment cuite n'en
courent pas un danger moindre. Elles s'exposent à l'une de ces
affections graves, peu connues encore désignées sous le nom commun de *mycoses intestinales*.

Il y a donc lieu de frapper les viandes charbonneuses d'une
prohibition absolue et de soumettre celles qui sont simplement
suspectes à un examen des plus attentifs. D'autant plus que, très
souvent, ceux qui mettent en vente des animaux charbonneux
encore en vie ou à plus forte raison déjà dépecés, emploient
une foule d'artifices destinés à masquer le véritable état de
l'animal ou de la viande.

Presque toujours les viandes charbonneuses, examinées fraîches, présentent des caractères bien tranchés, permettant à la
simple inspection macroscopique de porter un diagnostic exact.
L'étude microscopique vient alors apporter la certitude. Un des
caractères les plus saillants est le changement de la coloration
de ces viandes. Les muscles sont d'une couleur brun rouge pâle,
parfois un peu jaunâtre; ils ont un aspect lavé, presque rose saumon. Le tissu en est mou, friable; ils laissent écouler à la coupe
un sang noir, visqueux, tachant les doigts en brun rouge, se
coagulant très lentement et gardant sa teinte foncée à l'air.

Lorsqu'on peut autopsier l'animal ou voir ses organes principaux, on y trouve des signes évidents de l'affection. Les muqueuses présentent une teinte violacée. Les gros vaisseaux sont
pleins d'un sang noirâtre, non coagulé. L'intestin et les poumons
sont fortement congestionnés. La rate est grosse, friable, très
colorée; le foie est plus pâle, ne contient que peu de sang. Il
existe partout une hypérémie considérable; on trouve presque
partout de petites hémorragies, sous la plèvre, sous le péritoine,
sous le péricarde, dans la graisse qui est alors colorée en rose,
dans les ganglions lymphatiques qui paraissent infiltrés de sang.
La putréfaction des tissus et du sang est très rapide; elle dégage
d'ordinaire une odeur infecte.

Le sang pris dans n'importe quel endroit du corps, mais de

préférence dans le cœur, dans un gros vaisseau ou dans la rate, montre, très nombreuses d'ordinaire, les *Bactéries du char-bon, Bacillus anthracis*, que les recherches de Davaine ont démontré, dès 1850, être l'agent infectieux de la maladie en question. Il nous importe donc de les étudier avec soin.

Une simple préparation extemporanée peut suffire. On prélève une gouttelette de sang ou de la sérosité à examiner à l'aide d'un fil de platine recourbé en anse ou d'une pipette de verre étirée, on la dépose sur le porte-objet et on recouvre d'une lamelle. Lorsqu'on désire une préparation durable, il suffit de faire sécher à l'air libre la gouttelette de sang bien étalée, de la fixer en la passant trois fois dans la flamme et de la colorer en rouge ou en bleu en la faisant passer dans un bain moyennement coloré de fuchsine ou de bleu de méthyle.

Le *Bacillus anthracis*, examiné dans le sang d'un animal mort du charbon, s'y trouve en bâtonnets d'une longueur moyenne de 5 μ. à 6 μ. sur une largeur de 1 μ. à 1,5 μ. On les trouve isolés, ou réunis par deux ou plusieurs, en courtes chaînes. Rarement, peut-être lorsque la division est très rapide, les articles ne se distinguent pas facilement à première vue et semblent constituer un filament homogène atteignant jusqu'à 20 μ. de long. A l'aide de bons objectifs et, surtout, en usant des méthodes de coloration, on aperçoit les minces cloisons qui séparent les éléments. Souvent au contraire les bâtonnets composant une même chaîne paraissent écartés les uns des autres ; il existe, entre deux éléments qui se suivent, un espace clair dont la forme irrégulière est due à ce que les extrémités des articles ne

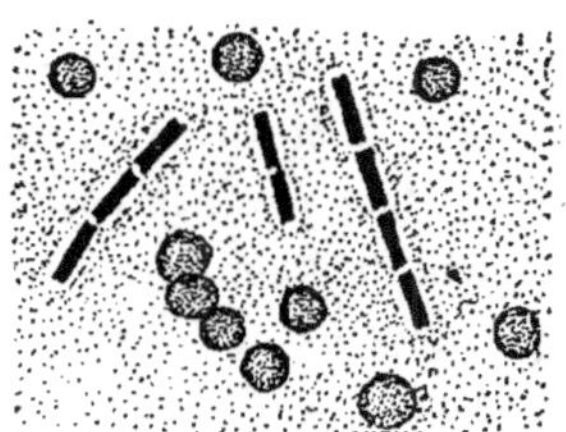

Fig. 50. — Sang charbonneux (Obj. apochr. 1.30. Oc. 4. Zeiss).

sont pas coupées net, en carré, mais sont limitées par une ligne légèrement sinueuse (fig. 50). C'est un caractère sur lequel Koch insiste beaucoup et qui est, d'après lui, tout spécial au *Bacillus anthracis*. On ne l'observe que sur les préparations fixées et colorées comme il a été dit, ce qui doit faire penser qu'il est dû à l'action des réactifs employés ; il n'en perd du reste rien de sa valeur. Fréquemment autour des bâtonnets, se distingue une mince zone claire, hyaline, qui paraît être la couche périphérique gélifiée de la membrane.

Dans les cultures, particulièrement dans les milieux liquides, bouillon ou sérum du sang par exemple, ces Bactéries croissent en très longs filaments de même largeur que les bâtonnets, onduleux, enchevêtrés, qui, traités par les méthodes de coloration,

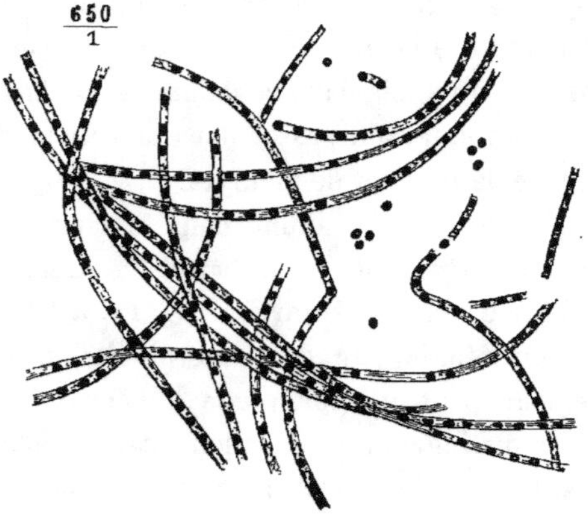

Fig. 51. — Formation de spores chez le *Bacillus anthracis*, 650/1.

montrent d'ordinaire une segmentation en articles plus courts que les bâtonnets du sang. Alors qu'on n'observe jamais de spores dans les Bactéries trouvées dans le sang, elles se produisent très facilement dans les filaments des cultures (fig. 51). La présence de spores pourrait donc fournir des indications spéciales. Elle indiquerait que l'humeur observée a dû séjourner à l'air libre un temps suffisant pour que la Bactérie se comporte comme dans une culture.

Les bâtonnets du sang et les filaments des cultures sont toujours immobiles. C'est un caractère qui permet de distinguer acilement le charbon d'une septicémie assez commune, due au *Vibrion septique* dont les éléments observés dans le sang frais présentent des mouvements onduleux très nets,

Les cultures sont faciles à obtenir et donnent parfois de précieux renseignements, surtout lorsqu'il y a mélange avec d'autres espèces de Bactéries, celles de putréfaction par exemple, ou lorsque les bâtonnets sont très·rares dans le sang charbonneux, comme on l'observe quelquefois.

Les cultures sur plaques de gélatine permettent d'isoler la Bactérie du charbon. La forme des colonies est caractéristique. Après vingt-quatre heures on aperçoit déjà, à l'œil nu, de petits points blancs dans la gélatine. Examinés à un grossissement de 60 diamètres environ, ces points apparaissent comme autant de petites colonies granuleuses arrondies, teintes d'un jaune sale, à bords légèrement sinueux. Ces colonies grandissent de plus

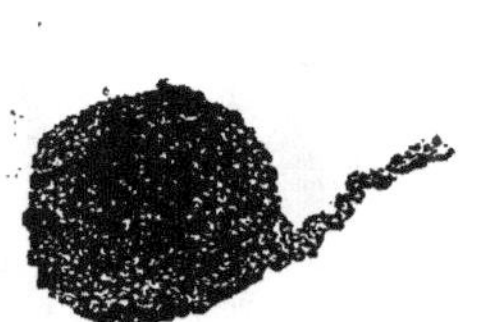

Fig. 52. — Colonie de *Bacillus anthracis* développée sur plaques de gélatine après 36 heures 60/1. D'après une photographie.

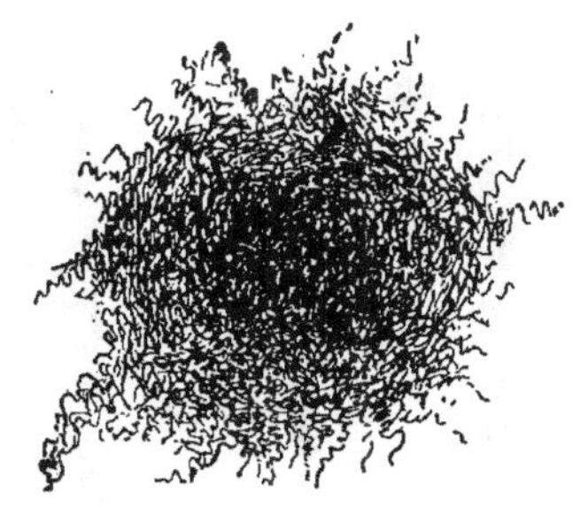

Fig. 53. — Même colonie après 3 jours.

eu plus ; l'aspect de leur substance change. Au bout de trente-six heures, il se forme dans leur masse des filaments très reconnaissables, qui les font ressembler à de petits amas de fil irrégulièrement pelotonné ; les sinuosités des filaments apparaissent nettement à la périphérie ; certains d'entre eux peuvent même sortir de la masse et onduler dans la gélatine ambiante (fig. 52). Les colonies de trois ou quatre jours ont un aspect tout autre (fig. 53). Elles sont entièrement formées par des filaments réunis en mèches ondulées d'aspect élégant, rappelant les cheveux bouclés, ou de flocons cotonneux blanchâtres, réguliers, plongés dans la gelée ambiante. Quand ces colonies ont atteint 3 ou 4 millimètres, la gélatine se liquéfie autour d'elles ; elles se désagrègent, les floçons dissociés flottent dans un liquide clair.

En piqûre dans un tube de gélatine, le développement est

bien aussi caractéristique. Tout au début, de vingt-quatre à trente-six heures après l'inoculation d'habitude, il se forme dans le canal de la piqûre un mince tractus blanchâtre, d'où partent, en direction perpendiculaire, de nombreux petits filaments droits, développés surtout dans la partie supérieure (fig. 54). La culture a un aspect duveteux. Ces filaments grandissent peu à peu

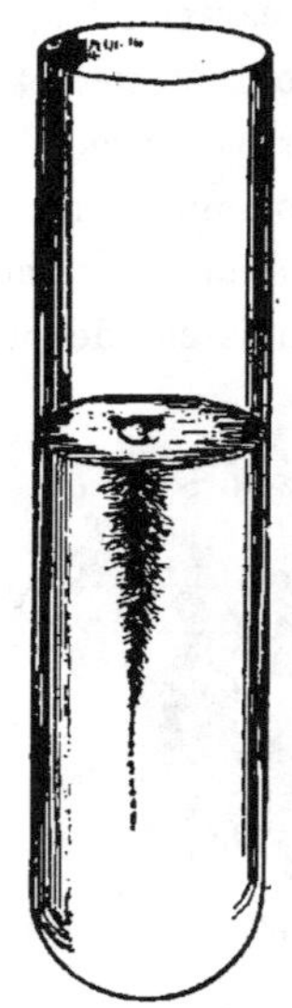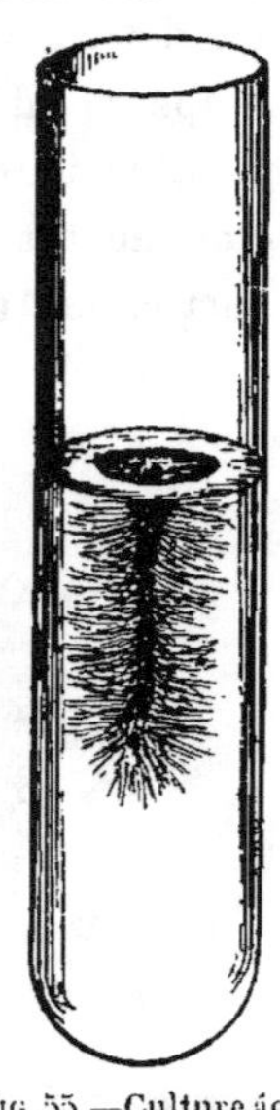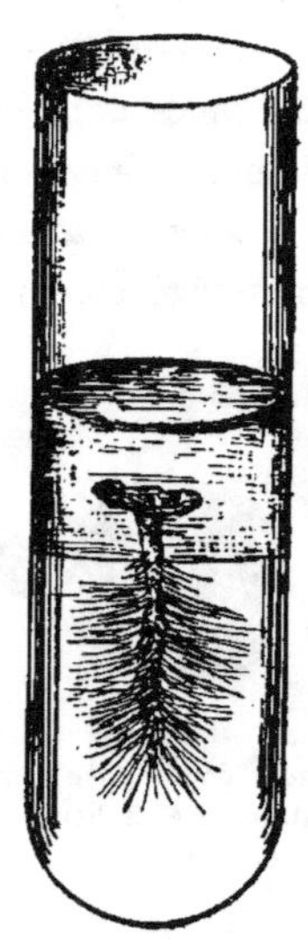

<table>
<tr><td>Fig. 54. — Très jeune culture sur gélatine, du Bacillus anthracis.</td><td>Fig. 55.—Culture âgée ; la gélatine est en partie liquéfiée.</td><td>Fig. 56. — Culture plus âgée.</td></tr>
</table>

et envahissent au bout de quelques jours toute la gélatine qui entoure la piqûre. La culture prend l'aspect représenté figure 55 ; elle ressemble à un de ces flocons blancs brillants qui surmontent le fruit de beaucoup de chardons. A la surface de la gelée se produit une mince colonie blanchâtre qui fait suite à celle qui s'est développée dans le canal. Après une dizaine de jours, la gélatine se liquéfie progressivement (fig. 56). Lorsque la liquéfaction a envahi une grande partie du tube, on voit nager dans le liquide complètement clair un gros flocon blanc, produit par la colonie duveteuse tassée sur elle-même. Plus tard la colonie se désagrège, tombe et vient former un dépôt blanc sale au fond du tube.

En culture dans du bouillon, vers 30 degrés, on observe, en un jour, des flocons blancs assez denses se former à la surface et surtout contre les parois du vase. Ces flocons peuvent rester adhérents au verre; le plus souvent ils se détachent et tombent dans le liquide. Ils sont formés de filaments très longs contenant de nombreuses spores. Ces filaments se désagrègent, les spores sont mises en liberté et forment un sédiment blanchâtre, très léger, au fond du liquide clair.

Les Bactéries du sang et celles des cultures faites normalement possèdent une très grande virulence. Il est facile, en inoculant des portions très minimes de sang ou de produit de culture, de reproduire chez beaucoup d'animaux un charbon expérimental typique. C'est une preuve de plus qu'il peut être très important de fournir. L'animal choisi d'habitude est le cobaye, très sensible au charbon, chez qui la maladie a une marche rapide et des allures bien régulières.

Chez le cobaye, l'injection sous-cutanée de quelques gouttes de sang charbonneux frais ou d'une culture récente de Bactérie du charbon, ou plus simplement la piqûre de la peau avec une lancette ou une aiguille chargée de produits charbonneux, détermine au point d'inoculation, au bout de dix à quinze heures, un œdème assez prononcé ; la température s'élève de 1 à 2 degrés. L'animal garde son appétit et ses apparences de santé jusqu'à quelques heures avant sa mort qui survient de trente-six à quarante heures. Il s'assoupit tout d'un coup, est pris de dyspnée, tombe dans le coma et meurt après quelques légères convulsions et une température très basse, 34, 32 et même 30 degrés.

A l'autopsie, la partie du corps où a été faite la piqûre est œdématiée ; le liquide rougeâtre que l'on y recueille fourmille de bâtonnets plus longs que ceux qui se trouvent dans le sang. Les ganglions lymphatiques de cette région sont gonflés ; ils contiennent une quantité considérable de Bactéries. La rate est tuméfiée, diffluente ; le foie et le poumon gorgés de sang noir. Le sang pris dans toutes ces parties montre de nombreux bâtonnets. Ces Bactéries remplissent souvent les réseaux capillaires et, s'accolant aux parois des vaisseaux, peuvent en obturer complètement l'orifice et amener des ruptures vasculaires. C'est de là que viennent celles qu'on rencontre dans l'urine ou dans le lait des grands herbivores. C'est aussi de cette manière que ces organismes infectieux peuvent, chez des femelles pleines, atteintes de charbon, pénétrer dans le placenta et contaminer les fœtus dans le corps même de la mère. Il en résulte que non seulement l'usage de la viande, mais encore celui de tous les produits des animaux reconnus charbonneux, doivent être sévèrement prohibés. Les abats, les peaux, les cornes, la laine, qui renferment du sang infectieux ou peuvent en être souillés, devraient être détruits comme la viande sous la surveillance très rigoureuse des autorités. Une sévère prophylaxie limitera certainement les ravages de cette maladie.

Le charbon peut se rencontrer non seulement sur les viandes fraiches, mais encore sur celles qui ont été soumises à des procédés divers de conservation. La virulence est conservée lorsque le mode de préparation employé n'a pas tué la Bactérie. C'est malheureusement ce qui doit arriver le plus souvent. Aussi les cas de charbon interne occasionnés par l'ingestion de jambons provenant de porcs charbonneux, de saucissons provenant aussi d'animaux charbonneux, ne sont-ils pas très rares. La dessiccation laisse à la viande charbonneuse toute sa virulence. La salure et la fumure agissent, parviennent à tuer l'agent infectieux, mais sont la plupart du temps insuffisamment appliquées ; de telle sorte que, si l'usage des couches extérieures des morceaux, bien pénétrées par l'antiseptique, est inoffensif, il est loin d'en être de même de celui des parties centrales qui ont gardé toute leur puissance d'infection. Le charbon intestinal développé ainsi chez l'homme est toujours très grave ; il a presque toujours une terminaison fatale.

Dans ces derniers cas, le diagnostic est plus difficile, car les manipulations ont changé l'aspect de la viande et fait disparaître les signes précieux que nous avons cités. C'est une raison de plus pour tenter la fraude. Il faut alors recourir immédiatement à l'examen microscopique et à l'inoculation au cobaye dès que surgit le moindre doute.

Charbon symptomatique. — On a rangé pendant longtemps dans les affections charbonneuses, à côté du charbon vrai, produit par le *Bacillus anthracis*, une maladie contagieuse, sévissant surtout sur l'espèce bovine, que Chabert[1] a séparée sous le nom de *charbon symptomatique*. Arloing, Cornevin et Thomas[2] en ont fait une étude complète. Ils sont parvenus à lui assigner comme cause le développement dans l'organisme d'une Bactérie dont ils ont obtenu des cultures pures, à l'aide desquelles a été reproduite, avec tous ses caractères, la maladie primitive. L'espèce pathogène est le *Bacillus Chauvæi*.

La maladie, le *Rauschbrand* des Allemands, sévit dans les deux mondes, surtout dans les régions où la population bovine, à laquelle elle s'attaque de préférence, est dense. En France, on l'observe principalement dans la région des hauts pâturages, en Auvergne, dans le Dauphiné, le Limousin, les Basses-Pyrénées ; elle n'est pas rare dans les pays plus plats, les plaines de Lorraine par exemple. Elle a un maximum dans les mois chauds de l'année. On peut observer aux mêmes endroits des épizooties de charbon symptomatique en même temps que du charbon vrai ; ces deux affections ont même été rencontrées ensemble sur les mêmes individus.

Le charbon symptomatique est une affection qui est presque toujours mortelle. Lorsqu'il se déclare chez des bœufs, vaches ou moutons adultes, le pronostic doit toujours être défavorable. Par sa marche, il se rapproche beaucoup plus des septicémies que des maladies charbonneuses vraies. Le mal débute par de la fièvre, une raideur musculaire, des tremblements partiels ; l'animal devient triste, la rumination s'arrête, il est pris de frissons et d'un refroidissement subit ; alors la tumeur caractéristique apparaît sur un membre. Dans les cas très graves, la tumeur se développe brusquement avant que l'attention soit éveillée par des symptômes généraux. Cette tumeur qui se

---

[1] Chabert, *Traité du charbon ou anthrax dans les animaux*, Paris, 1790.

[2] Arloing, Cornevin et Thomas, *Le Charbon symptomatique du bœuf*, Paris, 1887,

trouve d'habitude dans les grosses masses musculaires, peut être bien apparente, ou cachée lorsqu'elle siège dans la profondeur ; on la trouve sortout à l'épaule, à la cuisse, sur la croupe, sur la poitrine, dans la gorge (Glossanthrax). C'est une tumeur irrégulière, mal circonscrite, qui progresse très rapidement ; en huit ou dix heures elle peut atteindre un développement énorme. Très douloureuse à la pression et de consistance homogène, pâteuse au début, elle devient peu à peu insensible et crépitante, même sonore à la percussion, ce qui indique la présence de gaz à son intérieur. A la coupe, son tissu noir, friable, d'où le nom de *charbon*, laisse écouler d'abord du sang rouge, plus tard du sang noir et en dernier lieu de la sérosité roussâtre, spumeuse. Dans les régions très riches en tissu conjonctif, l'œdème prend des proportions énormes ; il s'en écoule un liquide citrin ou rosé. Lorsque la tumeur cesse de croître, les symptômes généraux s'aggravent, l'animal devient indifférent et tombe dans une adynamie profonde ; la mort arrive de la trente-sixième à la cinquante-sixième heure après les premiers symptômes. La guérison est exceptionnelle.

A l'autopsie, à part la lésion locale, les organes apparaissent peu changés. Le corps est ballonné ; les muscles sont souvent friables, pâles, ressemblant à de la viande cuite. Le foie et la rate ne présentent pas de changements notables de coloration ou de volume. La bile renferme en grande abondance les Bactéries cause de cette affection. Le péritoine peut présenter des suffusions sanguines abondantes. Le sang est peu modifié ; les globules ne sont pas déformés. Celui qui remplit les cavités du cœur et les gros vaisseaux est coagulé comme à l'état normal. La viande dégage souvent une odeur particulière ; d'après Nocard, les viandes à *odeur de beurre rance* proviendraient d'animaux atteints de charbon symptomatique.

La tumeur, la sérosité qui en sort, les organes malades renferment des Bactéries caractéristiques. Le sang n'en contient que peu ou même pas du tout avant la mort ; leur nombre augmente rapidement après. La bile, nous l'avons vu, en contient des quantités considérables.

Ce sont (fig. 57) des bâtonnets droits, mesurant en longueur de 5 μ. à 8 μ., avec une largeur de 1 μ, isolés ou parfois réunis par deux. Ils présentent une grande vivacité de mouvements et se distinguent par là aisément du *Bacillus anthracis ;* c'est de là que proviennent les dénominations de *charbon bactérien* pour l'affection due au *Bacillus Chauvœi,* opposée à celle de *charbon bactéridien* appliquée au charbon vrai du *Bacillus anthracis.* Beaucoup de bâtonnets renferment des spores. Ceux qui vont en produire se renflent irrégulièrement, tantôt sur toute leur longueur, en leur milieu seulement en prenant une forme de

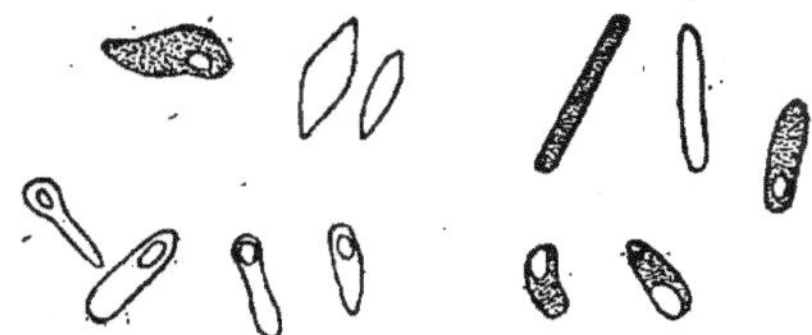

Fig. 57. — Bacilles du charbon symptomatique, de la sérosité d'une tumeur du bœuf. Obj. 10, oc 1, Vérick.

fuseau, ou à l'une de leurs extrémités, ressemblant alors à un têtard ou à une baguette de tambour (fig. 57). La longueur de ces articles sporifères peut atteindre 10 μ, avec une largeur de 1,1 μ. à 1,3 μ; la spore ovoïde remplit d'ordinaire le tiers de la longueur de l'article, lorsqu'il a gardé ses dimensions normales. Ces bâtonnets peuvent être entourés d'une mince auréole transparente, dans leur totalité ou seulement à leur extrémité renflée.

Cette Bactérie est une espèce anaérobie vraie ; aussi ne se cultive-t-elle qu'en l'absence d'oxygène dans une atmosphère d'acide carbonique par exemple. Les cultures se font bien dans du bouillon de poule ou de veau ; très virulentes au début, elles voient leur pouvoir infectieux s'atténuer dès la quatrième génération, puis s'éteindre.

Les lapins et les cobayes, auxquels on inocule de la matière virulente ou du produit de cultures neuves, meurent d'ordinaire au bout de trois jours, présentant des lésions très semblables à celles de la maladie du bœuf.

Jusqu'ici, cette maladie n'a pas été observée chez l'homme, à moins, ce qui du reste paraît assez probable, qu'elle ne fasse partie du groupe mal délimité des *tumeurs charbonneuses*. Il est toutefois prudent, vu la gravité des symptômes énoncés, de rejeter absolument de la consommation la viande des animaux qui en sont atteints et même de supprimer l'animal entier, en recommandant de prendre de grandes précautions pour le manier.

Septicémie. — On range sous le nom de *septicémie* plusieurs maladies infectieuses dues au développement dans le sang de diverses espèces de Bactéries pathogènes. Ces organismes déterminent des modifications très profondes du sang qui se traduisent par des troubles graves, la plupart du temps mortels. Il y a lieu de distinguer les *septicémies vraies*, affections antérieures à la mort, qui ont pu la déterminer, des *septicémies expérimentales* obtenues par injection de liquides putrides chez les animaux. Les germes, cause des premières, se trouvent dans la viande dès la mort, avant même, depuis le moment où l'animal a été sous le coup de la maladie ; ceux qui déterminent les secondes, au contraire, n'ont été apportés sur la viande qu'à une époque postérieure à la mort, par suite de diverses contaminations, par l'air surtout, semble-t-il, par le sol ou d'autres milieux peut-être. Le développement de ces derniers paraît intimement lié à l'apparition des phénomènes de putréfaction. Nous ne nous occuperons ici que des *septicémies vraies*, rattachant les autres à l'étude de la putréfaction.

Une des septicémies les plus intéressantes à connaître, sans contredit, est celle que détermine une espèce de Bactérie découverte dans la terre par Pasteur qui l'a nommée *Vibrion septique;* dans la classification des espèces, c'est le *Bacillus septicus*. L'affection n'a été connue, pendant assez longtemps, que comme maladie purement expérimentale; depuis peu de temps seulement, il a été démontré que les affections décrites sous le nom de *septicémie gangréneuse, gangrène gazeuse, œdème malin*, avaient comme cause la plus commune, peut-être même unique, l'infection par le *Vibrion septique* de Pasteur.

Cette affection, assez fréquente chez les animaux de boucherie, a d'ordinaire une terminaison funeste. La plupart du temps, les troubles sont si profonds et ont une telle évidence qu'il est tout à fait impossible de chercher à faire entrer la viande dans la consommation. Cependant, en sacrifiant l'animal dès les premières manifestations des symptômes graves, les caractères pathologiques de la viande sont moins nets. C'est alors qu'il faut le secours du microscope pour assurer le diagnostic, déja indiqué par l'apparence.

La viande septicémique est terne; la coloration en est livide, brunâtre. A la coupe, il s'en écoule une sanie grise d'odeur putride. Les tissus, surtout le tissu cellulaire, renferment beaucoup de gaz, qui les rendent souvent crépitants à la pression ou sous le scalpel. Le gaz est presque tout de l'hydrogène chargé d'un fumet de putréfaction. Le sang est noir, liquide; il acquiert une odeur putride très rapidement après la mort.

Lorsque la mort date de quelques heures, en examinant au microscope le sang, le suc musculaire, la sérosité des tissus œdématiés, les exsudats des séreuses, en particulier du péritoine, on y trouve, en très grande abondance le *Vibrion septique*. Il est rare dans le sang aussitôt après la mort, localisé probablement au lieu de l'infection, mais il y pullule rapidement.

Ces Bactéries ont une forme analogue à celle du *Bacillus anthracis* du sang charbonneux. Elles mesurent en moyenne $3\ \mu$ de long sur $1\ \mu$ de large et sont isolées ou réunies par deux ou plus en chaînes (fig. 58). Elles présentent des mouvements bien évidents, souvent lents, onduleux pour les filaments. Ces mouvements s'arrêtent rapidement à l'air. Dans le sang, on peut observer des filaments de $15\ \mu$ à $40\ \mu$ dont les articulations sont peu visibles. L'extrémité des articles est nettement carrée, caractère différentiel avec le *Bacillus anthracis*. Dans les articles séparés, il se forme fréquemment des spores; on n'en observe pas dans les filaments. Les articles qui vont sporuler se renflent en un point; c'est là que se forme la spore ovoïde fortement réfringente, de couleur bleuâtre. Les bâtonnets se colorent facilement aux couleurs d'aniline et se décolorent lorsqu'on les traite par la méthode de Gram.

Le *Bacillus septicus* est un anaérobie vrai. Il exige pour végéter un milieu totalement dépourvu d'oxygène. La présence même de très faibles quantités de ce gaz arrête rapidement les mouvements des articles ou des filaments, comme nous l'avons vu ; si le contact dure, les cellules végétatives meurent sans pouvoir même produire des spores. Les spores, par contre, peuvent être impunément exposées à l'air, mais ne germent qu'en l'absence d'oxygène.

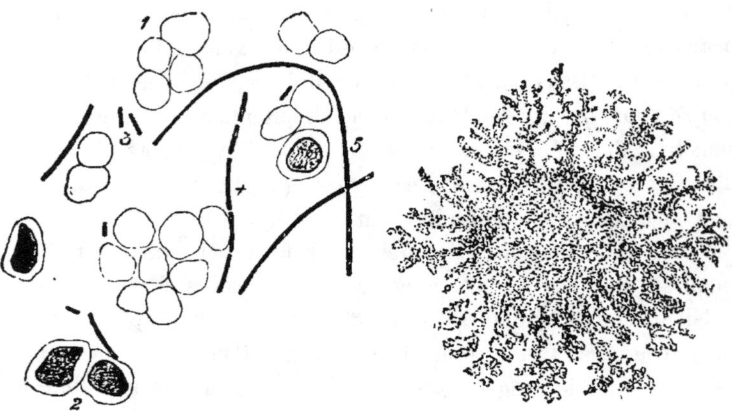

Fig. 58. — Sang avec des éléments de *Vibrion septique,* en courts articles ou en longs filaments.

Fig. 59. — Colonie de *Vibrion septique,* isolée dans la gélose 80/1.

Pour obtenir des cultures, il faut mettre en œuvre les procédés spéciaux de culture des anaérobies.

Isolées sur plaques de gélose, à l'abri de l'air, les colonies ont la forme représentée figure 59. On en obtient facilement des cultures en tubes, dans la gélatine ou la gélose, en ensemençant, par une piqûre profonde la gelée qui a été bouillie pour la priver d'air, puis mise à refroidir. Des colonies se développent dans les couches profondes (fig. 60, 61, 62), ou même dans les parties superficielles, si l'on a pris soin de remplir le tube d'un gaz inerte ou de recouvrir la surface de la gelée, d'une couche d'huile bouillie pour empêcher la diffusion de l'air dans la gelée.

Les cultures dans le bouillon s'obtiennent très facilement en présence d'un gaz inerte ; elles renferment de nombreuses spores au bout de quelques jours.

L'inoculation de matière virulente au cobaye peut fournir de bonnes indications. Les animaux inoculés meurent souvent en moins de douze heures. Ils prennent rapidement une attitude spéciale; ils deviennent inquiets, leur poil se hérisse, ils crient

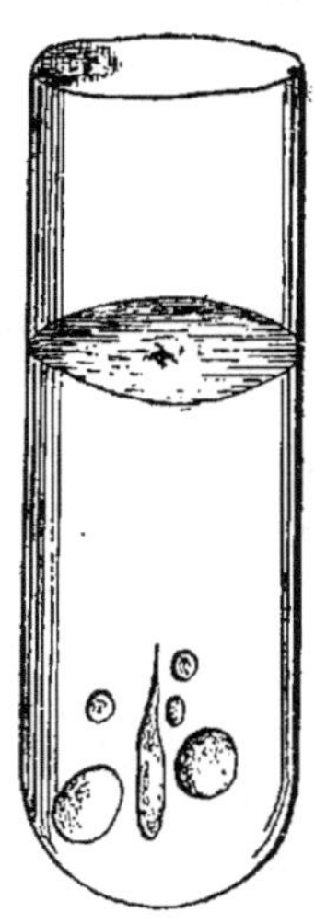 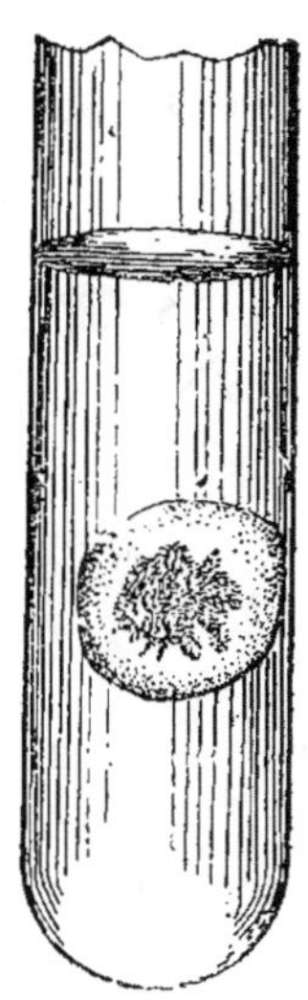 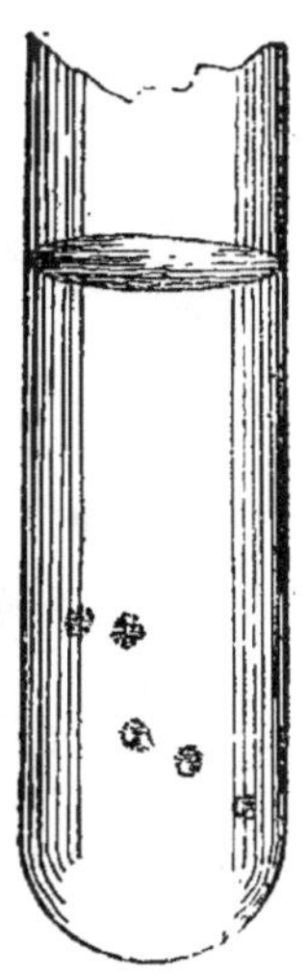

Fig. 60. — Culture de *Vibrion septique* dans la gélatine.

Fig. 61. — Culture plus âgée du même dans la gélatine.

Fig. 62. — Culture du même dans la gélose.

lorqu'on les touche, le corps est agité de temps en temps de secousses convulsives. Ils meurent repliés sur eux-mêmes. On retrouve la Bactérie dans le sang et dans la sérosité des alentours du point d'inoculation.

Une autre variété de septicémie qu'on peut rencontrer plus souvent même que la première chez les animaux de boucherie, surtout chez la vache, est la *septicémie puerpérale*. Elle survient pendant un part laborieux où il a fallu intervenir, ou aussitôt après. La bête est la plupart du temps sacrifiée avant la mort, dès l'apparition des symptômes graves. Quand on tue très tôt, on cherche presque toujours à faire consommer la viande, qui cependant a déjà les caractères macroscopiques des viandes fiévreuses. Cette viande, rouge brun, très molle, se putréfie très vite. Elle présente souvent des suffusions sanguines. Quand la bête est restée couchée quelques jours avant d'être abattue, on trouve des ecchymoses dans beaucoup d'endroits ; la viande a très mauvais aspect et souvent n'a même pas assez d'œil pour être livrée. Si l'on peut observer les organes du bassin, on reconnaît les traces évidentes de la maladie infectieuse. L'utérus très mou,

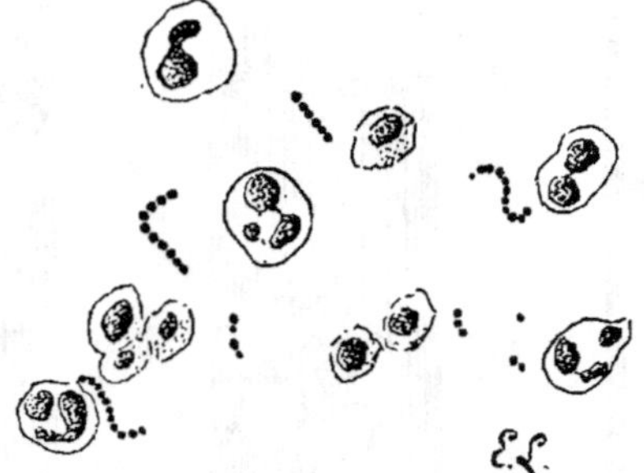

Fig. 63. — Streptocoque pyogène dans le pus.

gorgé de sang noir, laisse écouler une sanie putride ; ses parois renferment souvent de petites collections purulentes ; le péritoine enflammé contient une sérosité trouble. Le sang et ces humeurs pathologiques renferment de nombreuses chaînettes de *Micrococcus* offrant tous les caractères du *Streptocoque pyogène* (fig. 63), agent de plusieurs maladies infectieuses humaines, en particulier de la fièvre puerpérale. Les articles de ces chaînettes, de quatre à dix éléments d'ordinaire, sont ronds et mesurent en moyenne de $0,8\,\mu$ à $1\,\mu$ de diamètre ; ils restent colorés lorsqu'on les traite par la méthode de Gram. La virulence se perd très vite ; aussi ne doit-on guère compter sur l'inoculation pour se renseigner. En Allemagne, la viande d'une vache morte de septicémie puerpérale a déterminé, chez tous ceux qui en ont mangé, une gastro-entérite très grave.

D'autres agents peuvent très probablement être la cause d'affections septicémiques. L'état du sang, qui est le signe essentiel ici, les fera connaître ; aussi, dans les cas quelque peu douteux, ne faut-il jamais négliger l'étude attentive de ce liquide pris dans des conditions favorables. On y trouvera souvent des indications précieuses.

Suppurations et pyémies. — Toute suppuration, on le sait, est, en thèse générale, sous la dépendance d'un microbe qui se développe dans un tissu ; le tissu réagit contre l'irritation causée par le parasite ou les produits sécrétés par lui; l'effet de cette réaction est la production de pus. L'action contagieuse et infectieuse du pus ne doit plus être mise en doute.

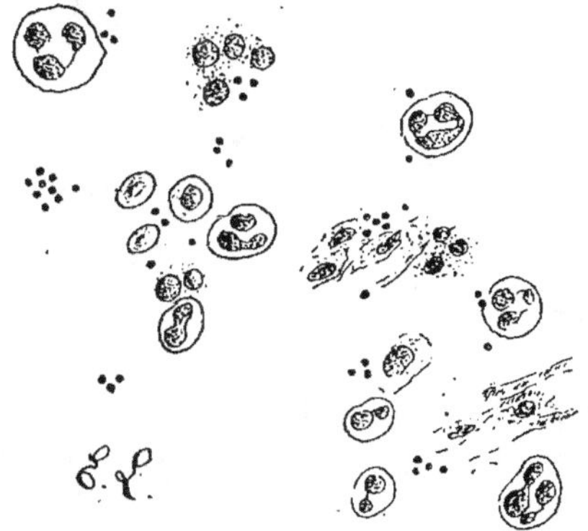

FIG. 64. — *Micrococcus pyogenes aureus* dans le pus.

Il est en général facile de reconnaître du pus, lorsqu'il présente ses caractères ordinaires. C'est un liquide jaunâtre, de consistance plus ou moins épaisse, crémeuse le plus souvent, parfois caséeuse, presque solide. Le liquide clair tient en suspens un très grand nombre d'éléments particuliers, les *globules de pus*. Ils sont dépourvus de membrane et formés simplement d'une masse protoplasmique et d'un ou plusieurs noyaux (fig. 63 et 64). Leurs dimensions sont en moyenne de 8 µ. à 9 µ.. Le protoplasma grisâtre masque souvent les noyaux, qui s'aperçoivent bien nettement lorsqu'on traite la préparation par un peu d'acide acétique, ou simplement par l'eau qui fait gonfler les globules.

Le pus renferme en outre l'agent pyogène qui est une Bactérie. C'est le plus souvent le *Micrococcus pyogenes aureus*, ainsi nommé de la teinte jaune d'or de ses cultures sur milieux solides. Ce sont de petits éléments sphériques, mesurant de 0,9 μ à 1,2 μ de diamètre, isolés ou disposés par deux, quatre au plus, en petits amas irréguliers (fig. 64). Ils se colorent très bien aux couleurs d'aniline et ne se décolorent pas par la méthode de Gram. Les cultures sont très faciles à obtenir et montrent des propriétés pyogènes bien nettes.

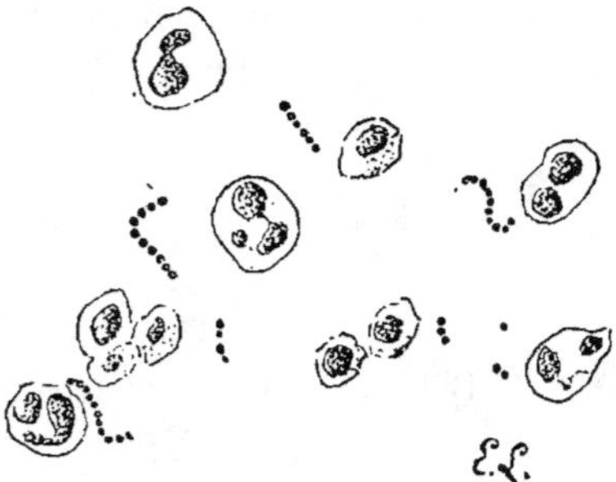

FIG. 65. — Streptocoque pyogène.

On rencontre d'autres fois une Bactérie en chaînettes, le *Streptocoque pyogène* (fig. 65) dont les principaux caractères ont été donnés plus haut.

Enfin d'autres espèces pathogènes peuvent occasionner la suppuration et par conséquent se trouver dans le pus. Le *Bacille de la tuberculose* surtout peut s'y rencontrer.

L'état général grave connu sous le nom de *pyémie*, est dû à la pénétration de microbes pyogènes dans le sang; la maladie se termine généralement par la mort. L'examen du sang, les inoculations, les cultures permettent d'y retrouver l'agent infectieux.

Les désordres sont très marqués d'ordinaire. La viande a une apparence fiévreuse très nette. On trouve des abcès multiples dans beaucoup d'organes, surtout les poumons, la rate, le foie, les reins et les muscles. Le pus de ces abcès contient la Bactérie pathogène.

Morve. — La morve est une affection contagieuse à un haut degré, atteignant surtout les chevaux, les ânes et les mulets, due à la pénétration dans l'organisme d'une Bactérie spécifique,

bien connue maintenant, le *Bacillus mallei*. Elle se développe
aussi chez l'homme par contagion directe de produits morveux
provenant des animaux en vie ou de viandes malades.

Là maladie se caractérise anatomiquement par des lésions
viscérales importantes, surtout la formation de nodules tuberculeux dans la rate, les poumons, les testicules. Les ganglions
lymphatiques se tuméfient et s'indurent; la muqueuse nasale
s'ulcère et présente des *chancres* caractéristiques.

D'habitude on retrouve facilement dans les lésions aiguës de
la morve le Bacille spécial. Dans les cas chroniques, il est, la
plupart du temps, impossible de le rencontrer; il faut alors
recourir aux inoculations qui développent, chez certains animaux d'expérience, une morve aiguë typique.

Les *Bacilles de la morve* se rencontrent dans les sécrétions
pathologiques des animaux atteints, pus et jetage surtout; ils
sont très abondants dans les nodules qui s'observent à l'autopsie,
surtout dans les poumons et dans la rate, pouvant souvent simuler des granulations tuberculeuses. Ce sont de fins bâtonnets,
mesurant de 2 µ. à 5 µ. de long et de 0,5 µ. à 1,4 µ. de large, de
la grandeur des Bacilles tuberculeux, mais un peu plus épais;
ils sont droits ou légèrement courbés et présentent une mobilité
bien nette. Ils prennent difficilement les couleurs d'aniline et se
décolorent par la méthode de Gram. Les solutions colorantes
qui donnent les meilleurs résultats sont les bains de bleu de
méthyle ou de violet de gentiane additionnés d'une faible quantité de solution de potasse.

On en obtient facilement des cultures, surtout vers 35°. Celles
sur pomme de terre sont tout à fait caractéristiques. Deux jours
après l'inoculation, on aperçoit sur la surface de section du
tubercule une couche mince, jaunâtre, transparente; le lendemain la couche devient uniforme, d'aspect ambré. Au bout de
six à huit jours cette culture ambrée, transparente, devient
opaque et prend une teinte rougeâtre, chocolat clair. Comme on
est souvent en présence d'un produit impur, pouvant renfermer
plusieurs espèces de microbes, il est à recommander d'en délayer une très petite portion dans quelques gouttes d'eau ou de

bouillon stérilisés et d'inoculer des pommes de terre en strie avec un fil de platine très peu chargé du mélange. On retrouve après quelques jours des colonies jaune brun, qu'on isole pour contrôler.

Dans la morve chronique, il est rare de pouvoir trouver des Bacilles à l'examen microscopique. Il faut recourir à l'inoculation pour laquelle le cobaye fournit un excellent terrain. C'est l'inoculation intra-veineuse ou intra-péritonéale qui détermine le plus rapidement la mort. Le cobaye meurt d'ordinaire de dix à douze jours, parfois plus tôt, en présentant des abcès dans les testicules et de nombreux nodules spéciaux dans la rate, quelquefois de très petits dans le foie. Le pus des abcès et le contenu jaunâtre, caséux, des nodules renferme d'abondants Bacilles, reconnaissables à leur forme et à l'aspect de leurs cultures.

C'est surtout la manipulation des cadavres d'animaux morveux qui présente des dangers pour l'homme. La pénétration du virus peut se faire par la moindre blessure. Le muscle lui-même ne paraît pas virulent, non plus que le sang ; mais les ganglions lymphatiques. la moelle des os le sont presque toujours à un haut degré. Le maniement de la viande crue ou la consommation de la viande peu cuite exposant à la contamination, il faut éloigner sévèrement ces viandes de la consommation. Le contrôle est relativement facile, puisque le seul animal de boucherie, pour ainsi dire, qui puisse présenter la morve est le cheval ; l'âne et le mulet, qui la prennent aussi, n'entrent qu'exceptionnellement dans l'alimentation.

Rouget. — On confond sous le nom de *Rouget du porc, mal rouge*, au moins trois affections contagieuses, d'origine microbienne, que de patients travaux ont tout récemment permis de distinguer l'une de l'autre. Elles n'ont guère d'autre caractère commun que l'apparition sur la peau de taches rouges et leur nature épidémique. Ces trois maladies, infectieuses à un haut degré, sont le rouget vrai, le choléra du porc et la peste porcine.

1° *Rouget vrai.* — Le sang, le foie, la rate, les ganglions renferment en très grand nombre un Bacille spécifique dont les

caractères sont assez particuliers. Ce sont de très fins bâtonnets immobiles, de 1 μ de longueur moyenne, avec une largeur
de 0,1 μ à 0,2 μ. Il n'est bien visible que dans les préparations
colorées ; il prend du reste très bien la couleur et reste coloré
par la méthode de Gram.

Les cultures sur gélatine en piqûre sont tout à fait caractéristiques. Du trait d'inoculation partent perpendiculairement de
nombreux filaments très fins, qui s'irradient
dans la gelée en formant une masse nuageuse
semi-transparente (fig. 66).

Les cultures et le sang, inoculés aux souris
et aux pigeons, déterminent la mort de ces animaux en trois ou quatre jours. Les cobayes
sont réfractaires.

2° *Choléra du porc*. — L'agent infectieux
de la maladie, désignée aussi sous les noms de
pneumo-entérite infectieuse et de *diphtérie du
porc*, est un Bacille ovale, mobile, mesurant de
1 μ à 2 μ de longueur sur 0,3 μ à 0,4 μ de largeur, se décolorant par la méthode de Gram.
Sur gélatine, en piqûre, on obtient, le long du
trait central, de petites colonies rondes, blanches,
parfois hérissées de cristaux de chlorure de so

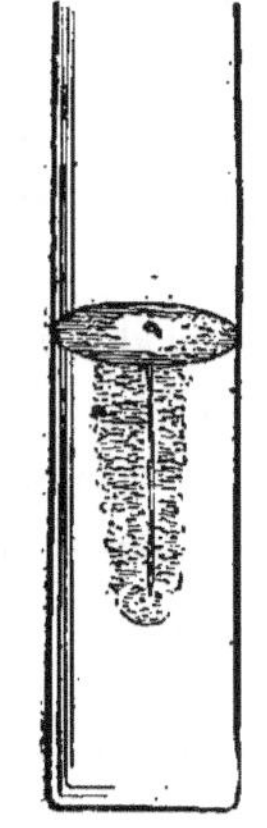

Fig. 66.— Culture
sur gélatine du
Bacille du Rouget.

dium, lorsque le milieu en contient. Le sang des porcs contaminés et les produits frais des cultures tuent les souris, les lapins,
les cobayes et respectent les pigeons, si la dose inoculée n'est
pas très forte.

3° *Peste porcine*. — Le Bacille qui l'occasionne est court,
ovale, immobile. Le sang des porcs malades, inoculé aux souris,
aux lapins, aux pigeons, les tue invariablement ; les résultats
sont moins nets avec les cobayes.

Lorsque les porcs atteints de l'une de ces trois affections sont
sacrifiés tout au début, dès l'apparition des premières taches
rouges, la viande ne paraît posséder aucun caractère suspect.
Elle est peut-être propre à la consommation. Un peu plus tard,
la graisse, les muscles, les muqueuses et les séreuses, devien

nent, comme la peau, le siège d'une très forte congestion sanguine ; le sang est noir, poisseux, se coagule vite. L'animal est sous le coup d'une infection généralisée et doit être écarté.

Choléra des poules. — Le choléra des poules sévit sur tous nos oiseaux de basse-cour, occasionnant souvent des épidémies excessivement meurtrières. On l'observe aussi sur les lapins, mais seulement lorsque ceux-ci sont en contact avec les volailles malades.

Il est dû à un Bacille particulier, en bâtonnets ovoïdes, de $0,6\ \mu$ à $1\ \mu$ de long, sur $0.4\ \mu$ de large, se colorant surtout aux deux extrémités, perdant la coloration par la méthode de Gram. On l'observe facilement dans le sang, sans aucun artifice, sous l'aspect de diplocoques très mobiles, à cause de la plus grande réfringences des extrémités.

Cette Bactérie se développe très bien dans le bouillon ; les cultures restent très virulentes quelques jours seulement, puis s'atténuent peu à peu jusqu'à devenir inoffensives.

A l'autopsie des volailles mortes, les lésions intestinales sont très prononcées, si la maladie a eu le temps de se développer. Le bec est rempli de mucus visqueux ; l'intestin renferme un liquide grisâtre, sanguinolent, la muqueuse est fortement congestionnée, souvent ulcérée. Le foie est jaunâtre ou brun ; les poumons sont fortement congestionnés. Le sang est noir.

La bave, le contenu intestinal, les excréments, le sang renferment en abondance le microbe spécifique, qu'il sera facile de déceler au simple examen ou, plus aisément, après coloration à la fuchsine ou au violet. Tous ces produits sont, du reste, très virulents et déterminent par inoculation à une poule un choléra expérimental typique.

Cornil et Toupet[1] ont décrit récemment, sous le nom de *choléra des canards*, une affection épidémique sévissant sur les canards, causée par de petites Bactéries épaisses et ovales, de $1\ \mu$ à $5\ \mu$ de long sur $0,5\ \mu$ de large. Les microbes se rencontrent en grande quantité dans le sang, le foie, la rate, l'intestin.

---

[1] *Bulletin de la Société d'acclimatation*, juin 1888.

J'ai isolé du sang de canards morts d'une maladie épidémique des Bacilles voisins, comme caractères, du *Bacillus Zopfii*. L'examen du sang fournit, dans ces cas, des résultats immédiats.

2. Putréfaction

La putréfaction est une altération des plus communes des substances animales et de la viande en particulier. Elle y est occasionnée par le développement à leurs dépens d'êtres vivants appartenant à différents groupes. Les plus importants sont des Bactéries ; des Moisissures, des Infusoires peuvent cependant concourir à produire le phénomène, mais paraissent ne jouer qu'un rôle secondaire.

La plupart du temps les organismes qui déterminent la putréfaction sont directement apportés par l'air sur le milieu qu'ils doivent modifier ; rarement ils proviennent du milieu vivant d'où a été séparée la partie qu'ils attaquent.

Les caractères de la putréfaction sont très variables. Ils dépendent à la fois de la nature du substratum qui se putréfie et des espèces vivantes qui occasionnent le phénomène. C'est en tout cas un phénomène excessivement complexe que l'on connaît seulement dans son ensemble ; la part qui revient à chacune des espèces qui y contribue reste encore à déterminer, c'est ce qui fournira certainement les meilleurs renseignements sur la façon dont il s'accomplit. De plus, ces espèces semblent nombreuses et très peu sont connues jusqu'ici.

Ce qui paraît caractériser surtout la putréfaction, c'est l'apparition d'odeurs fortes, désagréables ; il y a cependant des altérations qu'on ne peut guère séparer des putréfactions ordinaires, qui ne développent qu'une odeur fade très faible ou qui sont même inodores. Et ce sont peut-être les plus dangereuses pour nous parce qu'elles attirent moins l'attention et peuvent passer inaperçues.

Les espèces de Bactéries qui peuvent occasionner la putréfaction paraissent être très nombreuses. Il en est qui se rencontrent dans presque toutes les putréfactions ; il paraît toutefois certain que beaucoup de putréfactions à caractères particuliers sont sous la dépendance d'espèces bien déterminées, qui donnent au phénomène son aspect spécial, surtout par les substances produites aux dépens du milieu qui s'altère.

Il est cependant une manière d'être commune à toutes ces altérations, une sorte de schéma, qui ne se modifie que peu dans chaque cas particulier pour lui donner son cachet. C'est que les transformations que subit la matière qui s'altère sont toujours du même ordre, chimiquement parlant très voisines. Aux dépens de cette matière, à la suite de l'action des organismes de putréfaction, on observe la formation de produits les uns volatils, qui donnent surtout le fumet de la putréfaction, les autres fixes restant tantôt dissous dans les liquides, tantôt se séparant sous forme de cristaux.

Les produits volatils sont d'abord des gaz, hydrogène, acide carbonique, hydrogène sulfuré, hydrogène phosphoré ou arsénié, carbures d'hydrogène; de l'ammoniaque; puis des acides gras, du phénol, de l'indol, du scatol. C'est ce mélange qui constitue surtout l'odeur de la putréfaction qui parait dépendre en première ligne de la composition du milieu ; telle espèce, qui vit dans l'albumine sans odeur, développe dans la gélatine une odeur insupportable.

Au premier rang des produits solubles, se trouvent ces bases, toxiques pour la plupart, que l'on sait maintenant être formées, aux dépens de la substance qui s'altère, par les Bactéries, les *ptomaïnes*.

Enfin, on observe souvent des corps cristallisés qui se déposent d'eux-mêmes dans la substance qui se putréfie ou seulement lorsque du liquide en excès s'évapore. Plusieurs peuvent servir d'indicateurs du phénomène. C'est en premier lieu la leucine, qui donne des masses radiées de fins cristaux disposés autour d'un centre (page 43), la tyrosine, en longues aiguilles souvent réunies en pinceau (page 44), le glycocolle (page 42) lorsque la substance qui s'altère contient de la gélatine.

A notre point de vue particulier, les substances animales qui se putréfient présentent deux choses à considérer. Ce que l'on remarque tout d'abord d'ordinaire, c'est un changement plus ou moins profond de leurs caractères habituels et surtout de leurs propriétés organoleptiques. Puis il se forme à leurs dépens des produits qui, à la suite de leur ingestion ou de leur pénétration dans le sang, peuvent déterminer des accidents. Ces deux séries de phénomènes sont tout à fait indépendantes l'une de l'autre ; si elles coexistent souvent, elles peuvent se rencontrer isolément. De là, la grande variabilité des effets observés à la suite de la consommation de substances altérées.

Nous allons étudier comme type la putréfaction des viandes, telle qu'on l'observe le plus communément.

La viande qui se putréfie perd rapidement son éclat, elle devient terne ; sa couleur fonce un peu en devenant légèrement brunâtre. Les surfaces où débute l'altération se recouvrent d'une mince couche muqueuse grisâtre, qu'on ne distingue souvent qu'en râclant avec un scalpel. En même temps, on perçoit une légère odeur putride, fade, l'*odeur de relent*. La couche muqueuse est formée par les Bactéries, causes de la putréfaction ; leur apparition sur les viandes doit être considérée comme le premier signe certain de l'altération. En examinant au microscope une parcelle du produit du raclage délayée dans un peu d'eau, on y trouve des quantités considérables de Bactéries de différentes formes. Ces organismes pénètrent peu à peu dans le muscle qui se dissocie à leur contact sous l'influence des ferments diastasiques qu'ils sécrètent ; lorsqu'ils rencontrent des solutions de continuité, des interstices, des points de moindre résistance, ils pénètrent profondément dans la masse. A ce moment, la putréfaction s'établit bien nettement. La viande est imbibée des liquides résultant de l'action des diastases ; elle est très humide, visqueuse, pâle, décolorée ; elle est grise, livide par endroits ; elle devient de plus en plus molle, jusqu'à se laisser facilement déchirer à la pression du doigt. L'odeur devient très forte, âcre, repoussante. La graisse devient molle, verdâtre ; le tissu cellulaire est aqueux, livide, gonflé par les gaz ; les séreuses sont ternes, souvent vertes. Le sang est noir ; il s'extravase souvent et donne de larges plaques noirâtres dans les tissus.

Il est des causes qui hâtent la putréfaction des viandes. Les unes, intrinsèques, dépendent de la substance elle-même; les autres, extérieures, sont intimement liées' aux conditions de milieu. Les viandes très jeunes, peu faites, se putréfient vite, à cause probablement de leur mollesse, de leur richesse en eau et de leur facile pénétration par les organismes inférieurs. Les viandes mal saignées ont une grande tendance à la putréfaction. Au premier rang se placent les viandes d'animaux très fatigués et malades, ou, à plus forte raison, morts d'affections contagieuses ; très peu de temps après la mort, lorsque les circonstances s'y prêtent, la putréfaction est souvent tellement avancée, ses caractères sont tellement nets, qu'on la reconnaît au premier coup d'œil.

Les causes extérieures qui hâtent la putréfaction sont surtout physiques. La température influe beaucoup, peut-être aussi l'état électrique de l'atmosphère, principalement lorsqu'agit une chaleur humide, un temps orageux.

Les viandes très riches en eau, les organes mous comme le foie, le cerveau, la rate, la chair des Poissons, sont sujets à se putréfier très vite.

C'est surtout au début qu'il faut s'appliquer à pouvoir reconnaître ces putréfactions de viandes; lorsque l'altération est avancée, en effet, les caractères organoleptiques suffisent d'habitude pour la faire rejeter. On y arrive facilement en examinant au microscope des parcelles de tissus ou des sucs de raclage pris dans les points qui semblent un peu suspects. L'odeur fade du début peut mettre sur la voie.

Quant à la détermination des espèces de Bactéries causes de la putréfaction, elle est très difficile. Ces espèces, en effet, semblent être très nombreuses et bien peu sont connues. On y trouve des Bacilles longs et courts, des Microcoques et des formes spiralées.

Parmi les plus communes se trouvent le *Bacterium termo* et le *Bacillus subtilis*, ou plutôt les diverses formes voisines groupées sous ces dénominations. Ce sont probablement de purs saprophytes, ne pouvant jamais causer d'accidents. Il n'en est pas de même de certains Bacilles décrits sous le nom géné-

rique de *Proteus* qui produisent des ptomaïnes d'une grande
toxicité. Le *Proteus vulgaris* est très commun dans les putréfactions de viande. Il se reconnait facilement aux caractères de
ses colonies obtenues sur plaques de gélatine (fig. 67).

Une espèce très voisine, le *Proteus mirabilis*, a été retrouvée
dans de la viande hachée ayant déjà subi un commencement de
putréfaction et occasionné des accidents graves. Il en est de
même du *Bacillus enteritidis*, espèce éminemment toxique,

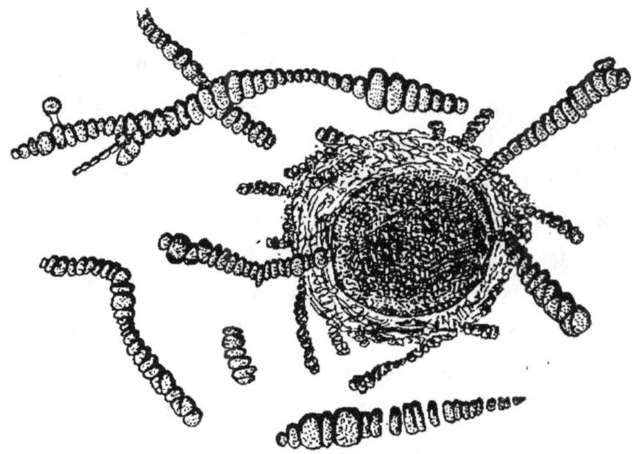

Fig. 67. — Colonie de *Proteus vulgaris* sur plaques de gélatine, 1/50.

que Gärtner[1], d'Iéna, a isolé récemment du contenu intestinal
d'un homme mort à la suite d'ingestion de mauvaise viande et
qu'il a pu retrouver dans cette même viande.

Les substances putréfiées ont une action des plus variables
sur l'organisme. Tandis que l'ingestion de viandes à un degré
d'altération avancé peut n'occasionner aucun trouble, il arrive
que des viandes ou d'autres produits moins avancés causent,
chez les personnes qui les consomment, des accidents graves,
parfois mortels. Ceci dépend surtout de deux causes. La première est l'espèce ou les espèces de Bactéries qui se rencontrent
dans la putréfaction ; nous savons qu'il en est d'inoffensives et
de redoutables. La seconde est la nature même de la substance

---

[1] Gärtner, Ueber die Fleischvergiftung in Frankenhausen und den
Erreger derselben (*Correspondenzblatt der allgemeinen ärtzlichen
Verein von Thuringen*, 1888, n° 9).

qui subit l'altération ; les accidents s'observent surtout avec les préparations qui contiennent des parties très altérables, le foie et le sang bien souvent. Enfin, le degré d'altération joue aussi un certain rôle. Pour certaines putréfactions on a remarqué, en effet, que, dans les premiers jours, il ne se montrait que des composés peu toxiques, tandis que plus tard il s'en formait de beaucoup plus actifs.

Les troubles occasionnés par l'ingestion de substances putréfiées ont reçu le nom d'*intoxication putride ;* les noms d'*allantiasis* et de *botulisme* sont surtout réservés pour les empoisonnements par les saucissons et boudins altérés, très communs en Allemagne.

Les symptômes de ces affections sont presque toujours semblables. Les uns peuvent être imputés à la vive irritation déterminée dans les voies digestives par les Bactéries de la putréfaction ; ce sont de vives douleurs intestinales, des vomissements, une diarrhée fétide, souvent sanglante. Les autres sont dus à la pénétration dans l'organisme des principes toxiques existant dans la viande au moment de l'ingestion du produit dans l'intestin par la végétation des Bactéries ; ce sont de la stupeur, des contractures, de la paralysie, une faiblesse générale pouvant aboutir au coma, une très forte dépression du cœur et du pouls. Les effets de ces poisons sont très voisins des effets produits par certains alcaloïdes végétaux, particulièrement de ceux de la famille des Solanées ; on observe souvent une forte contraction de la pupille comme avec l'atropine.

A côté des Bactéries qui sont les causes de l'intoxication putride proprement dite, il en est d'autres, rencontrées dans les putréfactions, qui sont aussi pathogènes, mais à la condition de pouvoir pénétrer dans la circulation par une lésion quelconque. Elles occasionnent des affections graves se rapprochant beaucoup comme marche et comme symptômes des septicémies. On ne les a encore observés qu'à la suite d'injections à divers animaux d'expérience de produits putréfiés, d'où le nom de *septicémies expérimentales* sous lequel on les désigne. On n'en connaît pas jusqu'ici d'exemple chez l'homme. Le fait suffit cependant pour faire éviter avec soin tout contact de substances putrides avec une lésion quelconque de la peau ou des muqueuses.

La putréfaction des conserves de viande et substances animales mérite une mention spéciale. Certaines occasionnent des symptômes d'intoxication putride immédiatement après l'ingestion faite aussitôt l'ouverture des boîtes. Parmi les accidents, il en est qui sont certainement dus à la présence, dans la conserve, d'une notable proportion de principes toxiques, provenant d'une altération de la viande antérieure à sa mise en boîte; c'est la seule raison admissible, à cause de la soudaineté des accidents. La conserve paraît bonne, parce que la cuisson a fait disparaître les caractères ordinaires des putréfactions et empêché l'altération de progresser en tuant les microbes ; par contre, des températures élevées, on le sait aujourd'hui, sont sans action sur beaucoup de ptomaïnes. D'autres fois, l'intoxication est due à la putréfaction de la substance dans la boîte elle-même; les conserves peuvent alors présenter les signes ordinaires des putréfactions, odeur, mauvais aspect du produit, présence de nombreuses Bactéries. Pour les conserves qui renferment des sauces prises en gelées, il est un indice qu'il est bon de constater avant de les consommer, c'est l'état de la gelée; à une température de 15°, la gelée doit être prise ; si à l'ouverture elle est liquéfiée et à plus forte raison trouble, à odeur putride, la conserve doit être écartée, elle peut causer une intoxication. Cette liquéfaction trouble de la gelée a été signalée plusieurs fois dans des conserves qui ont déterminé des accidents. Fréquemment dans ce cas, la boîte se bombe par suite de la pression des gaz que l'altération a dégagés; ces boîtes bombées doivent toujours être considérées comme suspectes et leur contenu examiné avec soin à l'aide du microscope.

Les accidents causés par des conserves peuvent ne se produire que quelque temps après l'ouverture des boîtes, un jour ou plus par exemple. Les parties absorbées aussitôt l'ouverture n'ont occasionné aucun trouble ; le restant, consommé le lendemain, détermine les symptômes ordinaires de l'intoxication putride.

Il existait alors des germes d'espèces toxiques, à l'état de vie latente dans la boîte, où l'oxygène peut faire défaut, qui ne se sont développés qu'après l'ouverture; ou bien l'air a apporté à la viande, dès qu'il est arrivé à son contact, des germes semblables qui ont rapidement pullulé dans un milieu aussi propice.

Enfin, on observe parfois une sorte de période d'incubation; les troubles ne se produisent qu'un certain temps après l'ingestion de conserves altérées. C'est que les organismes pathogènes ont mis du temps pour être en nombre dans l'intestin et produire les quantités nécessaires de substances toxiques.

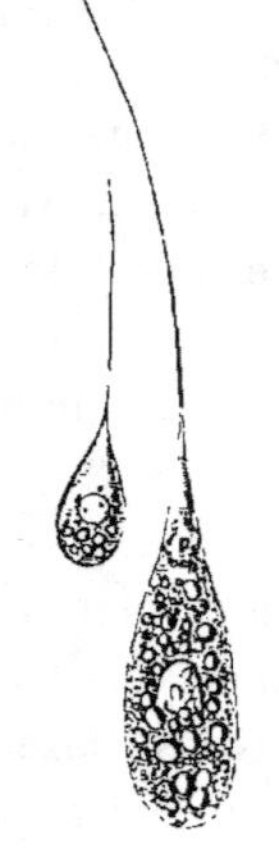

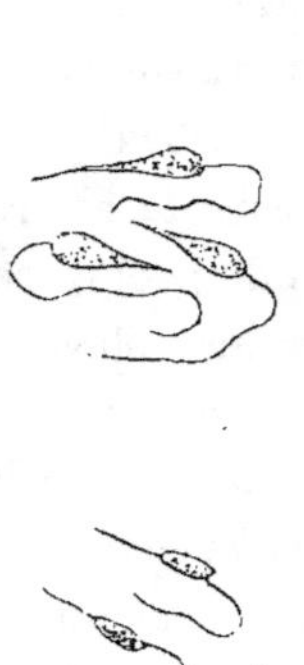

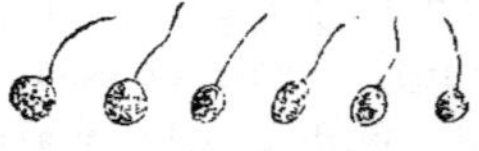

FIG. 68. — Monades.

FIG. 69. — Monades très grossies.

FIG. 70. — Cercomonades.

Avec les Bactéries, on trouve dans les putréfactions d'autres organismes inférieurs qu'il est bon de citer ici. Des Moisissures s'y rencontrent souvent; nous les étudierons plus loin. Des Infusoires inférieurs, des *Monades* (fig. 68 et 69), et des *Cercomonades* (fig. 70) y vivent fréquemment lorsqu'il y a beaucoup de liquide. On n'a guère de données certaines sur leur nocuité et pas du tout sur la part qu'ils prennent dans l'altération.

On doit rapprocher de ces altérations des viandes par le développement d'organismes inférieurs, l'altération particulière à la morue conservée, connue sous le nom de *morue rouge*. Elle est occasionnée par l'envahissement de la chair de poisson salé par une espèce du genre *Beggiatoa*, qui comprend surtout les *Sulfuraires* et ne se rattache que de loin aux Bactéries.

L'espèce en question est le *Beggiatoa roseo-persicina*, surtout remarquable par la coloration de son protoplasma en rose vif souvent légèrement violet. La pullulation de ce microorganisme dans la conserve de morue salée se manifeste par la coloration rouge ou rosée que prend la chair du poisson. La morue ainsi altérée paraît avoir des propriétés toxiques intenses, dues probablement à des ptomaïnes, ce qui semble indiqué par la nature et la marche des accidents observés à la suite de son ingestion. La présence du *Beggiatoa roseo-persicina* n'est peut-être même que secondaire; d'autres organismes de putréfaction doivent lui préparer le milieu en y produisant de faibles quantités d'hydrogène sulfuré, comme cela se passe pour les *Beggiatoa* si abondants dans les eaux sulfureuses, et c'est à eux plutôt qu'il faudrait rapporter la production de composés toxiques.

Il est facile de retrouver dans la *morue rouge* les éléments du microorganisme rose; en dissociant les fibres d'une portion colorée, on aperçoit entre elles des filaments de 3 µ. de large en moyenne, droits ou sinueux, fixés ou libres. On y trouve encore en très grande abondance des éléments ronds, parfois disposés en tétrades, dont on avait fait la *Sarcina morrhuæ*, qui font partie du cycle de développement de la même espèce. Les filaments et les éléments ronds présentent bien nettement la coloration rose fleur de pêcher qui appartient à l'espèce.

3. Phosphorescence.

Les viandes de boucherie présentent parfois la curieuse particularité d'émettre, dans l'obscurité, des lueurs blanches, parfois un peu verdâtres, en traînées mobiles irrégulières, ressemblant aux sillons qu'une allumette phosphorique laisse sur les objets, lorsqu'on la frotte légèrement à leur surface. Cette phosphorescence est contagieuse de proche en proche; des observations rapportent qu'en une nuit toutes les provisions de viande de grandes boucheries ont été envahies, alors qu'au début le phénomène avait paru très localisé. En transportant une très faible portion de la substance lumineuse sur un morceau de viande fraîche, celle-ci devient rapidement phosphorescente.

Le phénomène est plus fréquent peut-être sur les viandes de Poissons, la morue fraîche ou salée, le saumon cuit ou cru. Il a été observé également sur du homard conservé, un jour après l'ouverture des boîtes.

Le temps pendant lequel le substratum reste phosphorescent est variable. Un observateur allemand, Nuesch, a vu de la viande rester lumineuse pendant sept semaines, à une température ne dépassant pas 10°. La putréfaction fait disparaître le phéno- mène ; il n'y a aucun rapport entre l'apparition de la putréfac- tion et cette phosphorescence. La température influe assez peu, dans les limites ordinaires naturellement. Ludwig a observé que de la viande de veau, trouvée phosphorescente dans une bou- cherie, luisait encore à — 10° et qu'une température de — 15° ne supprimait pas les lueurs ; d'autre part, la viande mise au bain-marie dans un tube est encore lumineuse à 39°, mais à 47° toute lueur a disparu. L'air est nécessaire à la production du phénomène.

Cette phosphorescence très curieuse est due au développement à la surface du substratum de diverses espèces de Bactéries qu'il est possible d'obtenir par raclage de la partie superficielle de la viande, d'étudier au microscope et d'isoler en cultures pures. Les cultures sur milieux solides émettent la même lueur que la viande.

On a pu isoler jusqu'ici trois espèces différentes de ces Bac- téries photogènes, qui se distinguent par la forme et les dimen- sions de leurs cellules et la manière dont elles se comportent envers les milieux de cultures habituellement employés. Elles ne semblent, au reste, communiquer aucune propriété nocive aux viandes sur lesquelles on les rencontre.

2. ALTÉRATIONS DUES AUX MOISISSURES

Les viandes fraîches sont rarement envahies par les Moisis- sures, parce qu'elles sont en général consommées trop tôt pour que ces organismes puissent s'y développer en assez grande abondance. Il n'en est pas de même des viandes conservées qu moisissent au contraire facilement.

C'est à des Champignons de ce groupe que sont dues beaucoup de maladies de peau de nos animaux domestiques. Ces affections ne laissent d'ordinaire pas de traces dans les parties qui entrent dans l'alimentation ; dans les cas très graves seulement, l'animal dépérit, la viande perd de sa valeur.

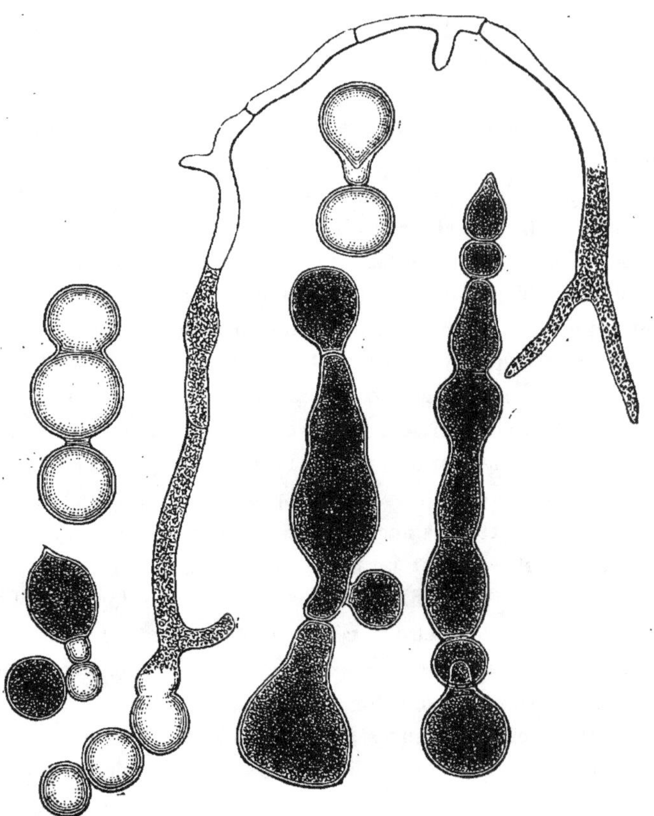

FIG. 71. — Spores et jeunes tubes mycéliens de Moisissures.

D'autres espèces, qui s'attaquent aux animaux vivants, s'observent dans l'appareil respiratoire des Oiseaux et quelquefois, exceptionnellement il semble, dans celui des Mammifères. Chez les premiers, on les trouve dans les bronches, les poumons, mais surtout les sacs aériens. On y a signalé quatre espèces d'*As-*

pergillus, les *A . glaucus*, *A . fumigatus*, *A . nigrescens* et *A . candidus*. Dans le poumon, les lésions peuvent simuler celles de la tuberculose. On les distingue à une simple inspection microscopique qui fait reconnaître toujours des tubes mycéliens de forme diverse (fig. 71) et quelquefois des appareils sporifères. La présence de ces parasites est parfois compatible avec un bon état de santé ; souvent ils déterminent un dépérissement sensible et même la mort.

On a signalé de ces *pneumomycoses* chez quelques animaux domestiques, en particulier la vache et le cheval. On trouva dans les poumons des lésions analogues à celles de la pneumonie ; les alvéoles renfermaient de nombreux filaments mycéliens.

Les viandes préparées et conservées sont au contraire très sujettes à moisir. Un très grand nombre d'espèces peuvent se développer sur ces substrats. Plusieurs des espèces du genre *Aspergillus*, que nous avons citées plus haut, des *Penicillium*, le *P. glaucum* surtout, des *Mucor* et d'autres espèces très voisines s'y développent. On observe souvent ici des appareils à spores qui permettent de préciser l'espèce à laquelle on a affaire. Nous retrouverons du reste ces espèces en traitant des altérations de certaines substances végétales, des matières amylacées surtout, où elles jouent un plus grand rôle.

On reconnaîtra les filaments mycéliens à leur forme, à l'aspect de leur contenu et à la réaction que leur membrane donne avec l'acide sulfurique et l'iode ou le chloroiodure de zinc ; traitée par ces réactifs, elle se colore en rose.

L'action des Moisissures sur la viande est très peu connue, surtout parce qu'on n'a jamais séparé les effets qu'elles produisent de ceux causés par les Bactéries de putréfaction qui les accompagnent alors toujours. Il en est qui possèdent des diastases agissant énergiquement sur les albuminoïdes ; elles doivent très probablement avoir une action sur la viande. D'autres, c'est peut-être la majorité, semblent ne jouer qu'un rôle très secondaire dans les altérations où on les rencontre.

Des Champignons aquatiques, voisins des Moisissures ordinaires, attaquent fréquemment les Poissons vivants ; il est bon de connaître le fait. Ils appartiennent aux genres *Achlya* et *Saprolegnia* de la tribu des Saprolégniées. Ils se développent sur la peau et les branchies; il y déterminent la production d'ulcérations saigneuses, souvent de grandes dimensions, qui occasionnent souvent le dépérissement et la mort du Poisson. En raclant la surface ulcérée, on retire une masse muqueuse blanchâtre qui, examinée au microscope, montre de nombreux tubes mycéliens et les organes reproducteurs du parasite.

3. ALTÉRATIONS DUES AUX PROTOZOAIRES

Les parasites les plus importants de cette classe appartiennent au groupe des *Sporozoaires*. Ce sont les organismes que l'on connaît sous les noms de *Coccidies* et de *Psorospermies*.

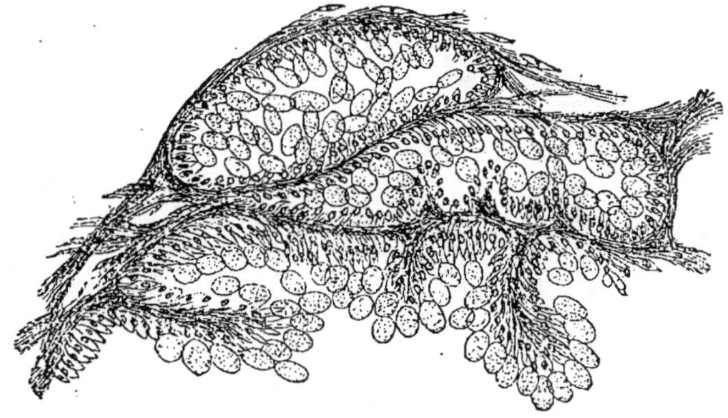

Fig. 72. — Coupe d'un foie de lapin envahi par le *Coccidium oviforme*, d'après Balbiani.

Parmi les Coccidies, l'espèce à citer en premier lieu est le *Coccidium oviforme*, parasite ordinaire du lapin, que l'on a observé chez l'homme. Il attaque le foie, d'où le nom de *Coccidiose hépatique* donné à la maladie qu'il provoque ; il y vit en parasite dans les cellules épithéliales des conduits biliaires. Les Coccidies, arrivées probablement par l'intestin et le canal cholédoque, envahissent les cellules, les dilatent en refoulant leur protoplasma qui disparait peu à peu pour faire place au parasite (fig. 73, *a*, *b*, *c*). Par suite de leur accumulation, les conduits biliaires se dilatent beaucoup (fig. 72), deviennent variqueux et forment, par leur réunion en certains endroits, de petites tumeurs d'un blanc jaunâtre, du volume d'une graine de pavot à celui d'un pois.

Ces tumeurs, assez dures au début, prennent plus tard une consistance molle. Leur contenu s'élimine même avec la bile. Le foie devient énorme ; la nutrition se fait mal, l'animal maigrit, il a, comme on dit, le *gros ventre*. Dans le contenu des canalicules dilatés, dans la bile de la vésicule, dans les intestins et les excréments, on trouve un grand nombre de Coccidies à des états divers de développement.

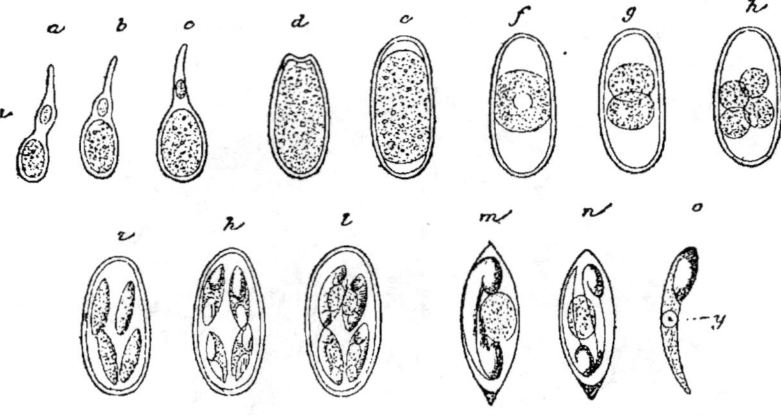

Fig. 73. — *Coccidium oviforme*, d'après Balbiani ; *a, b, c*, jeunes coccidies renfermées dans les cellules épithéliales dont le noyau est refoulé en haut ; *d, e, f*, coccidies adultes enkystées ; *g, h, i, k, l*, développement des spores ; *m, n*, spores mûres avec les deux corpuscules falciformes ; *o*, corps falciforme isolé.

Tout à fait au début, la Coccidie s'aperçoit dans une cellule épithéliale, comme une petite masse grisâtre, peu distincte du protoplasma de l'élément (fig. 73, *a)*. Elle grandit peu à peu, désorganisant le contenu cellulaire, qui se réduit bientôt au noyau refoulé en haut *(b, c)*. La cellule morte tombe dans la lumière du canal et se dissocie. Le parasite, mis en liberté, s'entoure d'une membrane et rétracte sa masse protoplasmique jusqu'à former une sphère centrale *(d, e, f)*. L'organisme à cet état a une forme ovoïde et mesure à peu près 40 μ sur 20 μ,

Tant que les Coccidies restent dans le foie ou l'intestin du lapin, elles ne dépassent pas la phase représentée en *f*. Si on les met dans l'eau à la température ordinaire, le développement continue. La sphère protoplasmique centrale se divise en deux, puis quatre masses *(g, h)*, qui forment chacune un corps ovoïde *(i, k, l)* dans lequel se différencient *(m, n)* deux corpuscules falciformes *(o)*, accolés l'un à l'autre et disposés en sens inverse. Ces corpuscules falciformes, pénétrant dans l'estomac avec l'eau et les aliments, laissent sortir une petite masse amœboïde, mobile, qui remonte le canal cholédoque et va infester les cellules épithéliales des conduits biliaires.

Il est d'autres Coccidies qui vivent en parasites dans les cellules épithéliales de l'intestin. Le *Coccidium perforans* se trouve chez la poule. Il se montre sous la forme de kystes ovales, de 45 μ à 48 μ de longueur, dont le protoplasma se divise en nombreuses petites spores allongées. L'affection peut même se propager au foie où il se forme de petits nodules ressemblant aux granulations tuberculeuses. Il est très probable que ces Coccidies ou d'autres voisines jouent un grand rôle dans l'affection mal connue décrite sous le nom de *diphtérie des oiseaux*, qui n'a aucun rapport avec la diphtérie de l'homme.

Les *Psorospermies vraies* vivent en parasites dans le tissu musculaire ou dans le tissu conjonctif. On en rencontre très fréquemment chez les Poissons, ce sont les *Myxosporidies ;* d'autres s'attaquent à plusieurs Mammifères domestiques, elles font partie du groupe des *Sarcosporidies*.

Des *Myxosporidies* se développent chez beaucoup de Poissons de mer ou d'eau douce qui entrent dans l'alimentation. Lorsqu'elles sont en petit nombre, elles n'occasionnent d'habitude aucun trouble sérieux. Très nombreuses, au contraire, elles déterminent des accidents graves, amenant le dépérissement et la mort. On observe sur les Poissons de certains cours d'eau de véritables épidémies des plus meurtrières.

Les Myxosporidies peuvent se rencontrer dans presque tous les organes ; les nageoires, les branchies, les muscles, la vessie natatoire, les reins sont surtout envahis. On les aperçoit sous forme de petits amas arrondis ou plus souvent allongés, grisâtres, ternes. Ces amas sont isolés ou réunis, serrés les uns contre les autres, de manière à former des masses plus ou moins considérables. Le tissu s'enflamme autour d'eux ; il se produit un abcès dans le contenu crémeux duquel on trouve, au milien des globules de pus et des débris des éléments du tissu, les spores du parasite.

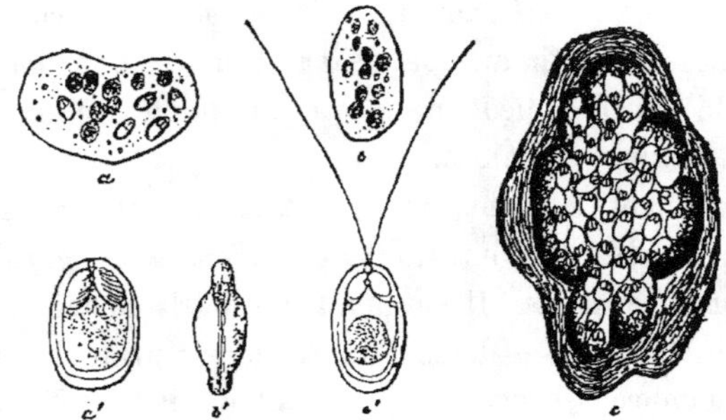

Fig. 74. — Myxosporidies de la Tanche ; *a*, *b*, *c*, états divers des **Myxosporidies** ; *a'*, Spore ou l'sorospermie, vue de face ; *b'*, vue de côté ; *c'*, la même avec filaments déroulés.

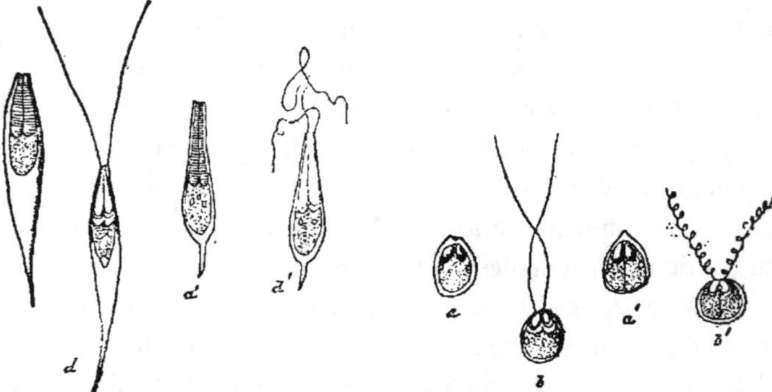

Fig. 75 — *a*, *d*, Psorospermies du Brochet ; *a'*, *d'*, Psorospermies de la Perche.

Fig. 76. — *a*, *b*, Psorospermies de l'Ablette ; *a'*, *b'*, Psorospermies de la Lotte.

Tout au début, la Myxosporidie est une petite masse protoplasmique grisâtre, de forme irrégulière, arrondie, montrant dans son intérieur de nombreux noyaux (fig. 74, *b*). Ces noyaux se transforment en petits globules, ovoïdes ou allongés, possé-

dant une membrane d'enveloppe très visible et à une extrémité
deux corpuscules brillants (fig. 74, *a, c)*. En se développant, ces
corpuscules donnent les spores que l'on nomme *Psorospermies*.
La forme de ces Psorospermies varie beaucoup suivant les espèces. Celles que l'on rencontre chez le brochet, la perche, sont
très allongées (fig. 75); celles de la tanche, de l'ablette, de la
lotte sont au contraire ramassées, ovoïdes ou presque sphériques (fig. 74 et 76). Leur membrane assez épaisse, laisse voir
une masse protoplasmique trouble et, à l'un des pôles, deux
petites vésicules contenant un filament enroulé en spirale, pouvant se dérouler en dehors, comme on le voit représenté sur les
figures. Ces spores, mises en liberté dans l'eau, laissent sortir
leur contenu protoplasmique sous forme d'un petit corps amœ-
biforme qui, pénétrant dans un Poisson, donne très probablement une Myxosporidie.

Les *Sarcosporidies* sont des parasites du tissu musculaire.
On en a rencontré chez beaucoup de Mammifères et, en particulier chez le porc, le sanglier, le mouton, la chèvre, le chevreuil
le bœuf, le veau, le cheval, le lièvre, le lapin.

La première connue, et l'une des plus communes, est celle
nommée *Sarcocystis Miescheri*, désignée plus souvent sous
les noms de *corpuscules de Rainey, corpuscules de Mies-
cher*. Elle est surtout fréquente chez le porc; on l'a rencontrée
également chez le bœuf, le chevreuil, le lapin et la poule, bien
que pour ces derniers animaux la détermination soit douteuse.

Chez le porc, cette Sarcosporidie peut se rencontrer dans tous
les muscles striés. Lorsque les parasites sont rares, l'aspect de
la viande est peu changé; elle est cependant un peu plus pâle.
Quand ils sont très nombreux, la viande est tellement altérée
que les caractères macroscopiques suffisent pour motiver la saisie. Le muscle est terne et montre, à un examen attentif, de
petits points blancs sur le fond rouge. Parfois, les amas de Sarcosporidies sont assez gros pour former de vraies taches blanches. La viande est molle, se déchire facilement; le muscle est
enflammé et présente des signes de myosite. En prélevant à l'aide
de la pince ou du scalpel et de petits ciseaux courbes, une petite

portion de tissu musculaire que l'on prépare en écrasant légèrement, on trouve d'habitude plusieurs Sarcosporidies dans la
préparation, qui offre l'aspect représenté figure 77, A. Ce sont de
petits corps allongés, fusiformes, à surface irrégulière, à apparence granuleuse. Lorsqu'ils sont jeunes, on ne leur distingue
qu'une membrane externe hyaline et un contenu uniformément
grisâtre (fig. 77, A et B); ils sont alors mobiles et présentent des

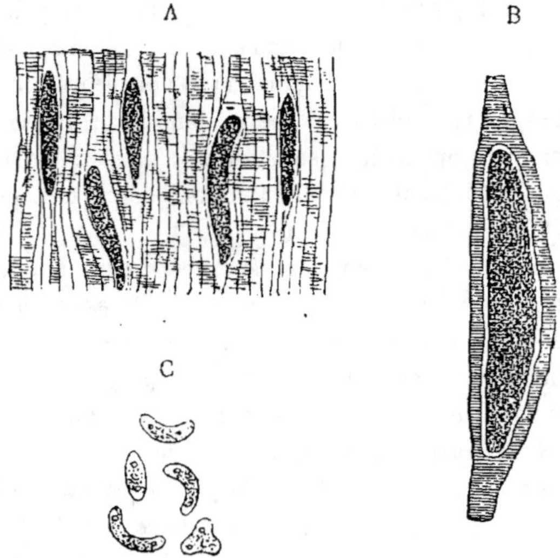

Fig. 77. — Sarcosporidies des muscles du porc, d'après Leuckart ; A, grossie 40 fois; B, fibre musculaire avec tube psorospermique grossie
100 fois; C, corpuscules falciformes isolés, fortement grossis.

mouvements très lents. Plus tard, le contenu se divise en un
certain nombre de masses sphériques; la membrane s'épaissit
surtout aux deux pôles et montre une fine striation radiaire
(fig. 78). Pour certains auteurs, cette apparence striée serait due
à un revêtement de longs cils vibratiles. Les sphères, issues de
la division du contenu de la Sarcosporidie, sont homogènes au
début ; peu après, toute leur masse se transforme en corpuscules
courbés, que l'on doit comparer aux corpuscules falciformes des
Coccidies (fig. 77, C, et fig. 78). Ces corpuscules falciformes sont

mis en liberté par rupture des membranes ; ils se comportent
probablement comme les précédents, donnant de petites amibes,
qui peuvent reproduire une Sarcosporidie chez d'autres hôtes.

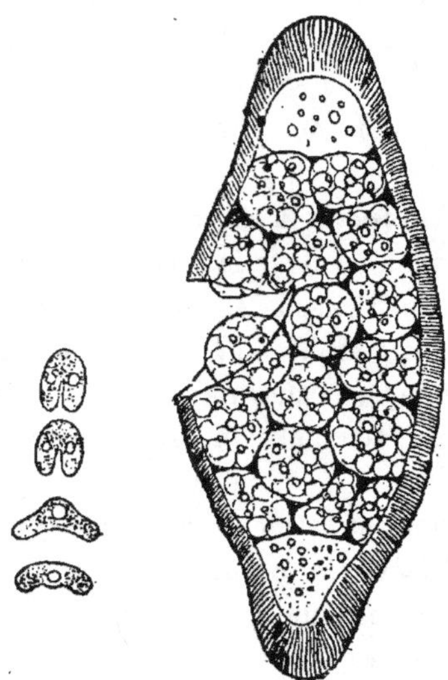

Fig. 78. — Sarcosporidie du diaphragme du porc. A droite, quelques
corpuscules falciformes isolés.

Des expériences de transmission à l'homme, tentées en faisant
consommer des viandes infectées, n'ont donné aucun résultat.
On en a conclu prématurément que l'ingestion de ces viandes
était sans danger. A part cette crainte, qui suffirait pour une
prohibition ou au moins des précautions spéciales, il y a en plus
à considérer le mauvais état de la viande, causé par l'inflammation intense aboutissant souvent à la production de pus autour des Sarcosporidies.

Au bout d'un certain temps, ces parasites subissent la dégénérescence calcaire.

On a confondu la maladie avec la trichinose. Les symptômes
observés du vivant de l'animal peuvent du reste simuler ceux
que l'on remarque dans cette dernière affection. L'examen microscopique établit nettement la différence.

On trouve très fréquemment aussi chez le mouton des Sarcosporidies déterminant les mêmes troubles. Une bonne partie des viandes de mouton dites cachectiques en renferment parfois de très nombreuses. Elles peuvent coexister avec les Douves du foie ; mais souvent elles sont seules, c'est alors à elles qu'il faut attribuer l'état misérable de l'animal et la qualité très inférieure de sa chair. Des moutons de belle apparence en présentent aussi, mais en petit nombre.

La *Sarcocystis tenella* a été trouvée dans les muscles du mouton, qu'elle envahit comme la précédente ceux du porc. Elle se rencontre également chez la chèvre et le veau, chez le cheval et le bœuf, où elle atteint jusqu'à 3 ou 4 millimètres de long. La membrane d'enveloppe, beaucoup plus mince que celle du *Sarcocystis Miescheri*, semble avoir un revêtement bien net de cils vibratiles.

On doit probablement rattacher au même type les *Sarcosporidies géantes (Balbiania gigantea)* très fréquentes, chez le mouton, dans la couche musculaire ou sous la muqueuse de l'œsophage, dans la base de la langue, dans les muscles du pharynx, des joues, du cou, du thorax, de l'abdomen et des cuisses, sous la plèvre et le péritoine. Elles apparaissent comme des taches blanches, de la grosseur d'un grain de blé à celle d'une noisette ; les petites sont ovoïdes et les grosses arrondies. Leur couleur est blanchâtre ou blanc jaunâtre ; leur consistance un peu molle. Elles sont formées d'une membrane mince, de 1 μ d'épaisseur, sans différenciation, renfermant un grand nombre de vésicules, pouvant contenir elles-mêmes des vésicules de deuxième ou troisième ordre. Il se forme dans les vésicules de dernier ordre des corps réniformes, à mouvements très nets.

Zopf[1] a rencontré une fois, à Halle, dans les muscles d'un porc, entre les fibrilles musculaires, un organisme particulier sur la nature duquel on n'est pas du tout fixé. Il l'a nommé *Haplococcus reticulatus* et paraît vouloir le rapprocher de certaines Algues inférieures ; sa place serait peut-être mieux ici.

---

[1] Zopf, *Biologisches Centralblatt*, 1883, III, n° 22.

Il se présente sous deux formes auxquelles il donne les noms de sporanges et de spores durables. Les premiers sont des corps sphériques ou presque, de 16 μ à 22 μ de diamètre; à membrane lisse, faiblement épaissie, à contours nets, présentant, en trois places ou plus, des amincissements qui donnent comme de petites papilles à la périphérie de l'enveloppe. Le protoplasma finement granuleux au début se divise en un certain nombre de sphères (6 à 15) qui prennent des mouvements amœboïdes et

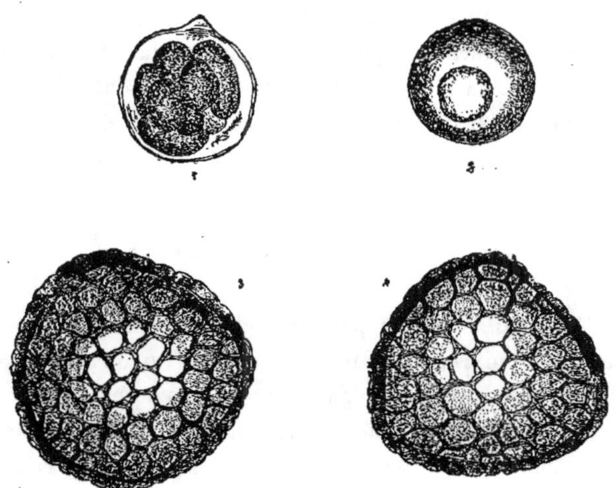

Fig. 79. — *Haplococcus reticulatus*, d'après Zopf; 1 sporange; 2, spore durable jeune; 3, 4, spores durables mures, plus fortement grossies.

sortent par les points amincis de la membrane se gélifiant à ce moment (fig. 79, 1). Elles s'entourent d'une membrane et laissent voir une grosse goutte de graisse dans leur intérieur (fig. 79, 2). Lorsqu'elles ont achevé leur développement, leurs caractères sont tout autres. Ce sont des sphères ou des tétraèdres à angles et à côtés fortement arrondis; leur diamètre est de 25 à 30 μ. Les sphères sont lisses; les autres ont à la surface de petits reliefs formant un filet à mailles polygonales régulières (fig. 79, 3 et 4). Le contenu est une grosse goutte de protoplasma sombre et granuleux. On ne connait rien de leur développement ultérieur.

A part les faibles modifications causées dans les fibres mus
culaires par la contraction qu'occasionnait le parasite enkysté,
la viande avait son aspect habituel et sa structure normale.

Citons encore ici des altérations causées chez beaucoup de
Poissons par des Infusoires qui, s'attaquant aux branchies, déterminent des troubles graves de la respiration, amenant l'asphyxie.
La chair des Poissons morts tout récemment est belle. Le sang
est noir, beaucoup d'organes présentent des signes de l'état as-
phyctique ; les nageoires ont des taches d'un rouge noir, les branchies sont fortement congestionnées. En raclant la surface des
lamelles branchiales, on s'aperçoit qu'elles sont recouvertes
d'un mucus épais, très visqueux, fourmillant d'Infusoires. C'est
cette couche gluante qui a empêché la respiration de se faire.

4. ALTÉRATIONS DUES AUX HELMINTHES

Les Vers qui vivent en parasites chez les animaux de boucherie sont nombreux. Toutes les espèces qu'on y rencontre
sont loin d'avoir un intérêt égal au point de vue hygiénique. Un
certain nombre d'entre elles seulement peuvent se développer
chez l'homme et occasionner alors des accidents de gravité très
variable. Il en est, ce sont les plus à craindre, qui, passant chez
l'animal, un des stades de leur cycle de développement souvent
compliqué, vivent chez l'homme leurs autres phases, en totalité
ou en partie. Quelques-unes de celles-ci peuvent causer de très
grandes perturbations dans l'organisme, parfois sa mort, et ne
pas seulement se borner à envahir isolément un individu, mais,
à cause de conditions biologiques particulières, qui se rencontrent fréquemment dans leur évolution, élargir leur centre d'action et causer parfois de nombreuses victimes. C'est ainsi qu'un
porc trichiné peut rendre malades un grand nombre de personnes. On observe alors de véritables petites épidémies, localisées, dont l'étiologie peut être élucidée avec certitude. Les phénomènes observés sont parfois très variables chez les différents
malades que l'on peut suivre ; cela tient à la quantité de para-

sites absorbés d'abord, puis aussi à la résistance propre de l'organisme variable chez les différents individus.

A côté de ce premier groupe de parasites, il en est d'autres communs à l'homme et aux animaux de boucherie, vivant chez eux sous le même état, ne pouvant pas dès lors infester l'homme par la viande dont il se nourrit, parce qu'il n'est pas l'hôte voulu du stade ultérieur de leur développement. Il faut toutefois en éviter le plus possible la dissémination parce qu'elle augmente les chances de contagion sous un autre état. L'état larvaire du *Ténia échinocoque*, commun chez certains herbivores, se rencontre aussi chez l'homme où il occasionne les *tumeurs hydatiques*, souvent fort dangereuses. Il n'y a pas à songer à une transmission directe quelconque de l'hydatide d'un mouton à l'homme, l'adulte ne se développant que chez le chien ; maïs, comme la transmission se fait du chien à l'homme, il est bien certain que lorsque le chien ne présente pas l'adulte, les œufs ne se trouvent pas à la portée de l'homme. En supprimant l'hydatide du mouton qui infeste toujours le chien, on diminue donc les chances d'infection pour l'homme, on fait de la sérieuse prophylaxie. Il en est de même pour les *Douves*, exceptionnelles chez l'homme.

Enfin il est une troisième classe d'Helminthes des animaux de boucherie qui ne se présentent jamais chez l'homme et paraissent ne pas pouvoir l'attaquer. Ceux-là peuvent quand même être intéressants au point de vue des altérations que leur présence, souvent en très grand nombre, détermine chez l'animal envahi, diminuant ainsi, supprimant presque parfois, les qualités alimentaires de la viande. La *strongylose pulmonaire*, la *distomatose*, la présence de nombreux *Ténias* dans l'intestin rendent très souvent les moutons cachectiques à un degré tel, que la viande doit être rejetée de la consommation, bien que ne présentant aucun danger d'infection pour l'homme. Dans un même ordre d'idées, des viandes imbibées du liquide de Cysticerques à grosses vésicules, *Cysticercus tenuicollis*, *Echinocoque*, ont déterminé des accidents d'intoxication dus à une ptomaïne signalée par Schlagdenhauffen, rappelant ceux observés à la suite d'ingestion de moules dites toxiques.

Dans les viandes de boucherie, l'homme peut trouver les larves, les *Cysticerques* comme on les appelle dans ce cas particulier, de deux *Vers plats* qui vivent fréquemment en parasite chez lui, le *Ténia armé (Tænia solium)* et le *Ténia inerme (Tænia saginata).* Il prend le premier d'habitude dans la viande de porc, le second dans la viande de bœuf ou de veau. La larve du premier se rencontre assez fréquemment chez lui, dans les cas de *ladrerie humaine,* mais elle provient alors d'œufs vivants absorbés avec l'eau probablement, ou certains aliments crus.

D'autres Vers plats, fréquents chez les animaux à viande, se rencontrent aussi chez l'homme au même état de développement. Ils ne viennent pas alors de la viande où il importe toutefois de les supprimer afin de diminuer dans les limites du possible les chances de contagion. C'est le cas des *Echinocoques* et des *Douves* fréquents chez les herbivores. Quelques autres larves d'espèces voisines doivent encore être reconnues, le *Cénure cérébral* du mouton, le *Cysticerque à long cou* des ruminants, le *Cysticerque pisiforme* du lapin par exemple. Enfin, on rencontre, chez beaucoup de nos Poissons, les larves d'un Ver plat parasite de l'homme, le *Botriocéphale large ;* elles sont intéressantes à reconnaitre, à cause de la grande extension que prend cet Helminthe dans certaines régions.

Les *Vers ronds* qu'on peut être exposé à rencontrer dans les viandes sont encore moins nombreux.

Un a une importance considérable, la *Trichine,* qui vit alors, à l'état larvaire asexué, principalement sinon exclusivement, dans la viande de porc. Son introduction chez l'homme en quantité un peu notable, produit une affection grave, la *trichinose,* qui exerce de véritables ravages dans certains pays où on l'observe fréquemment.

Quelques autres n'ont qu'une importance beaucoup moindre, on peut dire secondaire. N'étant pas à craindre pour l'homme, leur action nocive ne s'exerce que sur l'organisme animal qu'ils envahissent. Ils l'affaiblissent souvent, arrivant jusqu'à déterminer un état de déchéance profonde, d'anémie considérable, de cachexie. C'est ainsi qu'agissent les *Strongles* qui pullulent dans le poumon des moutons. D'autres fois, ils s'attaquent exclusivement à un organe qu'ils détruisent; c'est le cas des *Strongles* du rein.

I. VERS PLATS

I. CYSTICERQUE DU TÆNIA SOLIUM. — Le *Cysticerque du tissu celluleux (Cysticercus cellulosæ)* se rencontre surtout chez le porc, où il cause l'affection connue sous le nom de *ladrerie*. C'est d'ordinaire par le porc que l'homme gagne le *Tænia solium*. Exceptionnellement cependant, et il est bon d'être prévenu, la larve en question se rencontre chez quelques autres animaux qui peuvent par moments entrer dans l'alimentation, le sanglier, l'ours, le chien, le chat, le rat, le chevreuil et peut-être, ce qui est très douteux, le mouton. L'homme lui-même peut être son hôte et la *ladrerie* ainsi produite est souvent alors une maladie grave; mais il ne peut donner le Ténia à son semblable que dans des conditions tout à fait exceptionnelles, si l'on considère l'anthropophagie comme une exception.

C'est donc surtout de la ladrerie du porc qu'il faut se préoccuper.

Cette affection du porc est assez fréquente dans nos pays. Rare, peut-être même exceptionnelle, chez les porcs de certaines régions, la Lorraine, l'Alsace, les Ardennes principalement, elle devient commune chez ceux qui nous viennent d'autres pays qui semblent alors prédestinés, le Limousin, l'Auvergne en France, chez beaucoup de porcs de provenance allemande, ceux surtout qui arrivent de l'Allemagne orientale. Cette soi-disant prédestination ne tient uniquement qu'aux habitudes différentes des éleveurs et aux soins d'hygiène moins rigoureux souvent déplorables auxquels sont soumis les animaux.

Il est en général difficile de reconnaître parmi des porcs vivants ceux qui sont ladres de ceux qui sont sains. Les symptômes cités sont loin d'être pathognomoniques. Le porc ladre est souvent triste, abattu, sans réaction; ses soies s'arrachent facilement. Ce sont là des signes qui se rencontrent dans beaucoup d'états pathologiques. Les symptômes que l'on peut observer dépendent des organes attaqués par les parasites et aussi du nombre de ces derniers. L'enrouement parait ne se produire que lorsque les muscles du larynx sont envahis ce qui est assez fréquent il est vrai, mais loin d'être constant. L'état général ne doit même pas servir de guide ; alors qu'on rencontre souvent des porcs ladres à aspect misérable, maigres, presque cachectiques, il n'est pas rare de constater la ladrerie avancée chez des animaux de très bel aspect, paraissant avoir une santé excellente.

Il est cependant un signe précieux qui peut donner, chez le porc vivant, des résultats positifs, c'est l'examen de la langue, pratiqué dans ce but depuis une haute antiquité et encore en honneur à notre époque sous le nom de *langueyage*. L'opération est faite par des spécialistes, les *langueyeurs*, qui acquièrent d'habitude une habileté très grande à la pratique. Les Cysticerques ont des régions préférées, où on les rencontre presque d'une façon constante ; de telle sorte que, s'il s'en trouve chez un animal donné, on aura beaucoup de chance d'en voir dans ces régions. Un des endroits favoris du parasite qui nous occupe est la face inférieure de la langue ; il s'y loge dans le muscle, immédiatement sous la muqueuse, surtout de chaque côté du frein. La vésicule ladrique fait alors bomber la muqueuse qui passe sur elle ; elle forme une petite élevure ovoïde, opaline, résistante, perceptible au doigt qui palpe légèrement la région, ou même simplement à l'œil. Après piqûre avec une épingle, il s'en écoule un liquide transparent. Il est cependant des cas de ladrerie généralisée où la langue est indemne ; ceux-là ne peuvent alors être reconnus qu'à l'autopsie. Lorsque les Cysticerques sont peu nombreux, il est souvent difficile d'en trouver ; leur recherche demande alors beaucoup d'attention. Il est nécessaire, pour réussir, de bien connaître les caractères et diverses particularités de leur développement.

Les Cysticerques du *Ténia armé*, lorsqu'ils sont bien développés (fig. 80), sont de petites vésicules ovoïdes ou plus rarement elliptiques, légèrement opalescentes, à parois d'un blanc

nacré, mesurant à ce complet. développement environ 20 millimètres de long sur 10 millimètres de plus grande largeur. En
un point de la surface, d'habitude sur le plus petit des deux diamètres, on aperçoit une tache
blanche opaque; en examinant
attentivement, on reconnaît
qu'elle est percée à son centre
d'un petit orifice et qu'elle est
causée par une sorte de bourgeon
plein, situé à l'intérieur de la
vésicule, s'insérant à cet endroit sur la membrane. C'est la
dépression en cæcum, le *réceptaculum*, où prend naissance la
tête du Ténia, le scolex. Il est
assez facile de faire saillir le
scolex (fig. 81), en comprimant
légèrement la vésicule entre
deux lames de verre. Le bourgeon se dévagine en partie; on
achève en frottant la partie sortie avec l'extrémité d'une

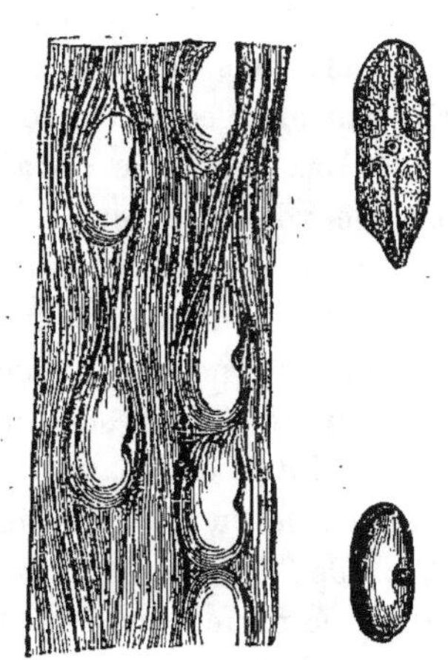

FIG. 80. — *Cysticercus cellulosæ* de la viande de porc. A droite, deux cysticerques isolés. Grandeur naturelle.

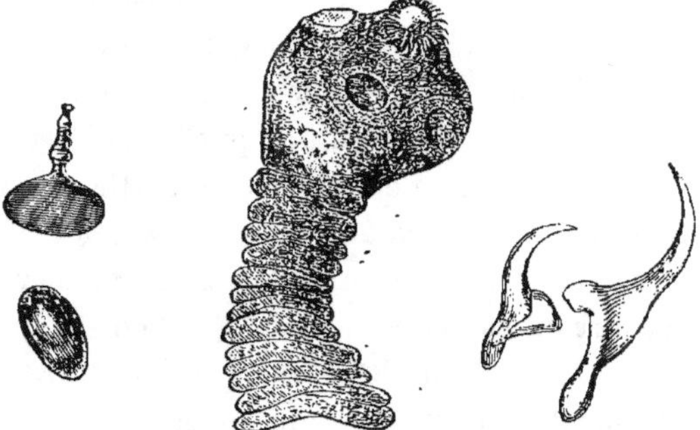

FIG. 81. — *Cysticercus cellulosæ*. A gauche, deux vésicules de grandeur naturelle, celle du haut présente le scolex dévaginé. Au milieu le scolex grossi. A droite, deux crochets fortement grossis.

aiguille montée. On obtient alors la forme représentée par
la partie supérieure gauche de la figure. Pour l'étudier plus à

fond au microscope, on sépare la tête de la vésicule et on la monte dans un liquide approprié, en la comprimant légèrement. Il est alors facile de constater ses caractères particuliers. La tête a vaguement la forme d'une pyramide quadrangulaire, à angles arrondis, à sommet supérieur, dont la base se continue obliquement avec le cou du scolex. Elle mesure de $0^{mm},6$ à $0^{mm},8$. Dans sa partie élargie, aux quatre coins émoussés de la base, se voient les quatre ventouses. La partie terminale, le sommet de la pyramide, forme un rostre rétractile qui porte une double couronne de 24 à 32 crochets. Les crochets de la couronne externe, les plus développés, ont de 150 μ à 180 μ de long ; ceux de la couronne interne sont plus petits et mesurent de 110 à 140 μ de longueur. La forme et les dimensions de ces crochets sont du reste identiques à celles des crochets du *Tænia solium* de l'homme. Ils présentent leurs trois parties distinctes, la lame, le manche et la garde.

Ces Cysticerques se trouvent surtout dans le muscle. Ils sont en nombre plus ou moins grand suivant les cas ; on n'en voit souvent que quelques-uns, d'autres fois il en existe des milliers. Ils apparaissent très nettement à la coupe de la viande comme de petites vésicules blanchâtres, à parois tremblottantes. Chaque Cysticerque est logé dans une cavité formée entre les faisceaux musculaires et entouré d'une enveloppe constituée aux dépens du tissu conjonctif ambiant de l'animal. Cette enveloppe enserre exactement le Cysticerque ; aussi, dès qu'elle est lésée, la vésicule fait-elle aussitôt hernie et peut même sortir en entier par une ouverture minime. Lorsque la vésicule est enlevée, le tissu du muscle ne revient pas sur lui-même pour combler le vide. Tout au contraire la cavité reste béante, même sur une coupe passant par son axe médian. C'est un précieux caractère qui permet de reconnaître une viande ladre, dans laquelle les Cysticerques de la surface ont été enlevés, par fraude le plus souvent. Cette cavité semble tapissée par une membrane nacrée très mince, l'enveloppe dont il a été parlé plus haut. En recherchant dans la profondeur à l'aide de nouvelles coupes, on trouve facilement d'autres vésicules intactes.

Il est des muscles qui sont envahis plus facilement les uns que les autres, sans qu'on puisse en concevoir la raison. Les muscles de la langue, nous l'avons vu, sont un de ces points de prédilection. Pour tromper les langueyeurs, les marchands piquent les vésicules avec une épingle, pour les faire s'affaisser ; en faisant des coupes sur la langue, on retrouve les cavités et les scolex. Après la langue et presque au même degré sont envahis les muscles du cou, des épaules, surtout les sous-scapulaires ; puis les muscles intercostaux, les psoas, les muscles de la cuisse. Parfois tous les muscles en renferment ; le cœur lui-même en contient souvent.

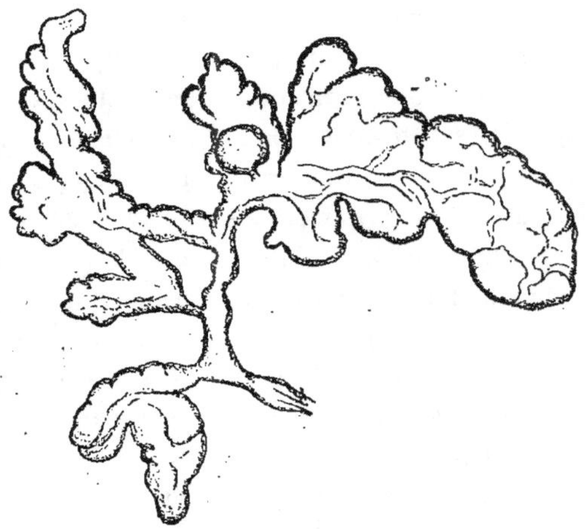

Fig. 82. — *Cysticercus racemosus*. Grandeur naturelle.

On trouve aussi des Cysticerques dans d'autres organes. Le lard en montre souvent, surtout dans les parties qui avoisinent les muscles. Dans le cerveau, ceux qui se trouvent à la surface des hémisphères affectent une forme bien spéciale. Ce sont des vésicules rameuses, à prolongements plus ou moins nombreux, que l'on désignait autrefois sous le nom de *Cysticercus racemosus* (fig. 82). Le réceptaculum disparait d'ordinaire assez vite, ou se retrouve atrophié dans une sinuosité de la vésicule. La moelle épinière en renferme quelquefois, ainsi que le poumon, le foie, le rein, la rate. Dans ces derniers organes, ils sont souvent morts et infiltrés de matière calcaire ; on peut y retrouver le scolex encore reconnaissable ou seulement les crochets. L'œil est assez fréquemment envahi, chez le porc comme chez l'homme. Dans ce cas le Cysticerque, souvent dévaginé, est fixé sur l'une des membranes de l'œil ou libre dans le liquide de la chambre antérieure ou postérieure. On peut même parfois, à l'aide d'une simple lampe, distinguer certains détails du scolex.

Dans la viande de porc hachée, dans les produits de charcuterie, il est très difficile de retrouver le parasite. La vésicule rompue s'est affaissée, le bourgeon réceptaculaire, de la grosseur d'un petit grain blanc, passe souvent inaperçu. Schmidt-Mülheim recommande dans ce cas d'user de la digestion avec du suc gastrique ou de la pepsine ; le Cysticerque reste intact.

Le porc s'infeste en absorbant des excréments humains contenant des proglottis de *Ténia armé*. C'est certainement le mode le plus habituel, c'est le seul du reste qui explique la présence d'un si grand nombre de Cysticerques de même âge. Il est donc d'un haut intérêt de diminuer le plus possible les chances de contagion en veillant sur l'appétit peu scrupuleux de l'animal. Il est à remarquer, du reste, que les régions où la ladrerie du porc est fréquente ne sont précisément pas celles où règnent la propreté et l'hygiène bien entendue. D'ailleurs, la ladrerie semble diminuer à mesure que les habitudes modernes pénètrent jusque dans les campagnes. Elle paraissait être autrefois beaucoup plus commune et plus répandue qu'à l'heure présente. Il est de l'intérêt de l'homme de chercher à la faire disparaître.

L'homme peut aussi devenir ladre. Le plus souvent alors il ne présente que peu de Cysticerques ; il n'a absorbé qu'un petit nombre d'œufs de Ténia avec l'eau de boisson ou les aliments crus. Ou bien, on observe chez lui la ladrerie généralisée, avec des Cysticerques très nombreux ; il a dû, dans ce cas, avaler des proglottis entiers par méprise, ou il a pu subir une auto-infestation, s'il était porteur de *Tœnia solium*. A la suite de contractions anormales de l'intestin, des proglottis ont pu rémonter dans l'estomac, où les embryons ont été mis en liberté après dissolution de leur coque par le suc gastrique.

La viande de porc ladre a aussi des caractères spéciaux, lorsque la ladrerie est suffisamment développée. Après cuisson, elle est pâle, molle, de saveur douceâtre. Mise sur le gril, elle décrépite ; au manger, les grains craquent sous la dent.

Le meilleur moyen prophylactique est une cuisson suffisante. Les Cysticerques meurent à 50° ; il est vrai que lorsque les morceaux sont gros, il faut un temps assez long pour que les parties centrales arrivent à cette température.

La fumure et la salaison paraissent tuer les Cysticerques, mais seulement lorsque ces moyens de conservation sont fortement appliqués.

II. CYSTICERQUE DU TÉNIA INERME. — Le Cysticerque du *Ténia inerme (Tænia saginata)*, si commun chez l'homme, vit chez les Bovidés, particulièrement chez le bœuf, d'où le nom de *Cysticercus bovis*, sous lequel il est souvent désigné.

La fréquence du *Ténia inerme* chez l'homme doit naturellement faire admettre que son Cysticerque est commun. Cependant, avant ces derniers temps, il était regardé comme une rareté. Cela tient certainement à deux causes, à l'absence ou la très grande rareté de la ladrerie généralisée chez les bêtes bovines et à la difficulté de la recherche des vésicules ladriques, difficulté beaucoup plus grande que pour le parasite précédent. Chez le bœuf, en effet, l'infestation en masse ne se fait pas comme chez le porc. Il doit être bien rare qu'un bœuf, qui n'a pas les goûts dépravés et l'appétit vorace du porc, puisse avaler un anneau entier ou même une série d'anneaux de Ténia. Il s'infeste, comme l'homme presque toujours, en buvant de l'eau qui tient en suspension des œufs arrivés là par accident, ou en mangeant de l'herbe à la surface de laquelle des œufs ont été déposés. Il n'avale en tout cas qu'un nombre restreint de parasites. Enfin, pour plusieurs raisons, la constatation du Cysticerque du bœu est plus difficile que celle du Cysticerque du porc. Les dimensions, d'ordinaire bien moindres, attirent moins l'œil et le font moins facilement distinguer des amas blanchâtres de tissu conjonctif ou de graisse. Mais ce qui contribue surtout à le faire méconnaître, c'est que, comme l'a montré récemment Laboulbène, les vésicules s'affaissent très vite pour peu que la viande qui les renferme soit soumise à une légère dessiccation. De telle sorte que de ces Cysticerques, bien visibles sur une coupe faite tout fraîchement, deviennent réellement introuvables quatre ou cinq heures après, dans les conditions ordinaires. Le muscle lui-même, au lieu de conserver béante la cavité qui remplissait la vésicule, comme nous l'avons vu pour le *Cysticercus cellulosæ*, revient aussitôt sur lui-même, faisant disparaître toute trace de la présence du parasite. L'affaissement et par suite la disparition de la vésicule ne sont pas toutefois définitifs ; lorsque la dessiccation n'a pas été poussée trop loin, il est possible, en faisant macérer la viande dans un peu d'eau, de voir la vésicule reprendre sa turgescence et se distinguer nettement, par sa blancheur et sa forme ovoïde, du tissu musculaire qui l'enserre. De là vient, qu'il faut prendre des précautions spéciales lorsqu'on veut conserver avec leur aspect normal des Cysticerques rencontrés sur la coupe d'un morceau de viande. On s'oppose à l'affaissement de la vésicule en conservant le morceau intéressant dans un liquide, l'eau simplement lorsque la durée de conservation n'est pas longue, l'alcool faible ou une solution de bichlorure de mercure lorsqu'on veut en faire une préparation quelque peu durable.

Les symptômes qui peuvent dénoter la ladrerie chez le bœuf, du vivant de l'animal, sont encore, si on peut le dire, moins marqués que ceux observés chez le porc. Cela tient, en effet, à la présence d'un nombre bien moins considérable de parasites. Il n'en existe également pas de plus précis. Le langueyage donne aussi, dans ces conditions, quelques indications. Comme les Cysticerques du porc, ceux du bœuf ont aussi ce point d'élection à la base de la langue. Seulement leur plus petit volume en rend la constatation plus difficile à l'œil et au toucher. Comme chez le porc, la ladrerie peut coexister avec un très bel aspect de l'animal et de la viande. D'autres fois, sans qu'on puisse en saisir la raison, l'animal ladre maigrit et tombe dans le marasme. Le procédé du harponnage, qui permet d'enlever de petites portions de tissu musculaire à l'aide d'un petit instrument analogue.

au *harpon de Duchenne* proposé pour la trichinose, peut
donner d'utiles indications, à la condition de s'adresser à un
muscle envahi. Le diagnostic *post mortem* fournit des résultats
certains à condition de mettre en œuvre les données spéciales,
surtout d'examiner la viande aussitôt coupée.

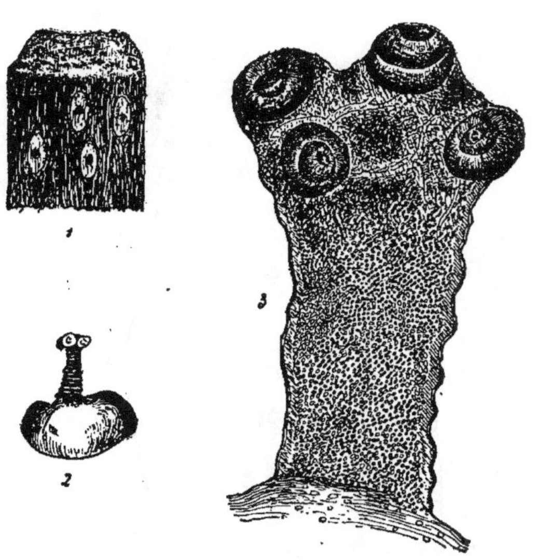

FIG. 83. — Cysticerque du bœuf. 1, viande avec vésicules de grandeur
naturelle ; 2, cysticerque avec scolex dévaginé, grossi 4 fois ; 3, tète
du scolex fortement grossie.

La forme de la vésicule du Cysticerque du bœuf est d'ordinaire elliptique, tantôt allongée (fig. 83, 1), tantôt raccourcie,
presque sphérique. Les dimensions sont très variables. D'ordinaire le grand diamètre de l'ellipse mesure de 4 à 6 millimètres
et le petit moitié moins. Cependant, il n'est pas rare de trouver
des vésicules atteignant un centimètre et même plus de longueur ; d'un autre côté on en voit souvent qui ne dépassent pas
le volume d'une tête d'épingle. En un point, vers le milieu d'ordinaire, s'aperçoit une tache blanche opaque ; elle est causée
par le réceptaculum du scolex qui s'insère sur la membrane
vésiculaire en cet endroit. En procédant comme nous l'avons
fait pour le Cysticerque de la ladrerie du porc, il est facile de

faire sortir le scolex. Il faut toutefois comprimer plus légèrement entre les lames de verre et user des instruments avec plus
de soin et de délicatesse, à cause des dimensions moindres et de
la fragilité plus grande de l'objet à examiner. Lorsqu'on réussit,
on obtient la forme représentée (fig. 83, 2), à un faible grossissement.

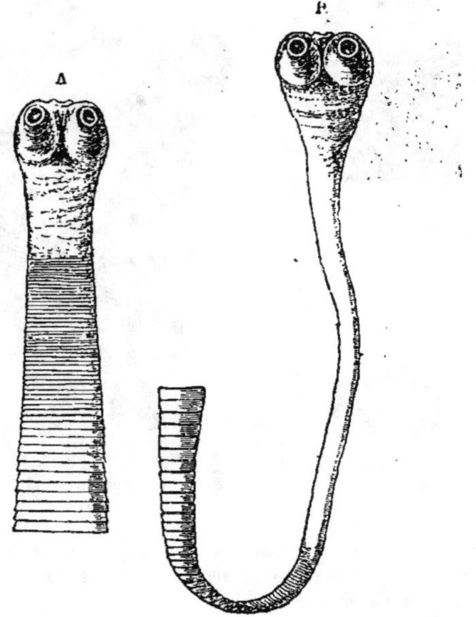

FIG. 84. — Tête du *Tænia saginata*, grossie 8 fois; A, dans l'état
de contraction; B, dans l'état d'extension. D'après Leuckart.

Le scolex (fig. 83, 3) a une forme spéciale, bien différente de
celle du scolex du Cysticerque du porc. La tête en diffère considérablement. Les dimensions sont presque semblables, elle
mesure en moyenne $0^{mm},7$ de plus grande largeur; mais la
forme est tout autre. La partie supérieure, au lieu de se pro-
longer en un rostre conique, se termine par une surface plane
ou même la plupart du temps déprimée en coupe. La partie centrale de ce plateau est rétractile ou protractile à la volonté de
l'animal; c'est ce qui fait qu'elle varie souvent d'aspect. Jamais,
en tout cas, elle ne forme un rostre bien marqué comme chez

le Cysticerque du porc. De plus, il n'existe jamais de crochets. Les ventouses sont mieux marquées, plus fortes, plus saillantes à l'état de repos. Ce sont là des caractères qui permettent d'établir nettement et facilement la distinction entre ces deux espèces de Cysticerques. Le scolex du Cysticerque du bœuf est très voisin comme aspect du scolex du Ténia inerme, en lequel il se transforme dès qu'il arrive dans l'intestin de l'homme (fig. 84).

Dans les cas de ladrerie généralisée, on peut trouver des Cysticerques dans tous les organes du bœuf. D'ordinaire cependant, ils ne se rencontrent que dans les muscles. Il existe, ici aussi, des lieux d'élection pour ces parasites, qui peuvent, lorsqu'on les connaît, rendre de grands services dans les recherches. A la suite de recherches suivies faites aux abattoirs de Berlin, il a été démontré que les muscles masséters étaient les premiers envahis lors de l'infestation, et renfermaient constamment des parasites en quantité notable lorsqu'il en existait dans le restant du corps, même en petit nombre. Ces muscles masséters (ptérygoïdiens externes et internes des auteurs français) seraient le véritable lieu d'élection du parasite. De sorte qu'il y aurait lieu d'imiter ce qui se fait aux abattoirs cités où, pour rechercher la ladrerie du bœuf, on sectionne en plusieurs fois ces muscles masticateurs. Après les masséters, paraît venir le cœur qui renferme souvent beaucoup de Cysticerques, bien ou mal développés. La langue et le diaphragme en montrent plus rarement. Ils sont encore assez communs dans les muscles du dos, des lombes et de la cuisse. Enfin, on en a signalé dans le tissu conjonctif, dans les reins, dans les ganglions lymphatiques, dans le cerveau entre les circonvolutions cérébrales.

Ces Cysticerques du bœuf ne paraissent pas jouir d'une longévité aussi grande que ceux du porc. Ils dégénèrent très vite, s'infiltrent de calcaire ou de matière caséeuse. Les muscles sont alors parsemés de petits tubercules blanchâtres, durs ou caséeux, ne montrant plus aucun détail qui puisse indiquer facilement leur véritable nature. Leur développement est du reste rapide. Il ressort de diverses expériences d'infestation faites sur des veaux, qu'au bout de vingt-cinq jours, les jeunes Cysticerques peuvent déjà mesurer deux à trois millimètres ; au quarantième jour, ils auraient atteint leur taille définitive. Par contre, sept mois après leur arrivée dans l'hôte, on les trouverait souvent morts.

Alors que la ladrerie du porc devient de plus en plus rare et que le *Tænia solium* devient de moins en moins fréquent chez l'homme, le *Tænia saginata* y devient de plus en plus commun, jusqu'à constituer dans certaines régions une véritable calamité. Ceci doit dépendre naturellement de l'augmentation de la ladrerie bovine et aussi de l'habitude, qui se répand de plus en plus, de manger la viande de bœuf saignante, alors qu'on mange celle de porc plutôt bien cuite. Cette dernière assertion a reçu confirmation depuis la mise en usage du traitement de différentes affections par la viande crue ; très souvent l'état a été compliqué par la présence d'un ou plusieurs Ténias inermes. Il y aurait lieu dans ce cas d'employer au lieu de viande de bœuf, souvent infestée, la viande de mouton qui ne contient, on peut dire, jamais de ces parasites, puisque la présence du *Cysticercus cellulosæ* n'est que très problématique chez lui.

La résistance de ce Cysticerque à la chaleur et aux autres agents employés dans l'alimentation n'a pas été étudiée ; il se comporte très probablement comme son congénère du porc mieux étudié sous ce rapport.

Comme autre conséquence, il y a à veiller à ce que les excréments de malades porteurs de *Ténia inerme* ne restent jamais exposés à l'air et puissent souiller les aliments du bœuf. De plus, les services d'inspection des viandes doivent porter ici toute leur attention.

III. Échinocoques. — L'*Échinocoque* ou *Hydatide* est l'état vésiculaire d'un petit Ténia qui vit en parasite dans l'intestin grêle du chien, le *Tænia echinococcus*. Le Ténia (fig. 85) est très petit, mesurant environ 3 millimètres en moyenne, 5 millimètres au plus. La tête armée porte quatre ventouses et, derrière elle, trois ou quatre anneaux dont le dernier seul est mûr. L'œuf (fig. 86) est légèrement ovale ; il mesure 30 μ de long sur 27 μ de large. Sa coque est mince, faiblement granuleuse sur sa face externe. Il peut se développer chez plusieurs animaux de boucherie, où il donne l'état vésiculaire que nous devons étudier. Sous ce dernier état il n'est pas directement transmissible à l'homme chez qui l'adulte ne peut pas se développer et qui n'est sujet qu'à l'*hydatide*, tout comme nos animaux de boucherie.

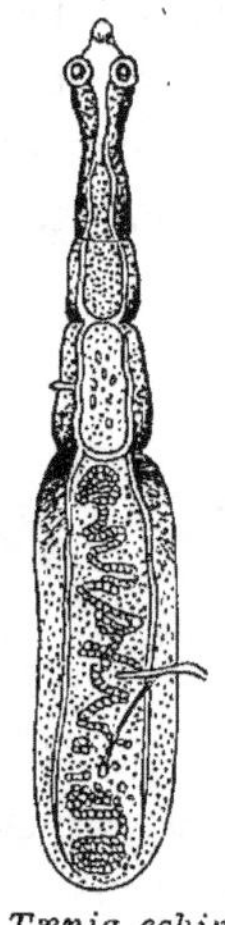

Fig. 85. — *Tænia echinococcus* du chien. Grossi 12 fois.

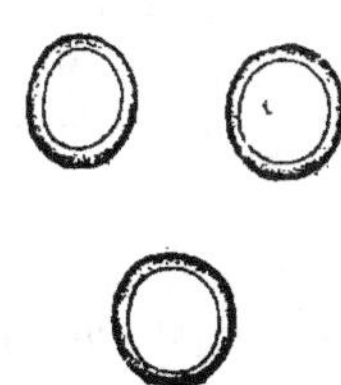

Fig. 86. — Œufs de *Tænia echinococcus*, grossis 245 fois, d'après Krabbe.

Mais, pour empêcher l'espèce de pulluler chez le chien et de menacer ensuite l'homme lui-même, il importe de tarir le plus possible les sources d'infestation du chien, qui tient toujours son parasite des larves qu'il trouve dans les débris d'abattoirs. Aussi est-il à remarquer que seuls les chiens se nourrissant de débris de viandes de boucherie ont le Ténia adulte dans leur intestin. C'est donc une mesure prophylactique de grande importance de rechercher et de détruire les vésicules hydatiques dans les animaux qu'on livre à la consommation. Enfin il serait déraisonnable de laisser manger de ces parasites qui peuvent se rencontrer dans bien des parties qui entrent dans l'alimentation.

Les hydatides se rencontrent chez un grand nombre d'espèces animales. Citons parmi celles qui nous intéressent surtout le mouton, la chèvre, le bœuf, le cheval, le porc, le lapin ; on en aurait observé une fois chez un dindon.

Leur siège est des plus variables. Le foie semble être leur lieu de prédilection, mais on peut les rencontrer presque partout. Elles sont fréquentes dans les poumons, le rein, la rate; plus rares dans les parois intestinales, le péritoine, le cerveau, dans le cœur des Bovidés; elles envahissent même les os, probablement par la moelle osseuse. Les muscles en renferment souvent et d'habitude alors un grand nombre. On cite des cas d'*échinococcose généralisée*, où presque tous les organes renfermaient des vésicules de taille différente; le sujet tombe alors dans un état de cachexie avancée.

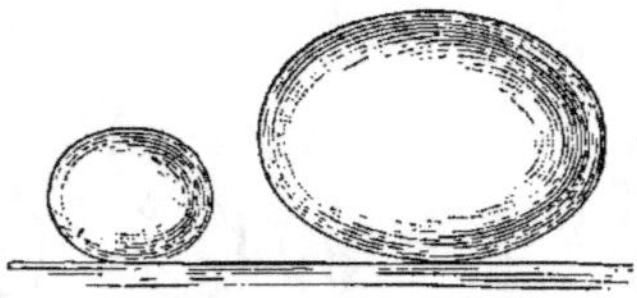

Fig. 87. — Hydatides.

Les vésicules hydatiques sont arrondies ou ovoïdes (fig. 87). Leur taille est très variable. Il en est qui ne dépassent guère la grosseur d'un grain de millet, tandis que d'autres atteignent le volume d'une orange ou d'une tête d'enfant. Chaque hydatide est entourée d'un kyste de nature conjonctive fourni par les tissus ambiants. L'épaisseur de cette enveloppe est tantôt minime, tantôt très grande. La vésicule peut faire corps avec l'organe où elle se développe, ce qui arrive toujours lorsqu'elle se trouve dans le foie; ou être simplement appendue à cet organe par un pédicule plus ou moins long (fig. 88).

Ces vésicules, petites ou grandes, se ressemblent beaucoup dans leur structure. Elles sont formées d'une paroi blanche, un peu nacrée, contenant un liquide clair, incolore. La paroi, d'une épaisseur en général assez grande (fig. 89), est formée de deux membranes bien différentes. La membrane externe *(membrane hydatique)* est de beaucoup la plus épaisse; c'est elle qui forme la presque totalité de l'épaisseur de la paroi. Elle a une structure spéciale caractéristique; elle est formée d'une série de couches concentriques, emboîtées les unes dans les autres, pou-

vant parfois se séparer par une légère traction comme le font les
feuillets d'un livre. La substance qui la constitue est de nature

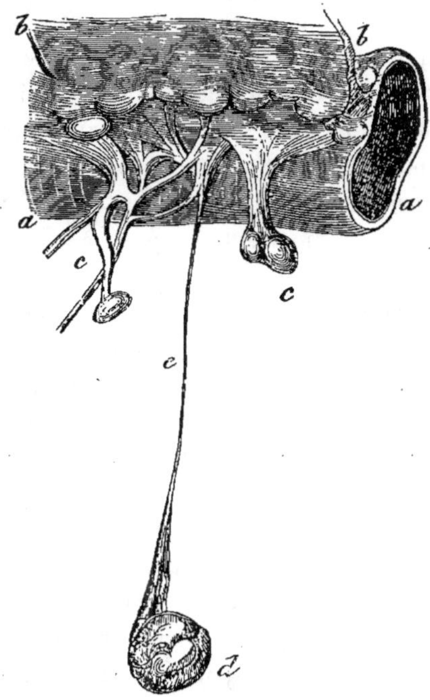

Fig. 88. — Kystes hydatiques pédonculés appendus à l'intestin grêle.

cuticulaire, blanchâtre, un peu translucide, ressemblant beaucoup

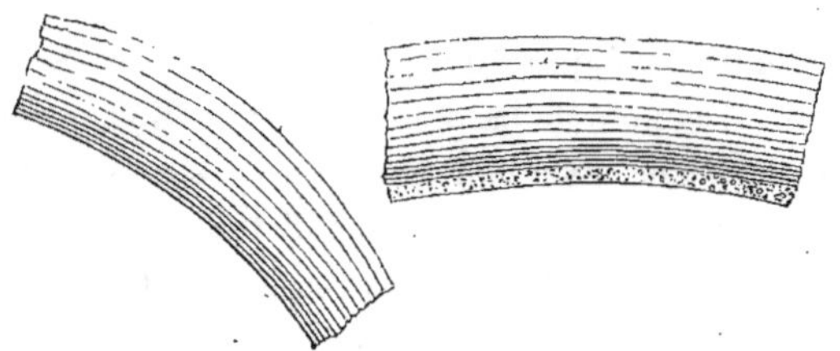

Fig. 89. — Paroi d'une hydat de. A gauche la membrane hydatique existe
seule ; à droite elle est recouverte par la membrane germinale.

à du blanc d'œuf cuit, mais d'une consistance plus forte et même
un peu cartilagineuse. Cette membrane hydatique a des carac-

tères tout particuliers qui la font facilement reconnaitre lorsqu'elle se présente seulement par lambeaux ·à l'observation, ce qui arrive fréquemment. La seconde membrane *(membrane germinale)* est toute différente; c'est une couche mince, grisâtre, fragile, qui tapisse la face interne de la membrane hydatique (fig. 89 et 90). La destinée de ces deux parties de la paroi des hydatides est plus différente encore que leur structure. Alors que la membrane hydatique, épaisse et relativement dure, ne joue pour ainsi dire qu'un rôle de protection, la membrane germinale joue un rôle important, on peut même dire essentiel, c'est elle qui va donner naissance aux formes larvaires d'où proviendront les adultes. Ce qui distingue, en effet, surtout ces vésicules hydatiques des vésicules cystiques que nous avons vu donner naissance aux Scolex dans les Cysticerques du *Tænia solium* et du *Tænia saginata*, c'est qu'au lieu de donner naissance à un seul Scolex elles peuvent en produire un grand nombre.

La membrane germinale ne produit pas directement les Scolex, mais des vésicules secondaires, les *vésicules proligères*. Ces dernières apparaissent au début dans l'épaisseur de la membrane comme de petits nodules (fig. 90, *a)* qui soulèvent la membrane en bombant vers l'intérieur. La papille ainsi formée grandit, et lorsqu'elle a atteint une certaine taille en faisant saillie à l'intérieur, il s'y forme une cavité centrale *(b)* qui grandit en même temps qu'elle. Elle donne bientôt une petite vésicule qui ne tient plus à la membrane germinale que par un mince pédicule. C'est dans ces vésicules proligères que se développent les Scolex, par bourgeonnement simple de la membrane (fig. 91) pour certains auteurs, ou dans une invagination formée à ses dépens, comme pour les Cysticerques que nous venons d'étudier, selon d'autres. Le nombre des Scolex ou têtes de Ténia que peut renfermer une vésicule proligère varie; on en trouve d'ordinaire de 4 à 10, quelquefois plus. Ils sont tantôt libres dans le liquide qui remplit la vésicule (fig. 90, *l)*, tantôt sont encore appendus à la paroi par un mince pédicule *(e, m)*. Ces Scolex peuvent se présenter encore à l'état d'invagination (fig. 92), tantôt tout à fait

invaginés (fig. 92). Leurs dimensions, très variables, sont en
moyenne de $0^{mm},19$ de longueur sur $0^{mm},16$ de largeur, lorsqu'ils sont invaginés. La longueur devient plus grande pour
les scolex complètement dévaginés. Les scolex invaginés

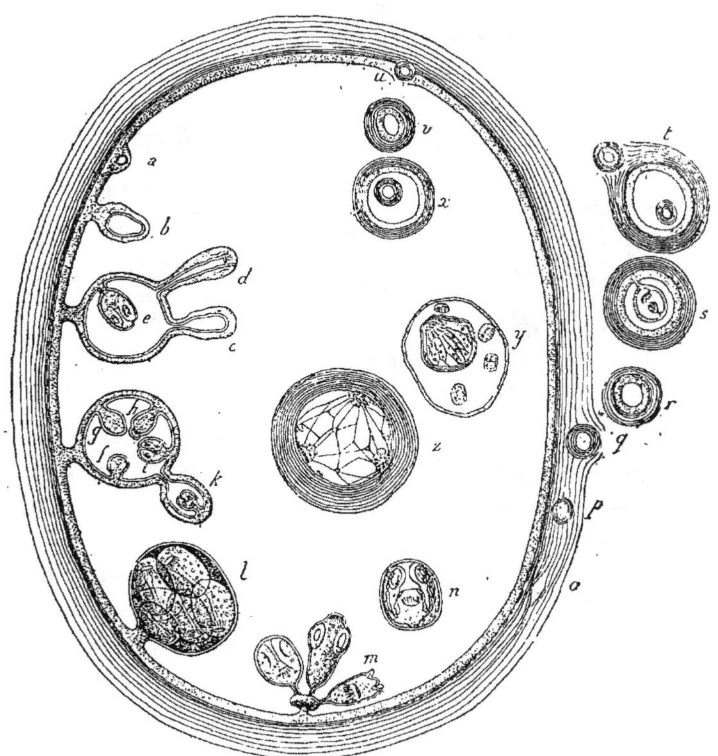

Fig. 80. — Figure théorique, représentant les divers modes
de reproduction de l'Echinocoque.

sont arrondis ou ovoïdes (fig. 92); ils présentent au pôle
opposé au point d'attache sur la membrane de la vésicule une
dépression qui résulte de l'invagination de la tête en elle-
même. Les ventouses s'aperçoivent sur les côtés de la dépression
dont le fond laisse voir une éminence conique qui porte à sa base
une double couronne de crochets; c'est le rostre du scolex. Les

têtes complètement dévaginées (fig. 93) ont une longueur de 3 dixièmes de millimètre à peu près. Elles ont quatre ventouses assez visibles et la double couronne de crochets à la base du

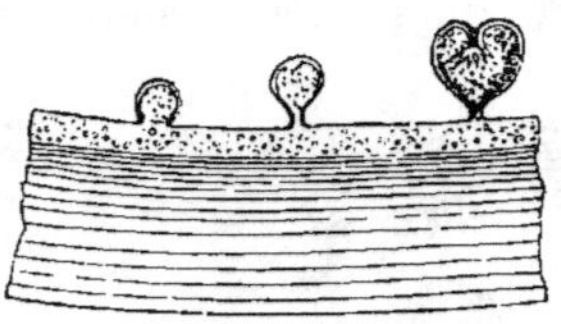

Fig. 91.

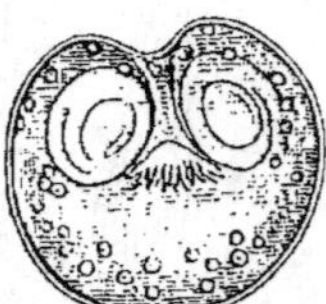

Fig. 92. — Scolex invaginés 90/1.

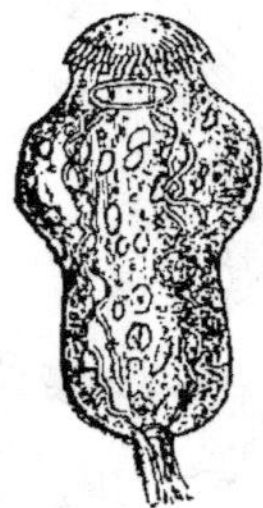

Fig. 93. — Scolex dévaginé, 90/1.

rostre. Le scolex renferme dans toutes ses parties périphériques de nombreux corpuscules calcaires arrondis de 8 à 10 μ de diamètre. Les crochets ont une forme voisine de celle des crochets

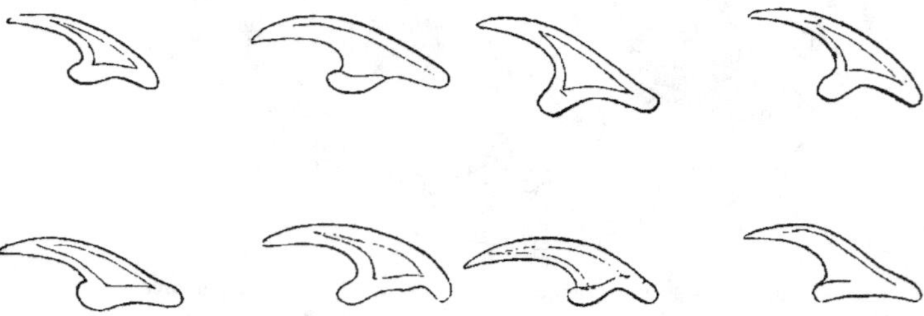

Fig. 94. — Crochets provenant d'hydatides, 900/1, d'après Krabbe.

des autres Cysticerques étudiés (fig. 94); ils mesurent de 20 à 30 μ de longueur.

L'hydatide, au lieu de donner directement des vésicules proligères, peut produire des *vésicules secondaires* ou *vésicules filles*. Elles naissent dans l'épaisse membrane hydatique, se

fraient un passage au travers et tombent soit en dedans de l'hydatide (fig. 90, *u, v)*, soit en dehors d'elle (fig. 90, *p, q, r, s, t)*.
Dans le premier cas, elles sont dites endogènes; dans le second,
exogènes. Ces vésicules secondaires ont une structure très semblable à celle de l'hydatide elle-même; elles peuvent donner,
par le même procédé, des vésicules *tertiaires* et même *quaternaires*. Ces vésicules secondaires, tertiaires et quaternaires
donnent naissance à des vésicules proligères produisant des
scolex.

Lorsque la production des vésicules est endogène, on obtient
des séries de vésicules emboîtées les unes dans les autres et
enfermées dans l'hydatide. Lorsqu'elles sont exogènes, elles peuvent se grouper en grand nombre les unes à côté des autres de
manière à former des amas qui ressemblent parfois à des grappes
de raisin.

Il est des hydatides qui restent constamment stériles, ne pouvant produire aucune vésicule à leurs dépens. On leur donne le
nom d'*acéphalocystes*. Ces formations sont assez fréquentes
chez les animaux; on les reconnaît facilement à la structure de
leur membrane hydatique qui a tous les caractères de celle des
hydatides fertiles.

On peut avoir à examiner des hydatides âgées, qui ont déjà
subi un commencement de dégénérescence. Les scolex et les vésicules sont morts et se sont désorganisés; le kyste ratatiné,
revenu sur lui-même, ne renferme plus qu'une sorte de magma
caséeux, plus ou moins consistant. Il est encore possible de
pouvoir reconnaître leur véritable nature en y recherchant les
crochets des scolex qui, formés de substance dure, chitineuse,
résistent à la décomposition.

Le liquide qui remplit l'hydatide nous intéresse également. Il
est très fluide, incolore ou légèrement ambré. Il renferme une
forte proportion de sels, près de 2 pour 100, constitués en bonne
partie par du chlorure de sodium; il contient un peu d'albumine, mais ne se coagule pas par la chaleur. On y a signalé en
outre la présence en faibles proportions de glucose, d'inosite, de
leucine et de tyrosine. En outre, Mourson et Schlagdenhaufen

ont reconnu la présence d'une ptomaïne spéciale, toxique, à laquelle il faut très probablement rapporter les accidents observés chez l'homme, à la suite de déversement du liquide d'hydatides dans le péritoine ou dans la plèvre. On a observé dans ces conditions une urticaire généralisée et une inflammation aiguë de la séreuse.

IV. Cénure cérébral. — C'est un parasite qui semble ne se développer chez l'homme à aucun de ses états. Il est cependant intéressant à connaître parce qu'il est fréquent chez un de nos animaux de boucherie, le mouton. On l'a observé également, rarement il est vrai, chez le cheval, le bœuf, la chèvre et quelques autres Ruminants. Il se localise d'ordinaire dans le cerveau, ce qui n'est pas cependant une règle absolue; il a été signalé exceptionnellement sous la peau chez le veau et le mouton. La présence du parasite dans le cerveau détermine des troubles caractéristiques, dont le principal est un mouvement tournant plus ou moins rapide dirigé dans le sens de l'hémisphère cérébral que comprime le Cénure, d'où le nom de *tournis* donné communément à l'affection.

Le parasite occupe des endroits très divers du cerveau ; on le trouve souvent dans l'un des ventricules. Les symptômes présentés varient naturellement avec son siège et les points de l'organe qu'il comprime.

Un *Cénure cérébral* bien développé forme une vésicule ovoïde irrégulière, dont le volume atteint à peu près celui d'un œuf de poule (fig. 95, 1). Cette vésicule est incluse dans un mince kyste conjonctif, formé aux dépens des tissus qu'elle a envahis. La membrane vésiculaire est mince, hyaline, fragile. Le liquide qui la remplit est semblable à de l'eau. En des endroits divers de la vésicule sont appendus de petits bouquets de bourgeons opaques, blancs, ovoïdes, mesurant de 1 à 2 millimètres de long. Chacun de ces bourgeons a une structure analogue au réceptaculum du *Cysticercus cellulosæ*. Il contient un scolex qui, par une pression douce et graduée, peut venir faire saillie à la surface externe de la vésicule (fig. 95, 2). Le scolex a quelque ressemblance avec celui du *Tænia solium ;* il possède une tête plus ovoïde, munie de quatre ventouses et d'une double couronne de crochets (fig. 95, 3).

Le Ténia adulte, *Tænia cœnurus*, se trouve dans l'intestin de plusieurs Carnivores, en particulier du chien, du loup, du renard. Les œufs, sortis avec les excréments, peuvent se trouver sur les herbes et être ainsi avalés par les Herbivores cités. Il est à

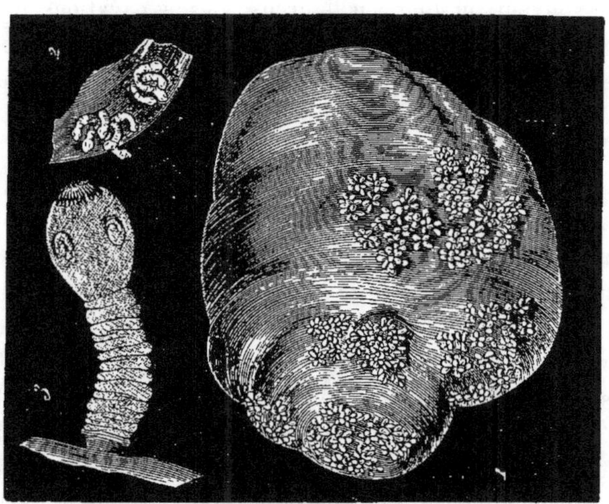

Fig. 95. — *Cénure cérébral* du mouton ; 1, vésicule de grandeur naturelle : 2, portion de vésicule avec quelques scolex faiblement grossis ; 3, un scolex fortement grossi.

conseiller de détruire par le feu les Cénures trouvés aux abattoirs pour diminuer les chances d'infestation des moutons.

Le lièvre et le lapin renferment assez souvent dans diverses parties du corps un Cénure assez semblable à celui du mouton, mais restant généralement plus petit, de la grosseur d'une noix au plus. La vésicule présente plusieurs séries linéaires de bourgeons un peu plus gros que ceux du Cénure cérébral ; c'est ce caractère de disposition des bourgeons en série qui lui a fait donner le nom de *Cœnurus serialis* donnant un Ténia parasite probablement de quelque Carnivore sauvage.

V. CYSTICERQUE A LONG COU DES RUMINANTS. — Le *Cysticerque à long cou* des Ruminants *(Cysticercus tenuicollis)* est tout à fait inoffensif pour l'homme. Il est cependant intéressant à connaître parce qu'on le rencontre fréquemment chez beaucoup de Ruminants, le bœuf et le mouton principalement et aussi chez le porc. C'est la larve du *Tænia marginata* qui vit dans l'intestin grêle du chien.

Il se trouve d'habitude sur le péritoine ou la plèvre ; il adhère souvent au foie, où il creuse des excavations et peut même par son volume simuler des hydatides. On l'a rencontré plusieurs fois dans les muscles du mouton. Ce sont probablement des petites vésicules de cette espèce qui ont été décrites pour des *Cysticercus cellulosæ* chez le mouton.

La grosseur de la vésicule est variable ; elle est en général assez grande, beaucoup atteignent le volume d'un œuf de pigeon ou d'un petit œuf de poule. Aux abattoirs, on la désigne vulgairement sous le nom de *boule d'eau*. En un point s'aperçoit une tache blanche, lieu d'insertion du réceptaculum. Le scolex se dévagine aisément par pression.

Les grosses vésicules sont souvent prises pour des hydatides. Elles s'en distinguent toutefois facilement ; leur membrane n'a ni la structure, ni la consistance de la membrane hydatique ; de plus, à leur intérieur on ne trouve que du liquide kystique, jamais d'autres vésicules, des têtes de Ténia ou des crochets.

VI. CYSTICERQUE PISIFORME DU LAPIN. — C'est un parasite excessivement commun chez le lapin sauvage ou domestique et le lièvre. L'adulte est le *Ténia en scie (Tænia serrata)* de l'intestin grêle du chien. Il forme sur le péritoine du lapin de petites vésicules blanchâtres, opalines, de la grosseur d'un pois, d'où son nom *(Cysticercus pisiformis)*. Il s'en trouve souvent des quantités considérables appendues au mésentère.

En un point de chaque vésicule, se distingue une tache blanche à l'endroit du réceptaculum. On en dévagine facilement un cou de 6 à 9 millimètres, cylindrique, aminci en avant, portant une tête ronde, armée d'une double couronne de crochets.

La présence de ce Cysticerque ne constitue aucun danger pour l'homme.

VII. DOUVES DU FOIE. — Les *Douves* sont des parasites de

l'ordre des *Trématodes*. Deux espèces, **Distoma hepaticum** et **Distoma lanceolatum**, se rencontrent fréquemment chez les Ruminants, le mouton en particulier, où elles occasionnent une affection qui cause beaucoup depertes dans les élevages, la *distomatose*.

On les a observées chez l'homme, rarement il est vrai et d'habitude en trop petit nombre pour déterminer, à ce qu'il semble des troubles bien sérieux. Elles y vivent sous le même état que chez nos animaux de boucherie, l'état adulte. Comme ces êtres subissent des métamorphoses compliquées, exigeant le passage par un hôte intermédiaire déterminé, il n'y a aucunement à craindre la transmission directe de l'animal de boucherie à l'homme. La raison principale pour laquelle nous devons les étudier est que leur présence, souvent en très grand nombre dans l'organisme du Ruminant, détermine des troubles profonds, des altérations avancées des tissus, localisées dans certains cas, mais généralisées dans d'autres, qui dénaturent complètement les qualités alimentaires de la viande. On trouve les Douves presque exclusivement dans le foie, à l'intérieur des conduits biliaires ; cet organe paraît être leur habitat normal. Exceptionnellement on les rencontre ailleurs, dans le poumon surtout, où elles ont été transportées très jeunes, probablement par le courant sanguin.

La distomatose du mouton, que nous pouvons prendre pour type, s'observe de préférence dans les troupeaux qui paissent dans les prairies humides ; elle sévit surtout dans les années pluvieuses et pendant les mois humides de l'année, ceux d'automne par exemple. Nous en aurons la raison quand nous connaitrons la biologie de ces parasites. L'affection est désignée communément sous le nom de *cachexie aqueuse, pourriture, mal de foie*, d'après les symptômes les plus frappants qu'elle présente.

L'animal affecté de distomatose à la période d'état, maigrit d'abord très vite, tombe dans une anémie profonde. Les muqueuses deviennent très pâles, les tissus s'infiltrent ; il y a de la tendance aux œdèmes ; on observe même la formation de collections aqueuses dans les parties déclives. L'état *cachectique* se prononce de plus en plus ; souvent la mort survient,

La viande est pâle, molle, laisse couler une sérosité très aqueuse lorsqu'on l'incise; elle rétrécit beaucoup à la cuisson. Cuite, elle est dure, presque sans saveur.

Les lésions du foie sont surtout remarquables. Tout l'organe est affecté de cirrhose. Les canaux biliaires sont dilatés; leur paroi est épaisse, presque cartilagineuse et souvent fortement incrustée de sels calcaires. Ils sont remplis d'une bile épaisse, filante, colorée en brun foncé. Ils renferment des Douves en grand nombre et beaucoup d'œufs. On ne trouve tantôt que l'une des deux espèces de Douves mentionnées, tantôt les deux coexis-

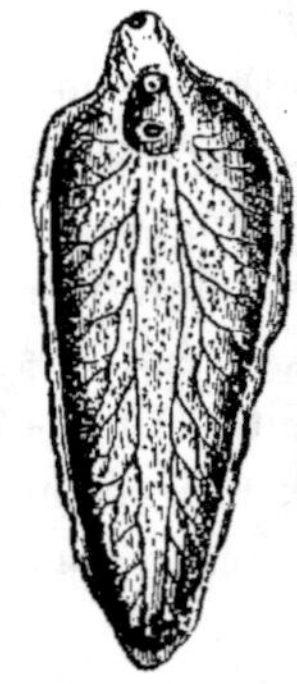

Fig. 96. — *Douve hépatique*, de grandeur naturelle, vue par la face ventrale.

tent. D'après plusieurs observateurs, ce serait surtout le *Distoma hepaticum* qui donnerait de la gravité à l'affection.

La *Douve hépatique (Distoma hepaticum)* a un corps aplati, plus long que large, dont la forme rappelle celle d'une feuille de myrte (fig. 96). La longueur moyenne est de 15 à 33 millimètres, la largeur de 5 à 15 millimètres. Le corps se montre de suite formé de deux parties bien différentes d'aspect. L'une anté-rieure, relativement petite, mesurant de 3 à 4 millimètres, a la forme d'un cône tronqué se continuant par la base avec la partie postérieure.

Elle renferme les centres nerveux, la partie initiale du tube digestif et la partie terminale des organes génitaux. L'autre partie, beaucoup plus large, forme la presque totalité du corps et lui donne, pour beaucoup, son aspect caractéristique; elle renferme la plus grande partie des organes de l'animal.

La partie antérieure porte à son extrémité la ventouse orale (fig. 97, A); une seconde ventouse (B) se trouve du côté ventral vers l'union de la partie antérieure avec la partie postérieure du corps. Le tube digestif est ramifié; il s'ouvre par la bouche au fond de la ventouse antérieure. D'abord simple, il se divise bientôt en deux branches qui portent de nombreux cæcums; il renferme souvent un contenu brun qui le fait nettement dis-

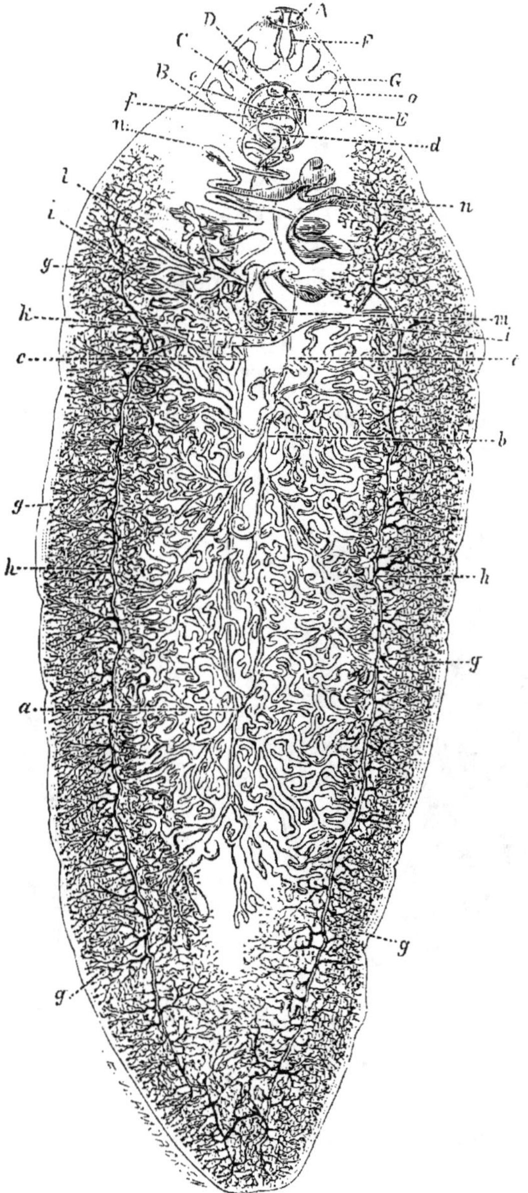

FIG. 97. — *Distoma hepaticum*, vu par sa face ventrale, d'après Sommer. A, Ventouse buccale; B, ventouse ventrale; C, poche du cirrhe; D, sinus génital; E, cirrhe; F, contour du pharynx; G, contour de l'œsophage; *a*, *b*, testicules; *c*, canaux déférents; *g*, vitellogènes; *h*, canaux vitellins longitudinaux; *i*, canaux vitellins transversaux; *i*, ovaire; *m*, glande coquillère; *n*, oviducte; *o*, orifice génital femelle.

tinguer (fig. 96). Les appareils génitaux mâle et femelle sont réunis sur le même individu; ils forment deux systèmes très développés, représentés, figure 97, dans leurs principaux détails. L'explication de cette figure en donne un aperçu suffisant; ce n'est pas le lieu de plus insister ici.

Les œufs se trouvent en très grand nombre dans l'oviducte (fig. 97, *n*), à divers états de développement; ils sont pondus par l'ouverture *o* de l'appareil femelle. Ils sont ovoïdes et mesurent en moyenne 0^{mm},14 de long sur 0^{mm},07 de large. La coque est d'un brun sombre; elle porte, à sa petite extrémité. un oper-

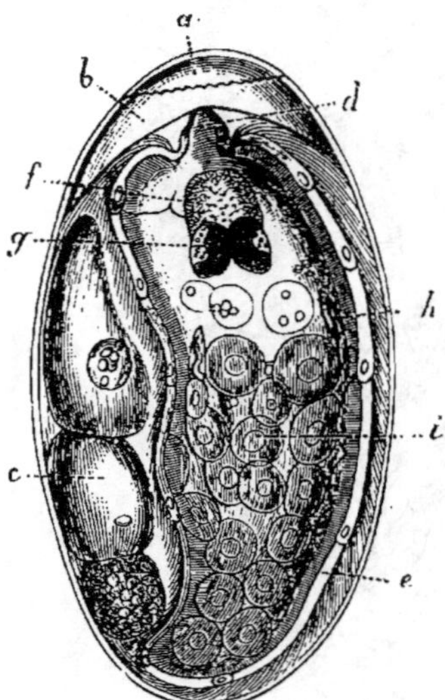
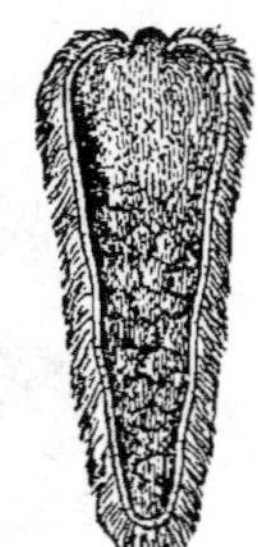

Fig. 98. — Œuf contenant un embryon près d'éclore, d'après Thomas. *a*, Opercule; *d*, rostre; *e*, épiderme vibratile: *f*, rudiments de l'appareil digestif.

Fig. 99. — Embryon cilié au moment de l'éclosion.

cule rond qui, en tombant, laisse un orifice de 28 μ de diamètre, par où peut sortir l'embryon.

L'embryon se développe assez rapidement lorsque les œufs sont placés dans l'eau à une température de 25°; lorsqu'il est près d'éclore, on lui reconnaît les détails représentés figure 98. Dès l'éclosion, l'embryon a la forme de la figure 99. Son revêtement particulier de longs cils vibratiles le fait nommer *em-bryon cilié*. Cet embryon cilié vit un certain temps dans l'eau

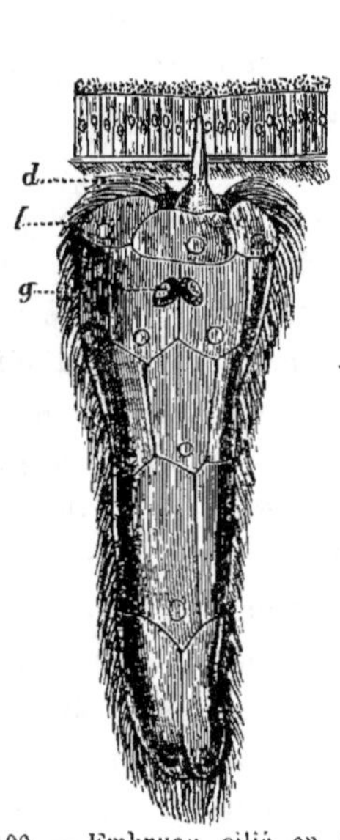

FIG. 100. — Embryon cilié en train de perforer les tissus du mollusque ; *d*, rostre, d'après Thomas.

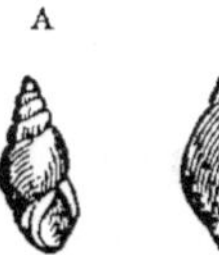

FIG. 101. — A, *Lymnea truncatula*. B, *Lymnea peregra*.

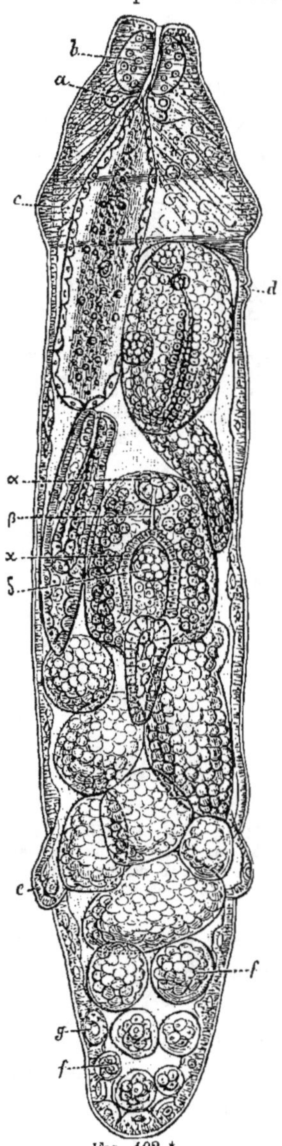

FIG. 102 *.

* Rédie adulte contenant une Rédie fille. une Cercaire approchant de sa maturité, deux autres Cercaires plus jeunes et des germes de toutes dimensions, d'après Thomas.

à la manière des Infusoires, cherchant l'hôte où elle doit passer le stade ultérieur de son développement. Il a été prouvé récemment, par le savant helminthologiste Leuckart, que l'hôte intermédiaire était un petit Mollusque, très abondant dans les prairies humides de nos pays, *Lymnea truncatula*, et peut-être l'espèce voisine, un peu plus grosse et tout aussi commune, *Lymnea peregra* (fig. 101). L'embryon perfore les tissus du Mollusque à l'aide de son rostre aigu ; son lieu d'élection semble être la chambre pulmonaire. Là, il se transforme en une vésicule, la *Sporocyste*, qui produit à son intérieur par bourgeonnement des germes spéciaux, les *Rédies*. La *Rédie* (fig. 102) donne à son tour des bourgeons dans la cavité du corps, lesquels se transforment en *Rédies filles* ou en la forme larvaire propre du Distome, la *Cercaire*. La Cercaire du *Distoma hepaticum*, complètement développée, a la forme représentée figure 103. Le corps, de forme ovale, aplati, mesure $0^{mm},28$ de long sur $0^{mm},23$ de large ; il porte à sa partie postérieure une queue qui a plus de deux fois la longueur du corps. On lui reconnait une organisation qui rappelle déjà celle du Distome adulte, moins les

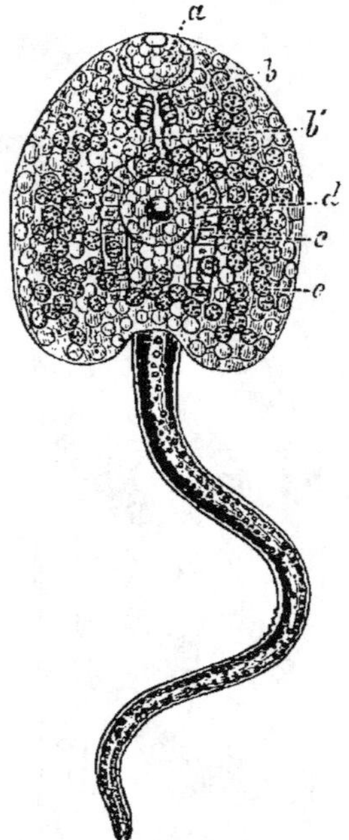

Fig. 103. — Cercaire libre, d'après Thomas. *a*, Ventouse buccale ; *b*, pharynx ; *c*, cœcum intestinal ; *d*, ventouse ventrale.

organes sexuels qui n'ont pas encore apparu. Cette larve sort de la Rédie qui l'a formée et du Mollusque qui les contient, tombe dans l'eau où elle peut vivre quelque temps. Elle est absorbée par le mouton avec l'eau de boisson, ou s'enkyste sur une plante aquatique, dans un petit kyste blanc et attend ainsi que la plante soit absorbée par ce même animal. C'est surtout dans ce dernier état, très probablement, qu'elle a des chances d'être ingérée par l'homme, avec certaines plantes crues, le cresson par exemple.

La *Douve lancéolée (Distoma lanceolatum)* est bien différenté de la précédente. La forme est tout autre, rappelant celle d'une lancette (fig. 104). Les dimensions sont notablement moindres. La longueur ne dépasse guère 10 millimètres, lorsque l'animal n'est pas en état d'extension forcée ; la largeur atteint 2 millimètres à 2 millimètres et demi, dans la partie la plus large. L'extrémité antérieure est plus étroite, elle porte la ventouse buccale ; la seconde ventouse est située sur la face ventrale après le premier cinquième du corps. Le tube digestif est formé de deux cæcums, sans ramifications latérales. Les organes génitaux sont plus simples que ceux de l'espèce précédente. On aperçoit surtout l'oviducte qui remplit de ses circonvolutions la partie postérieure et médiane. Il renferme un grand nombre d'œufs à coque d'un brun rouge qui lui donnent cette couleur. L'œuf a une coque très colorée ; sa couleur bien rouge au début, fonce et devient noirâtre quand il arrive dans les dernières parties de l'oviducte. Il est long

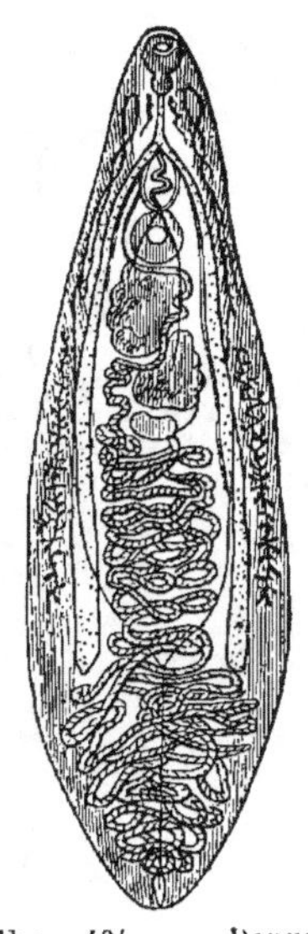

Fig. 104. — Douve lancéolée, grossie.

de 40 µ à 45 µ, large de 30 µ, ovoïde, plus obtus à ces pôles que celui de la grande Douve et muni également d'un opercule. Lorsqu'il sort de l'oviducte, il contient déjà l'embryon cilié tout formé dont on peut voir les mouvements dans la coque. L'embryon se développe en Rédie chez de petits Mollusques d'eau douce, très probablement *Planorbis marginatus*, à coquille aplatie, enroulée dans un même plan ; il y donnerait la Cercaire décrite depuis longtemps sous le nom de *Cercaria cystophora*.

VIII. Larves de botriocéphales. — Ces larves sont très communes chez beaucoup de Poissons d'eau douce. On les a rencontrées jusqu'ici chez la Perche, le Brochet, la Lotte, l'Ombre Chevalier, l'Ombre des rivières, la Truite commune,

le Saumon, la Corégone Féra, la Truite des lacs, l'Esturgeon.
Elles se trouvent éparses dans tous les viscères; les muscles en
renferment souvent. Ce sont de petits filaments blancs dont la taille
varie suivant l'âge de 1 millimètre à 2 et 3 centimètres (fig. 105).
Elles sont douées de mouvements très lents. Les plus grandes
sont nettement aplaties. Les extrémités sont obtuses; l'une
d'elles, l'antérieure, porte deux ventouses en forme de fentes

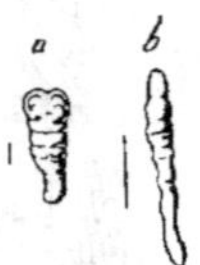

Fig. 105. — Larve de *Botriocéphale* des muscles du brochet:
a, à l'état de rétraction; *b*, à
l'état d'extension. Les traits
indiquent la grandeur naturelle.

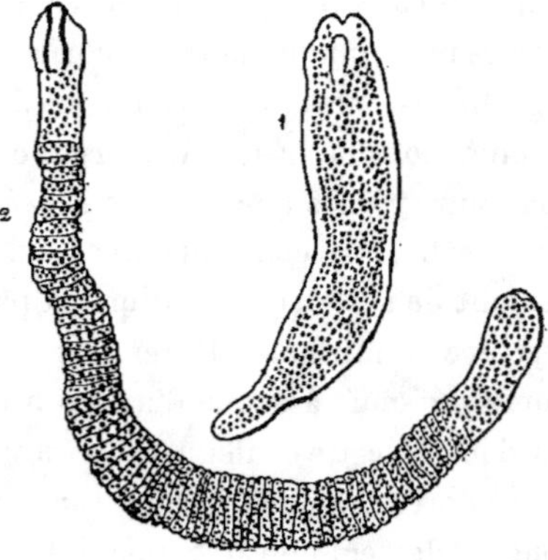

Fig. 106. — Larve de *Botriocéphale*, plus
grossie: 1, à l'état de contraction; 2, en
extension.

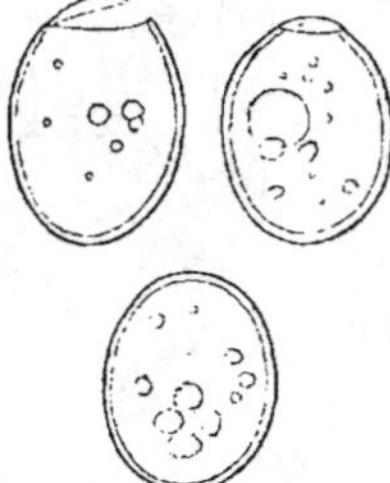

Fig. 107. — Œufs de *Botriocéphale*, 245/1.

comme l'adulte (fig. 106). Le corps, granuleux, présente seulement quelques rides transversales qui ne sont encore bien visibles que chez celles de taille assez grande. Elles proviennent
d'un embryon cilié qui sort de l'œuf du *Botriocéphale large*,
ovoïde, de 70 μ de long sur 45 de large, bien reconnaissable à
la présence d'un opercule au petit pôle (fig. 107). Ces larves
conservent très longtemps leur vitalité.

II. VERS RONDS

I. Trichine spiralée. — La *Trichine spiralée (Trichina spiralis)* est un Helminthe parasite de l'ordre des Nématodes qui occasionne, chez l'homme et chez le porc surtout, l'affection comme sous le nom de *Trichinose*. Chez le porc, la trichinose, bien que très fréquente, ne cause pas la mort de beaucoup d'individus, parce que les animaux sont d'ordinaire sacrifiés jeunes pour les besoins de l'alimentation. Chez l'homme, au contraire, les troubles qu'elle détermine ont souvent une conséquence fatale ou au moins amènent une très grave perturbation dans l'organisme.

On comprend donc facilement le haut intérêt que peut présenter son étude pour le naturaliste et surtout pour l'hygiéniste qui doit chercher à mettre à profit toutes les particularités que sa biologie peut fournir. Aussi les travaux qui ont eu pour objet ce parasite sont-ils nombreux et importants. En première ligne on doit placer certainement les observations de J. Chatin, consignées dans son bel ouvrage *la Trichine et la Trichinose*[1].

Ce n'est pas le lieu ici de conter avec détails l'historique très intéressant de la découverte du Ver qui nous intéresse. On le trouvera parfaitement exposé dans beaucoup de livres spéciaux et spécialement dans l'excellent article Trichine, de Blanchard, du *Dictionnaire encyclopédique*[2].

L'homme prend toujours le parasite du porc, où il se trouve à l'état larvaire, enkysté dans les tissus. Arrivée dans l'intestin, la larve gagne ses organes sexuels, devient adulte et se reproduit. Les embryons, rapidement sortis de la mère, traversent l'intestin et vont s'enkyster dans les muscles. Il existe donc deux phases de la maladie, et non deux formes comme on le dit souvent, la phase intestinale et la phase musculaire,

---

[1] J. Chatin, *la Trichine et la Trichinose*, Paris, J.-B. Baillière et fils, 1883.

[2] R. Blanchard, art Trichine, *Dictionnaire encyclopédique des sciences médicales*, 3e série, t. XVIII, 1887, p. 113.

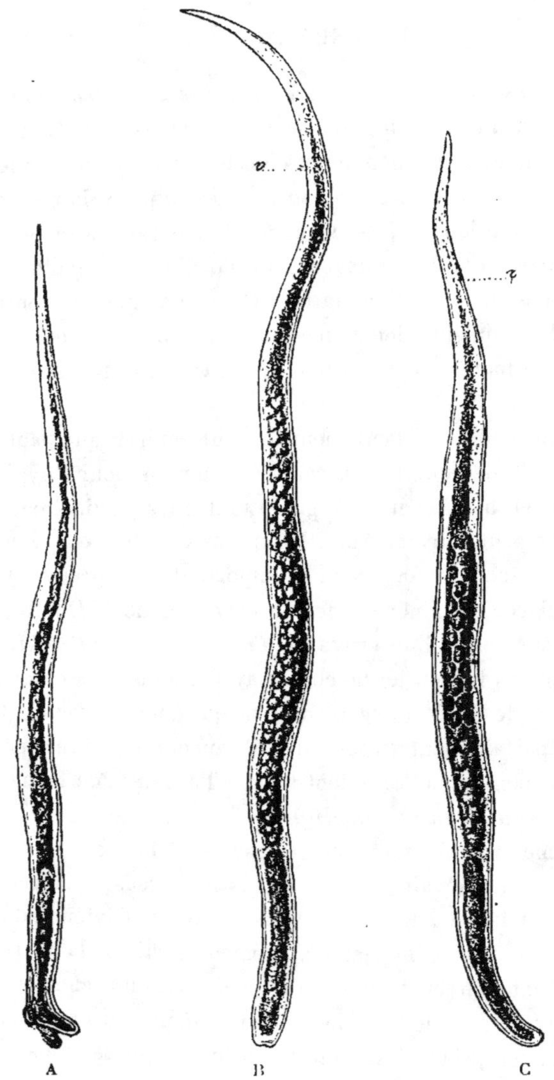

Fig. 108. — *Trichine spiralée* adulte, d'après J. Chatin. A, Mâle; à l extrémité postérieure se voit l'expansion caudale avec les appendices
digités; B, C, femelles; le tube digestif est complètement masqué par
l'appareil sexuel montrant des œufs dans la région postérieure du corps
de l'animal et des embryons dans la région antérieure; v, orifice vulvaire situé à peu de distance de la région céphalique. 75/1.

qui se succèdent l'une à l'autre sans interruption et présentent chacune des symptômes différents et une méthode de traitement bien distincte.

Pour observer les adultes, il est donc nécessaire de les chercher dans l'intestin grêle d'individus, homme ou porc surtout, qui ont absorbé des larves vivantes. La recherche est difficile et délicate, d'abord parce que le Ver met assez peu de temps pour devenir adulte et se reproduire, ensuite à cause de sa petitesse. On y arrive en étalant sur une plaque de verre, en lame mince, du contenu liquide de l'intestin grêle, en l'examinant très attentivement à l'œil nu ou à l'aide d'une loupe.

La transformation de la larve en adulte se fait rapidement ; elle s'opère d'ordinaire de vingt-quatre à quarante heures après l'entrée de la larve dans l'estomac. Il est alors très facile de faire la distinction des mâles et des femelles. Le mâle bien développé mesure en longueur de 1^{mm},4 à 1^{mm},6 ; la femelle au même état de 3 à 3 millimètres. Le mâle (fig. 108, A) se distingue par ses dimensions d'abord et par la présence, à sa partie postérieure, de deux petits appendices coniques, dont la forme rappelle un doigt de gant. Les appendices s'écartent légèrement l'un de l'autre en tournant leur extrémité libre du côté de la face ventrale ; ils forment ainsi une sorte de pince destinée à maintenir la femelle pendant l'accouplement. La femelle (fig. 108, B et C), plus longue et plus effilée en avant, montre un orifice vulvaire *(v)* à la partie antérieure de la face ventrale, à l'union du cinquième antérieur avec les quatre cinquièmes postérieurs du corps. L'extrémité postérieure est arrondie ; elle porte l'orifice anal. La glande génitale femelle forme un large tube qui recouvre l'intestin presque jusqu'à sa partie terminale. Sa partie postérieure terminée en cæcum représente la portion ovarienne proprement dite ; elle se limite par un léger étranglement de la région antérieure, l'oviducte, qui s'ouvre à la vulve. L'œuf, ovoïde, mesure au maximum 20 µ ; il est enveloppé d'une membrane hyaline, très mince. Les œufs séjournent dans l'oviducte, s'y développent et y éclosent, la Trichine étant vivipare. Les premiers embryons se voient dans l'oviducte, le septième jour environ après l'absorption par l'hôte des larves enkystées. Ces embryons sont expulsés au fur à mesure par l'orifice vulvaire. Une femelle de taille normale renferme dans son appareil génital au moins quatre cents germes, œufs et embryons, à tous les états de développement. On estime qu'elle peut produire pendant un mois ou cinq semaines, ce qui donnerait un total de plusieurs milliers d'embryons.

Les autres détails d'organisation du Ver adulte sont moins intéressants ; ils sont très semblables dans les deux sexes. Le corps est recouvert d'une cuticule très mince, finement striée, doublée d'une couche hypodermique peu nette, ne montrant guère, comme détails, que des noyaux disséminés dans une masse granuleuse. Au-dessous se trouvent des couches musculaires minces et enfin la cavité générale du corps. Outre l'appareil génital, cette cavité renferme le tube digestif droit s'ouvrant à la partie antérieure par un orifice buccal petit, bordé de petites papilles peu marquées. Le tube digestif comprend trois portions bien distinctes : l'œsophage, l'estomac, le rectum. Ce dernier s'ouvre, chez le mâle, entre les deux appendices digités, dans un cloaque où vient aussi déboucher le tube testiculaire ; chez la femelle, par un orifice anal situé à la partie postérieure obtuse.

Il est très important de pouvoir reconnaître ces embryons dans les selles ou le contenu intestinal ; on peut alors, si l'on est à même de faire l'examen à ce moment, reconnaitre la trichinose au début. C'est même le seul moyen de porter un diagnostic assuré à cette période de l'invasion, les symptômes de la phase intestinale de la maladie n'étant nullement pathognomoniques et pouvant se rapporter à toutes les entérites que peuvent provoquer des causes bien diverses.

Les embryons, tels qu'on les trouve dans les selles, ont une longueur de $0^{mm},09$ à $0^{mm},1$ et une épaisseur de $0^{mm},006$ dans la partie moyenne. Ils ont une forme lancéolée ; la partie antérieure est obtuse et la partie postérieure aiguë (fig. 109 et 110). La structure en est très simple. On leur reconnait une zone cutanée externe et une masse centrale formée de cellules granuleuses ; au centre, se distingue un cordon plus foncé qui est l'ébauche de l'intestin. La recherche de ces embryons est assez délicate ; on prélève des parcelles du contenu intestinal qu'on délaye dans de l'eau, la préparation doit être examinée à un grossissement de 200 à 300 diamètres. La conservation est assez difficile. On peut les monter dans le liquide de Kleinenberg, ou les fixer à l'acide osmique, colorer au picrocarmin et monter dans une solution glycérinée.

Ces embryons émigrent d'ordinaire directement dans les tissus en perforant l'intestin. Il en est cependant qui arrivent

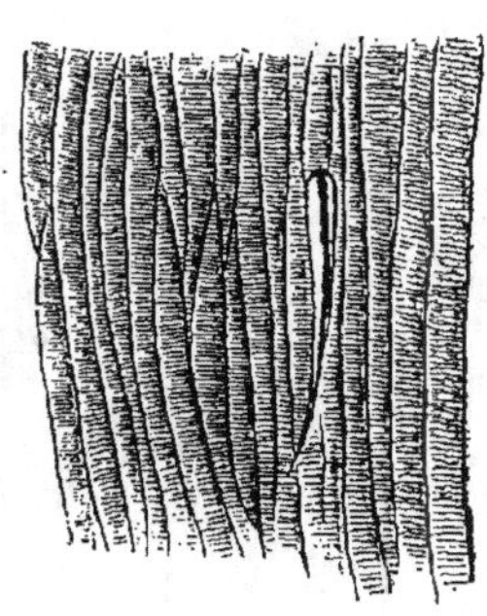

Fig. 109. — Jeune trichine qui vient de parvenir dans une masse musculaire. On voit qu'elle n'a aucunement pénétré dans l'intérieur des faisceaux primitifs 280/1. D'après J. Chatin.

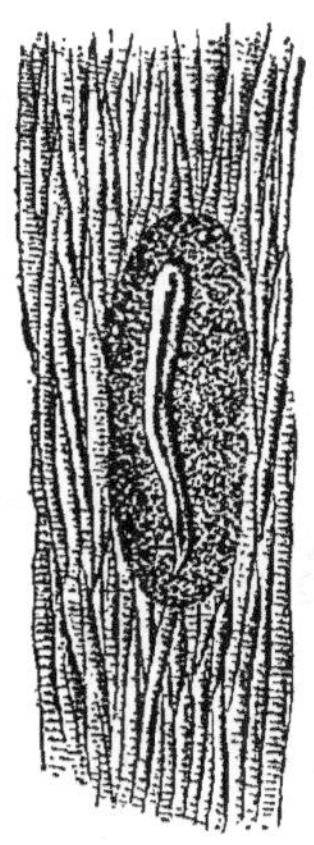

Fig. 110. — Jeune trichine dans le tissu musculaire ; autour d'elle apparaît une néoformation constituée par des cellules embryonnaires 280/1. D'après J. Chatin.

dans le sang et sont emportés dans la circulation générale ; on en a trouvé dans le cœur et les gros vaisseaux. Mais c'est l'exception ; ce sont uniquement sans doute ceux qui, en traversant la paroi intestinale, sont tombés dans les racines de la veine porte. En général, huit jours après l'ingestion de larves on rencontre de ces embryons libres dans le péritoine, dans la plèvre et dans le péricarde. Ils ont un peu grandi, mesurent de $0^{mm},120$ à $0^{mm},160$ de long sur $0^{mm},007$ à $0^{mm},008$ de large. Ces embryons peuvent se répandre dans tout le corps ; ils offrent

cependant une prédilection marquée pour le tissu musculaire
strié. Tous les muscles striés peuvent être envahis; à part le
cœur, on y a cependant signalé la présence de quelques rares
kystes. Il y a cependant des préférences marquées pour certains
muscles, en particulier le diaphragme, les muscles intercostaux,

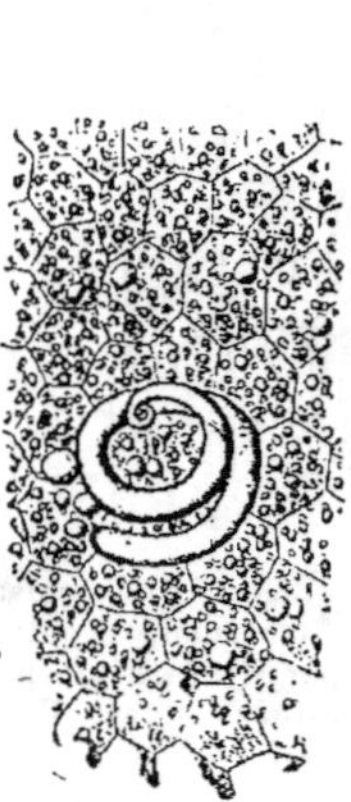

Fig. 111. — Trichine complètement entourée par le tissu
adipeux 280/1. D'après J. Chatin.

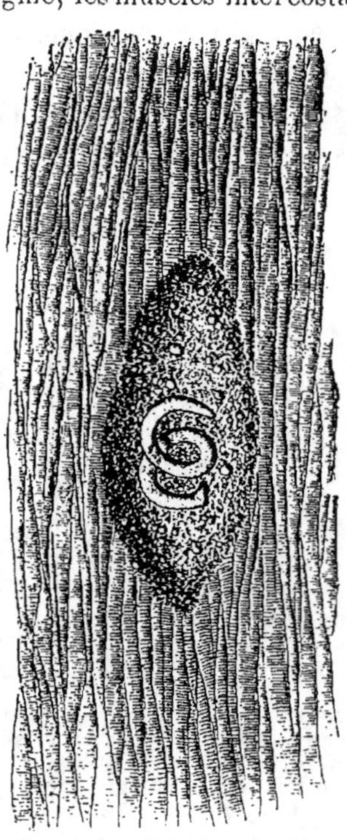

Fig. 112. — Larve fixée dans le tissu musculaire. Autour du Ver s'est développée
la néoformation composée de cellules
embryonnaires et montrant déjà, çà et
là, des gouttelettes de graisse. 280/1.
D'après J. Chatin.

les muscles de la gorge, du cou et de l'œil. La conclusion à tirer
de là est que c'est à ces muscles qu'il faut s'adresser pour les
recherches à faire.

Arrivée dans les muscles, à l'endroit où elle va s'enkyster,
la jeune Trichine se développe rapidement. Elle atteint 0^{mm},4
de longueur ; le tube digestif montre ses trois parties différen-

ciées ; l'ébauche des organes sexuels apparaît sous forme d'un amas cellulaire situé contre la partie postérieure de l'intestin à la face ventrale. Elle se recourbe alors en anse ou se pelotonne en spirale (fig. 111). Le tissu environnant s'irrite au contact du corps étranger ; les éléments conjonctifs prolifèrent, il apparaît autour du parasite de nombreuses petites cellules embryonnaires qui se multiplient rapidement (fig. 110 et 112). C'est très probablement uniquement ces cellules qui forment le kyste qui doit entourer la larve. Elles se soudent par leur périphérie, leurs contours disparaissent, leur aspect change.

Le kyste a d'habitude une forme ovale, à grand axe, dirigé dans le sens des fibres du muscle. Chaque pôle forme un petit apicule qui lui donne la forme d'un citron (fig. 113). On observe cependant des kystes sphériques ou irréguliers, d'autres qui portent une longue pointe étirée à un de leurs pôles ou aux deux. Le plus souvent chaque kyste ne renferme qu'une seule larve disposée comme les figures le représentent ; on trouve toutefois des kystes qui renferment deux, trois, quatre, jusqu'à sept larves vivantes. Dans ce cas le kyste est uniloculaire (fig. 114) ou pluriloculaire et moniliforme, divisée en loges par des étranglements (fig. 115).

La longueur du kyste varie entre $0^{mm},30$ et $0^{mm},80$, sa largeur entre $0^{mm},20$ et $0^{mm},40$; la moyenne est d'ordinaire $0^{mm},40$ sur $0^{mm},25$. Malgré les dimensions assez fortes, le kyste est très difficilement visible à l'œil nu, à cause de sa grande transparence.

Le kyste ainsi formé est presque rempli de cellules embryonnaires granuleuses, au milieu desquelles se trouve la larve enroulée. Ces éléments subissent rapidement une *régression*, qui est souvent la dégénérescence graisseuse. Le contenu n'est plus alors qu'un liquide clair dans lequel se trouvent quelques débris cellulaires. Ce liquide est albumineux, coagulable par l'alcool et la glycérine.

La larve vivante est peu mobile dans le kyste ; elle se déplace lentement, à la température du corps, son extrémité céphalique élargie en avant. Lorsque le muscle se refroidit, le Ver devient immobile et reste pelotonné sur lui-même. On peut observer ses mouvements en chauffant la préparation vers 37°, ou en l'irritant à l'aide de réactifs, la lessive de potasse par exemple.

La larve enkystée mesure de $0^{mm},8$ à 1^{min}. L'extrémité antérieure est effilée, la postérieure arrondie. Elle montre un tube digestif bien net, avec l'anus terminal. La glande génitale forme

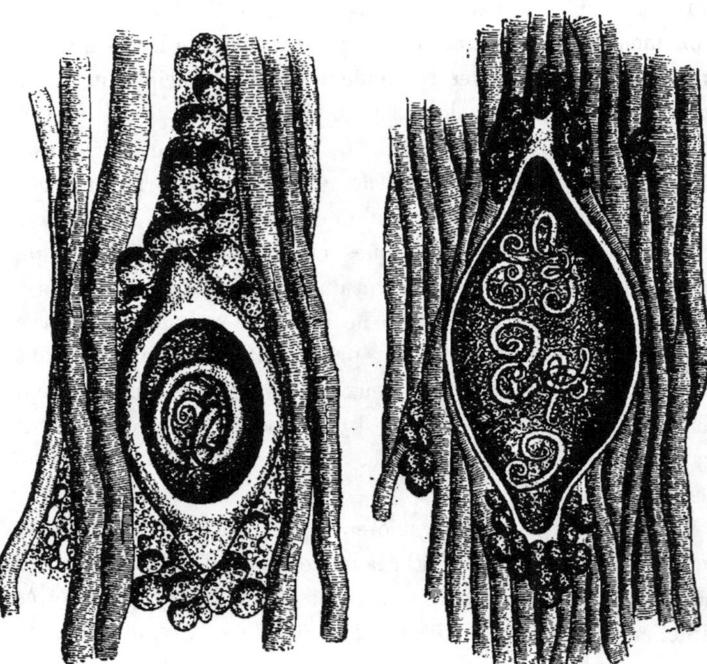

FIG. 113. — Kyste de forme normale, renfermant une seule Trichine et ayant déterminé à ses deux pôles un abondant dépôt de graisse écartant les faisceaux primitifs ambiants. Viande américaine. D'après J. Chatin.

FIG. 114. — Kyste volumineux, contenant sept Trichines diversement enroulées, mais en général faiblement spiralées et entourées d'un abondant tissu kystique limité par une couche pariétale relativement mince. Jambon américain. D'après J. Chatin.

un large tube qui a presque la longueur de la moitié du corps ; chez la femelle, elle donne un prolongement antérieur qui se dirige vers l'endroit où s'ouvrira la vulve encore invisible ; chez le mâle, elle s'unit à la partie terminale de l'intestin.

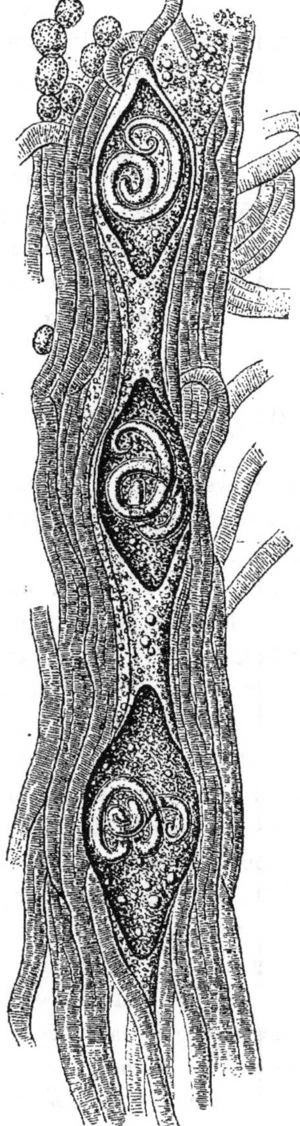

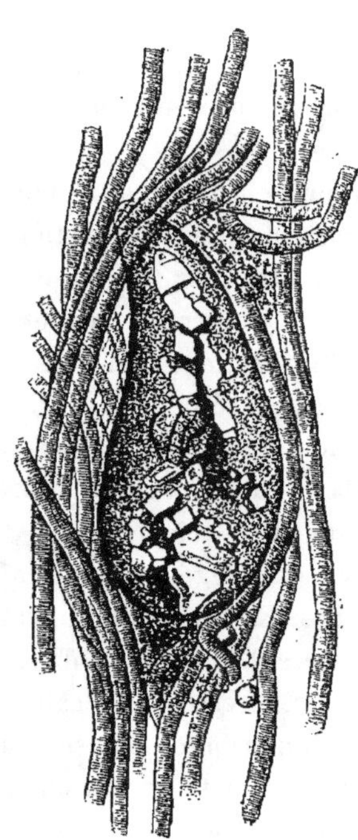

Fig. 116. — Kyste crétifié dans une viande américaine. Les faisceaux mus·culaires ambiants sont atrophiés et on constate aux deux pôles du kyste les traces manifestes d'un processus inflammatoire. D'après J. Chatin.

Kyste pluriloculaire. Il est formé de trois loges superposées renfermant chacune une Trichine et séparées par du tissu kystique en voie de dégénérescence graisseuse. La couche pariétale n'est nettement distincte que dans la partie supérieure du kyste. Vers le côté droit de la loge supérieure on voit s'effectuer un travail inflammatoire dans le tissu ambiant. D'après J. Chatin.

Ainsi formé, le kyste se modifie peu en général, même après un temps assez long. Il se dépose de petits amas de graisse à l'extérieur, d'abord à un pôle puis à l'autre (fig. 113); le kyste peut même en être recouvert. L'apparition de ces dépôts adipeux ne semble avoir aucune influence sur le Ver contenu dans le kyste.

La durée de la vie de la larve dans le kyste paraît devoir être très variable. Les observations faites jusqu'ici la donnent comme pouvant être très longue. On a retrouvé des larves vivantes dans les kystes cinq, dix et même vingt et vingt-quatre ans après l'infestation. Dans ces cas, le parasite n'avait naturellement pas causé la mort.

Parfois cependant les kystes subissent une dégénérescence qui aboutit à la mort du parasite; c'est la meilleure manière de guérison de la trichinose.

Il y a une dégénérescence adipeuse du kyste, mais elle parait être rare. Elle se manifeste surtout par la présence de cristaux aciculaires d'acides gras dans l'intérieur.

La dégénérescence calcaire, la crétification, est de beaucoup la plus importante. Elle se manifeste par le dépôt de sels calcaires, carbonate et phosphate tribasique de chaux, que l'on reconnaît en traitant la préparation par un acide; il se produit une effervescence. Le kyste et la larve s'infiltrent de granulations opaques; ou bien il apparaît à l'intérieur de petites plaquettes d'apparence cristalline (fig. 116). La larve est morte; le kyste se transforme en une petite masse ovoïde, blanchâtre, opaque, criant sous le scalpel. C'est sous cet état, on le sait, que la Trichine a été découverte chez l'homme, en Angleterre, en 1835, par Paget et Owen. On distingue facilement à l'œil nu les kystes calcifiés qui apparaissent comme de petits points blancs, parsemant la viande. On peut rencontrer, dans la viande de porc, de petites concrétions arrondies, solubles dans l'acide nitrique sans effervescence, constituées par de la guanine; on les distingue des kystes calcifiés par l'irrégularité des formes d'abord et par l'absence de tous les caractères du kyste et de la larve.

Cette dégénérescence calcaire paraît assez rare dans les viandes de boucherie, les animaux étant abattus d'ordinaire peu après l'infestation.

La quantité de kystes que la viande peut contenir est souvent considérable. Leuckart en a compté une fois plus de mille dans un gramme de viande de porc.

Le muscle strié est loin d'être le seul endroit du corps, où les kystes de Trichine peuvent se rencontrer. On en trouve de

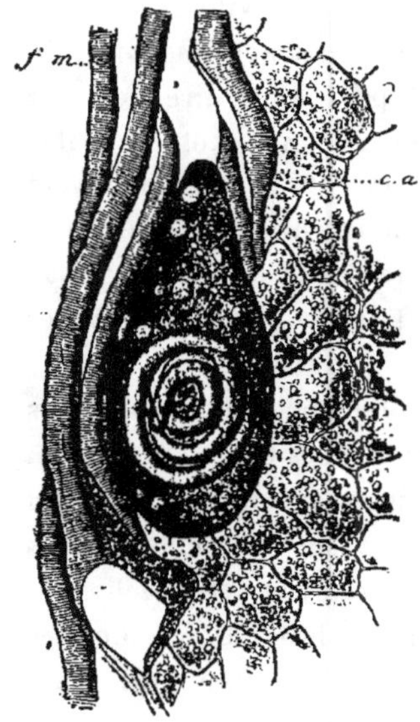

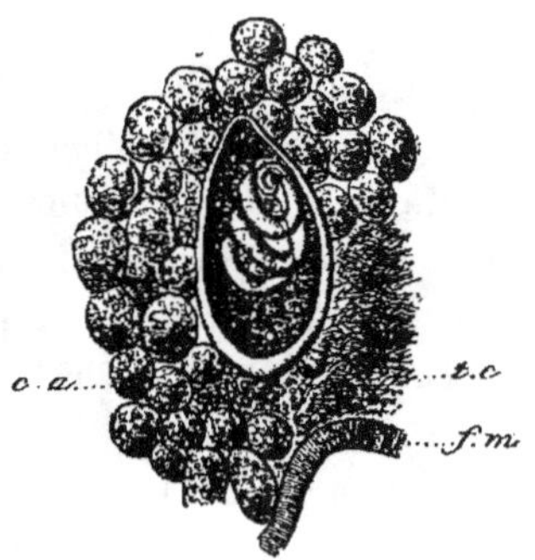

Fig. 118. — Trichine enkystée dans une masse adipeuse.

Fig. 117. — Trichine enkystée sur les confins du tissu adipeux *(c, a)*, et du tissu musculaire *(f, m)*. D'après J. Chatin.

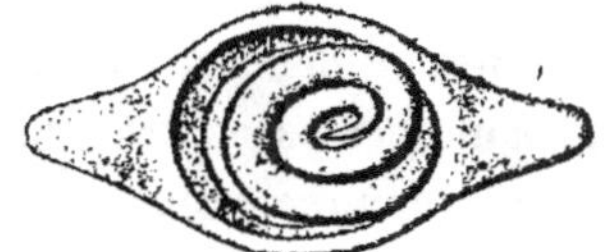

Fig. 119. — Kyste extrait de tissu adipeux.

nombreux dans les masses de graisse des différentes parties du corps. Chez le porc, le lard en renferme souvent beaucoup. Ces kystes, rencontrés dans le tissu adipeux, ne diffèrent en rien de ceux observés dans le muscle (fig. 117, 118 et 119) ; les larves sont bien vivantes et tout aussi nocives. Les parois de l'intestin, souvent employées comme couverture de conserves, en renferment souvent à tous les stades du développement. Ce sont des faits qui ont une grande importance au point de vue de l'alimentation.

La larve enkystée présente une résistance très grande aux divers agents destructeurs. La putréfaction, l'immersion dans l'eau, dans l'alcool faible sont sans action sur elle. Elle supporte facilement 50 degrés, même 53 et ne parait être tuée que de 62 à 70 degrés. Elle résiste très bien à un froid intense, 20 degrés par exemple. La salure et la fumure, même poussées à fond et prolongées, ne la tuent pas.

L'homme prend toujours la Trichine du porc ; chez lui, la trichinose a des effets très variables dont la gravité est en rapport avec le degré d'infection. Le porc lui-même la tiendrait du rat où cette affection se perpétuerait pour ainsi dire, les rats pouvant se nourrir de débris de porcs trichineux et s'entredévorant du reste sans scrupules. Les porcs, très avides, trouvent facilement à leur portée des rats, si nombreux dans les étables. On a pu, en effet, reconnaître plusieurs fois la présence de Trichines enkystées chez les rats d'abattoirs ou d'égouts de villes comme Paris et Berlin.

Cette étiologie de la trichinose de l'homme donne une très grande importance à l'inspection des viandes de porc dont on fait une si grande consommation, fraiches ou salées. L'examen microscopique doit porter de préférence sur les points envahis comme par prédilection par les Trichines. Les prises d'échantillons se feront donc sur les piliers du diaphragme, les muscles de l'épaule, les psoas, les muscles du larynx, les muscles intercostaux. Pour rechercher le parasite sur l'animal vivant, il sera nécessaire de prélever des parcelles des plus superficiels de ces muscles, après avoir incisé la peau ou à l'aide du *harpon de Duchenne*, imaginé dans ce but. Les viandes reconnues envahies par le parasite devront être impitoyablement détruites par le feu ; d'autres procédés usités, enfouissement ou imprégnation de produits empyreumatiques ne les mettant pas d'une façon absolue à l'abri des Rongeurs qui pourraient s'infester et propager la maladie.

La maladie est heureusement rare en France. On n'en connait guère, dans notre pays, qu'une petite manifestation épidémique observée en 1878 dans un petit village de la Somme,

Crépy-en-Valois. L'affection avait les allures d'une fièvre typhoïde et fut prise, en effet, pour telle au début. Les malades
avaient mangé de la viande d'un porc de pays qui, à l'examen,
a été trouvé infesté de kystes de Trichines. Sur vingt et une personnes qui avaient mangé de ce porc, dix-sept ont été malades,
une est morte ; les muscles renfermaient de nombreuses Trichines
enkystées. Le réduit du porc renfermait de nombreux rats qui
se nourrissaient des débris d'une boucherie voisine ; c'est la
seule donnée étiologique qu'on ait pu invoquer.

Le pays classique de la trichinose est l'Allemagne où sévis-
sent souvent de véritables épidémies de cette affection, épidémies souvent très meurtrières. Bon nombre de ces épidémies
ont été consciencieusement étudiées ; il a été possible de faire
l'histoire étiologique complète de beaucoup d'entre elles et de
vérifier la présence des parasites dans la viande de porc cause
des accidents. L'habitude de manger de la viande de porc crue
ou peu cuite est certainement pour beaucoup dans l'extension de
la maladie. Cette habitude est moins générale chez nous. Il ne
faudrait cependant pas fermer complètement les yeux, les porcs
et les produits de charcuterie allemands arrivant fréquemment
chez nous par des voies détournées, se couvrant alors de la na-
tionalité des pays voisins qu'ils traversent. C'est une menace qu'il
convient d'avoir toujours présente à l'esprit.

En Angleterre la trichinose est rare. C'est cependant là où
l'on a découvert le parasite chez l'homme et observé plusieurs
cas en peu de temps.

On n'a connu que quelques petites épidémies en Suisse, en
Autriche, en Danemark, en Suède, en Italie et en Russie.

Hors d'Europe, c'est surtout aux États-Unis qu'on a observé
la Trichine et la Trichinose. Dans ces pays, les porcs paraissent
être trichinés dans une forte proportion ; dans une expertise
faite à Chicago en 1875, on en a trouvé 8 pour 100 d'infestés.
Quelques années après, on constatait, à Lyon et à Paris, la présence de Trichines vivantes dans les salaisons américaines. Cette
découverte produisit une émotion très vive, bien compréhensible
d'ailleurs. Le Ministre de l'agriculture d'alors institua aussitôt,

en 1881, au Havre, point d'arrivée de ces cargaisons, un laboratoire spécial de recherches dont il confia la direction à J. Chatin. Pendant une période de plusieurs mois toutes les salaisons importées d'Amérique furent examinées et triées avec soin. L'inspection s'est faite de différentes façons.

Dans l'*expertise à la caisse*, tous les échantillons d'une caisse sont examinés successivement ; la présence de Trichines dans un seul entraîne la saisie de la caisse entière.

Dans l'*expertise au morceau*, on examine le contenu d'une caisse, morceau par morceau, en ne saisissant que les morceaux trichinés et rendant les autres à la consommation. C'est une manière de procéder plus rationnelle et moins ruineuse pour les négociants, bien qu'elle demande une attention plus suivie et plus de temps.

Les opérations et les résultats obtenus sont consignés dans les deux tableaux suivants, empruntés à l'ouvrage déjà cité de J. Chatin.

I. MARCHANDISES EXPERTISÉES A LA CAISSE

NATURE DES VIANDES	NOMBRE DES CAISSES EXAMINÉES	NOMBRE TOTAL DES MORCEAUX	NOMBRE DES CAISSES RECONNUES TRICHINÉES	PROPORTION DES CAISSES TRICHINÉES
Longues bandes..	2.200	15.935	214	9,72 %
Courtes bandes..	680	5.462	83	72,18
Épaules. . . .	100	3.522	47	47
Jambons. . . .	125	4.792	53	42,40
Filets. . . .	185	6.897	84	45,40
Poitrines. . .	36	1.341	11	30,55
Dos gras. . .	100	1.369	17	17
Boyaux.. . . .	2	8.000	2	100
Saucissons. . .	15	6.000	14	93,33

Nombre de caisses examinées.. . . . . . . 3.444
—   trichinées. 505
Proportion des caisses trichinées. . pour 100.   14,66
Nombre des morceaux examinés. 53.318
—   trichinés. 1.087
Proportion des morceaux trichinés. . pour 100.   2,03

II. MARCHANDISES EXPERTISÉES AU MORCEAU

NATURE DES VIANDES	NOMBRE TOTAL DES MORCEAUX EXAMINÉS	NOMBRE DES MORCEAUX RECONNUS TRICHINÉS	PROPORTION DES MORCEAUX TRICHINÉS
Longues bandes.	14.819	855	2,39 %
Courtes bandes.	1.565	39	2,40
Epaules.	21.203	427	2,01
Jambons.	8.936	116	1,29
Filets.	474	16	3,37
Poitrines.	1.432	5	0,34
Dos gras.	1.731	35	1,96

Nombre des caisses examinées. 3.971
— trichinées. 582
Proportion des caisses trichinées. . pour 100. 14,64
Nombre des morceaux examinés. 50.120
— trichinés. 993
Proportions des morceaux trichinés. pour 100. 1,97

Le travail à faire, on le voit, est considérable. Pour simplifier tout en gardant une précision aussi rigoureuse, il faudrait
expertiser par demi-porc et même par porc entier, à la condition que les animaux arrivent dans cet état.

Des Trichines vivantes se sont rencontrées dans des viandes
préparées, les saucissons (fig. 120), tout aussi nocives que celles
de la viande ordinaire. Les boyaux mêmes, importés pour servir d'enveloppe à des saucissons préparés avec des viande indigènes, étaient contaminés dans une très forte proportion. C'est
ainsi qu'il peut suffire d'une enveloppe contaminée pour rendre
nuisible de la viande parfaitement saine.

En Allemagne, où la trichinose sévit d'une façon si intense,
il existe un véritable service officiel destiné à l'inspection de la
viande de porc à ce point de vue spécial. La grosse besogne est
faite par des experts locaux, hommes ou femmes, de professions
très diverses, dressés à rechercher la Trichine au microscope.
Ils sont sous la surveillance d'inspecteurs qui sont la plupart du
temps les médecins cantonaux. La loi règle l'expertise et punit

sévèrement toute tentative de tromperie ; elle impose, en outre, aux communes de payer une indemnité déterminée au propriétaire d'un porc trichiné saisi. Il est seulement permis de dépouiller l'animal, de couper les soies, de fondre la graisse et de préparer de la gélatine avec les parties propres à cet usage. Nous

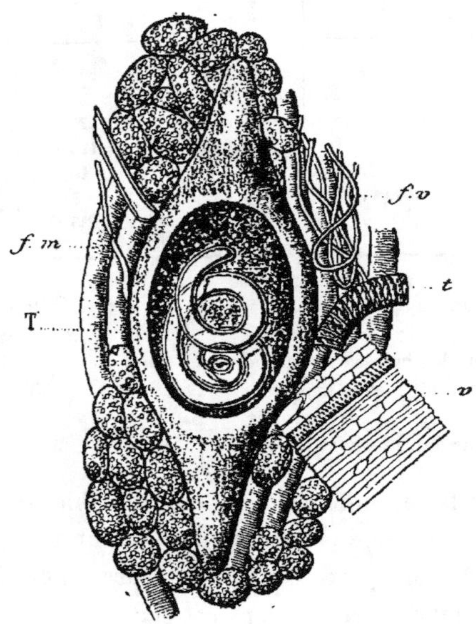

Fig. 120. — Coupe pratiquée dans un saucisson américain ; *f, m*, faisceaux musculaires ; *t*, trachée végétale ; *f, r*, fibres végétales ; *v*, tissu fibrovasculaire végétal ; T, trichine.

croyons reproduire utilement ici, en l'empruntant à l'article cité de R. Blanchard, une traduction libre de l'ordonnance réglant le service de la recherche de la Trichine *(Trichinenschau)* dans la ville de Berlin depuis 1881.

ARTICLE PREMIER. — Aucun porc abattu dans le ressort de la police de Berlin ne peut être enlevé de l'abattoir ou de ses annexes, ni débité sans avoir été soumis à un examen microscopique et déclaré non trichiné.

ARTICLE 2. — Tout abatage de porc doit être signalé, au plus tard au bout de douze heures, au bureau micrographique du quartier, qui procède à l'examen. Au cas où cette déclaration n'aurait pas été faite, celui qui a procédé à l'abatage ou son patron, quand c'est un aide, est responsable.

ARTICLE 3. — Tous ceux dont c'est le métier de tuer ou de faire tuer des porcs, pour les vendre en totalité ou par morceaux (bouchers, charcutiers, hôteliers, restaurateurs), doivent tenir dans chaque lieu d'abatage un livre *(Schlachtbuch)* conforme au modèle ci-contre; ils y inscrivent ou y font inscrire sous leur responsabilité chaque abatage de porc en remplissant les colonnes 1 à 4. Ce livre a pour inscription le nom et l'adresse du commerçant, ainsi que celle de son abattoir; il doit être présenté à toute réquisition aux agents de la police.

N° 1. — MODÈLE DU LIVRE D'ABATAGE DU COMMERÇANT

Numéro d'ordre.	Jour et heure de l'abatage.	Désignation du Porc d'après la race et le sexe.	Endroit d'où provient le Porc et nom du vendeur.	Désignation du Porc par le préleveur d'échantillons.	Jour et heure du prélèvement	Nom du préleveur.	Trouvé sans Trichine par le micrographe (Nom)	Certifié sans Trichine par le préleveur (Nom).
1	2	3	4	5	6	7	8	9

Les commerçants sont en outre tenus d'avoir une caisse spéciale pour conserver les boîtes dans lesquelles sont renfermés les échantillons prelevés; cette caisse porte la même suscription que le livre d'abatage.

ARTICLE 4. — Toute personne autre que les commerçants sus-désignés doit, si elle n'a pas de livre d'abatage, préparer, toutes les fois qu'elle tue un porc, un bulletin indiquant son nom, son adresse, l'endroit où a été fait l'abatage, ainsi que les indications correspondant aux colonnes 2 à 4 du modèle ci-dessus.

ARTICLE 5. — Dès que l'abatage d'un porc est annoncé, le directeur de l'inspection des viandes *(Fleischschau-Vorsteher)* envoie un préleveur d'échantillons *(Probenehmer)*, qui prélève lui-même les échantillons nécessaires à l'examen, savoir : un morceau des muscles du diaphragme, de l'abdomen, du larynx et de l'entre-côte. Le préleveur renferme les échantillons dans l'une des boîtes destinées à cet usage, marque le Porc d'un signe particulier, puis remplit les colonnes 5 à 7 du livre d'abatage ou inscrit des observations analogues sur le bulletin d'abatage *(Schlachtzettel)*. Il porte alors sans retard les échantillons au bureau public d'inspection des viandes *(Fleischschauamt)*.

ARTICLE 6. — Le directeur de ce bureau inscrit sur un registre conforme au modèle ci-joint le cas présent, en remplissant les colonnes 1 à 9, puis charge un expert *(Fleischbeschauer)* de l'examen des échantillons. Cet expert doit faire et examiner au microscope au moins six préparations pour chacun des quatre échantillons.

N° 2. — MODÈLE DU REGISTRE DU BUREAU D'INSPECTION DES VIANDES

Numéro d'ordre.	Jour et heure de l'examen.	Nom du propriétaire du Porc.	Désignation de l'abattoir.	Désignation du Porc par le préleveur d'échantillons.	Heure du prélèvement.	Nom du préleveur.	Nom de l'expert désigné.	Nom du directeur du bureau d'examen.	Non trichiné.	Certificat donné au préleveur (Nom).	Observations.
1	2	3	4	5	6	7	8	9	10	11	12

ARTICLE 7. — S'il ne trouve pas de trichines, l'expert doit inscrire le cas sur un livre qu'il doit tenir conformément au modèle ci-contre, puis remet ce livre et les échantillons au directeur. Celui-ci inscrit alors sur son registre le résultat de l'examen, en remplissant les colonnes 10 à 12, et fait savoir par un préleveur au propriétaire du porc que son animal est sans trichine. Cet avis qui doit mentionner le nom de l'expert chargé de l'examen, est inscrit et signé par le directeur lui-même sur le bulletin d'abatage, dans le cas contraire, le directeur transcrit sur un livre que le préleveur possède à cet effet un extrait de son registre reproduisant le contenu des colonnes 1, 3, 4, 5, 8 et 9; d'après ces indications, le préleveur devra remplir lui-même les colonnes 8 et 9 du livre d'abatage du commerçant.

N° 3. — MODÈLE DU LIVRE D'EXAMEN DE L'EXPERT

Numéro d'ordre.	Désignation de la boîte à échantillons.	Jour et heure où est rendue la boîte à échantillons.	Non trichiné?	Nom de l'expert.
1	2	3	4	5

ARTICLE 8. — Si l'expert ou le directeur trouvent la viande trichinée, ils doivent se concerter. S'ils tombent d'accord pour reconnaître la présence du parasite, celle-ci est considérée comme certaine et le directeur doit prévenir aussitôt le commissaire de police du quartier dans lequel se trouve le porc, afin que ce fonctionnaire puisse faire saisir l'animal infesté. Dans le cas où le Porc est reconnu non trichiné, on agit comme il a été dit ci-dessus.

Si le directeur et l'expert ne tombent pas d'accord ou si l'un d'eux reste dans le doute, le cas est soumis au médecin du quartier *(Bezirksphysikus)* dans la circonscription duquel se trouve le bureau d'examen; on avise en même temps le commissaire de police, afin qu'il prononce une saisie provisoire. Tant que dure celle-ci, le propriétaire du porc doit se tenir personnellement à la disposition de la police.

ARTICLE 9. — L'expert doit transmettre au médecin du quartier la boîte à échantillons, avec toutes les préparations microscopiques et les morceaux de viande encore existants, ainsi qu'une courte notice du directeur, donnant sur le porc et son propriétaire toutes les indications, en même temps que le nom et l'adresse de l'expert.

Si le médecin ne confirme pas la présence de la trichine, il en avertit la police, afin que celle-ci lève la saisie, et il renvoie au bureau d'examen la boîte à échantillons. Trouve-t-il au contraire le parasite, il envoie les échantillons de la viande infestée au commissaire de police, afin que celui-ci fasse procéder à la destruction du porc et des échantillons, conformément à l'article 10.

Dans l'un et l'autre cas, le médecin fait connaître au directeur du bureau le résultat de son examen; dans le second cas, il envoie également les préparations qui montrent la trichine, afin qu'on les conserve conformément à l'article 11.

ARTICLE 10. — Le porc reconnu trichiné doit être détruit dans le ressort de la police de Berlin, d'une façon qui ne soit pas nuisible. On le cuit à une température minimum de 120 degrés centigrades pendant huit heures au moins. Après la cuisson, la graisse peut être employée pour un usage industriel quelconque : le reste de l'animal (viande, os, viscères, etc.) peut être employé comme engrais, mais après dissolution complète dans l'acide sulfurique. Tout autre mode d'emploi, notamment pour la nourriture de l'homme ou des animaux, est interdit.

La cuisson et les préparations accessoires ne peuvent se faire qu'avec des récipients, ustensiles et instruments qui ne servent en aucun cas dans les abattoirs ni à la préparation de la nourriture de l'homme ou des animaux. Quand le transport du porc est nécessaire, il ne peut se faire que dans une voiture fermée, ne servant jamais à transporter la nourriture de l'homme ou des animaux.

Le soin de détruire le porc incombe à son propriétaire et est à la charge de celui-ci; la destruction se fait sous la surveillance de la police. Le fermier de l'abattoir fiscal est tenu de donner suite aux demandes qui lui sont adressées en vue de la destruction d'un porc infesté et de payer pour le cadavre au propriétaire une indemnité qui, pour les cas où l'entente ne s'établit pas, est fixée tous les ans une fois pour toutes par le préfet de police.

ARTICLE 11. — Chaque examen doit être fait au bureau le jour même où les échantillons ont été prélevés. De même, l'examen d'un même porc doit être fait par une seule et même personne.

Chaque bureau d'examen doit posséder un registre spécial sur lequel on note tous les cas où un expert ou le directeur croient avoir trouvé la trichine, ainsi que la suite qui a été donnée à l'affaire. Le registre d'observations *(Befundbuch)* doit être rédigé et conservé par le directeur du bureau ; il est conforme au modèle ci-dessous :

N° 4. — MODÈLE DU REGISTRE D'OBSERVATION

Examen commencé à ...... *le* 188
— terminé à *heures* *minutes*.

1	Numéro du registre. , ...	
2	Nom du propriétaire du Porc.	
3	Désignation des échantillons.	
4	Heure de leur prélévement.	
5	Nom du préleveur.	
6	Nom de l'expert chargé de l'examen et résultat de ce dernier.	
7	Nom du directeur et résultat auquel il est arrivé.	
8	Nom du fonctionnaire *(Physikus)* pris comme arbitre et indication de son arbitrage.	
9	Si et quand le Commissaire de police (lequel ?) a été avisé afin de prononcer la saisie. . .	
10	Si la préparation microscopique est notée et conservée.	

Toutes les préparations dans lesquelles on a trouvé des trichines sont scellées ; elles portent la date de l'examen et le numéro de la page du registre d'observations. On les conserve pendant deux mois, après quoi on les détruit.

ARTICLE 12. — La nomination des préleveurs d'échantillons, des experts et des directeurs est faite par le magistrat (assemblée municipale), d'accord avec le préfet de police ; elle est toujours révocable. La révocation peut-être prononcée aussi bien par le magistrat que par le préfet de police.

ARTICLE 13. — Les directeurs sont tenus d'exercer une surveillance active sur les experts et de contrôler leurs préparations le plus souvent possible. Ils ne doivent, non plus que les préleveurs, donner aux experts aucune indication sur la provenance des échantillons soumis à leur examen

Si l'on découvre chez le Porc une autre maladie que la trichinose, par exemple des cysticerques, le directeur doit en aviser la police.

ARTICLE 14. — La taxe due pour l'examen d'un porc est d'un mark (1 fr. 25); elle est payée par le propriétaire de l'animal et est acquise à la caisse municipale.

ARTICLE 15. — L'abattoir municipal forme, au point de vue de la trichinoscopie publique *(öffentliche Trichinenschau)*, un quartier distinct avec un bureau d'examen qui lui est propre. Pour ce bureau, le vétérinaire départemental est investi des fonctions que l'article 8 conférait au médecin du quartier ; ce vétérinaire est-il absent de l'abattoir ou empêché pour quelque cause, le vétérinaire d'arrondissement est désigné par la police pour le suppléer.

ARTICLE 16. — Les contraventions au présent arrêté sont punies d'une amende pouvant s'élever à 30 marks ou, en cas d'indigence, d'emprisonnement.

Que l'examen porte sur de la viande fraîche ou de la viande conservée par la salure, la fumure ou le séchage, la technique est la même. On prélève sur la viande, en des endroits choisis, à l'aide de minces ciseaux courbes, de petits lambeaux de tissus, aussi minces que possible, que l'on monte en préparation microscopique dans un peu d'eau salée. Les bords du morceau, les plus minces, sont surtout la partie la plus facile à examiner. On peut aussi dissocier un morceau de tissu dans le liquide de macération de Schulze (chlorate de potasse, 2 parties ; acide azotique, 4 parties); après une ébullition de quelques secondes, le tissu se dissocie de lui-même. On retrouve les kystes de Trichines isolés ou encore adhérents aux fibrilles musculaires dissociées. Pour la graisse ou le tissu conjonctif, il faut pratiquer des coupes fines, au rasoir ou avec les ciseaux courbes, ou dissocier avec soin à l'aide d'aiguilles montées.

Il est possible de se rendre un compte exact de la vitalité des larves de Trichines et même de la nocuité d'une viande en infestant expérimentalement certains animaux. En donnant de la viande trichinée à un Oiseau, le moineau par exemple ou la poule, les kystes sont dissous dans l'estomac dès la vingtième heure après l'absorption et le troisième ou le quatrième jour on trouve des Trichines sexuées dans les selles ou à l'autopsie, dans l'intestin; mais tout se borne là, les embryons ne pouvant traverser le tube digestif. En infestant un rat ou un lapin, on détermine une infestation complète, en tout analogue à la trichinose de l'homme et du porc, présentant les mêmes phases et les mêmes symptômes.

Outre le porc, son congénère sauvage le sanglier peut avoir la trichinose. On cite des exemples d'infestation par la viande de sanglier trichiné. Nous savons qu'à l'état de nature on rencontre des rats infestés ; on admet même que c'est le rat qui transmet normalement l'affection au porc. Il y a là des conséquences à tirer pour la prophylaxie, empêcher le plus possible, en particulier, les porcs de dévorer de petits rongeurs.

L'infestation trichineuse expérimentale réussit facilement sur le porc et le rat d'abord, ce qui se comprend facilement, ensuite chez le lapin, le cobaye, la souris. Elle réussit difficilement chez le chat, le cheval, le bœuf ; il faut choisir des animaux jeunes, ceux déjà âgés présentant une résistance très grande à l'invasion. Chez les Oiseaux, les larves se développent, gagnent leurs organes sexuels, produisent des embryons normaux ; mais ceux-ci ne traversent pas les parois intestinales pour aller s'enkyster, ils sont expulsés avec les excréments. C'est probablement une simple question de résistance du revêtement épithélial de l'intestin chez ces animaux ou peut-être de température, qui est supérieure à celle des Mammifères. Ces parasites semblent se comporter de même chez les Poissons. Chez les Reptiles et les Batraciens, l'infestation ne paraît se faire que si l'on élève la température de l'animal au-dessus de 30 degrés, comme on l'a reconnu pour la salamandre. Avec divers Invertébrés, les expériences n'ont jamais donné de résultats favorables.

Il est arrivé de confondre avec le *Trichina spiralis* d'autres Nématodes adultes ou larvaires, enkystés ou libres. Il est bon d'être prévenu. Avec quelque peu d'attention la confusion n'est guère possible ; les caractères anatomiques de ces *fausses Trichines* diffèrent trop de ceux de la *Trichine spiralée* pour laisser commettre une telle erreur. On a signalé chez les Poissons, les Reptiles, les Oiseaux et même les Mammifères, des larves enkystées que l'on a rapprochées des Trichines ; une étude plus approfondie a montré qu'elles appartenaient à d'autres

genres de Nématodes, *Agamonema, Filaria, Spiroptera
Physaloptera, Dispharagus, Ascaris* même, bien différents du
genre *Trichina* qui ne renferme encore
qu'une seule espèce, la *Trichina spiralis* que
nous étudions.

On a pris également pour des Trichines
des *Anguillules* diverses, que l'on rencontre
en abondance dans les matières animales ou
végétales qui se décomposent. La viande qui
a été en contact avec le sol peut présenter,
dans ses couches superficielles seulement, de
ces Anguillules communes dans la terre riche

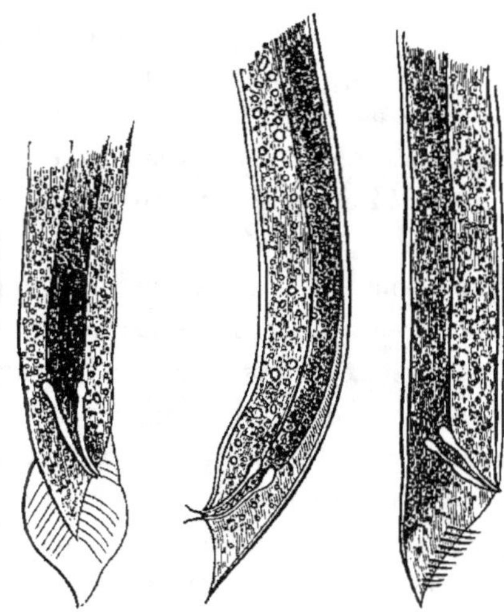

FIG. 121. — *Rhabditis pellio*
femelle: *a*, pharynx; *b*,
œuf; *c*, vulve, *d*, anus.

FIG. 122. — Extrémité postérieure de
Rhabditis pellio mâle.

en humus. Il sera possible de les distinguer rapidement au renflement de l'œsophage qui s'aperçoit nettement sur l'individu représenté figure 121, une femelle de *Rhabditis pellio*, espèce commune
dans toutes les substances organiques en décomposition. Les autres détails d'organisation peuvent aussi établir la distinction ; la
figure 122 représente, vue sous différents aspects, la partie posté-

rieure du mâle de la même espèce, que sa large expansion cutanée en forme de capsule et ses deux spicules différencient nettement de la portion similaire du corps du mâle de la Trichine (fig. 108, A).

Des experts d'Allemagne auraient pris pour la Trichine des *Anguillules du vinaigre* provenant d'eau vinaigrée qui leur servait pour monter les préparations à étudier. En tenant compte des détails donnés pour l'espèce voisine *Rhabditis pellio* et d'abord en évitant de se servir de réactifs mauvais, il est des plus facile d'éviter la confusion.

On a observé, chez le mouton, d'autres Nématodes parasites des muscles que la Trichine; d'après Leuckart, c'étaient des larves de Filaire. Les symptômes provoqués étaient voisins de ceux de la trichinose.

Enfin on a pris pour des kystes de Trichine calcifiés des amas de guanine et de tyrosine rencontrés dans des muscles de porc et produits dans des conditions indéterminées. La non-effervescence avec les acides et les réactions particulières à ces substances citées plus haut (p. 44 et 45) permettront de distinguer de semblables productions.

L'article consacré dans ce livre à l'étude de la Trichine, peut paraître un peu détaillé. Rien ne semblera superflu cependant, si l'on veut bien se représenter que le danger est à nos portes et qu'une invasion est à tout instant possible avec les moyens de transactions actuels. Il est bon de mettre en garde ceux qui sont chargés de la surveillance sanitaire.

II. STRONGLES DU POUMON. — On observe fréquemment, chez plusieurs de nos animaux domestiques, une affection connue sous le nom de *Bronchite vermineuse*, *Strongylose pulmonaire*, due à la présence, dans les voies respiratoires de Nématodes du genre *Strongle (Strongylus)*. La maladie s'observe souvent sous forme épizootique, faisant de fréquents ravages chez les éleveurs. Les symptômes occasionnés par les parasites sont d'abord ceux d'un catarrhe bronchique qui s'accentue peu à peu. La toux très violente détermine le rejet de pelotons de petits Vers réunis par un mucus très visqueux. La nutrition s'altère profondément, l'animal devient rapidement cachectique et meurt

dans un marasme complet. D'ordinaire, on le sacrifie au début de
cette dernière phase. C'est alors qu'il importe de surveiller de
bien près les qualités alimentaires de la viande, aussi peu marquées alors que celles des moutons affectés de cachexie aqueuse.
C'est la raison pour laquelle il importe d'étudier ces parasites
qui ne semblent jamais s'attaquer à l'homme, bien que l'on admette

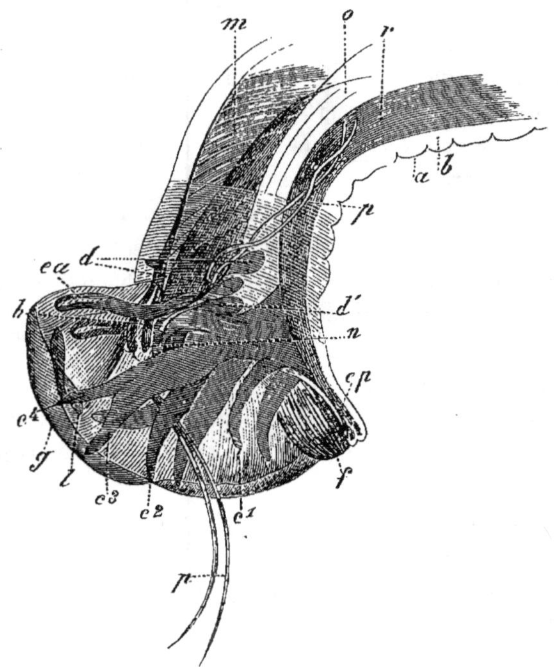

FIG. 123. — Bourse d'un mâle de *Strongylus*.

maintenant l'identité de l'un d'eux avec un Ver observé comme
très grande rareté chez nous.

Les animaux de boucherie sujets à la bronchite vermineuse
sont le mouton, les bovidés, le porc et, ajoutons, le lapin.

Le mouton peut être attaqué par trois espèces de Strongles,
que l'on rencontre ensemble ou séparément, le *Strongle filaire*
(Strongylus filaria), le *Strongle roussâtre (Strongylus ru-*
fescens) et le] *Strongle paradoxal (Strongylus paradoxus)*.

Les deux premiers sont très répandus ; le troisième est exceptionnel ; nous le retrouverons par contre très fréquent chez le porc.

Le *Strongle filaire* habite les bronches, où l'on rencontre des paquets de Vers enlacés, mélangés au mucus épais et filant. Ce mucus contient de très nombreux petits embryons. Le Ver est long, semblable à un fil ; les individus femelles atteignent 10 centimètres, les mâles ne dépassent jamais 8 centimètres. On distingue très facilement ces derniers à leur bourse caudale très caractéristique (fig. 123), du milieu de laquelle font souvent saillie deux spicules courts et épais.

Le *Strongle roussâtre* pénètre beaucoup plus avant dans le poumon. On en trouve des adultes mélangés aux précédents dans les paquets bronchiques. Les femelles pondent des œufs dans les alvéoles pulmonaires. Les œufs se développent et éclosent en produisant une très vive irritation du tissu ambiant. Il se forme, autour d'eux, de petites granulations d'apparence tuberculeuse, du volume d'un grain de millet à celui d'un pois, dont le contenu peut devenir caséeux ou purulent. En raclant une coupe intéressant plusieurs de ces granulations, on trouve dans le produit obtenu des œufs et des embryons à divers états de développement.

Les Vers adultes sont filiformes, d'un brun roussâtre. Les mâles sont longs de 18 à 28 millimètres et présentent une bourse caudale bien nette. Les femelles atteignent 25 à 35 millimètres ; elles ont l'orifice vulvaire un peu en avant de l'anus, sur une petite papille. Les œufs sont ellipsoïdes de 75 µ à 120 µ de long sur 45 µ à 82 µ de large. Les embryons ont une partie caudale recourbée en pointe ondulée.

Nous citerons les caractères du *Strongle paradoxal* à propos du porc, où il est des plus communs.

Il arrive souvent de retirer de la consommation la viande de moutons affectés de bronchite vermineuse, lorsque la cachexie s'est déclarée. Tout au début, la viande est bonne ; il faut cependant supprimer et détruire les organes envahis. On distinguera aisément les granulations tuberculeuses causées par les œufs et les embryons du *Strongle roussâtre* des tubercules vrais ;

outre qu'on y reconnaît facilement la présence des parasites, on constate toujours l'absence du Bacille de la tuberculose.

Dans l'espèce bovine, les veaux sont surtout sujets à la bronchite vermineuse, qui occasionne chez eux des symptômes semblables à ceux déterminés chez le mouton par le Strongle filaire. Le parasite que l'on rencontre en abondance dans les bronches et dans l'expectoration visqueuse est le *Strongle à petite bourse (Strongylus micrurus)*. Ce sont des Vers filiformes, blanchâtres. Les mâles mesurent 4 centimètres de long et ont une bourse caudale bien plus petite que celle des deux espèces précédentes. Les femelles atteignent 8 centimètres et ont l'orifice vulvaire situé vers le sixième postérieur du corps ; elles sont ovovivipares. Les embryons se trouvent en grand nombre dans l'expectoration ou le produit de raclage des bronches ; par contre, à une période avancée de l'invasion, on peut n'y plus trouver d'adultes.

Chez le porc, la bronchite vermineuse est moins grave que chez les animaux précédents. Elle ne semble jamais déterminer la cachexie ; toutefois elle pourrait produire dans le poumon des granulations d'apparence tuberculeuse, analogues à celles occasionnées chez le mouton par le *Strongle roussâtre*. Le parasite qui la cause est le *Strongle paradoxal (Strongylus paradoxus)*. C'est un Ver assez petit, blanc ou un peu brunâtre. Le mâle ne dépasse guère 2 centimètres de long, la femelle atteint 40 millimètres. La bourse caudale du mâle est profondément bilobée ; il en sort deux spicules très longs et grêles. C'est très probablement cette espèce qui a été observée deux fois chez l'homme, une fois dans le poumon et une fois dans l'intestin, et décrite sous le nom de *Strongylus longevaginatus*.

Chez tous ces animaux, l'infestation se fait par l'absorption d'eaux contenant des embryons ou de plantes à la surface desquelles les embryons ont été déposés avec le mucus du jetage expulsé par la toux.

Le lapin, domestique ou sauvage, et le lièvre sont sujets à des affections semblables que cause un petit Strongle infestant les bronches, le *Strongylus commutatus*. Le mâle de cette espèce mesure de 18 à 30 millimètres et a une bourse caudale cordiforme. La femelle a de 28 à 32 millimètres de long; son orifice vulvaire est situé immédiatement en avant de l'anus.

III. STRONGLE DU REIN. — Le *Strongle géant (Eustrongylus gigas)* se rencontre encore assez communément dans le rein du cheval et du bœuf. Il se reconnaît facilement par ses caractères et sa taille. C'est un Ver rougeâtre, large d'un demi-centimètre à un centimètre et plus. Le mâle mesure de 15 à 40 centimètres de long, la femelle de 20 centimètres jusqu'à 1 mètre. La bourse du mâle est large, membraneuse, étalée et ne montre qu'un seul spicule. Les œufs, qui se trouvent dans l'urine, sont ovoïdes, brunâtres, longs de 68 μ. à 80 μ., larges de 40 μ. à 43 μ..

La présence du parasite n'a en général, aucun retentissement sur l'organisme. Le rein seul est malade ; il est presque toujours transformé en une large poche, remplie d'un contenu purulent au milieu duquel se trouve le Ver.

4° ALTÉRATIONS DUES A DIVERS AUTRES ANIMAUX

On peut rencontrer dans les viandes, fraîches ou conservées, quelques animaux appartenant à des groupes plus élevés que les précédents, qu'il est nécessaire de connaître. Les uns vivent en parasites chez nos animaux domestiques, pouvant parfois se développer chez l'homme. Les autres qui n'apparaissent qu'après la mort, appartiennent à des espèces qui se nourrissent de matières animales mortes ; ils peuvent occasionner, dans les substances où ils se développent, des altérations notables et même causer des accidents à la suite de leur ingestion.

La classe des Arachnides nous offre des êtres intéressants à connaître ; les Linguatules d'abord, parasites véritables pouvant attaquer l'homme ; puis des Acariens, surtout destructeurs de matières mortes. Dans celle des Insectes nous étudierons surtout les espèces dont les larves sont parasites des animaux vivants ou vivent aux dépens des viandes mortes.

I. LINGUATULES. — Ce sont des êtres à corps vermiforme, que

l'on a longtemps rangés parmi les Vers. Le développement et la structure de leurs embryons les a fait classer dans les Arachnides.

Une espèce vit en parasite chez les animaux domestiques et chez l'homme, la *Linguatula rhinaria*. Elle se trouve à l'état

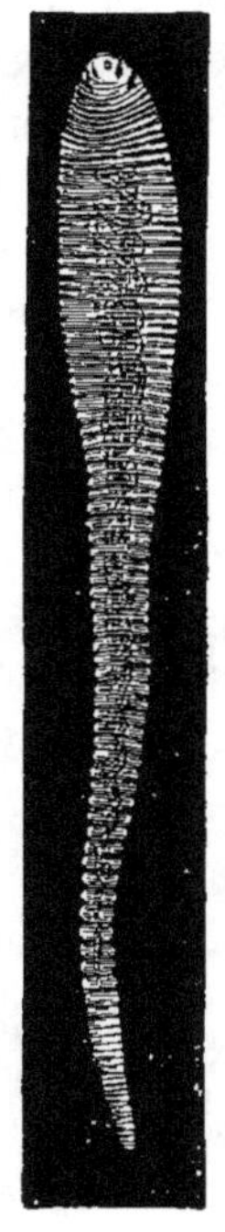

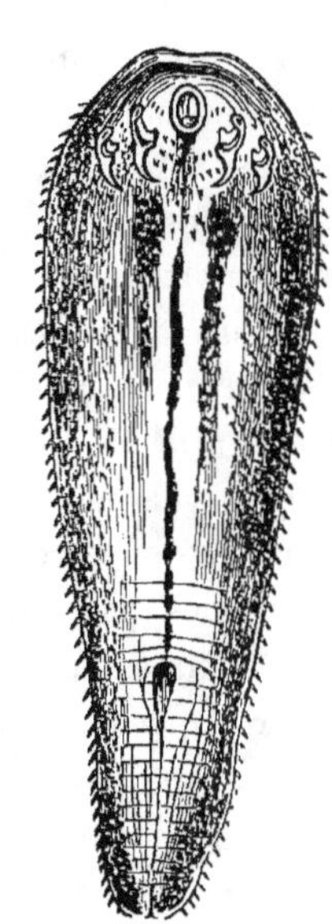

FIG. 124. — *Linguatula rhinaria.*   FIG. 125. — *Pentastome denticulé.*

adulte dans les fosses nasales, les sinus frontaux et maxillaires du chien, du loup, du cheval et exceptionnellement de la chèvre. A l'état larvaire, on la rencontre chez le mouton, la chèvre, le bœuf, le lapin, le lièvre et l'homme lui-même. L'adulte (fig. 124) est un animal blanchâtre aplati, lancéolé, mesurant, chez le mâle, 16 à 18 millimètres de long sur 3 millimètres environ de plus grande largeur, et chez la femelle de 60 à 80 millimètres de long avec la même largeur que chez le mâle. La surface du corps est divisée en courts segments par des sillons assez prononcés. On distingue facilement, à la partie antérieure, l'orifice buccal ovoïde, entouré de quatre forts crochets, c'est à l'aide de ces crochets que le parasite se fixe fortement dans la muqueuse. La larve est plus petite (fig. 125) elle diffère notablement de l'adulte, à tel point qu'on en a fait longtemps un être à part sous le nom de *Pentastome denticulé (Pentastoma denticulatum)* On la trouve d'ordinaire enkystée dans le foie, sous la séreuse, quelquefois dans les autres viscères abdominaux ou thoraciques et dans les ganglions du mésentère. Elle est longue de 4 à 5 millimètres, large au maximum de $1^{mm},2$ à $1^{mm},3$. Le corps est moins nettement annelé que celui de l'adulte ; le bord inférieur de chacun des segments porte une rangée d'épines à pointe dirigée vers le bas. Les animaux et l'homme s'infestent en avalant des œufs embryonnés, rejetés avec le mucus nasal par les animaux porteurs de la forme adulte.

Il faut supprimer les viscères des animaux attaqués par le Pentastome denticulé. La viande peut être laissée à la consommation lorsque le parasite n'a pas causé de dépérissement avancé.

II. ACARIENS. — Un très grand nombre d'espèces de cet ordre sont de véritables parasites des animaux qui nous occupent. Comme ils n'attaquent que la peau, souvent même simplement dans sa partie superficielle, on ne les rencontre jamais dans les viandes. Beaucoup d'autres se nourrissent de matières animales ou végétales en décomposition ; on est exposé à les rencontrer dans les substances alimentaires. Ce sont ces derniers seuls qui nous occuperont.

Ces Acariens ne se rencontrent jamais dans les viandes fraîches, ou seulement d'une façon tout à fait accidentelle. Ils sont au contraire communs dans les produits animaux conservés, qui ont subi une certaine dessiccation, au moins superficielle, les jambons, les saucissons et autres produits similaires surtout. Ils paraissent ne pas jouer de rôle bien important dans l'altération de ces substances ; mais simplement avoir été attirés par une altération commençante, dues à d'autres causes, la putréfaction lente principalement. Cependant les conserves attaquées par eux prennent d'ordinaire une odeur acide spéciale, sûre. Lorsqu'ils se développent en grand nombre, ils déterminent dans le substratum dont ils se nourrissent une sorte de décomposition sèche ; les parties attaquées se dessèchent vite et tombent bientôt en poussière.

On rencontre très souvent dans ces conditions des *Tyroglyphes*. Le *Tyroglyphus siro* (fig. 126), très connu sous le nom de *Mite du fromage*, et le *Tyroglyphus longior* (fig. 127)

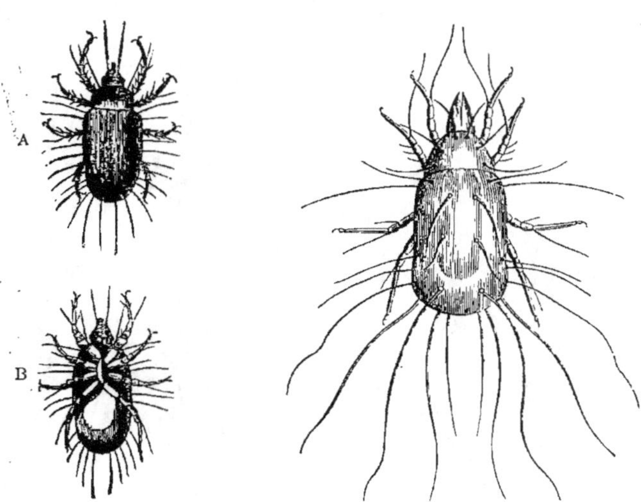

FIG. 126.'— *Tyroglyphus, siro* 3 0/1 ;   FIG. 127. — *Tyroglyphus longior.*
A, face dorsale; B, face ventrale.

sont des plus communs. On peut rencontrer avec les adultes des formes larvaires (fig. 128), qui se reconnaissent à ce qu'elles ne possèdent que trois paires de pattes, tandis que les adultes en ont quatre paires. Le *Glyciphagus cursor* (fig. 129) s'observe dans les mêmes conditions, bien qu'il ait une préférence marquée pour les substances sucrées. Le *Cheyletus eruditus* (fig. 130) a des habitudes semblables. Il n'apparaît probablement dans les conserves qu'après d'autres Acariens dont il se nourrit. L'absorption de beaucoup de ces animalcules avec les substances avariées déterminerait, dit-on, des catarrhes stomacaux.

III. INSECTES. — Il est un certain nombre d'Insectes qui

vivent, à leur état larvaire principalement, aux dépens des viandes ou des substances animales en général. Ceux qui présentent le plus grand intérêt appartiennent à l'ordre des *Diptères* et aux familles des *Muscides* et des *Œstrides*. Quelques *Coléoptères* ont les mêmes mœurs, sans être cependant aussi répandus.

Ce sont surtout les larves de ces Insectes que l'on peut rencontrer dans les viandes, les Insectes parfaits ne s'y trouvent que

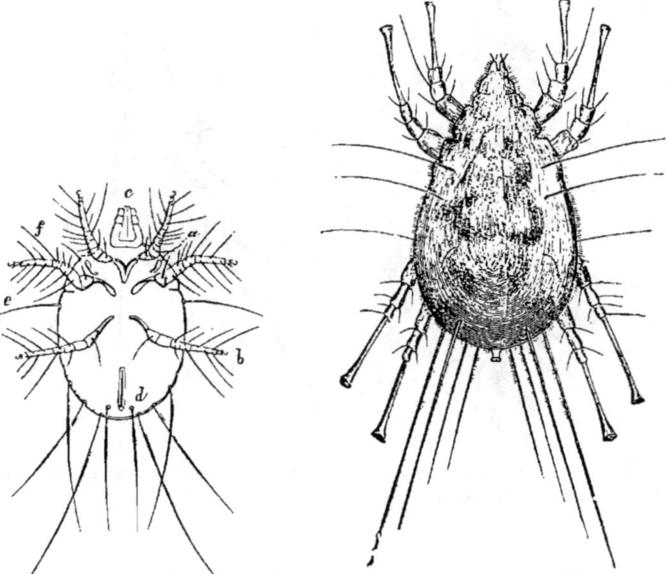

Fig. 128. — Larve de *Tyroglyphe*.   Fig. 129. — *Glyciphagus cursor*.

temporairement. Elles peuvent nuire sous deux rapports. Leur présence semble d'abord hâter la putréfaction, sans qu'on puisse en donner la raison. De plus, avalées vivantes, la plupart d'entre elles traversent sans périr le tube digestif, stationnent même en certains endroits, particulièrement dans l'estomac, occasionnant des troubles graves, si elles ne sont pas rapidement tuées ou rejetées par les vomissements ou tout autre cause.

Les *Mouches* dont les larves vivent dans les viandes, formant les *asticots*, sont surtout les deux espèces communes *Calliphora vomitoria* et *Sarcophaga carnaria*, plus rarement *Lucilia cæsar* et *Musca domestica*.

La *Calliphora vomitoria* est la grosse *Mouche bleue de la viande*. Elle est très commune dans nos pays, en été, surtout aux alentours des viandes. Elle se distingue facilement par sa face bordée de poils, par le dernier article des antennes trois fois plus long que le précédent, son thorax bleu noirâtre, son abdomen hémisphérique, d'un bleu cendré sans éclat. Les larves

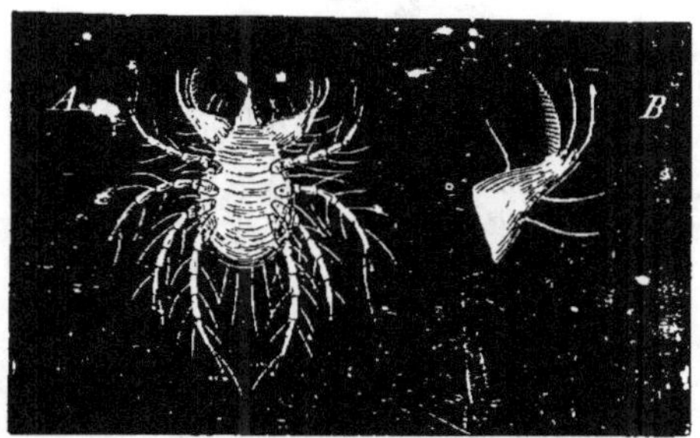

Fig. 130. — *Chcyletus eruditus.*

(fig. 131, 2) sont blanches, tronquées en oblique à l'extrémité postérieure. La tête a deux cornes charnues ; la bouche est armée de deux crochets cornés ; on trouve deux stigmates de chaque côté du premier segment antérieur et, à l'extrémité postérieure, sur la face tronquée, deux plaques stigmatiques cornées portant trois fentes ; cette face est bordée de onze pointes charnues. La mouche pond environ deux cents œufs allongés, recourbés, avec une raie longitudinale, par amas d'une cinquantaine. La larve éclôt au bout de vingt-quatre heures ; elle donne la nymphe brunâtre en douze ou quinze jours ; l'insecte parfait sort après un temps égal.

Les larves du second de ces Diptères, *Sarcophaga carnaria,* se trouvent moins fréquemment. La Mouche est gris noir, à tête jaunâtre, mesurant de 14 à 16 millimètres de long. Le thorax est rayé de noir, l'abdomen brun avec des reflets noirs et jaunes disposés en carreaux. La femelle est vivipare. Elle pond un très grand nombre de larves, environ vingt mille, dit-on, blanches, filiformes qui grossissent très vite. Les larves bien développées sont d'un blanc sale ; elles ressemblent assez comme aspect aux précédentes et s'en distinguent facilement à la forme de l'extrémité postérieure tronquée (fig. 131, 1). C'est à cette espèce, le plus souvent qu'appartiennent les asticots qui se déve-

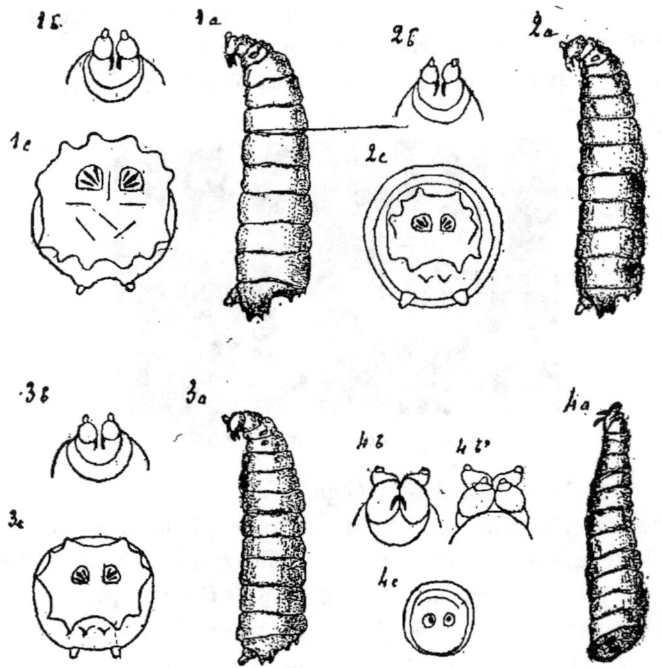

Fig. 131. — Larves de mouches: 1, *Sarcophaga carnaria*; 2, *Calliphora vomitoria*; 3, *Lucilia cæsar*; 4, *Musca domestica*; a, la larve grossie trois fois; b, partie antérieure grossie ; c, partie postérieure grossie. D'après Mégnin.

loppent très vite dans les viandes ; la suppression du temps pris par l'éclosion de l'œuf hâte leur apparition.

La *Lucilia cæsar* est une Mouche d'un éclat métallique d'un vert doré très brillant ; elle est très reconnaissable à ce caractère. Elle dépose ses œufs dans toutes les substances, animales ou végétales, qui se décomposent, en particulier dans les viandes.

La larve (fig. 131, 3), voisine des précédentes, est plus petite
d'un quart à peu près ; elle se distingue aux détails de sa partie
postérieure (fig. 131, 3c).

La *Mouche domestique*, *Musca domestica*, est connue de
tous. Elle pond rarement ses œufs dans les viandes altérées,
bien plus souvent dans les substances végétales en putréfaction.
Les larves (fig. 131, 4) diffèrent des précédentes par une paire
de tubercules sur le premier article (fig. 131, 4b et 4b'), par son
extrémité postérieure, régulièrement tronquée, plate, portant
deux plaques stigmatiques à un seul orifice.

Les *Œstrides* ont des mœurs bien différentes. Les larves
vivent en parasites vrais chez l'homme et beaucoup d'animaux

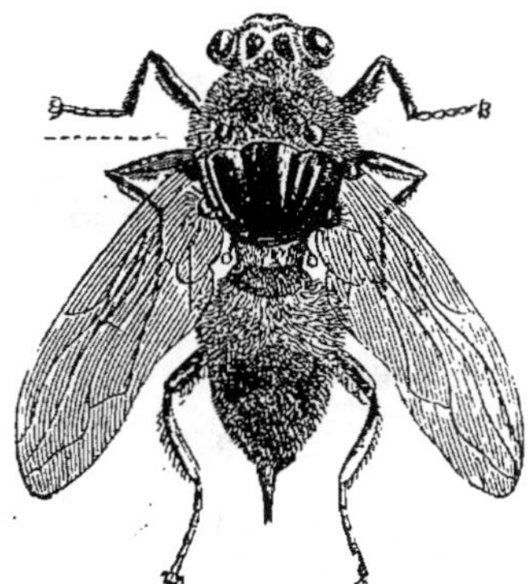

FIG. 132. — *Hypoderma bovis* femelle.

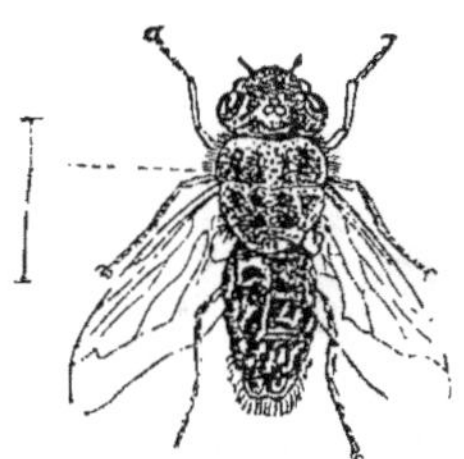

FIG. 133. — *Œstrus ovis*.

dont il se nourrit. Leur habitat est très varié. Les unes vivent
sous la peau, d'autres dans les sinus frontaux, d'autres dans l'estomac, fixées à la muqueuse.

Les *Œstres* du genre *Hypoderma* appartiennent à la première catégorie. L'*Hypoderma bovis* (fig. 132) est très commun dans nos régions. Cette espèce, ou d'autres très voisines,
s'attaquent au bœuf, au cerf, au chevreuil, à l'homme même.
La femelle pond ses œufs sur la peau. Les larves éclosent et
pénètrent dans le tissu conjonctif sous-cutané où elles demeu-
rent jusqu'à la fin de leur croissance ; elles sortent alors de la
cavité qu'elles se sont formées, tombent par terre et se transforment en nymphes.

14

L'Œstre du mouton, *Œstrus ovis* (fig. 133), pond ses œufs à l'entrée des narines ; les larves remontent dans les fosses nasales et se fixent dans les sinus frontaux. Elles restent là neuf ou dix mois, se laissent tomber, sortent et donnent la nymphe.

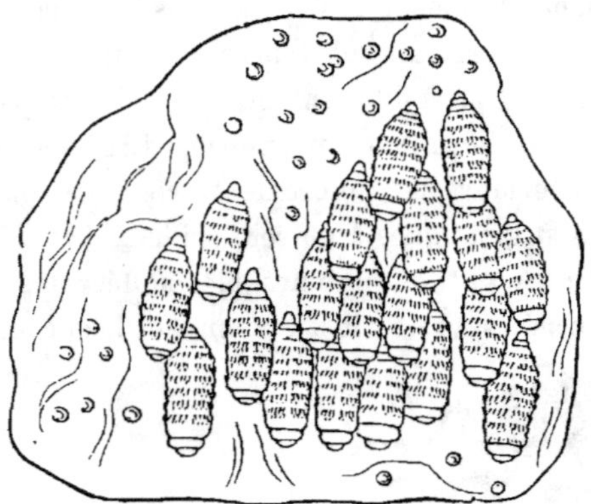

Fig. 134. — Larves d'*Œstre du cheval* fixées à la muqueuse de l'estomac d'un cheval. Demi-grandeur naturelle.

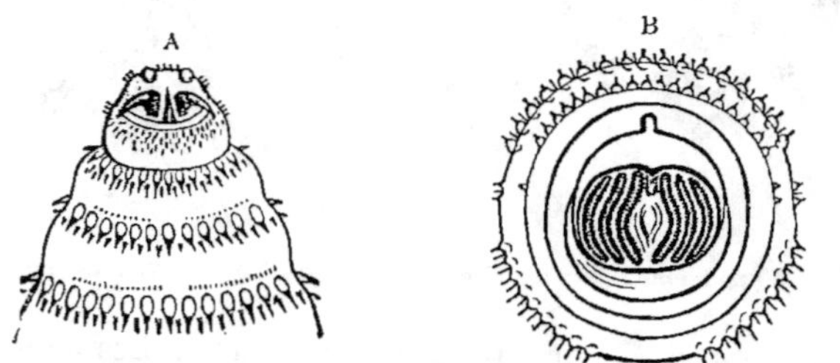

Fig. 135. — A, Têtes et pièces buccales d'une de ces larves grossie. B, sa partie postérieure.

L'Œstre du cheval, *Gastrophilus equi*, a des mœurs plus curieuses. La femelle pond ses œufs sur les poils du cheval ; l'animal les avale en se léchant. Les larves éclosent dans l'estomac et se fixent à la muqueuse (fig. 134) par leurs forts crochets (fig. 135). Elles restent là une dizaine de mois également, puis se laissent choir, sortent de l'intestin avec les excréments et se transforment aussitôt en nymphes.

Parmi les *Coléoptères* dont les larves vivent dans les substances animales, le *Dermeste du lard (Dermestes lardarius)* est certainement celui que l'on observe le plus souvent.

Il s'attaque surtout aux viandes salées et, de préférence, aux parties grasses. L'adulte, long de sept millimètres, est de couleur noire avec quelques poils cendrés sur le prothorax ; la base des élytres est roussâtre, marquée de trois points noirs. La larve est longue de 10 millimètres, d'un brun rouge ; chaque anneau porte une couronne de longs poils rouges, soyeux. Les mandibules sont très fortes ; la partie postérieure porte deux forts crochets lui servant à se maintenir dans les galeries qu'elle creuse. Elle éclôt en mai, se transforme en nymphe en septembre et reste en cet état jusqu'au printemps suivant.

L'*Anthrenus museorum*, voisin du précédent, se rencontre aussi dans les viandes sèches.

II. FALSIFICATIONS DES VIANDES

Il est difficile de frauder sur les viandes fraîches, hors les cas de mise en vente de viandes altérées par l'une des causes que

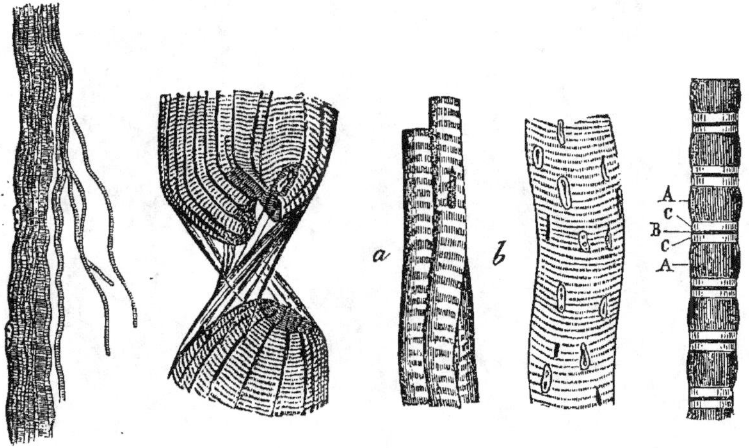

Fig. 136.   Fig. 137.   Fig. 138.   Fig. 139.

Fibres musculaires.

nous avons étudiées. Dans les viandes préparées et conservées

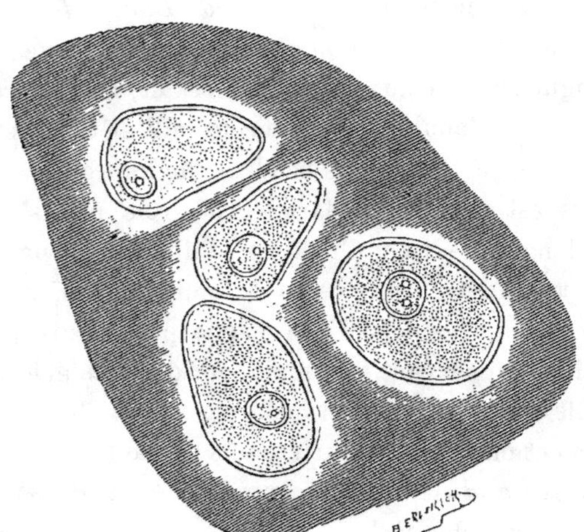

Fig. 140. — Coupe de cartilage, d'après une préparation
du professeur J. Renaut, de Lyon.

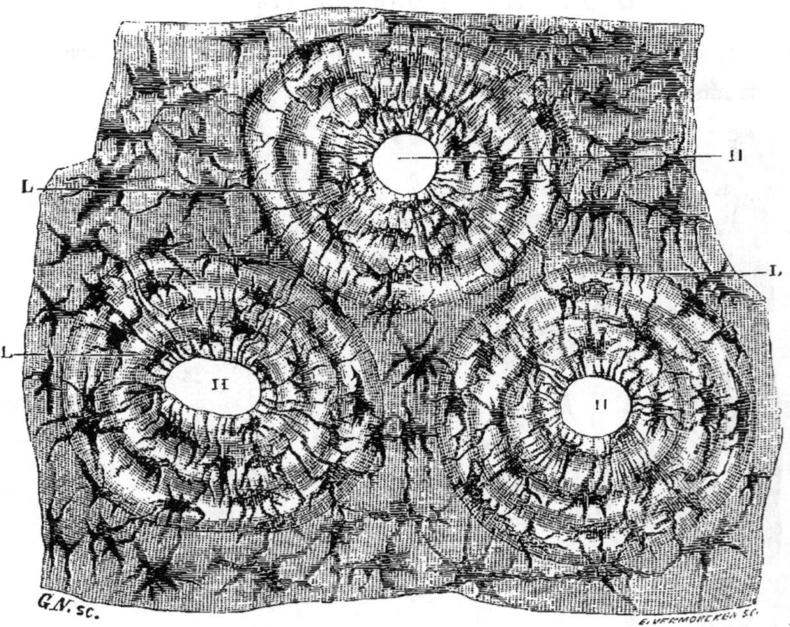

Fig. 141. — Coupe d'os. — H, canaux de Havers. — L, lamelles osseuses et ostéoplaste
disposés en zones concentriques autour des canaux de Havers.

au contraire, la fraude a beau jeu, parce que les procédés mis en œuvre changent considérablement parfois les caractères du produit.

On se borne souvent à substituer à une partie de la bonne viande, rarement à la totalité, des parties de valeur bien moindre, parfois nulle. Ce sont, la plupart du temps, des bas morceaux, des viscères peu utilisables à l'état frais, des morceaux de tissu tendineux, de cartilage, d'os même. L'examen microscopique, fait sur des coupes ou des lambeaux dissociés, fera reconnaître les caractères propres du tissu musculaire (fig. 136 à 139) et ceux des autres parties ajoutées frauduleusement (fig. 140 et 141).

On introduit souvent dans les viandes préparées des substances tout à fait étrangères, des matières féculentes, du pain surtout, qui peuvent être bonnes à employer dans une proportion déterminée. Leur reconnaissance se fait très facilement à l'aide du microscope et des réactifs appropriés ; les caractères de ces produits seront étudiés plus loin.

Enfin, une substitution beaucoup plus commune est celle de la viande d'un autre animal de boucherie. C'est surtout la viande de cheval qui sert, à cause de son bas prix. La fraude est très difficile à reconnaître dans les viandes hachées et mélangées. Jusqu'ici, l'examen microscopique ne peut fournir aucun indice ; il semble, en effet, ne pas exister de différences bien appréciables entre les fibres musculaires des différents animaux de boucherie, ou, du moins, on n'en a pas encore signalé. A l'examen microscopique, la viande de cheval est plus foncée que celle de bœuf, elle se dessèche plus facilement ; la graisse est plus grise. Les fibres musculaires paraissent plus fermes, plus compactes ; elles n'ondulent pas après cuisson, comme celles de la viande de bœuf ; elles sont peut-être plus fines ; entre les faisceaux, on ne trouve pas de dépôts graisseux. Ce sont là des indications peu précises et qui n'ont peut-être guère de généralité. Il serait cependant précieux de pouvoir établir aisément la distinction.

Les autres substitutions sont bien moins importantes. Ce n'est qu'exceptionnellement presque qu'on est exposé à manger du chat pour du lapin ; l'examen de quelques os lèvera bien vite tous les doutes.

CHAPITRE II

POUDRES ET EXTRAITS DE VIANDE

La poudre de viande est un aliment dont la valeur nutritive est des plus inconstante, très probablement à cause des divers traitements que doit subir la viande pour être réduite en poudre fine. La matière albuminoïde y est certainement d'une digestibilité moindre.

Tantôt ces poudres ne renferment que de la viande pure ; tantôt elles sont un mélange de produits divers.

Dans celles qui ne contiennent que de la viande pure on ne trouve, en très grande partie du moins, que des fragments de fibres musculaires. On les reconnaît aisément à leur striation spéciale, qui réapparaît vite après peu de temps de macération dans l'eau ou l'action d'une lessive alcaline très légère.

Les poudres de viandes mélangées contiennent surtout des substances amylacées. Celles dites *diastasées* sont additionnées dans une très large mesure, de poudre de malt qui forme la portion principale du produit. Dans d'autres échantillons, ce sont des amidons de Légumineuses que l'on rencontre. Ces divers amidons se reconnaissent facilement ; leurs caractères seront étudiés plus loin avec détails.

Il n'est pas possible jusqu'alors de reconnaître à l'examen microscopique l'espèce animale d'où provient la viande ; les différences de structure ne sont pas plus marquées ici que pour les viandes fraîches.

L'examen microscopique des extraits de viande ne donne que peu de renseignements. On remarque surtout de très nombreux cristaux dont on peut déterminer la forme, les angles et les propriétés optiques. L'appareil à polarisation permet de constater quelques particularités spéciales. Ces cristaux sont des sels minéraux, de potasse surtout, à l'état de chlorures et de phosphates ; le chlorure de sodium est assez commun ; ou des sels organiques, des lactates principalement. D'autres de ces cristaux sont des substances organiques azotées, au premier rang, la créatine, la créatinine, la xanthine et l'hypoxanthine.

La forte proportion de matières salines et la faible quantité de matières azotées nutritives font que ces extraits s'altèrent difficilement. Les Bactéries de putréfaction ne s'y développent pas ; les Moisissures seules y apparaissent avec le temps.

On mélange fréquemment, en Allemagne surtout, avec certaines préparations de viande, conserves, poudres ou extraits, des proportions variables de légumes farineux, pois, fèves ou lentilles par exemple, pour former des conserves mixtes *(Fleisch Gemüse-Conserven, Carne-pura)*. On reconnaît facilement ces amidons de Légumineuses à leurs caractères qui seront étudiés plus loin.

CHAPITRE III

SANG

Dans nos pays, on utilise peu dans l'alimentation le sang des animaux de boucheries, sauf celui du porc. C'est ce dernier qui forme la base du *boudin* bien connu. Dans d'autres pays au contraire, on mange une bonne partie du sang recueilli aux tueries sous forme de préparations très diverses, en mélange, la plupart du temps, avec des substances farineuses. Il n'y a certainement pas à s'en plaindre, car en le livrant à l'industrie, comme on le fait chez nous, pour clarifier les liqueurs, apprêter les tissus ou servir d'engrais, on perd une bonne partie de sa valeur utilisable. Toutefois, les diverses préparations à base de sang doivent être surveillées de très près, parce qu'elles s'altèrent très facilement et peuvent alors occasionner des accidents d'intoxication à redouter.

Les altérations du sang de nos animaux de boucherie peuvent être antérieures ou postérieures à la mort. Dans le premier cas, elles sont dues à la présence de substances ou d'organismes vivants étrangers; dans le second, elles dépendent surtout des processus de putréfaction que nous avons déjà étudiés pour les viandes.

Le microscope ne peut guère nous révéler la présence de composés chimiques dissous dans le sang; il est au contraire d'une haute utilité pour nous montrer les organismes dangereux que ce liquide peut contenir.

Parmi les plus importants de ces derniers se placent sans contredit les Bactéries, agent des maladies infectieuses. Nous avons exposé plus haut les méthodes à suivre, les réactifs à employer pour arriver à déceler dans les humeurs ces êtres dangereux dont plusieurs sont fort à craindre. Nous nous bornerons ici à étudier certains parasites qui peuvent fort bien passer inaperçus lors de l'examen de la viande et que par contre l'étude directe du sang fait retrouver facilement; on leur réserve le nom d'*hématozoaires*.

Le sang de beaucoup de Vertébrés à sang froid et de certains Oiseaux renferme, dans des conditions peu déterminées des Protozoaires spéciaux dont l'action sur l'organisme est encore tout à fait inconnue.

On rencontre fréquemment, chez nos grenouilles vertes ou rousses, un de ces organismes que l'on classe dans le groupe des Infusoires flagellés, sous le nom de *Trypanosoma sanguinis* (fig. 142). D'autres se rapprochent beaucoup des curieux parasites découverts par Laveran dans le sang des individus atteints de *malaria* et considérés maintenant comme les agents infectieux de cette affection.

Le sang des Mammifères montre parfois des parasites plus élevés en organisation, des Helminthes voisins de ceux que nous avons étudiés plus haut. On a rencontré dans les gros vaisseaux de moutons ou de bœufs des *Douves du foie*. C'est

cependant exceptionnel ; ce sont des parasites erratiques qui,
pour une raison quelconque, ont été entraînés loin de leur lieu
d'élection.

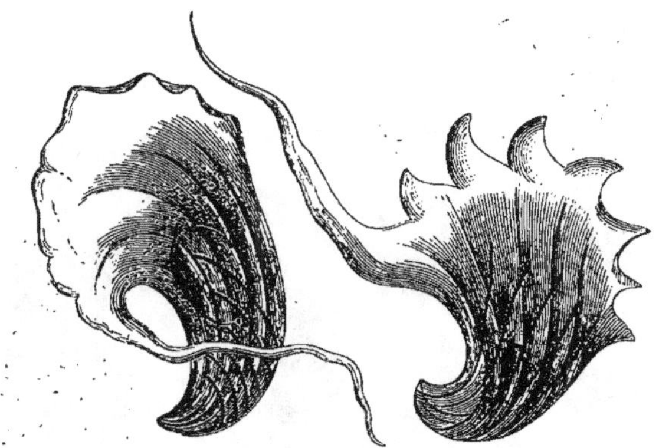

On trouve chez le bœuf, principalement dans les pays chauds,
un curieux ver plat, voisin de celui que l'on connaît chez
l'homme sous le nom de *Bilharzia hæmatobia*, le *Bilharzia
crassa.* C'est un Trématode à sexes séparés. Le mâle, long d'une
quinzaine de millimètres, a le corps large et aplati. Son corps
se replie, dans la partie la plus large, de façon à former une
gouttière dans laquelle se loge la femelle (fig. 143). Cette dernière, presque ronde, mesure près de 25 millimètres de long.
Les parasites se trouvent surtout dans les veines de l'intestin et
dans celles de la vessie. Les œufs sont pondus par amas dans
les vaisseaux ; ils s'accumulent en certains endroits, obstruant
le cours du sang. Il se produit alors des ruptures vasculaires,
principalement dans la vessie ; l'urine devient sanguinolente,
c'est un des principaux symptômes de la présence des Bilharzies,
c'est celui qui a fait donner à la maladie, chez l'homme, le nom
d'*hématurie d'Égypte.*

Les œufs sont très faciles à reconnaître (fig. 144). Ils sont
ovoïdes, allongés, mesurent 160 µ. de long sur 60 µ. de large ;
ils portent à l'un des pôles, plus rarement sur un côté, un éperon

effilé de 26 µ. On aperçoit souvent à l'intérieur de la coque
brune un embryon cilié.

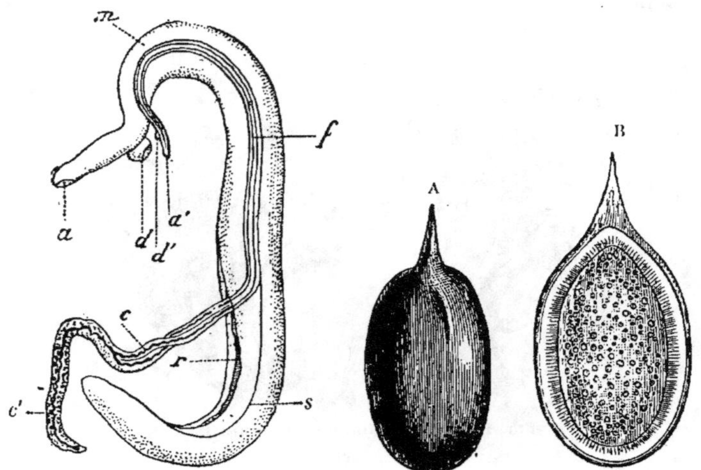

FIG. 143. — *Bilharzia hæmatobia*.   FIG. 144. — Œufs de Bilharzie;
B, œuf embryonné.

Le sang de cheval peut quelquefois renfermer un Strongle, le
Sclerostoma equinum. Les parasites, longs de 25 à 30 millimètres, se fixent par amas sur les parois des branches de l'aorte
postérieure et y déterminent des dilatations anévrismales pouvant atteindre le volume du poing et même plus.

On a signalé dans le sang de plusieurs animaux de boucherie
la présence de Vers ronds dont certains pourraient avoir de
l'analogie avec la *Filaire du sang* de l'homme.

Sous l'influence des Bactéries de putréfaction, le sang s'altère
très vite. Les globules gonflent et laissent diffuser leur matière
colorante qui teint tout le liquide. La nuance devient brunâtre;
l'odeur se prononce et devient vite putride et très désagréable.
Les globules ont alors disparu ; le liquide renferme de nombreuses
Bactéries de formes très diverses et peut montrer des cristaux
de substances dérivées de l'altération, surtout de leucine et
tyrosine surtout. Le spectre d'absorption de la matière colorante

peut encore être celui de l'hémoglobine pure ; il se rapproche
plus souvent de celui de l'hématine (voir p. 50).

Pour ces études du sang, il est nécessaire de bien connaître
les éléments figurés que ce liquide tient en suspension à l'état
normal.

Les plus importants sont les globules rouges. On connaît leur
rôle physiologique, leur nature, leur naissance et leur fin. Ici
c'est surtout leur forme qui nous intéresse. Chez les Mammifères, à part l'exception qui va être citée, ils ont la forme de
petits disques biconcaves (fig. 145); vus
de coté, ils ont la forme de biscuits à la
cuiller. Dans la petite famille des Caméliens,
qui comprend surtout le chameau, la vigo-
gne, le lama, ils sont elliptiques. Ils sont
elliptiques chez les Oiseaux et tous les Vertébrés à sang froid ; il est facile de le constater
chez la grenouille et les Poissons. Chez les
Mammifères qui nous intéressent, ils se ressemblent beaucoup ; la seule différence facile à

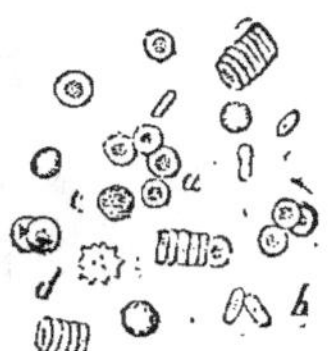

Fig. 145. — Globules
rouges de l'homme :
a, vus de face ; b,
de côté.

constater au microscope est la variation du diamètre, encore
peut-elle parfois laisser des doutes. Voici, d'après notre savant
maître le professeur Tourdes, si compétent en ces matières qui
intéressent à un haut degré la médecine légale, les dimensions
moyennes des globules rouges chez les espèces dont nous avons
à nous occuper :

Homme.	de 0,0074	à 0,0080	: 7,4 μ à 8 μ.
Chien.	0,0066	0,0074	: 6,6 à 7,4 μ.
Lapin.	0,0060	0,0070	: 6 μ à 7 μ.
Chat.	0,0053	0,0060	: 5,3 μ à 6 μ.
Cheval.	0,005		: 5 μ.
Bœuf.	0,0056	0,0030	: 5,6 μ à 6 μ.
Mouton.	0,0047	0,0050	: 4,7 μ à 5 μ.
Porc.	0,0060	0,0065	: 6 μ à 6,5 μ.
Chèvre.	0,0040	0,0046	: 4 μ à 4,6 μ.

Les globules elliptiques des Oiseaux mesurent en moyenne
de 12 μ à 14 μ de long sur 6,5 μ à 8 μ de large ; ceux de la
grenouille atteignent 22,3 μ de longueur sur 15,7 μ de largeur,

La mensuration, pour avoir une exactitude suffisante, doit être la moyenne de plusieurs opérations, de dix à vingt habituellement.

On peut encore se baser sur la forme des cristaux d'hémoglobine, lorsqu'on peut en obtenir (fig. 146). Nous avons étudié

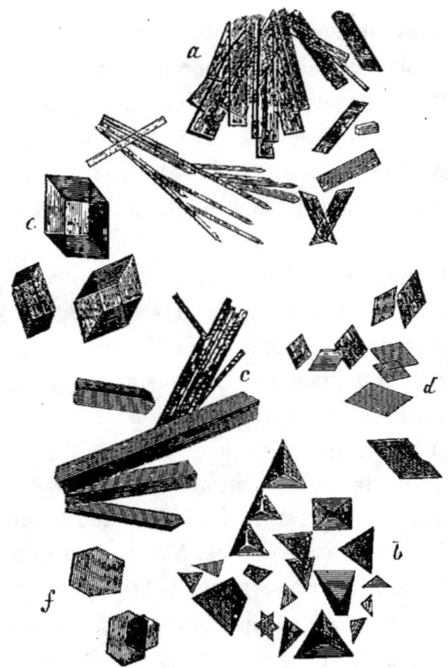

Fɪɢ. 146. — Cristaux d'hémoglobine.

précédemment (p. 50) leurs principales formes. Le sang de cheval, celui de l'oie en donnent facilement ; par contre, le sang de bœuf, de mouton, de porc, de pigeon, ne cristallise que dans des circonstances exceptionnelles.

A côté des globules rouges, on trouve une seconde forme d'éléments tout à fait distincts, les globules blancs ou leucocytes. Ce sont des éléments sphériques, incolores, granuleux, dont le diamètre varie entre $5\,\mu$ et $12\,\mu$. Ils sont en nombre bien moins considérable que les globules rouges, 1 pour 300 de ces derniers en moyenne; lorsque leur proportion augmente sensiblement, c'est sous une influence pathologique.

On voit par ces caractères que le microscope peut ne renseigner qu'impartaitement sur l'origine du sang examiné. Il est alors à recommander d'user de la *réaction de Barruel*, basée sur l'odeur du sang, propre à chaque espèce animale. En ajoutant à une quantité même minime de sang, liquide ou desséché, une petite quantité d'acide sulfurique concentré, on perçoit une odeur particulière pour chaque espèce animale. Le sang de bœuf ou de vache développe une odeur qui rappelle celle de leurs étables; celui de cheval une odeur de crottin; celui de porc l'odeur de réduit; celui de mouton l'odeur de laine imprégnée de suint.

CHAPITRE IV

LAIT ET DÉRIVÉS

1o Lait.

L'examen du lait au microscope ne peut guère, pour les usages des vérifications habituelles, remplacer l'analyse chimique. La détermination des proportions exactes des principaux composants aura toujours une valeur de premier ordre. Avec un peu d'habitude cependant, cet examen peut donner très rapidement, ce qui est surtout à estimer, une idée suffisamment approchée de la teneur en principes gras, surtout lorsqu'il est possible de faire en même temps la comparaison avec un spécimen de lait pur. De plus, il est des cas où l'examen microscopique peut seul donner des résultats complets; c'est lorsqu'il y a présence dans ce liquide d'éléments pathologiques, d'organismes nuisibles ou de substances étrangères ajoutées dans un but de fraude.

1° CARACTÈRES DU LAIT NORMAL

Nous prendrons comme type le lait de vache, qui est de beaucoup le plus utilisé dans l'alimentation ; es minimes différences que peuvent présenter les autres laits seront exposées ensuite

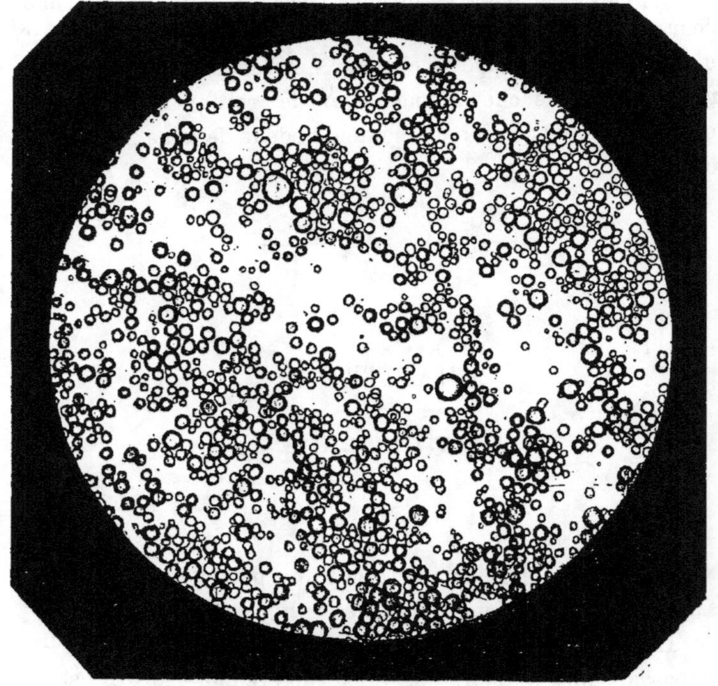

FIG. 147. — Lait de vache. Gr. 400/1.

Si l'on examine au microscope une goutte de lait avec un grossissement convenable, 300 à 400 diamètres par exemple, on aperçoit, sur un fond transparent et incolore, une quantité de petites sphères très réfringentes, à partie centrale brillante et à périphérie obscure ; ce sont les globules de beurre (fig. 147) qui remplissent souvent tout le champ du microscope. Les

autres composants, à l'état dissous normalement, ne sont pas
visibles. La grosseur de ces globules de beurre est variable ; il
en est, les plus gros, qui atteignent 15 μ et même 20 μ de diamètre ; les plus petits dépassent à peine 2 μ. On trouve d'ailleurs
tous les intermédiaires entre ces dimensions extrêmes.

Il est facile de se convaincre par l'usage des réactifs que ces
globules sont uniquement de la matière grasse. L'iode ne les
teint jamais en jaune ; les colorants ordinaires ne les teignent
pas, sauf la teinture alcoolique d'orcanette qui leur communique une nuance rose ; l'acide osmique les noircit fortement. Ils
se dissolvent dans l'éther.

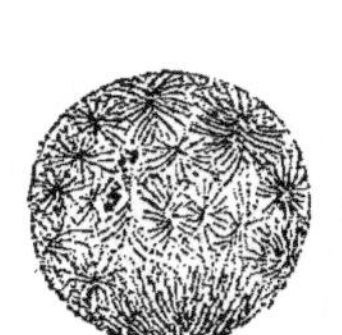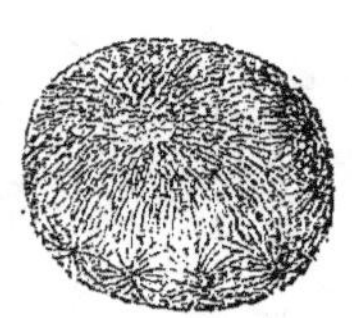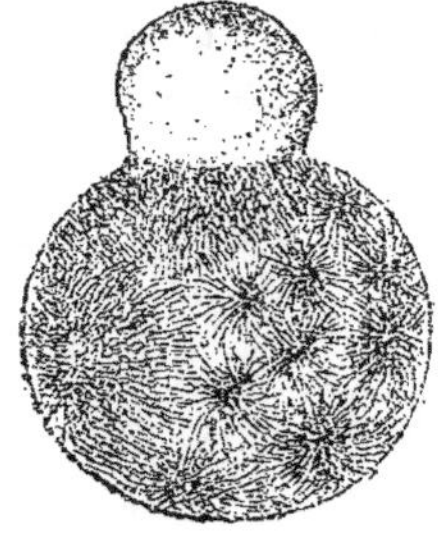

Fig. 148. — Cristaux de margarine formés par refroidissement dans les gros
globules gras du lait bouilli.

Si l'on examine du lait qui a été soumis à l'ébullition, on
reconnaît que ces globules ont formé, par leur réunion en assez
grand nombre, des sphères beaucoup plus grosses dans lesquelles apparaissent, par le refroidissement, d'élégantes cristallisations de margarine (fig. 148).

Le nombre de ces globules de beurre varie dans des limites
assez étendues, selon la richesse du lait observé ; un observateur patient a estimé à quarante cinq mille au moins, le nombre
de ces éléments de toutes les grandeurs que peut contenir une
goutte de bon lait. Leur numération au microscope ne peut guère
servir, surtout à cause de la grande variabilité de leur diamètre. Il est préférable de prendre comme type un bon lait de
composition moyenne ; on se rappellera facilement l'aspect de la
préparation qui servira alors de terme de comparaison.

Chez les différents Mammifères, les caractères microscopiques du lait sont très voisins. Les différences sont tellement peu sensibles que leur constatation n'est guère pratique. Les globules du lait de chèvre paraissent être plus petits que ceux des autres espèces ; ceux du lait d'ânesse sont moins nombreux que ceux d'un bon lait de vache ordinaire. L'analyse chimique donne des résultats plus sûrs.

2º LAIT PATHOLOGIQUE

Le lait que fournissent les mamelles aux premiers temps du part, ou même avant qu'il s'accomplisse, est loin d'avoir les caractères du lait normal. C'est un liquide spécial qui a reçu le nom de *colostrum* ou communément de *mouille*. Ce n'est pas à

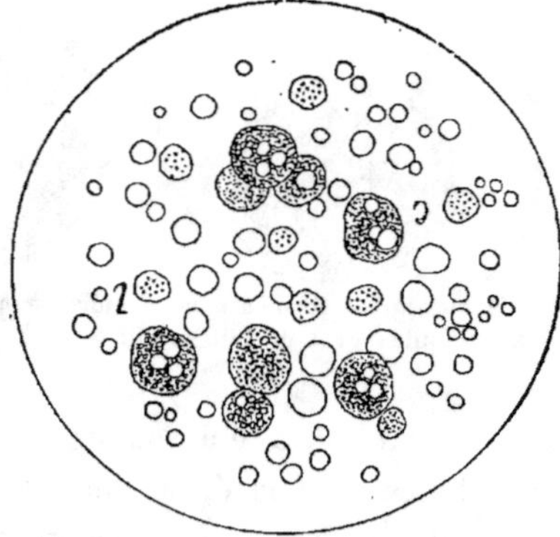

Fig. 149. — Colostrum : *c*, corpuscules de colostrum ; *l*, leucocytes.

proprement parler une sécrétion pathologique ; mais comme cet état primordial du liquide sécrété par la glande peut persister à un degré variable, sous des influences pathologiques, alors il est plus rationnel de l'étudier ici.

Le colostrum vrai est un liquide séreux, jaunâtre, fluide ou légèrement visqueux, se partageant par le repos en deux couches, une supérieure séreuse, l'autre inférieure très nettement visqueuse et filante. Par un repos plus prolongé, il se forme à la surface une couche jaunâtre, très riche en beurre.

En examinant du colostrum frais au microscope, on trouve de grandes différences avec le lait normal. On reconnaît d'abord des globules de beurre semblables d'aspect à ceux du lait, mais très irréguliers de forme, les uns très petits, apparaissant même comme de simples granulations, les autres ressemblant à de

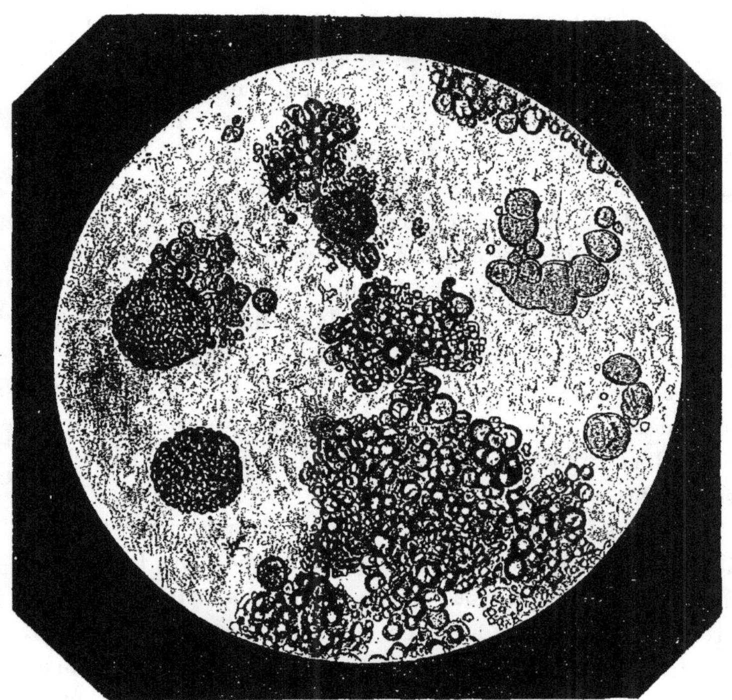

Fig. 150. — Colostrum (d'après Donné, planche XIX, fig. 76).

grosses gouttes d'huile à contours irréguliers. Épars çà et là se trouvent des leucocytes peu nombreux (fig. 149, *l*), d'ordinaire très granuleux. Les éléments les plus caractéristiques sont ceux que l'on a nommés *corpuscules de colostrum* (fig. 149 et 150). Ce sont de grosses masses sphériques, atteignant 40 μ de diamètre, formées par la réunion d'un grand nombre de gouttelettes graisseuses de taille variable, serrées les unes contre les autres. Certaines d'entre elles, moins avancées dans leur évolution, se montrent limitées par une fine membrane, retenant ensemble tous les globules gras, faciles à voir en traitant par une solution de fuchsine qui la colore en rose ; chez d'autres au contraire, le contenu se dissocie, les globules se séparent les uns des autres et se répandent dans le liquide. L'éther les dissout facilement et abandonne, par l'évaporation, de petits amas d'aiguilles cristallines. A côté de ces éléments, on trouve encore, mais plus rarement, de larges cellules épithéliales plates, provenant sans doute des culs-de-sac de la glande.

A mesure que s'éloigne le moment du part, l'état du liquide sécrété change et se rapproche du lait normal. Les corpuscules de colostrum diminuent et les globules gras prennent une forme plus régulière, s'isolent de plus en plus. Il est cependant des cas où, sous l'influence de causes non encore déterminées, on trouve des corpuscules de colostrum longtemps après la mise bas. C'est alors surtout qu'il est important de le constater, car un tel lait est loin de posséder les qualités alimentaires du lait normal ; il jouit de plus de propriétés laxatives comme le colostrum, mais à un degré moindre. C'est en outre un lait très riche en principes albuminoïdes, se digérant plus difficilement et se putréfiant assez vite.

Du sang se trouve mélangé au lait dans diverses circonstances. On en rencontre même à l'état physiologique, dans la période de congestion qui précède l'établissement de la lactation. Il peut provenir de blessures du pis ou de déchirures occasionnées par une traite trop brusque. Dans un grand nombre d'états pathologiques, les maladies infectieuses principalement, les mamelles sont le siège d'une congestion très forte, occasionnant de petites hémorragies glandulaires. Lorsque le sang est en quantité notable, le lait peut présenter une nuance rouge ; même lorsqu'il y en a peu, il se forme, après un repos de quelques heures dans un vase, une mince couche rougeâtre à la partie inférieure. L'examen microscopique fait reconnaître facilement les globules sanguins souvent accompagnés de globules de pus.

Les vaches atteintes de *mammite contagieuse* ne donnent plus qu'un lait très altéré, surtout quand l'inflammation a envahi

presque toute la glande. La réaction du lait obtenu est ordinairement acide ; il se coagule vite, souvent dès sa sortie du trayon,
devient jaunâtre, grumeleux et dégage parfois une odeur fétide.
Si on le mélange à d'autre qui est bon, toute la masse s'altère.
A l'examen microscopique, on trouve dans le lait des globules
de pus, souvent nombreux, parfois des globules rouges et de
nombreux *Micrococcus*, arrondis ou ovoïdes, mesurant à peine
1 µ de diamètre, réunis en chapelets très longs et sinueux
(fig. 151). Ils se colorent bien par les couleurs d'aniline, mais

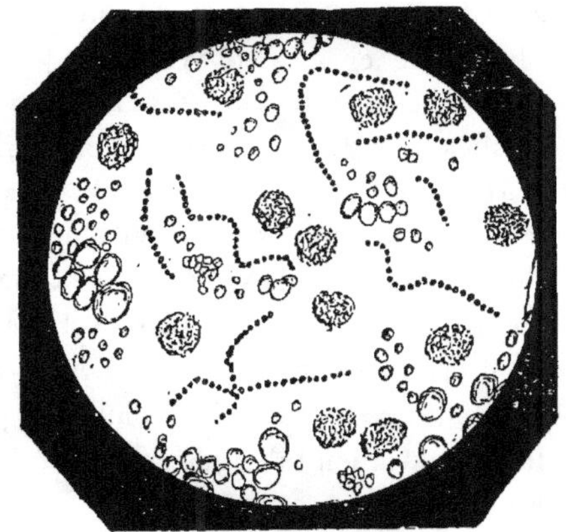

FIG. 151. — Lait de vache affectée de mammite contagieuse.

se décolorent facilement ; ils perdent leur couleur en particulier
lorsqu'on les traite par la méthode de Gram. Il est très facile
d'obtenir des cultures de ces Bactéries dans les milieux ordinaires ; ces cultures reproduisent la maladie chez la vache et la
chèvre, par l'inoculation dans le trayon.

Le lait des brebis atteintes de *mammite gangréneuse* (vulgo
araignée, mal de pis) présente des altérations semblables. Les
agents infectieux sont des *Micrococcus* de très petite taille, de
0,2 µ à peine de diamètre, isolés ou réunis par quatre ou en
petits amas, mais jamais en chapelets. Ils restent colorés après
traitement par la méthode de Gram.

Il est des maladies infectieuses qui semblent pouvoir se trans-

mettre à l'homme par du lait dans lequel a passé l'agent conta-
gieux qui s'était développé chez la vache. En première ligne se
trouvent la tuberculose et le charbon.

La question de la transmission de la *tuberculose* par le lait
qui en contient le Bacille a été récemment l'objet de nombreuses
discussions. Si elle n'est pas prouvée d'une façon absolue pour
l'homme, elle n'en est pas moins très probable. Du reste, les
observations faites sur les animaux viennent confirmer cette
opinion. On a remarqué depuis longtemps chez les nourrisseurs
que les porcs nourris de lait de vaches tuberculeuses deve-
naient très souvent tuberculeux ; on produit en outre très
facilement la tuberculose chez le cobaye par injection dans le
péritoine du lait de vaches tuberculeuses. Le lait ne renferme
peut-être des Bacilles de la tuberculose que lorsqu'il existe des
localisations tuberculeuses dans les mamelles ; souvent cependant ces localisations très minimes, au début surtout, sont très
difficiles à constater. Des recherches faites dans plusieurs grands
centres ont démontré la fréquence de cette Bactérie pathogène
dans le lait, surtout dans celui qui provient d'établissements où
l'on applique dans toute sa rigueur la stabulation permanente
qui prédispose tant à l'infection tuberculeuse, et où la phtisie de
la vache, la *pommelière*, est si commune.

Pour constater la présence du Bacille tuberculeux dans le
lait, on a à sa disposition deux voies différentes, qui peuvent, du
reste, être employées concurremment. C'est d'abord la recherche
directe du Bacille tuberculeux dans le liquide, en se basant sur
les réactions de coloration, si particulières à cette espèce ;
ensuite, la voie expérimentale, l'inoculation au cobaye si sensible à la tuberculose. Lorsqu'il n'existe que très peu de Bacilles,
la première méthode peut ne pas donner de résultats ; lorsqu'au
contraire les parasites sont assez nombreux, elle exige beaucoup
moins de temps et donne des résultats plus nets que l'autre.

La recherche du Bacille tuberculeux dans le lait n'est qu'un
cas particulier de la recherche de cette espèce dans les liquides,
question qui a été traitée plus haut avec détails (page 85). Il y
a lieu cependant de prendre quelques précautions spéciales. Le

lait est abandonné au repos, pendant vingt-quatre heures, dans un verre conique ; les Bacilles gagnent toujours la partie inférieure sur laquelle on fait porter l'examen. Les préparations sont faites avec une goutte de liquide, étendue en lame mince sur les lamelles, puis séchée lentement, fixée à la flamme et soumise aux réactifs colorants et décolorants, comme il a été expliqué. Il est nécessaire de faire plusieurs préparations, une dizaine par exemple, pour avoir plus de chance de rencontrer le Bacille recherché. On a conseillé encore de traiter le lait par l'acide acétique ; la caséine se précipiterait en entraînant le Bacille que l'on rechercherait alors dans le caséum.

L'inoculation au cobaye se fait de la façon qui a été également exposée plus haut. Il est préférable de faire l'injection dans le péritoine ; le développement de la tuberculose expérimentale est ainsi plus rapide. L'animal est sacrifié de douze à quinze jours.

Une température de 100 degrés tuant d'une façon certaine le Bacille tuberculeux, il est à recommander de faire bouillir tout lait d'une provenance douteuse et même, dans ce cas, de le réserver, si faire se peut, pour la nourriture des animaux.

Chez les vaches atteintes de *fièvre charbonneuse*, l'agent infectieux, la *Bactéridie du charbon*, produit, en s'amassant dans la lumière des vaisseaux de mince calibre, de petites embolies, provoquant la rupture du vaisseau et l'extravasation du sang chargé de parasites. Ce phénomène s'observerait fréquemment dans la mamelle et déterminerait la présence fréquente dans le lait des vaches malades du *Bacillus anthracis*. Il est plus difficile de constater, dans du lait, la présence de cette Bactérie que celle du Bacille de la tuberculose, parce que la première ne possède pas de réactions de coloration aussi caractéristiques que la seconde. Il peut être difficile à simple vue de distinguer des Bactéries du charbon de plusieurs espèces inoffensives dont les germes abondent dans l'air, le *Bacillus subtilis* par exemple, et qui s'observent très souvent dans le lait exposé à l'air. La présence de globules sanguins pourra cependant être un indice, apprenant qu'il s'est passé quelque chose d'anormal dans la mamelle. L'inoculation au cobaye et les cultures permettront d'isoler la Bactérie du charbon. D'habitude cependant, la fièvre se développe tellement vite et l'état général devient si rapidement grave, que la sécrétion du lait tarit de suite.

Il peut également exister des germes infectieux dans le lait des vaches atteintes de *fièvre aphteuse* ou *cocotte*, lorsque des pustules se trouvent sur les trayons. L'ingestion de ce lait cru peut déterminer chez l'homme des accidents sous forme d'ulcérations buccales. Le lait, dans ce cas, montre au microscope un grand nombre de globules de pus.

Enfin, on a incriminé le lait dans le développement de certaines épidémies de scarlatine. Il semble démontré aujourd'hui qu'il n'était pour rien dans la contagion : l'affection pustuleuse des trayons des vaches que l'on suspectait était simplement le *cow-pox*. On trouve cependant alors les globules de pus et les petits *Micrococcus* que l'on observe dans la sérosité de la pustule de cow-pox.

3° LAIT ALTÉRÉ

Le lait est un milieu de culture excellent pour les organismes inférieurs ; il n'y a donc pas lieu de s'étonner d'y voir se développer rapidement les germes d'un grand nombre de fermentations, que l'on sait être en suspension dans l'air.

L'altération la plus commune du lait est la *fermentation lactique*, déterminée par le développement d'une petite Bactérie que Pasteur a isolée le premier, le *Bacillus lacticus*. Cette espèce est très commune dans le lait, où elle se développe aussitôt l'exposition à l'air ou le séjour dans des vases malpropres déjà contaminés par elle. Elle ne s'attaque qu'au sucre de lait et ne touche pas à la matière albuminoïde. Elle acidifie peu à peu le liquide, par suite de la production d'acide lactique aux dépens du sucre, et peut, si les circonstances de température sont bonnes, produire une quantité d'acide lactique telle, que le lait se coagule dès qu'on le chauffe, ou même spontanément à la température ordinaire ; on dit alors qu'il est *tourné*. Le phénomène est dû à la précipitation de la caséine qui, sous l'influence de l'acide, prend peu à peu l'état insoluble.

Ces Bactéries sont de courts bâtonnets immobiles, mesurant en moyenne 1,7 μ, mais dont la longueur peut varier entre 1 μ et 2,8 μ ; la largeur est plus fixe, de 0,6 μ environ. Elles sont isolées ou réunies par deux ou en chaines d'un petit nombre d'articles. Elles se cultivent facilement dans les milieux ordinaires et ne se développent qu'en présence d'oxygène.

Il est d'autres Bactéries qui provoquent la fermentation lactique du lait ; l'espèce citée est la plus commune.

Le lait abandonné à lui-même subit souvent la *fermentation butyrique*. Elle se produit aux dépens du sucre de lait, ou de l'acide lactique antérieurement formé par l'action du ferment lactique. Il est plusieurs espèces de Bactéries qui peuvent occasionner la fermentation butyrique du lait ; la plus commune et anssi la plus importante est celle désignée par Pasteur sous le nom de *Vibrion butyrique*, le *Bacillus butyricus*. C'est une espèce anaérobie, qui ne peut se développer en présence d'air ; aussi n'apparaît-elle dans le lait que lorsque l'oxygène dissous a été consommé par une espèce aérobie développée avant elle, le ferment lactique d'habitude.

Le lait coagulé qui subit la fermentation butyrique change rapidement d'aspect ; il devient légèrement transparent, en même temps qu'apparaissent dans sa masse des bulles de gaz que l'analyse démontre être de l'hydrogène et de l'acide carbonique. Le dégagement de gaz détermine dans la masse des fissures qui se remplissent d'une sérosité limpide. L'odeur d'acide butyrique se perçoit alors facilement. Outre la production d'acide butyrique aux dépens des hydrocarbonés, le ferment attaque la matière albuminoïde, la caséine, qu'il solubilise peu à peu et transforme en produits voisins des peptones. C'est là la raison de l'éclaircissement du coagulum.

Toute la masse, les parties liquides surtout, renferment le ferment butyrique en abondance. Les éléments en sont des bâtonnets cylindriques, à extrémités arrondies, mesurant de 3 μ à 5 μ de long, sur 0,6 μ à 0,8 μ de large, droits ou légèrement courbés (fig. 152). Souvent isolés ou disposés par deux ou trois, ils forment, dans les parties liquides, des chaînes assez longues et quelquefois de longs filaments indistinctement articulés. Ces Bacilles, isolés ou unis en chaînes, sont animés d'un mouvement d'oscillation rapide ; les longs filaments se meuvent plus lentement. Le contact d'oxygène diminue aussitôt la motilité et la fait disparaître en quelques secondes. Un grand nombre de bâtonnets contiennent des spores, qui sont placées à l'intérieur comme il est indiqué sur la figure.

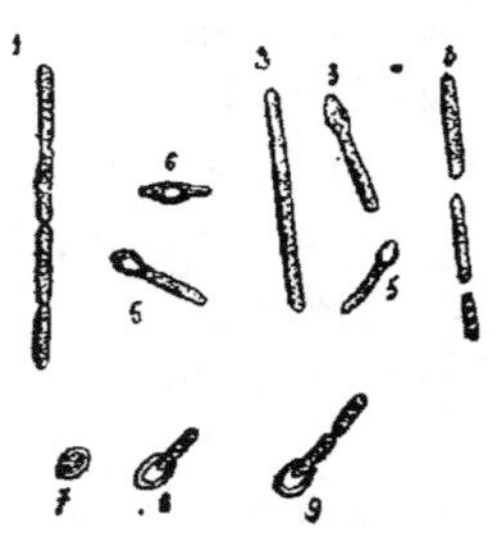

Fig. 152. — *Vibrion butyrique.* Bâtonnets simples et sporifères.

La caséine du lait est attaquée par beaucoup d'autres Bactéries qui y déterminent des transformations analogues. Les principales, qui jouent un très grand rôle dans la formation et la maturation des fromages en particulier, ont été étudiées par Duclaux qui les a rangées sous la dénomination de *Tyrothrix*. Ce sont des bâtonnets longs ou courts, mobiles ou non, qui, par leur végétation dans le lait, déterminent des modifications très intéressantes. Plusieurs de ces espèces sont représentées dans les figures 153 et 154.

La putréfaction du lait est un phénomène bien voisin des précédents. Elle ne présente du reste rien de distinct des processus de la putréfaction des matières animales étudiée plus haut.

La *fermentation visqueuse* se développe souvent dans le lait. Elle peut être due à l'espèce qui détermine la fermentation visqueuse des vins et des bières qui tournent à la *graisse*. Ce sont des *Micrococcus* sphériques, rarement isolés, le plus souvent réunis en longues chaînes flexueuses (fig. 155). La Bactérie décrite par Duclaux sous le nom d'*Actinobacter polymorphus* et le *Bacillus mesentericus vulgatus*, tous deux très répandus dans l'air, produisent aussi dans le lait le même phénomène. Le lait devient visqueux, filant, peut même avoir la consistance d'une solution épaisse de gomme. Une goutte de liquide, examinée au microscope, montre en grande quantité le ferment spécial.

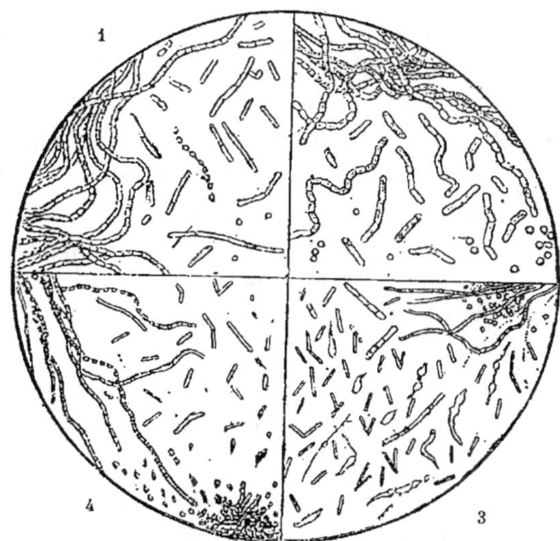

Fig. 153. — Ferments aérobies du lait : 1, *Tyrothrix geniculatus* ; 2, *Tyrothrix scaber* ; 3, *Tyrothrix virgula* ; 4, *Tyrothrix tenuis* (Duclaux, *le Lait*).

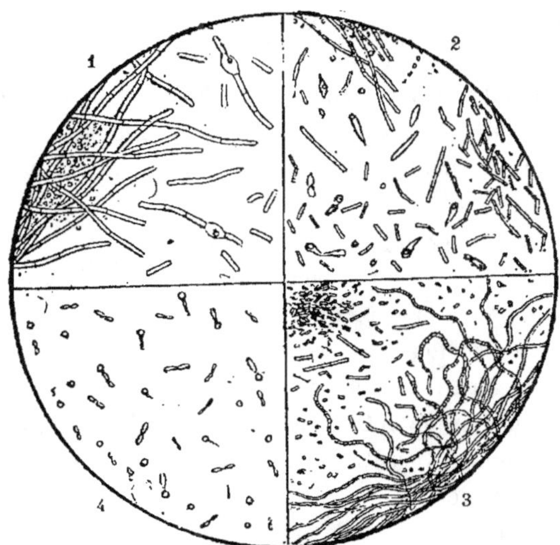

Fig. 154. — Ferments aérobies et anaérobies du lait : 1, *Tyrothrix catenula* ; 2, *Tyrothrix urocephalus* ; 3, *Tyrothrix filiformis* ; 4, *Tyrothrix claviformis* (Duclaux, *le Lait*).

La *fermentation alcoolique* du lait est rare. Ce n'est guère qu'en la provoquant expérimentalement qu'il peut être donné de l'étudier. Les boissons spiritueuses, usitées en Orient sous les noms de *koumys* et de *kéfir*, sont obtenues avec du lait de jument ou de vache soumis à l'action de certains ferments alcooliques. Ces ferments sont des levûres, très voisines de nos levûres alcooliques ordinaires ou même identiques à elles. Ce sont à proprement dit des boissons alimentaires que nous étudierons comme telles.

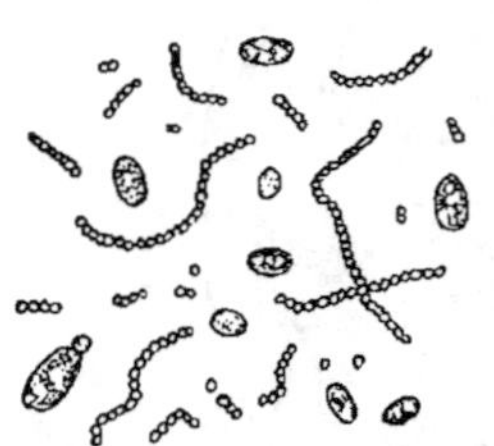

Fig. 155. — Micrococcus en chainettes, de la fermentation visqueuse.

Parmi les modifications les plus intéressantes produites dans le lait par le développement de microbes, se placent sans contredit les changements de coloration de ce liquide. Ils sont dus à la pullulation dans sa masse de Bactéries chromogènes. La coloration peut alors apparaitre par taches isolées ou confluentes en certains points, ou teindre uniformément le liquide.

La coloration bleue du lait est fréquente, on la désigne communément sous le nom de *lait bleu*. Comme elle se propage par contagion, qu'elle apparait dans les étables en quelque sorte sous forme d'épidémie, on l'a pendant longtemps mis sur le compte de circonstances climatériques ou de vices de l'alimentation des vaches laitières.

D'ordinaire, cette coloration bleue apparait très vite sur le lait tiré et mis en terrines. Il se forme, à la surface, de larges taches bleues ; au fur et à mesure que la crème monte, la coloration augmente ; c'est surtout cette couche supérieure qui le colore. La crème peut être fortement piquetée ou veinée de bleu, ou former une membrane entièrement bleue. Le beurre qu'on obtient est de couleur verdâtre et possède une odeur butyrique forte et désagréable.

Ce phénomène est dû au développement d'une Bactérie spéciale, le *Bacillus syncyanus*. Les éléments en sont des bâtonnets lentement mobiles dont la longueur varie de 2 μ à 4 μ pour une épaisseur de 0,5 μ (fig. 156); leurs extrémités sont arrondies. Lorsqu'ils forment de petites zooglées muqueuses, on peut leur reconnaître une auréole hyaline (2). Ils donnent facilement des spores ovoïdes, un peu plus larges que les bâtonnets, qui se renflent à l'endroit où elles se produisent.

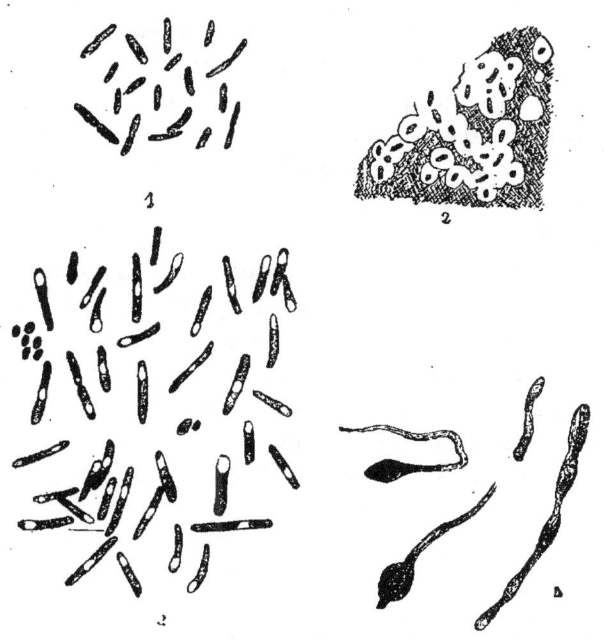

Fig. 156. — *Bacilles du lait bleu* : 1, bâtonnets libres dans le lait ; 2, bâtonnets avec auréole gélifiée ; 3, bâtonnets sporifères ; 4, formes d'involution. 650/1.

Cette Bactérie ne détermine dans le lait ni coagulation, ni formation d'acides ; au contraire, au bout de quelque temps, la réaction devient franchement alcaline. Elle paraît être inoffensive pour l'homme ou les animaux. Le seul moyen de s'en débarrasser est de tenir les vases et l'étable dans un état de propreté rigoureuse ; l'eau bouillante tuant le Bacille, il faut s'en servir autant que possible pour les lavages.

Le lait peut prendre une nuance *rouge* sous l'influence de deux Bactéries chromogènes. Le *Micrococcus prodigiosus*, très commun et bien connu, forme des taches d'un rouge rubis à la surface, surtout sur la couche de crème. Le *Bacillus lactis erythrogenes* se développe dans toute la masse et donne à tout le liquide une nuance rouge. Il est facile de distinguer le *lait rouge* du lait qui tient du sang en suspension. Dans le dernier cas on trouve les globules rouges bien reconnaissables ; dans le premier, on trouve de nombreux *Micrococcus* sphériques de 0,5 μ à 1 μ de diamètre, ou de courts bâtonnets.

Le lait peut cependant se teindre lorsque les vaches mangent de certaines herbes. Ainsi, il devient légèrement bleu quand elles consomment du sainfoin, de l'orcanette ; rose quand elles mangent de la garance.

Des Moisissures peuvent se développer dans le lait en y produisant des modifications encore très peu connues. On décrit sous le nom d'*Oïdium lactis* des filaments mycéliens incolores qui apparaissent à la surface du lait exposé à l'air. Il s'en sépare de petits filaments droits donnant à leurs extrémités quelques spores courtes, cylindriques, de 7 μ à 10 μ de long. On en a rapproché, mais sans preuve directe, certains Champignons inférieurs qui occasionnent chez l'homme des maladies cutanées.

4° LAIT FALSIFIÉ

L'examen microscopique peut rendre de très bons services dans l'appréciation de la valeur d'un lait ; il permet, en effet, d'apprécier avec une approximation suffisante la proportion de globules de beurre et c'est généralement de ce côté que se fait la fraude.

Le lait est d'ordinaire falsifié de deux façons : par addition d'eau et par soustraction d'une partie de crème. Or, ces deux procédés tendent tous deux à la diminution des globules de beurre par rapport à la partie liquide. Cette diminution s'apprécie très bien au microscope, surtout lorsqu'on peut faire la comparaison avec un lait dont on est sûr, ou qu'on a fait suffisamment d'examens pour avoir présent à l'esprit l'aspect moyen d'un bon échantillon. On vérifie de plus l'état de ces globules de beurre, s'ils sont bien formés, s'il n'y a plus de corpuscules de colostrum. Rappelons qu'ils ne renferment de houppes cristallines que dans le cas où le lait a été soumis à l'ébullition.

L'addition d'eau au lait peut souvent se reconnaître à la présence dans le liquide, de représentants de la faune et de la flore de l'eau employée. Si l'on use d'eau de rivière pour le mouillage, comme cela se fait dans des grandes villes, en laissant reposer le lait, on trouve, dans les couches inférieures du liquide ou dans le dépôt qui se forme au fond du vase, des Diatomées, des Infusoires et d'autres représentants des êtres vivants de l'eau. Cette simple constatation peut indiquer le mouillage ; l'indication n'est cependant pas absolue, quelques-uns de ces êtres pouvant avoir été déposés sur les vases par l'eau de lavage si elle en contenait, mais dans ce cas la proportion est bien minime.

Enfin, fait plus important, l'eau peut apporter avec elle des germes pathogènes, ceux de la fièvre typhoïde, du choléra, de la dysenterie. On prétend que certaines épidémies de fièvre typhoïde n'ont pas eu d'autre origine et quelques observations tendent, en effet, à faire considérer la chose comme possible. Si, dans une ferme où la fièvre typhoïde existe, les puits se trouvent contaminés, ce qui arrive presque toujours, l'eau ajoutée au lait apportera avec elle des germes pathogènes ; or, le lait est un excellent milieu de développement pour le *Bacille typhique* qui y pullule rapidement. On pourra employer pour la recherche de ce Bacille dans le lait les mêmes procédés qui sont employés pour l'eau.

La falsification la plus courante, après celle-ci, est le mélange avec des substances féculentes ; on emploie surtout à cet effet des décoctions de son, de riz, d'orge, de fécule de pommes de terre. On retrouve toujours des graines d'amidon assez nets pour pouvoir en reconnaître l'origine, bleuissant par l'eau iodée.

Les matières gommeuses peuvent servir au même but. Les gommes arabiques, bien solubles dans l'eau, ne laissent la plupart du temps pas de débris reconnaissables au microscope. La gomme adraganthe qui ne se dissout pas complètement dans l'eau, laisse des flocons blanchâtres, ne montrant plus de structure cellulaire reconnaissable, mais se colorant en bleu ou en bleu violet par l'iode et l'acide sulfurique.

Ce n'est, selon toute apparence, que pour mémoire que nous citons le mélange de matière cérébrale délayée dans le lait,

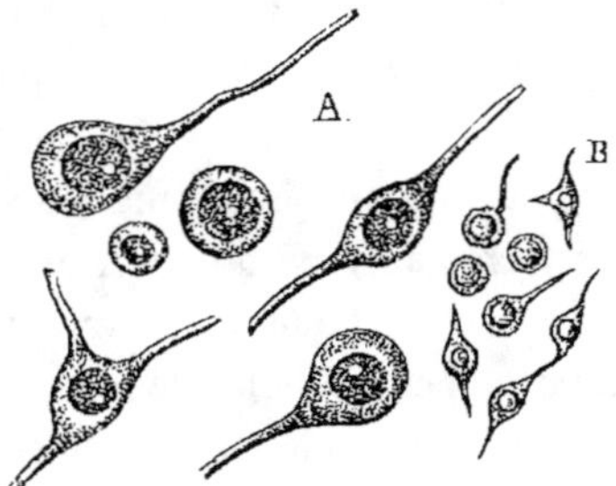

Fig. 157. — Cellules nerveuses.

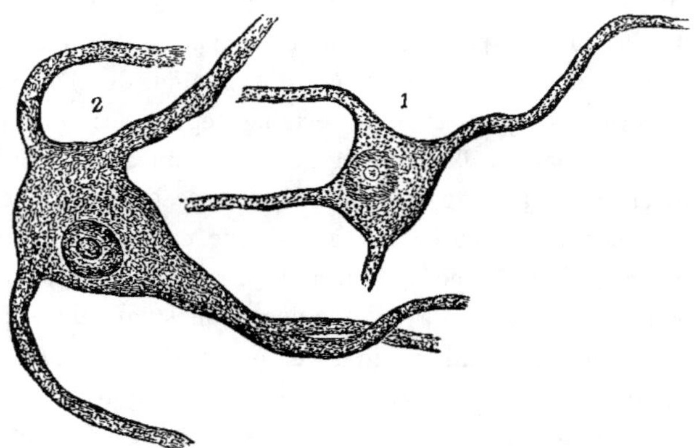

Fig. 158. — 1. Cellules nerveuses multipolaires de la substance grise du cervelet — 2, Cellule de la substance grise du quatrième ventricule, d'après le professeur Morel, de Nancy.

pour simuler la crème, mélange donné comme possible, sinon comme réalisé. Un simple examen permettrait de reconnaître cette fraude dégoûtante. Au lieu des globules de beurre, ou avec eux, on retrouverait aisément des éléments du tissu nerveux, fibres à myéline brisées, ou cellules nerveuses d'aspect bien caractéristique (fig. 157 et 158).

D'ailleurs si l'on se souvient bien que rien dans le lait normal ne doit se colorer par des réactif habituels, surtout par le picro-carmin, les couleurs d'aniline, l'iode seul ou avec de l'acide sulfurique, il sera aisé, en faisant agir ces réactifs, puis examinant les préparations, de constater en très peu de temps la présence d'éléments suspects.

5° CONSERVES DE LAIT

On les a dans le commerce sous deux formes : le *lait concentré* et les *farines lactées*.

Le *lait concentré* n'étant que du lait privé d'eau par évaporation au bain-marie, avec ou sans addition de sucre, ne doit présenter à l'examen microscopique que des globules gras. On doit y rechercher les matières féculentes par les moyens ordinaires et la présence d'organismes pouvant occasionner l'altération de la conserve ; ces derniers sont les mêmes que ceux du lait ordinaire.

Les *farines lactées* sont obtenues en mélangeant du lait fortement concentré avec des substances féculentes, pain ou divers amidons. Nous étudierons plus loin avec détails les caractères qui permettent de déterminer avec précision la nature, l'origine et les modifications de ces produits.

II. Crème.

La bonne crème, vue au microscope, se montre uniquement formée de globules de beurre en tout semblables à ceux que l'on observe en suspension dans le lait, ronds, bien réguliers et très réfringents. Souvent il n'en est pas ainsi ; la crème, se prêtant beaucoup mieux que le lait aux mélanges frauduleux, est l'objet de nombreuses falsifications.

Le mélange de lait se reconnait au peu de consistance de la crème qui ne présente bien que des globules de beurre, mais moins nombreux, mêlés à un liquide trop abondant.

On donne parfois de la consistance au mélange en ajoutant des substances féculentes, de l'empois d'amidon surtout, des fécules, des farines. Cette falsification se reconnaît facilement au microscope; on retrouve de suite l'amidon, cru ou gonflé par la cuisson, qui présente ses différents aspects permettant de déterminer son origine et qui bleuit par addition d'un peu d'iode. Lorsqu'il n'existe que peu d'amidon, il est avantageux de se servir de l'appareil à polarisation. Sur champ noir, les globules de beurre sont toujours obscurs tandis que les grains d'amidons présentent la croix brillante caractéristique.

Le même appareil à polarisation peut servir à déceler aisément la présence de l'axonge ; les cristaux de cette graisse se détachent brillants sur le fond noir.

Les matières minérales inertes, la craie, le plâtre, se montrent comme des gros grains obscurs, amorphes, bien différents des autres éléments.

Il est commode de délayer la crème suspecte dans une forte proportion d'eau, 50 grammes de crème pour 250 grammes d'eau, et laisser reposer dans une longue éprouvette. Au bout de quelques heures, les matières légères, globules de beurre et axonge, ont gagné la surface, le restant s'est déposé au fond. Les substances lourdes, craie ou plâtre, sont tout au fond, les féculents, s'il en existe, se trouvent au-dessus et, souvent, par dessus une masse molle, caséeuse, qui indique que l'on a ajouté à la crème du lait caillé ou du fromage blanc.

La crème subit des altérations semblables à celles du lait, moins marquées cependant d'habitude, parce qu'elle renferme une proportion bien moindre de matière albuminoïde.

III. Beurre.

Le beurre bien frais ne doit montrer au microscope que des globules graisseux en tout semblables à ceux du lait ou de la crème. Lorsqu'il est fait sans les soins nécessaires, il renferme une certaine quantité de petit lait, qui forme des gouttelettes plus pâles moins réfringentes que celles de matière grasse. L'examen se fait facilement en écrasant sous la lamelle une parcelle de beurre ou, mieux, en se servant comme milieu d'une

huile bien pure et bien limpide. Sur le champ noir de l'appareil
à polarisation, tout est sombre, sauf les bords de quelques gouttelettes graisseuses, faiblement illuminés.

Le beurre salé ne doit montrer en plus que des cristaux de
chlorure de sodium, reconnaissables à leur forme.

Dès que le beurre fond, sous l'influence d'une chaleur modérée,
et est soumis à un refroidissement lent, on trouve une grande

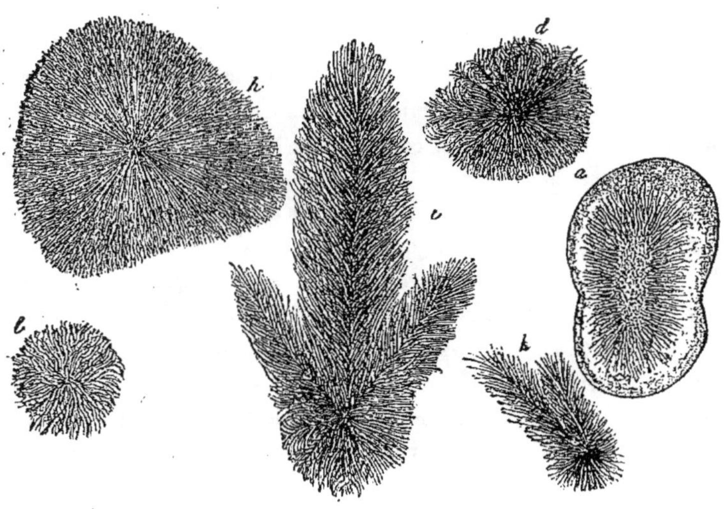

Fig. 159. — Cristaux de margarine : *d*, *h*, *i*, *k*, *l*, cristallisations obtenues de
solutions alcooliques ; *a*, margarine cristallisée dans une vésicule adipeuse.

quantité de cristaux de matière grasse qui, pour la plupart,
s'illuminent vivement dans le champ noir de l'appareil à polarisation. Ce sont des sphéro-cristaux, formés par la réunion de
fines aiguilles courbées ; ils présentent une croix noire assez nette,
qui les divise en quatre houppes brillantes.

L'addition frauduleuse de toute graisse étrangère qui a subi la
fusion et le refroidissement lent, produit des effets semblables à
ceux du beurre fondu. A l'aspect des cristallisations, à leurs
réactions chimiques et physiques, on peut souvent reconnaître
l'origine de sa matière grasse.

Il importe surtout actuellement de reconnaître le mélange

avec le produit désigné sous le nom de *beurre artificiel*, obtenu avec l'oléo-margarine retirée de la graisse de bœuf ou de veau barattée avec du lait et de l'eau. Ce dernier produit renferme, en proportions variables, des cristaux bien nets de margarine. Ceux qui sont représentés (fig. 159) sont plus nets et plus beaux que ceux que l'on rencontre dans le produit commercial ; on peut du reste les obtenir semblables en reprenant par l'éther un peu du produit et faisant évaporer le liquide. Dans ces conditions, le beurre frais ne donne comme résidu que des globules graisseux irréguliers, jamais de cristaux. Les cristaux de margarine, sur le champ noir de l'appareil à polarisation, apparaissent comme des houppes lumineuses ; les portions dissociées forment des aiguilles brillantes ; les masses sphériques radiées présentent une croix noire qui les divise irrégulièrement. Les filaments qui forment les amas cristallins par leur réunion ne sont pas rigides et aigus ; la plupart sont courbés, beaucoup sont flexueux, formant souvent d'élégants panaches. On leur trouve de la ressemblance avec des plumes duveteuses, ou des fourrures à poils régulièrement disposés. On rencontre en outre des débris de membranes animales, des cellules adipeuses qui peuvent renfermer de petits cristaux radiés de margarine *(a)*.

Certaines de ces graisses animales cependant, mélangées par fusion au beurre et refroidies rapidement, en versant le liquide dans l'eau froide par exemple, peuvent ne pas présenter ces sphéro-cristaux ; il y existe toutefois une cristallisation très confuse ; sur le champ noir de l'appareil à polarisation, on reconnaît des amas irréguliers qui s'illuminent plus ou moins vivement.

L'axonge, mêlée au beurre, se reconnaît aussi à ses cristaux. Il s'y trouve des cristaux de margarine semblables aux précédents, mais aussi beaucoup de cristaux de stéarine, sous forme de masses radiées également, à aiguilles plus rigides, plus pointues et souvent plus épaisses (fig. 160, *h, s)*. Elles s'illuminent aussi fortement à la lumière polarisée. D'habitude, on rencontre de nombreux débris du tissu graisseux d'où a été retirée l'axonge.

Le suif de mouton peut se rencontrer dans les beurres de

qualité très inférieure. On le reconnaît à la présence de nombreux
cristaux de stéarine, formés par la réunion d'aiguilles très
rigides, pointues, et même de plaquettes cristallines (fig. 160).
Les masses radiées sont moins nettes que celles de la margarine;
elles sont irrégulières, en fouillis ; elles s'illuminent vivement
pour la plupart dans le champ noir de l'appareil à polarisation.
Les débris de membranes animales sont plus nombreux.

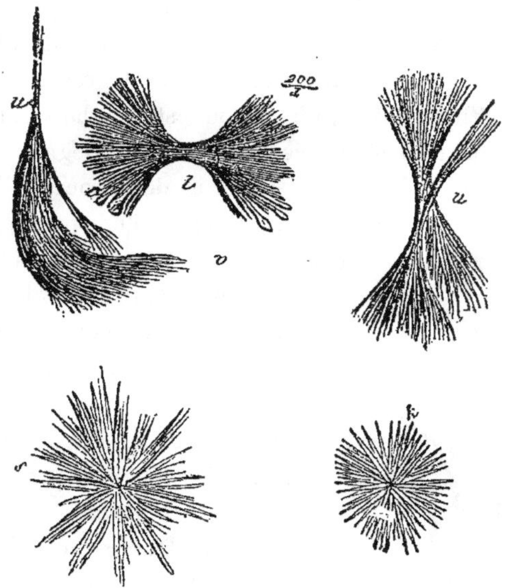

Fig. 160. — Cristaux de stéarine.

L'emploi de la lumière polarisée offre donc un moyen rapide
et sûr de vérification des beurres, au point de vue de l'addition
de graisses étrangères.

On ajoute encore d'autres substances au beurre dans un but
frauduleux. On y a fréquemment rencontré de la fécule de
pommes de terre ou d'autres amidons. Les grains d'amidon
se reconnaissent très bien au microscope ; ils bleuissent par
l'iode. D'ailleurs, à la lumière polarisée ils s'illuminent aussi et
présentent une croix noire très nette.

Des matières minérales sont mélangées pour faire poids. Elles sont insolubles dans les dissolvants des graisses. C'est surtout la craie, le plâtre qui servent à frauder.

Husson, de Toul, dans son ouvrage *Le lait, la crème et le beurre*, donne la méthode suivante qui permettrait d'isoler et de reconnaître les substances ajoutées frauduleusement.

Un gramme de beurre suspect est placé dans un tube à réactifs avec 10 grammes de glycérine, puis fondu à l'aide de la flamme d'une lampe à alcool. En agitant alors fortement, on opère une émulsion qui se sépare lentement, ce qui permet de la traiter par un mélange de 10 grammes d'alcool à 90 degrés et d'une quantité égale d'éther à 66 degrés, le tout est mis dans une fiole que l'on place dans un bain-marie maintenu à 25 degrés.

Par le repos, le liquide se sépare en deux couches à peu près égales, l'inférieure formée de glycérine et d'une partie de l'alcool, la supérieure d'alcool et d'éther. Si l'on opère avec du beurre pur et bien préparé, on n'observe aucun dépôt entre les deux couches. Si le beurre renferme des féculents, ceux-ci forment un dépôt entre les deux couches ; les matières minérales, les fragments de tissus, les matières colorantes se précipitent au fond. En refroidissant à 18 degrés, les graisses, dissoutes dans la couche éthérée, laissent déposer des cristaux que l'on peut examiner. Le beurre frais abandonne de légers flocons blancs de margarine, formés

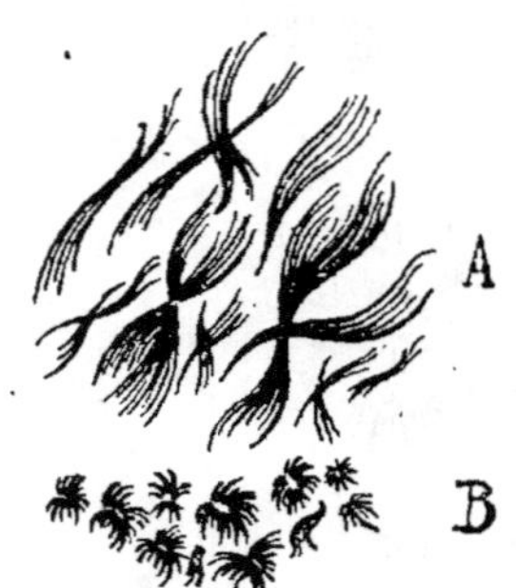

Fig. 161. — A. Margarine du beurre frais. B, Margarine d'un beurre rance fondu.

de longues aiguilles flexueuses, réunies en faisceaux (fig. 161, A). Le beurre fondu donne des cristaux beaucoup plus petits, groupés en petites masses radiées (fig. 161, B). Avec le suif, on obtient des masses radiées de stéarine, à aiguilles raides, ressemblant à des oursins. Avec la margarine de veau ou de bœuf, ce sont de petites houppes plumeuses ou des aiguilles isolées ; il en est de même pour l'axonge et on rencontre en plus des débris de tissus animaux.

Pour donner au beurre une nuance jaune qui plaise, on emploie des colorants végétaux divers. Les plus usités sont les pétales de souci, le suc de carottes, les décoctions de safran, de curcuma, de rocou. La plupart de ces produits contiennent des particules végétales qui permettent de les reconnaitre.

Le rocou et le curcuma laissent des morceaux assez gros, d'un jaune brillant pour le premier, d'un jaune roux pour le second Les particules de curcuma deviennent brunes sous l'influence

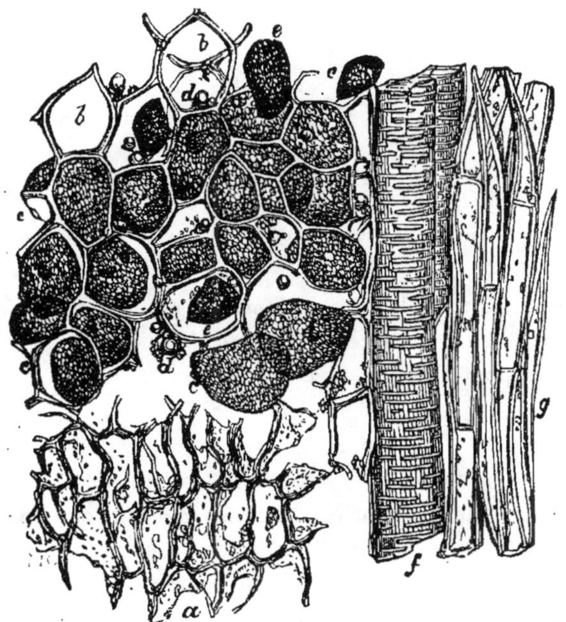

Fig. 162. — Éléments du Curcuma: *a*, suber; *b* parenchyme amylifère; *c*, glande; *f*, vaisseau rayé; *g*, fibres ligneuses.

des alcalis et se reconnaissent à l'aspect de leurs divers éléments (fig. 162).

Les cellules parenchymateuses de la carotte renferment de nombreuses aiguilles colorées en jaune orangé foncé (fig. 163).

Les débris de tissu du safran se colorent en bleu lorsqu'on les traite par l'acide sulfurique,

Le beurre s'altère sous l'influence d'organismes inférieurs divers. Il peut subir la fermentation lactique et la fermentation butyrique, surtout lorsqu'il contient beaucoup de caséum du lait, qu'il a été mal lavé. On trouve à l'examen à de forts grossissements les agents de ces fermentations. Il peut être envahi par des Moisissures, en particulier par l'*Oïdium lactis*. Le phénomène connu sous le nom de *rancissement du beurre* est cer-

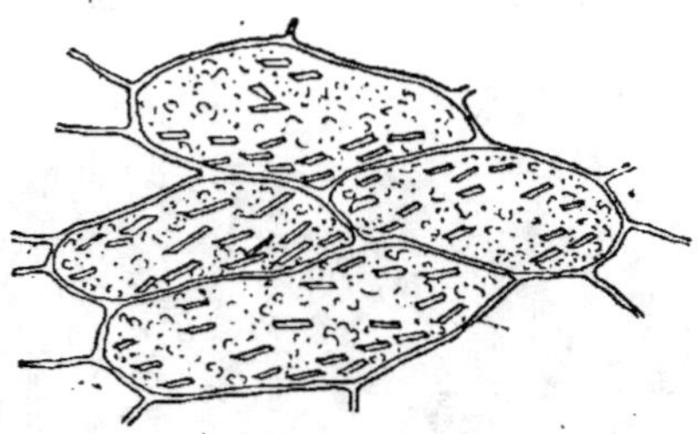

Fig. 163. — Cellules du parenchyme de la carotte avec aiguilles orangées.

tainement produit par le développement de ces microorganismes ou d'autres voisins. Le *Bacille du lait bleu* peut végéter dans le beurre qu'il colore d'une teinte verdâtre.

IV. Fromages.

La substance du fromage est la caséine du lait, coagulée par la présure, plus ou moins modifiée, retenant, en proportion plus ou moins considérable, des globules de beurre.

Les fromages mous renferment beaucoup de Bactéries ; ce sont ces êtres, du reste, qui occasionnent la maturation du produit, en transformant la caséine par leurs diastases. Ces microbes sont d'ordinaire inoffensifs ; cependant, certains d'entre eux, peuvent produire des composés toxiques, dont l'ingestion amène des accidents. On ne connaît pas encore les espèces qu'il faut incriminer ; seulement, on remarque que, à la coupe, de ces fromages altérés sourd un liquide blanchâtre, acide, qui fourmille de Bactéries.

Les fromages sont souvent attaqués par des Acariens. Le plus commun, connu sous le nom de *Mite du fromage*, est le *Tyroglyphus siro* (fig. 164). Sa présence en grand nombre donne au fromage une saveur spéciale, que recherchent certains gourmets. On aurait observé des catarrhes gastriques à la suite de l'ingestion de fromages contenant une grande quantité de ces Acariens.

Une petite Mouche de couleur noire, le *Piophila casei*, très commune dans nos pays, pond ses œufs sur le fromage. Le

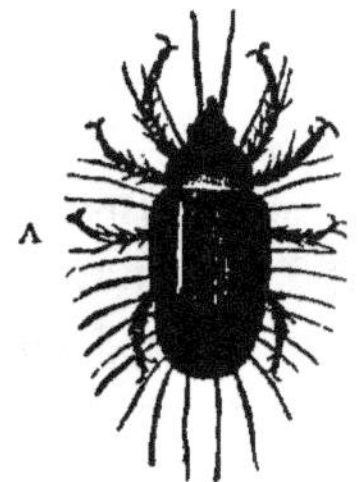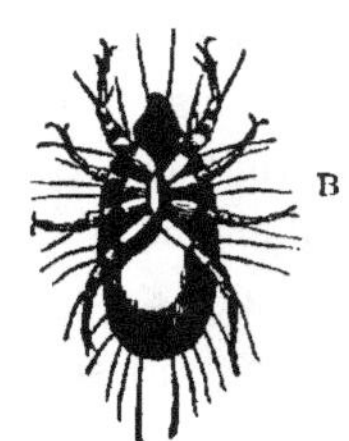

Fig. 164. — *Tyroglyphus siro* 30/1 : A, face dorsale; B, face ventrale.

larves s'y développent; elles sont remarquables par la faculté de sauter en contractant leur corps. Ces larves, avalées avec le fromage, peuvent vivre dans l'intestin jusqu'à leur transformation en nymphes. Absorbées en grand nombre, elles ont déterminé de vives coliques.

L'examen microscopique peut faire reconnaître, dans les fromages, des substances étrangères ajoutées frauduleusement; ce sont surtout des matières amylacées, des fécules, des pommes de terre cuites, de la mie de pain.

Enfin, on rencontre très fréquemment dans divers fromages des Moisissures variées; il en est même qui s'y trouvent normalement, le *Penicillium glaucum*, dans le roquefort par exemple, jouant très probablement un rôle important dans la transformation de la caséine qui amène la maturation de la pâte.

CHAPITRE V

GRAISSES

A l'état normal, les graisses se trouvent toujours à l'état liquide dans les éléments qui les contiennent. Sous l'influence de certaines conditions pathologiques seulement, elles peuvent se montrer à l'état cristallin.

Ce sont surtout les graisses de porc et des Bovidés, veau et bœuf principalement, qui entrent dans l'alimentation. Le premier de ces produits est l'*axonge* ou *saindoux ;* on retire du second la matière grasse connu sous le nom de *margarine* ou *oléomargarine*. La graisse de mouton et les graisses inférieures de bœuf fournissent les *suifs*, d'odeur forte, désagréable, réservés presque uniquement pour les usages industriels et pour frauder les graisses de qualité inférieure.

Toutes ces graisses sont extraites des tissus par action de la chaleur ; elles renferment toutes des cristaux de matières grasses dont nous avons étudié précédemment les caractères et les réactions à la lumière polarisée (pages 241 et suiv.). Leur consistance varie d'après leur teneur en oléine liquide et leur richesse en stéarine. La plupart du temps, elles renferment des lambeaux de tissus provenant des parties d'où elles ont été retirées. On s'en rend compte facilement en les faisant fondre et en examinant les flocons blanchâtres qui flottent dans le liquide ou se déposent par le repos. Comme les viandes des animaux dont elles proviennent, elles peuvent renfermer des organismes parasitaires que la basse température employée pour l'extraction a laissé en vie. Elles sont aussi sujettes à des altérations nombreuses, produites dans leur masse par le développement d'êtres inférieurs apportés la plupart du temps par l'air. La plus commune de ces altérations est le phénomène connu sous le nom de *rancissement.* Les graisses qui rancissent paraissent renfermer

toujours soit des Bactéries soit des filaments mycéliens appartenant à des espèces diverses de Moisissures.

Ces graisses sont l'objet de falsifications nombreuses. Les plus
importantes, et aussi les plus difficiles à reconnaître, sont les
additions de graisses de qualité inférieure. Les autres sont dues
au mélange de matières inertes destinées à faire volume et surtout à donner du poids.

L'examen microscopique des graisses est facile. On peut se
borner à écraser sous la lamelle une parcelle de produit ; il est
préférable d'employer comme véhicule une huile pure et limpide, huile d'amande douce ou huile d'olive. L'étude des dépôts
obtenus par fusion et repos à l'état liquide, ou après dissolution
dans l'éther, ou mieux un mélange d'éther et d'alcool, renseigne
sur la présence de corps étrangers ; ces graisses renfermant toujours des débris cellulaires donnent régulièrement un dépôt
lorsqu'on les traite comme il vient d'être dit, mais il doit être
minime. Enfin on peut avoir intérêt à reconnaître la forme des
cristaux d'acide gras qu'elles contiennent. On y arrive en sapo-
nifiant par la potasse une petite quantité de graisse et en décomposant le savon obtenu par l'acide sulfurique.

I. Axonge

Elle est obtenue de la *panne* de porc. L'axonge pure examinée au microscope ne montre qu'un fouillis de cristaux. Les uns
sont longs et flexueux, minces, ce sont des cristaux de margarine,
isolés ou réunis en houpettes ou en masses radiées ; les autres
raides, aigus, plus courts et plus larges, sont les cristaux de
stéarine. Ces derniers sont souvent réunis en masses radiées
beaucoup plus raides que celles de margarine ; il forment aussi
de petites plaquettes irrégulières. Tous ces cristaux s'illuminent
sur le champ noir de l'appareil à polarisation ; les plaquettes de
stéarine sont beaucoup plus vivement éclairées.

Les acides gras retirés de l'axonge cristallisent en fines
aiguilles réunies par groupes de trois ou quatre (fig. 165, 3) ;
ces cristaux brillent bien à la lumière polarisée. Dans l'axonge

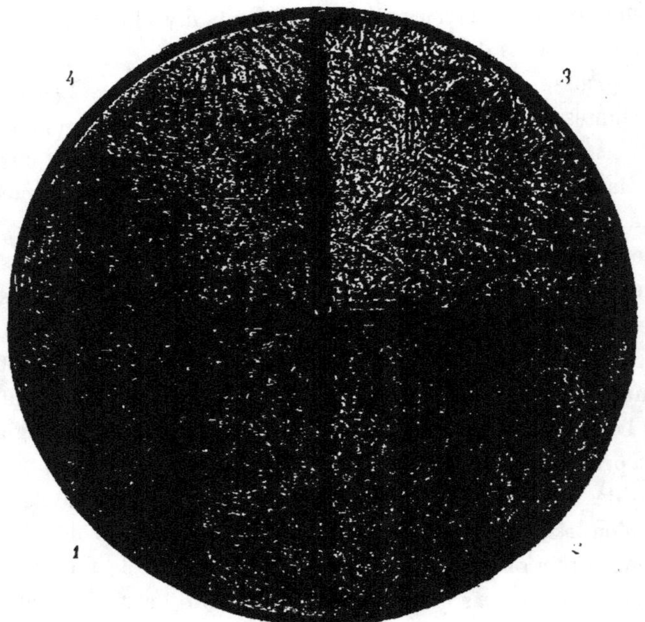

FIG. 165. — Caractères microscopiques des acides gras : 1, graisse de mouton ; 2, graisse de veau ; 3, graisse de porc ; 4, graisse de bœuf. D'après une photographie de Padé et Dubois.

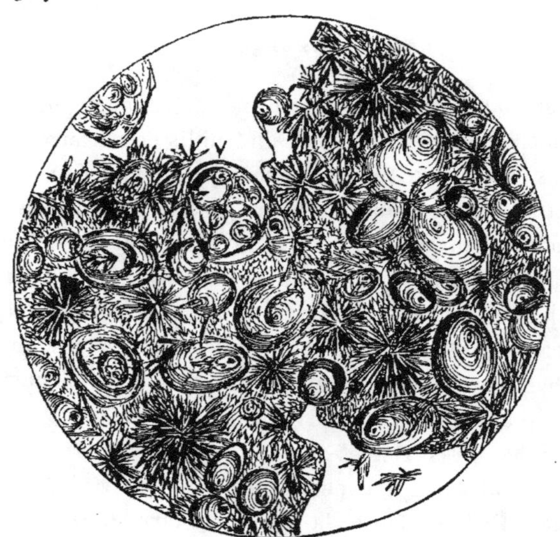

FIG. 166. — Axonge falsifiée avec de la fécule de pommes de terre.

rancie, on n'observe plus guère que de ces petits cristaux qui ont remplacé les longues aiguilles réunies en groupes nombreux trouvées dans le produit frais.

L'axonge est souvent falsifiée avec des graisses de qualité très inférieure et particulièrement avec ce que les charcutiers appellent *flambart*, formé des résidus graisseux de beaucoup de leurs préparations. Ce flambart, qui a été fondu plusieurs fois, renferme des cristaux beaucoup plus longs et plus beaux que ceux de l'axonge. Il communique de plus au produit un aspect et une odeur particuliers. L'addition d'eau, qui s'incorpore assez facilement à la graisse à l'aide d'un peu de carbonate de soude, se reconnaît au microscope par la présence de gouttelettes d'eau plus ou moins nombreuses entre les cristaux ; celle de sel aux cristaux cubiques de chlorure de sodium ne réagissant pas sur la lumière polarisée. La présence d'amidons divers se constate facilement à la simple inspection ; c'est la fécule de pommes de terre qui se trouve le plus souvent, elle se distingue aisément à ses caractères bien nets (fig. 166). Les autres corps inertes, plâtre ou craie, se séparent aussi par leur aspect des éléments du produit pur.

Les saindoux fraudés avec des huiles (en Amérique, on leur ajoute souvent de l'huile de coton après avoir enlevé la presque totalité de leur oléine) montrent un très grand nombre de gouttes d'huile entre les cristaux.

Enfin, l'axonge peut renfermer des parasites provenant de l'animal qui l'a fournie. Le plus fréquent des parasites du porc dans nos pays est le *Cysticerque du tissu celluleux*, état larvaire du *Ténia armé* de l'homme. On peut y rencontrer aussi des *Trichines*, souvent enkystées dans le tissu adipeux. Les caractères de ces parasites et les procédés employés pour leur recherche ont été expliqués précédemment pour les viandes (p. 141 et suiv.) ; les détails donnés sont en tout applicables à ce cas particulier.

II. Graisse de Veau et de Bœuf

On l'utilise surtout pour l'extraction de l'oléo-margarine qui
sert surtout à la fabrication du beurre artificiel. Elle montre de
beaux cristaux de magarine en longues aiguilles (fig. 168, 2),
qui deviennent plus jolis encore si l'on fait dissoudre une parcelle
de graisse dans l'éther et qu'on laisse évaporer (fig. 167).

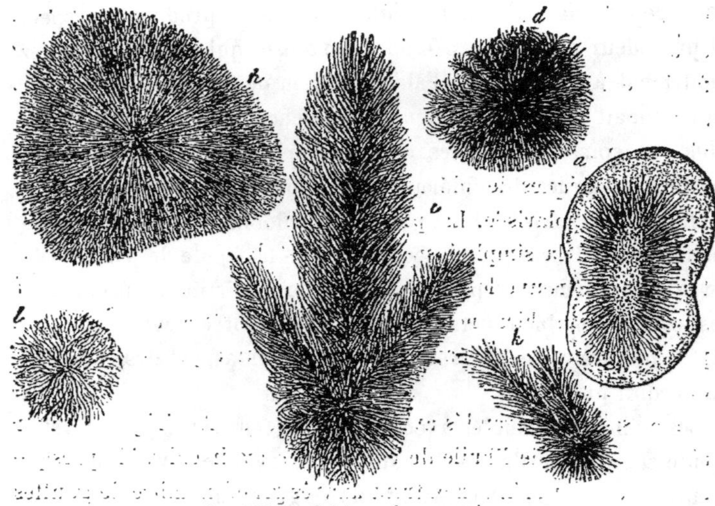

FIG. 167. — Cristaux de margarine.

On rencontre souvent des débris de tissus qui sont très nombreux dans les produits mal préparés.

Les acides gras obtenus de la graisse de veau cristallisent
en petites paillettes, groupées par trois ou quatre, se colorant
faiblement à la lumière polarisée (fig. 165, 2) ; ceux de la graisse
de bœuf forment des aiguilles beaucoup plus longues agissant
fortement sur la lumière polarisée (fig. 165, 4).

Il est fort possible que ces graisses puissent renfermer des
Bacilles du charbon et même des *Cysticerques de Ténia
inerme*. Les Bacilles pourraient être introduits par le sang des
vaisseaux du tissu adipeux et les Cysticerques avec les lambeaux

de tissus voisins; la température à laquelle sont soumises ces graisses pour l'extraction, toujours inférieure à 50 degrés, n'est pas suffisante pour les faire périr.

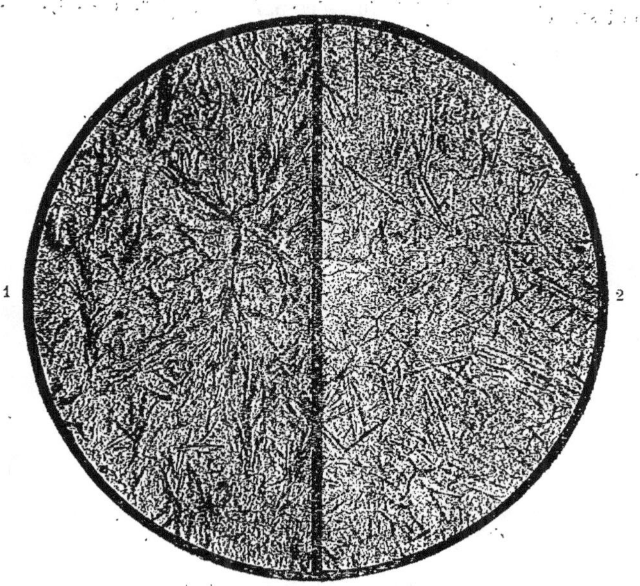

FIG. 168. — Caractères microscopiques des graisses : 1, beurre fondu ;
2, margarine. D'après Padé et Dubois.

III. Suifs.

C'est surtout la graisse de mouton qui fournit le suif; les graisses de bœuf de qualité inférieure sont cependant souvent mélangées avec la première.

Les suifs ont une consistance plus dure que les graisses précédentes, à cause de leur richesse en stéarine, et un point de fusion plus élevé, 38 degrés en moyenne au lieu de 25 degrés ou un peu plus.

La cristallisation est beaucoup plus confuse que dans les graisses précédentes; on y aperçoit surtout un grand nombre d'aiguilles courbes rigides et de petites plaquettes irrégulières, s'éclairant vivement à la lumière polarisée, peu de masses radiées de stéarine. En reprenant par l'éther on obtient de beaux cristaux de stéarine (fig. 169). Les acides gras cristallisent en petites houppes, souvent en forme d'éventail, s'éclairant faiblement sur champ noir à la lumière polarisée (fig. 165, 1).

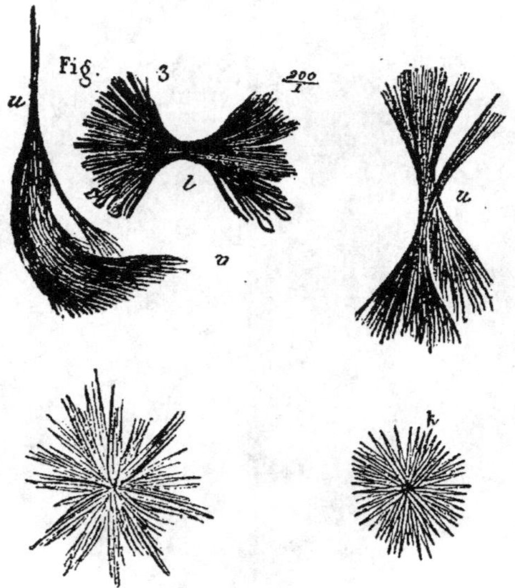

FIG. 169. — Cristaux de stéarine.

Le suif sert souvent à falsifier les graisses de qualité inférieure. Il peut renfermer des *Bacilles du charbon* qui attaquent souvent les moutons.

CHAPITRE VI

ŒUFS

Ce n'est que l'œuf de poule qui entre couramment dans l'alimentation de l'homme. Il peut du reste être pris comme type, les œufs d'autres oiseaux ayant une structure et une composition analogue.

La composition de l'œuf de poule est connue de tous. La figure 170 en indique les principales parties. La coquille, la membrane coquillère n'offrent rien d'intéressant à citer. L'albumine ou *blanc d'œuf* entoure le *jaune* central. Le jaune est

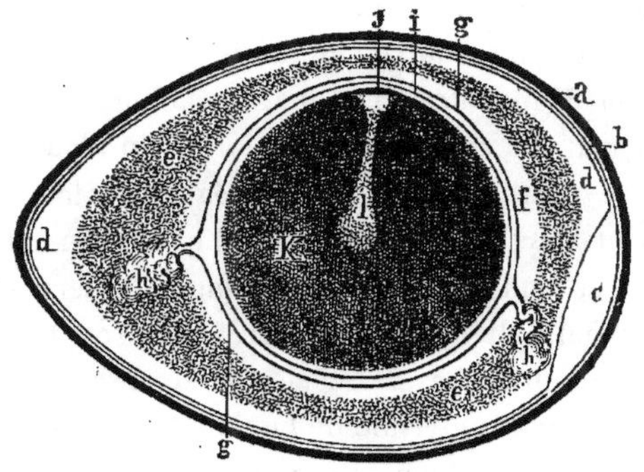

FIG. 170. — Coupe d'un œuf de poule : *a*, coquille; *b*, double membrane de la coque; *c*, chambre à air ; *d*, couche albumineuse superficielle fluide; *e*, couche alumineuse moyenne épaisse; *f*, couche albumineuse interne liquide; *g*, membrane chalazifère; *h*, *h*, chalazes ; *i*, membrane vitelline; *j*, cicatricule ou germe; *k*, jaune; *l*, latebra.

entouré d'une délicate membrane vitelline et porte en un point, à la partie supérieure, le *germe* ou *cicatricule*, sous forme d'un petit disque blanc de 3 à 4 millimètres de diamètre. Ce jaune contient des éléments de deux sortes (fig. 171, A et B). Les uns

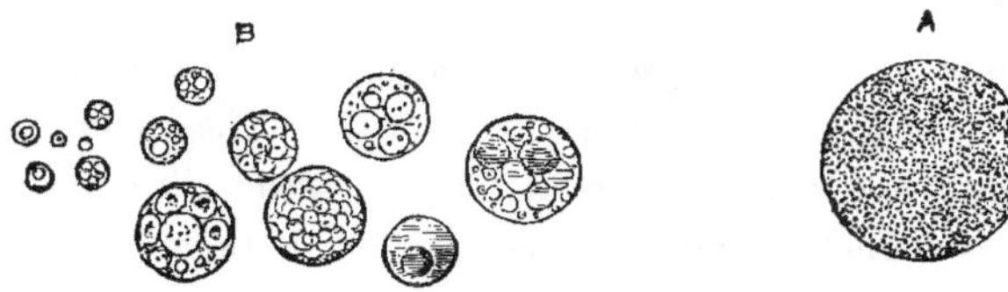

FIG. 171. — Éléments vitellins de l'œuf de poule: A, vitellus jaune ; B, vitellus blanc.

formant la majeure partie de sa masse, le vitellus jaune, sont de grosses vésicules (A) de 25 μ à 100 μ, remplies de granulations très fines et très réfringentes ; ces granulations, insolubles dans l'alcool et l'éther paraissent être de nature albuminoïde

Les éléments de la seconde sorte (B) ont un diamètre très variable, de 4 μ à 75 μ; ils renferment un ou plusieurs gros corpuscules graisseux. Ils sont cantonnés au-dessous du germe dans la latebra (fig. 170, *l*); cette partie forme une tache blanchâtre dans le jaune, d'où son nom de vitellus blanc.

Le jaune renferme en outre des gouttelettes graisseuses et des granulations biréfringentes d'une matière albuminoïde spéciale, voisine de la matière amyloïde, se colorant en bleu par l'iode.

Les œufs se putréfient souvent et dégagent alors une odeur infecte. Il peut alors se produire des composés toxiques redoutables; c'est à eux que sont dus les accidents observés à la suite d'ingestion d'œufs altérés. Cette putréfaction est toujours sous la dépendance de microbes, Bactéries ou Moisissures, qui, ayant pénétré dans la partie moyenne de l'oviducte de la poule, se sont accolés aux couches d'albumine et ont été enfermés par le dépôt de la membrane coquillère et de la coquille.

C'est à la suite d'un même processus qu'on peut trouver inclus dans l'œuf du sang provenant d'hémorragies de l'ovaire, des tumeurs ovariennes, entourées en même temps que le jaune de couches d'albumine, et même des Ascarides parasites de l'intestin de la poule qui ont pu remonter du cloaque jusque dans les parties supérieures de l'oviducte.

On dit qu'en Amérique on fabrique des œufs de toutes pièces; la fraude ne doit pas être difficile à découvrir en prêtant quelque peu d'attention.

Les œufs de l'*Esturgeon* forment un produit alimentaire très connu, le *caviar*. Nous n'en aurions pas parlé, si l'on n'avait cité la présence dans ce produit de larves du *Botriocéphale large*. Les caractères de ces parasites ont été étudiés précédemment (page 173).

CHAPITRE VI

MIEL

C'est une substance sirupeuse, transparente lorsqu'elle est contenue dans les alvéoles de cire, qui se prend en une masse opaque, grenue par suite de la cristallisation du glucose qu'elle contient.

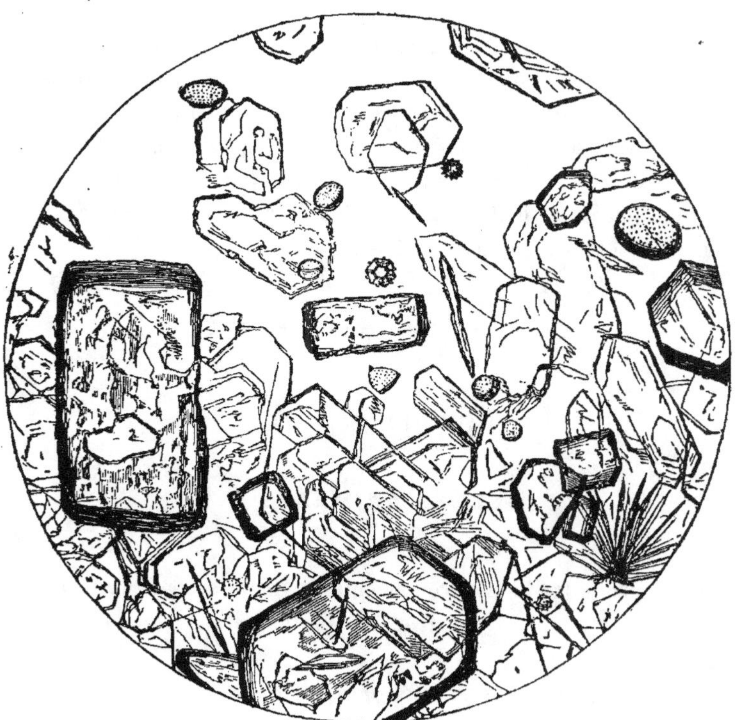

Fig. 172. — Miel falsifié avec du sucre de canne.

Au microscope, ce miel grenu montre une très grande quantité de cristaux de glucose sous forme de plaques rhomboïdales larges ou allongées en aiguilles. D'ordinaire, on aperçoit, avec

Macé, Les Subst. aliment. 17

ces cristaux, des grains de pollen qui permettent de reconnaître les plantes sur lesquelles les abeilles ont récolté leur miel (planche I, fig. 1 et 2).

Le miel renferme souvent des parcelles de cire et des débris de larves ou d'abeilles, surtout lorsqu'il a été extrait sans soin.

On le falsifie surtout avec du sucre de canne et des sirops de fécule. La première de ces substances se reconnaît au microscope à ses grands cristaux, moins réguliers, plus épais que les lamelles de glucose, à arêtes rongées par le liquide ambiant saturé de glucose (fig. 172). Les sirops de fécule contiennent toujours des débris des parties de végétaux qui ont servi à les préparer. Diverses matières amylacées sont aussi introduites frauduleusement ; on les reconnaît aux caractères propres aux grains d'amidon. Les substances minérales qu'on peut introduire, sable, craie, plâtre, se déposent dans l'eau où l'on fait dissoudre le miel ; on les isole facilement ainsi que d'autres corps étrangers qui auraient pu être ajoutés. Les débris végétaux sont communs dans les miels aromatisés artificiellement.

CHAPITRE VII

GELÉES ANIMALES

Deux produits de ce groupe entrent, mais secondairement, dans l'alimentation, la *gélatine* et la *colle de poisson* ou *ichthyocolle*.

La gélatine de bonne qualité, *gélatine épurée* ou *grénétine*, sert à fabriquer des gelées alimentaires. Ces gelées du commerce sont toutes à base de gélatine. La valeur nutritive de ces produits est très discutée ; elle ne paraît pas cependant être nulle comme beaucoup l'affirment.

Ces gelées à base de gélatine s'altèrent très rapidement. Elles

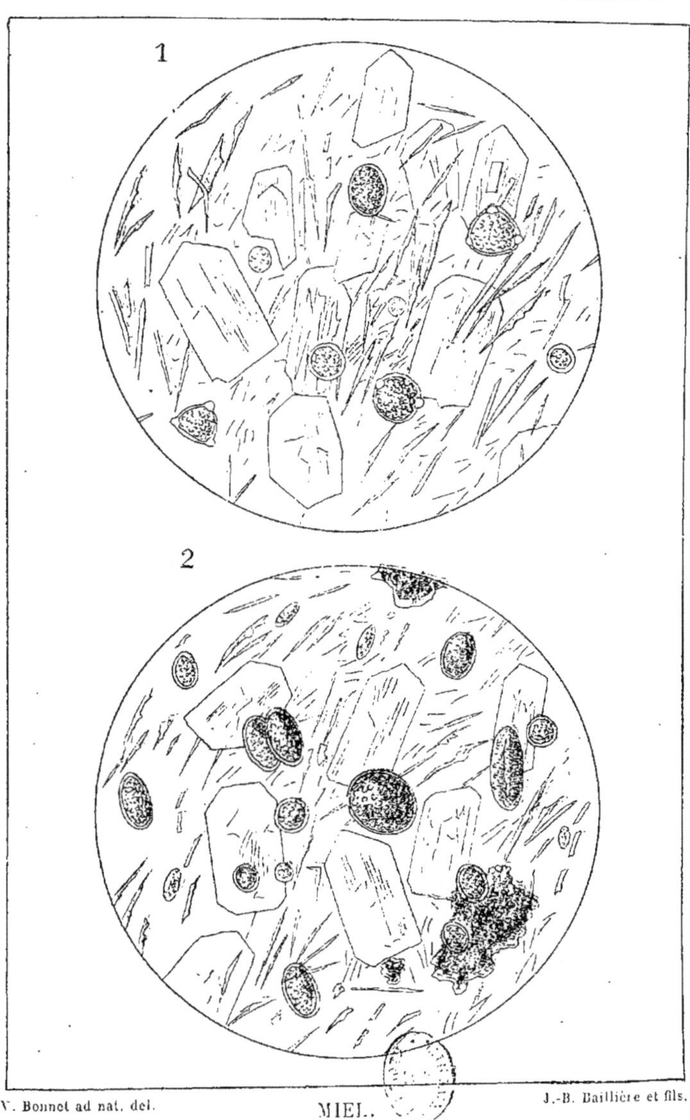

V. Bonnet ad nat. del.   MIEL.   J.-B. Baillière et fils.

1, Miel du Gâtinais. — 2. Miel de Bretagne.

offrent un excellent terrain au développement de beaucoup de
microorganismes, Bactéries et Moisissures surtout. Il se forme,
sous l'influence de la vie de certains de ces êtres, des ptomaïnes
très.toxiques ; aussi de telles gelées déterminent des accidents
fréquents. Un symptôme commun de l'altération de ces produits
est la liquéfaction de la gelée ; il peut ne pas toujours se produire, mais, en règle générale on doit tenir en suspicion les
gelées qui, à une température inférieure à 20 degrés, sont liqué-
fiées et, à plus forte raison troubles.

La gélatine renferme souvent des débris de tissus animaux qu
ont servi à son extraction. Les germes pathogènes qui auraient
pu exister dans ces tissus ne sont plus à craindre ; ils ont été
tués par la chaleur nécessitée par la fabrication.

La *colle de poisson* ou *ichthyocolle* nous importe moins
encore. On la prépare avec la vessie natatoire de deux espèces
d'esturgeons, de la morue et de quelques autres Poissons ; ces
dernières sont de qualité inférieure. Elle se présente sous forme
de feuillets blancs, légèrement nacrés, ou de lanières roulées

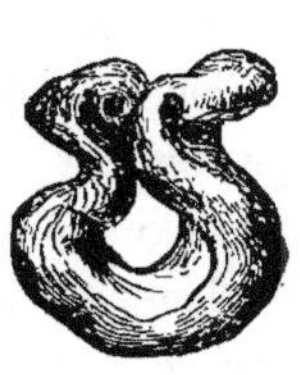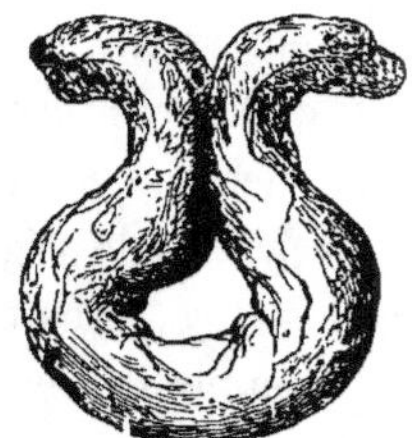

Fig. 173. — Ichthyocolle en lyre.

diversément contournées (fig. 173). Celle de bonne qualité est
soluble presque sans résidu dans l'eau bouillante.

Elle sert, mais rarement, à confectionner des gelées alimentaires ; elle est plus utilisée dans l'industrie.

DEUXIÈME PARTIE

SUBSTANCES ALIMENTAIRES D'ORIGINE VÉGÉTALE

Les plantes fournissent un large tribut à l'alimentation de
l'homme. On peut dire qu'il n'est guère de familles naturelle
qui ne contiennent de produits qu'il utilise ou puisse utiliser sous
ce rapport. Certaines même, qui semblent avoir en privilège la
production de composés toxiques, pouvant être à un haut degré
nuisibles pour lui, renferment, tout à côté de nombreuses plantes
à craindre, une ou quelques espèces précieuses pour son alimentation. D'autres contiennent à foison des espèces utiles.

Les végétaux ou parties de végétaux peuvent être consommés
tels que la nature les offre, crus ou modifiés par les moyens habituels. Ou bien l'homme peut en séparer les parties véritablement utiles, et même les principes nutritifs seuls, à l'aide de
tours de mains divers.

Il serait trop long et du reste inutile pour nous de passer en
revue tous les produits alimentaires fournis par les plantes. Nous
devons nous borner à étudier les plus usuels qui sont par cela
les plus importants à connaître. Cette étude des substances alimentaires d'origine animale sera répartie dans les huit chapitres
suivants :

CHAPITRE PREMIER. — Matières amylacées ;
     —   II. — Matières sucrées ;
     —   III. — Gélées végétales ;

CHAPITRE PREMIER

MATIÈRES AMYLACÉES

Les substances alimentaires qui font partie de ce groupe remplissent un rôle des plus essentiels dans l'alimentation ; avec la viande, on peut le dire, elles forment la base de l'alimentation de la plupart des peuples.

La matière amylacée est une des formes, la plus commune peut-être, sous lesquelles la plante, à un moment donné de son existence, amasse les réserves nutritives qui doivent servir à des besoins ultérieurs. La réserve se fait, suivant les cas, dans des organes très divers. C'est souvent dans la graine, où la matière nutritive est là pour suffire aux premiers besoins de la plantule ; d'autres fois, c'est dans la racine, dans la tige qu'elle se fixe pour servir à un but bien déterminé. Ce sont ces réserves que l'homme prend, qu'il détourne à son profit, pour satisfaire à ses besoins.

Le plus souvent, dans ces réserves, la matière amylacée se trouve à l'état d'*amidon* proprement dit, revêtant une forme bien reconnaissable, possédant un aspect, une structure et des réactions caractéristiques, constituant, dans les cellules, les formations connues sous le nom de *grains d'amidon*. Ce sont des grains de forme et de dimensions très variables suivant les plantes, constitués par une série de couches alternativement dures ou molles, pâles ou sombres, disposées concentriquement autour d'un noyau nommé *hile* (fig. 174). Ce hile peut être central ou excentrique, arrondi ou allongé.

La réaction caractéristique de cet amidon est la coloration bleue qu'il donne par l'iode, disparaissant par la chaleur pour se reformer par le refroidissement.

Cependant, sous des influences diverses qui dépendent de la plante elle-même ou de conditions extérieures, l'amidon peut se modifier, en se rapprochant alors de sa forme assimilable qui est le glucose. Il se transforme en composés solubles pouvant cristalliser, présentant des réactions tout autres avec l'iode. Les cristaux ne se colorent plus, à l'inverse des grains d'amidon ; ce sont les solutions qui se colorent. Ces transformations se font par fixation d'eau ; elles aboutissent à la dextrine, au maltose et enfin au glucose, qui ne se colorent plus du tout par l'iode. L'amidon doit subir dans l'intestin de l'homme les mêmes modifications pour être digéré ; c'est surtout le suc pancréatique qui agirait.

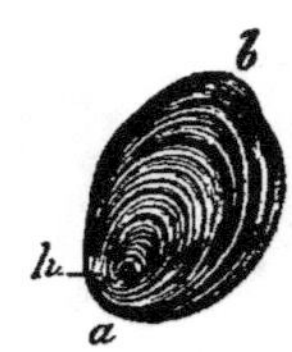

Fig. 174. — Grain d'amidon de la pomme de terre : *h*, hile.

Au premier rang des matières amylacées se trouvent incontestablement les *farines*, surtout celles que fournissent les Céréales alimentaires ; après viennent celles retirées des graines de Légumineuses. L'homme utilise en outre un grand nombre de substances féculentes empruntées à des végétaux très divers et à des organes très variés de ces plantes, dont l'importance est très variable ; on connaît celle de la pomme de terre qu'il suffit de citer sans commentaires. C'est à ces produits qu'on réserve le nom de *fécules*.

Tous ces produits sont utilisés directement ou font la base de préparations usuelles dont les plus connues sont le *pain* et les *pâtes alimentaires*.

I. Farines.

Les farines sont obtenues par broiement des fruits ou des graines riches en amidon. On sépare les débris des enveloppes, qui constituent le *son*, pour recueillir les parties riches en amidon, la *farine* proprement dite.

Les farines retirées des graines des Céréales jouent un rôle capital dans l'alimentation. Celles que peuvent fournir les graines de certaines Légumineuses, quoique moins essentielles, doivent cependant être prises en sérieuse considération. Nous étudierons d'abord les caractères microscopiques des farines fournies par chacune de ces plantes, pour revenir ensuite sur l'étude des falsifications de la farine de Blé, qui nécessite la connaissance des caractères des autres farines, et de ses altérations qui sont souvent communes à plusieurs de ces produits.

1° Farine de blé. — Pour connaître d'une façon certaine les divers éléments que l'on est exposé à rencontrer dans une farine, il est nécessaire de bien se pénétrer de la structure assez spéciale du fruit des Céréales en général et de celle qui l'a fourni en particulier. Quelques mots de généralités ne seront pas superflus.

Le fruit des Graminées est un *caryopse*, variété de fruit sec, provenant d'un ovaire à un seul ovule, dont l'amande est soudée avec l'ovaire. On trouve donc dans ce fruit des parties qui appartiennent à l'ovaire et d'autres qui appartiennent à la graine proprement dite. Dans le cas particulier, on n'est pas tout à fait d'accord pour établir une délimitation bien fixe entre les éléments de ces deux provenances différentes ; nous adopterons une opinion moyenne. D'ailleurs, c'est surtout la forme des éléments qu'il nous importe de connaître, pour les distinguer les uns des autres lorsque leurs rapports sont rompus.

Les tissus qui proviennent de l'ovaire forment trois assises cellulaires, paraissant correspondre aux trois parties désignées sous le nom d'épicarpe, de mésocarpe et d'endocarpe. Cette dernière assise est probablement formée de deux couches cellulaires : l'une serait l'endocarpe vrai, ayant une seule assise de cellules, épaissies du côté interne et chargés de ponctuations sur le restant de la membrane ; l'autre, dont la nature vraie est encore litigieuse, est formée d'éléments épars, allongés dans la direction transversale, ne constituant pas une vraie membrane, servant peut-être d'éléments de soutien ou d'union ; nous la désignerons, pour ne rien préjuger, sous le nom de couche à cellules allongées.

Les tissus qui proviennent de l'enveloppe de la graine, ou *spermoderme*, constituent deux couches, que l'on peut nommer, d'après leur aspect et dans leur ordre de superposition, la couche brune d'abord, la couche hyaline ensuite.

La graine proprement dite est formée de l'albumen, à la partie inférieure et latérale duquel est appendu un petit embryon. L'albumen est limité extérieurement par une couche de cellules cubiques, à parois épaisses, renfermant surtout des globules de matière albuminoïde, c'est la couche à gluten. Le restant est formé de larges cellules de parenchyme, remplies de grains d'amidon. L'embryon ou germe se compose de petites cellules possédant un noyau très net et un protoplasma granuleux.

Pour récapituler, sur une coupe transversale d'un fruit de Céréales, en allant de l'extérieur vers l'intérieur, nous rencontrons les diverses couches suivantes, se rapportant aux parties indiquées :

Parois de l'ovaire.		1° Couche de l'épicarpe.
		2° Couche du mésocarpe.
		3° Couche de cellules épaissies et ponctuées.
		4° Couche de cellules allongées.
Graine.	Spermoderme.	5° Couche brune.
		6° Couche hyaline.
	Albumen.	7° Couche.
		8° Parenchyme amylifère.
	Embryon.	9° Tissus de l'embryon.

Pour bien voir ces différentes assises, il est nécessaire de faire agir sur les coupes une solution très légère de potasse qui gonfle les éléments. Sans cette précaution, il peut être très difficile, sinon impossible, de reconnaître certaines parties, aplaties, ratatinées par la dessiccation du grain, complètement accolées aux couches voisines dont elles ne se distinguent pas. La figure 175 représente une coupe de grain de blé examinée dans l'eau ; la figure 1 de la planche II, un peu schématique il est vrai, représente une semblable coupe traitée par la lessive alcaline ; les différences sont sensibles. Les solutions alcalines très faibles, de 1 à 2 pour 100, n'ont pas d'action sur les grains d'amidon des Céréales.

Enfin, certains fruits des Céréales, celui de l'avoine et des variétés de blé nommées Epeautres en particulier, restent enveloppées des glumelles qui leur sont très adhérentes ; il est très utile de connaitre la structure de ces parties qui apportent encore dans la farine des éléments étrangers.

Ceci connu, passons à l'étude du Blé :

Diverses espèces du genre *Triticum* nous fournissent leurs graines. Les plus cultivées chez nous sont le *Triticum sativum*, le froment commun, le *Triticum turgidum*, le gros blé, le *Triticum hibernum*, le blé d'hiver, le *Triticum durum*, le

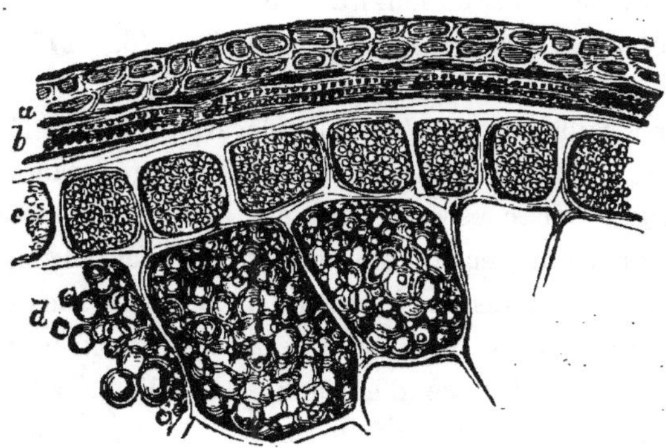

FIG. 175. — Coupe transversale d'un grain de blé.

blé dur, tous à fruits nus ; le *Triticum spelta*, la grande Epeautre, et le *Triticum speltæformis*, la petite Epeautre, ont les fruits recouverts des glumelles.

Sur la coupe transversale d'un grain de blé, examinée dans l'eau (fig. 175), on ne distingue guère que les couches de l'épicarpe *(a)*, une couche foncée *(b)*, formée par la couche de cellules ponctuées et la couche brune, la couche hyaline et la couche à gluten. En ramollissant au préalable le grain dans l'eau chaude ou en faisant agir une lessive faible de potasse, les différentes assises se montrent nettement (fig. 3 de la planche II).

L'épicarpe *(ep)* est formé de trois assises cellulaires, à parois épaisses, nuancées de jaune brun. Ses éléments sont allongés dans la direction du grain. L'assise superficielle a ses éléments plus gros, recouverts d'une cuticule mince ; beaucoup portent de longs poils visibles à l'œil nu (fig. 3, *p)*, à parois épaisses, à partie terminale aiguë ou obtuse, qui atteignent 0^{mm},5 et même 1 millimètre. Le chloro-iodure de zinc colore ces couches en jaune ; lorsqu'on fait intervenir une lessive alcaline, certaines places prennent une coloration bleue. Dans les Blés épeautres, recouverts des glumelles, les parois cellulaires de ces couches sont beaucoup plus minces.

Les couches cellulaires du mésocarpe *(mes)*, au nombre de deux ou trois, sont constituées par des éléments plus volumineux, allongés dans la direction longitudinale du grain, dont la membrane présente de nombreuses ponctuations (fig. 175, couche superficielle).

L'assise à cellules ponctuées de l'endocarpe (planche II, fig. 1, *end*, et fig. 3, *en)* est formée d'éléments allongés transversalement, dirigés par conséquent en sens inverse des précédents (fig. 175, couche moyenne), dont la portion inférieure est notablement épaissie, tandis que le restant de la membrane est criblé de ponctuations. C'est sous cette assise que se trouve notre quatrième couche, formée d'éléments irréguliers, allongés et souvent sinués, accolés à la partie interne de l'endocarpe (planche II, fig. 3, *t)*. Ces éléments, nous l'avons dit, sont souvent séparés les uns des autres, ou simplement accolés par les extrémités, ne formant pas de membrane continue. Ils sont assez difficiles à voir sur les coupes transversales qui ne les intéressent que suivant leur petit diamètre ; sur les lambeaux obtenus par arrachement, au contraire, on peut les observer facilement.

Au dessous, se trouve la première couche du spermoderme, la *couche brune*. Elle se distingue d'emblée à sa coloration d'un brun foncé. Il est difficile d'en reconnaître exactement la structure sur les coupes transversales. Sur des lambeaux de tégument, on voit qu'elle est formée de deux couches de cellules fusiformes, à parois minces, colorées en brun (planche II, fig. 1, les deux assises supérieures de *sp)*. Les membranes ne se colorent

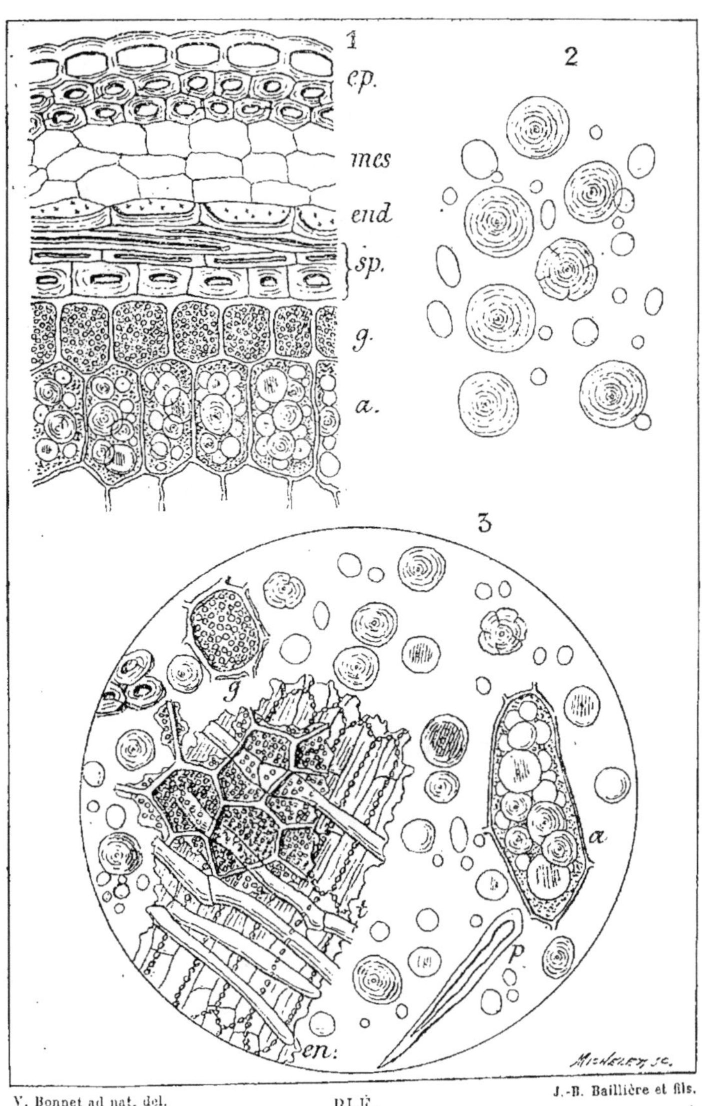

V. Bonnet ad nat. del.   BLÉ.   J.-B. Baillière et fils.

1, Coupe transversale d'un grain. — 2, Amidon. — 3, Éléments de la Farine.

pas par le chloroiodure de zinc, même après une ébullition dans la lessive de potasse.

La partie suivante, la *couche hyaline*, paraît, à la simple inspection dans l'eau, être totalement dépourvue de structure ; après action de la potasse, on lui distingue des éléments cellu-

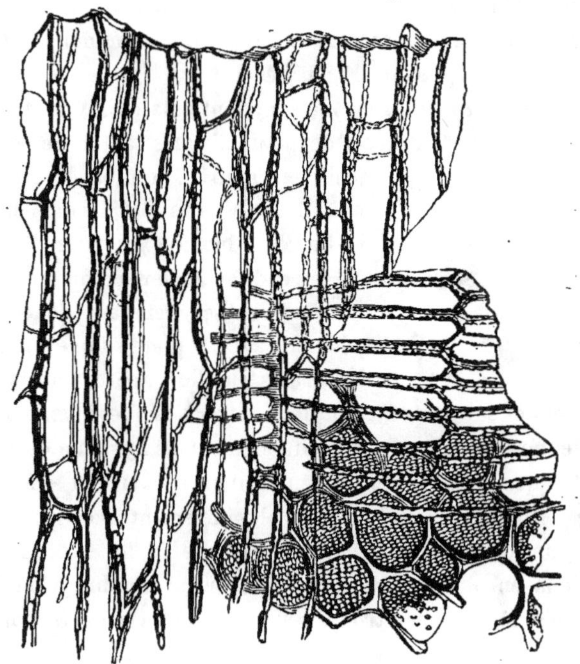

Fig. 176. — Couches du mésocarpe, de l'endocarpe et couche à gluten du grain de blé.

laires à parois épaisses, disposées en une seule assise (planche II, fig. 1, couche inférieure de *sp*). La potasse les gonfle beaucoup et fait rapidement disparaître leur forme.

La *couche de cellules à gluten* est formée d'une seule rangée de grosses cellules cubiques, polyédriques ou irrégulièrement arrondies, à membrane épaisse, se gonflant fortement par la potasse (fig. 175, *c*, fig. 176 couche postérieure ; pl. II, fig. 1, *g*, et fig. 3, *g*). La membrane semble, au premier aspect, ne faire qu'un avec la couche hyaline, dont elle a la transparence. Ces cellules sont remplies de sphérules de matière albuminoïde, peu réfringentes, se colorant en jaune par la potasse et se teignant par les préparations de carmin ; çà et là se trouvent des globules de matière grasse, plus réfringents et résistant aux réactifs cités.

Enfin le *parenchyme amylifère*, qui constitue la majeure partie du grain, est formé de larges cellules à parois minces, sans méats intercellulaires, remplies de grains d'amidon de différentes grosseurs (planche II, fig. 1 et 3, *a*).

Les *grains d'amidon* du blé sont lenticulaires. Vus de face (fig. 177, A), ils ont l'aspect de petits disques tantôt très nettement circulaires, tantôt légèrement irréguliers. Vus de côté, ils ont l'aspect de lentilles biconvexes vues de côté. On se rend facilement compte de leur aplatissement en remuant doucement la lamelle avec la pointe d'une aiguille ; des grains que l'on apercevait de face

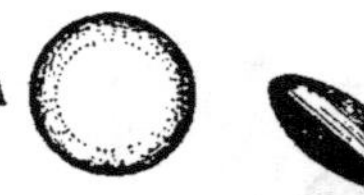

Fig. 177. — Grains d'amidon du blé : A, vus de face ; B, vus de côté.

se tournent et se montrent sous leur autre aspect, et inversement. On ne leur reconnaît qu'assez difficilement un système de stries concentriques ; beaucoup ne présentent pas trace de hile ; d'autres en ont un punctiforme, ou plus rarement linéaire, simple ou envoyant deux ou trois rayons (planche II, fig. 2 et 3). Les dimensions en sont variables ; le plus grand nombre a environ 20 μ de diamètre ; on en trouve qui atteignent à peine 3 μ ou 4 μ et d'autres par contre qui mesurent jusqu'à 40 μ.

A la lumière polarisée, ces grains d'amidon présentent, sur champ noir, une croix noire et des intervalles brillants moins éclairés que ceux de la fécule de pommes de terre, mais bien nets cependant (fig. 178).

Du reste, les couches cellulaires, énumérées précédemment, présentent également, à l'appareil à polarisation, des réactions intéressantes à connaître. Les couches de l'épicarpe et la couche hyaline sont vivement illuminées sur champ noir, ainsi que les grains d'amidon qui se trouvent dans la préparation ; au contraire, les autres couches sont très sombres, y compris la couche à gluten. Après traitement par la potasse, la couche hyaline n'est plus brillante sur champ noir, tandis que les cellules de l'épicarpe restent éclairées ; de plus, les cellules du mésocarpe,

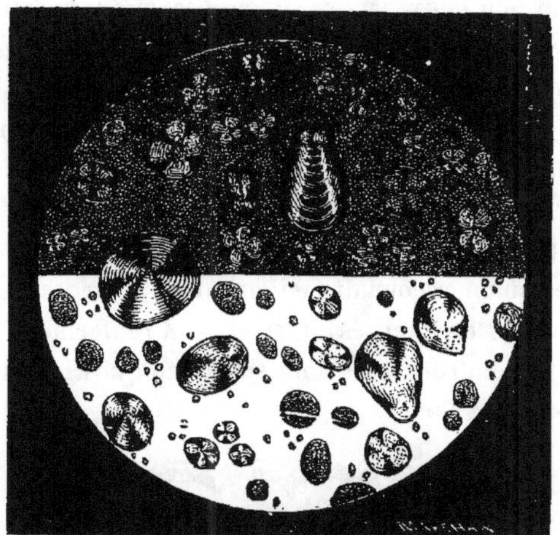

FIG. 178. — Mélange de Blé et de Fécule de pommes de terre vu à la lumière polarisée (Moitessier).

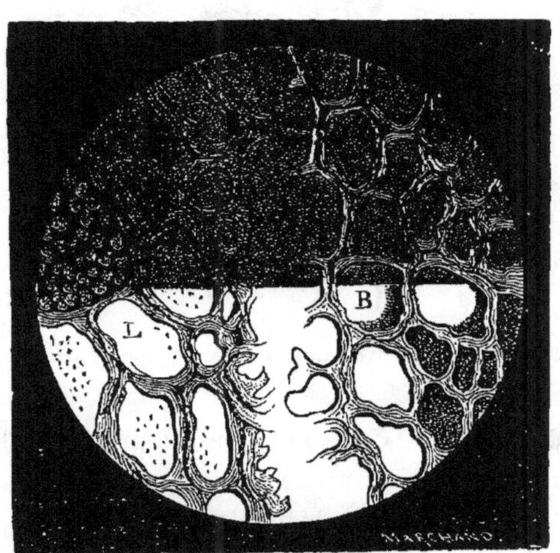

FIG. 179. — B, tissu de spermoderme du Blé ; L, tissu réticulé des Légumineuses.

qui sont alors devenues apparentes, brillent également. Ces propriétés permettent de retrouver et reconnaître dans les farines des débris de ces deux couches (fig. 179, B).

On peut retrouver dans la farine les différents éléments que nous venons d'étudier. Le blé moulu donne une poudre que le blutage sépare en deux parties : le *son* formé des parties appartenant à l'ovaire, du spermoderme et des cellules à gluten et un peu d'amidon adhérant aux lambeaux des enveloppes ; la *farine* qui devrait être uniquement composée du parenchyme amylifère, de cellules à gluten et de débris de l'embryon. C'est ce qu'on observe dans la *fleur de farine*. Les farines de bonne qualité contiennent cependant une proportion notable de débris d'enveloppes qu'on reconnaît facilement au microscope (planche II, fig. 3) ; celles de qualités inférieures en renferment beaucoup plus. Nous reviendrons plus loin sur cette question en traitant des altérations des farines de blé.

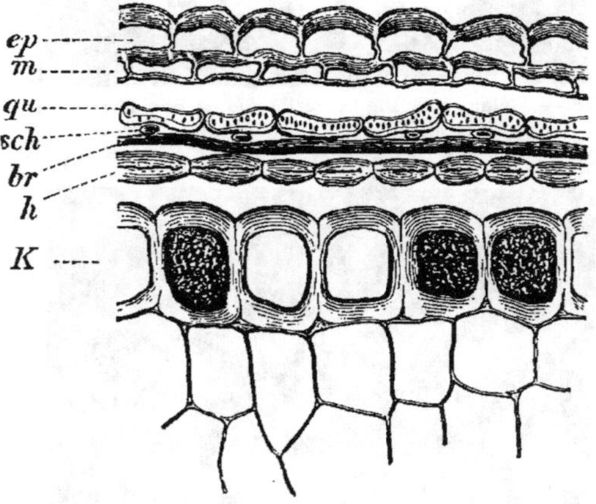

Fig. 180. — Coupe transversale d'un grain de seigle (Mœller).

2° **Farine de seigle.** — Cette farine est fournie par les fruits du *Secale cereale*. Elle est plus rude et plus grise au toucher que la farine de blé. Elle est très employée, pure ou en mélange avec la farine de blé.

Sur une coupe transversale d'un grain de seigle on observe des caractères très voisins de ce qui se rencontre pour le blé. Il n'existe que des différences d'ordre secondaire, portant sur la forme et les proportions relatives des divers éléments (fig. 180).

L'épicarpe n'est formé que de deux assises cellulaires ; le
mésocarpe est aussi plus mince Les éléments ressemblent beaucoup à ceux du blé. L'épaississement de la paroi inférieure des
éléments de la couche de cellules épaisses et ponctuées (fig. 180,
qu) représentant l'endocarpe qui est peut-être un peu plus fort.

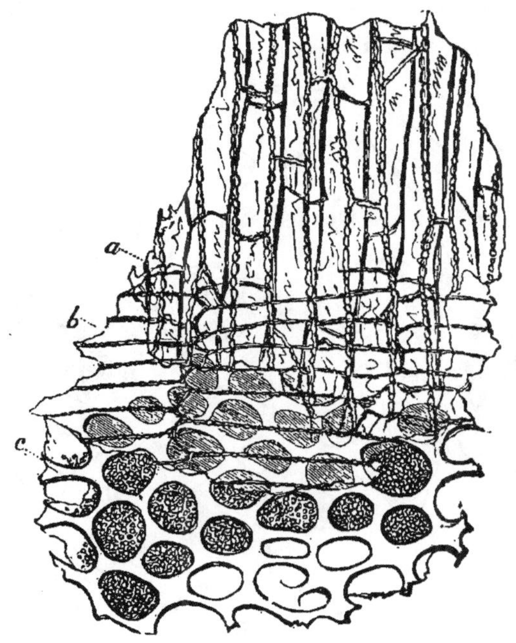

FIG. 181. — Couches du mésocarpe, de l'endocarpe et couche à gluten
du seigle.

Les cellules allongées qui se trouvent au-dessous *(sch)* sont
plus courtes et à parois plus minces ; la couche brune *(br)* n'a
aucun caractère distinctif ; la couche hyaline *(h)* montre plus
nettement les contours de ses éléments sous l'influence de la
potasse. Les cellules de la couche à gluten (K) sont plus petites ;
leurs parois gonflent plus par la potasse.

Les grains d'amidon présentent des différences plus tranchées.
Ces grains discoïdes sont moins régulièrement arrondis que ceux
du blé, beaucoup sont vaguement piriformes (fig. 182). On leur

distingue bien plus facilement des stries concentriques; le hile
est très souvent étoilé, à 3, 4 ou 5 rayons bien marqués. Ils
sont plus bombés que ceux du blé; on le remarque facilement
sur les grains placés de profil, ou en faisant rouler les grains
par un mouvement de la lamelle. Leur diamètre est plus fort
que dans les grains précédents; il est en moyenne de 22 μ,
avec des carts de 5 μ à 45 μ.

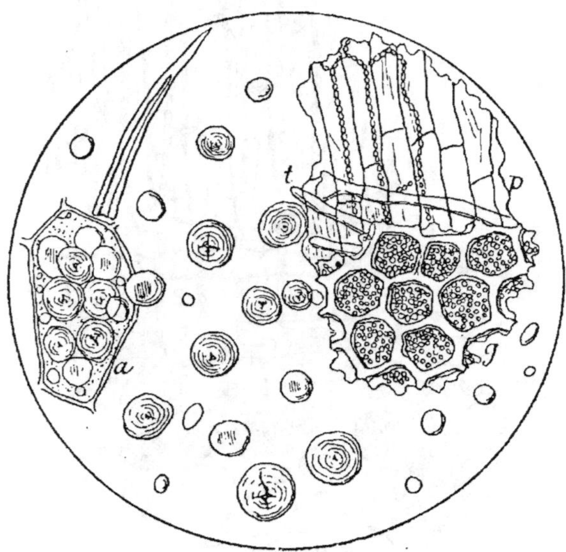

Fig. 182. — Farine de seigle.

3° **Farine d'orge**. — La farine fournie par diverses espèces du
genre *Hordeum*, particulièrement *H. vulgare*, est un peu jaunâtre, douce au toucher ; elle est employée en mélange avec la
farine de blé.

La coupe transversale d'un grain d'orge présente avec la
même préparation de grain de blé des différences très appréciables. La couche externe (planche III, fig. 1, *c*, *f*), qui représente
l'épicarpe, est formée de quatre à six assises de cellules à parois
épaissies ; le mésocarpe et l'endocarpe *(p)* n'ont que des éléments
à parois minces dont les ponctuations sont bien moins marquées

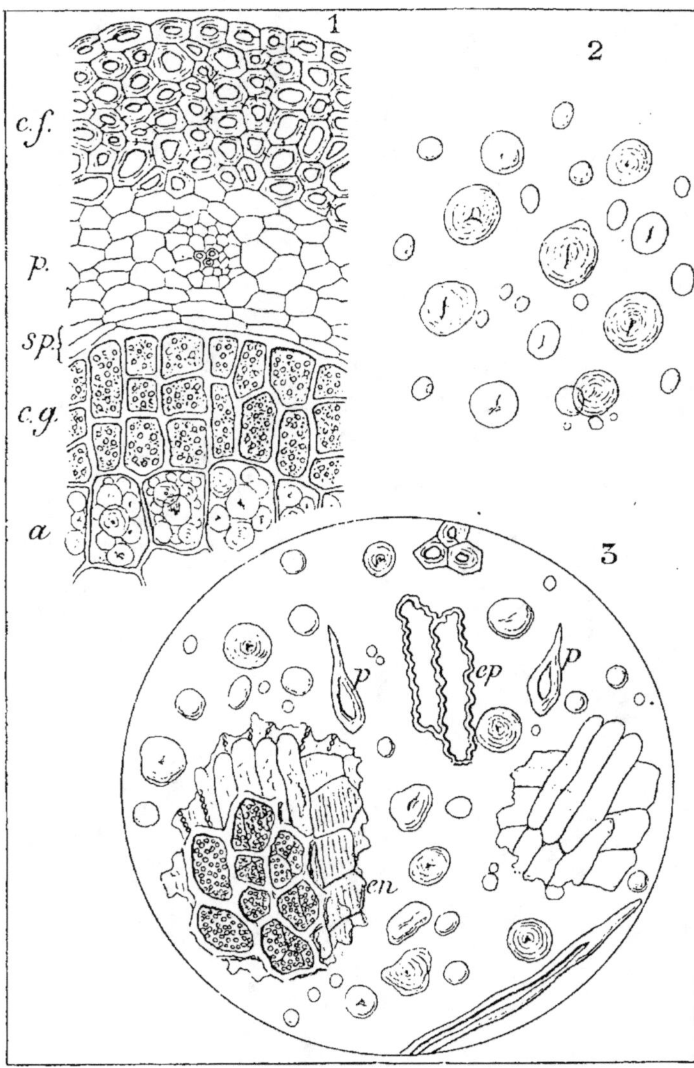

V. Bonnet ad nat. del.   ORGE.   J.-B. Baillière et fils.

1, Coupe transversale d'un grain. — 2, Amidon. — 3, Éléments de la Farine.

que celles du blé, les membranes peuvent même paraître ondulées (fig. 182). Les deux couches du spermoderme *(sp)* ne présentent ni coloration, ni épaississement de leurs membranes ; les cellules à gluten *(c, g)* sont plus petites et forment deux ou trois rangées, quelquefois même quatre.

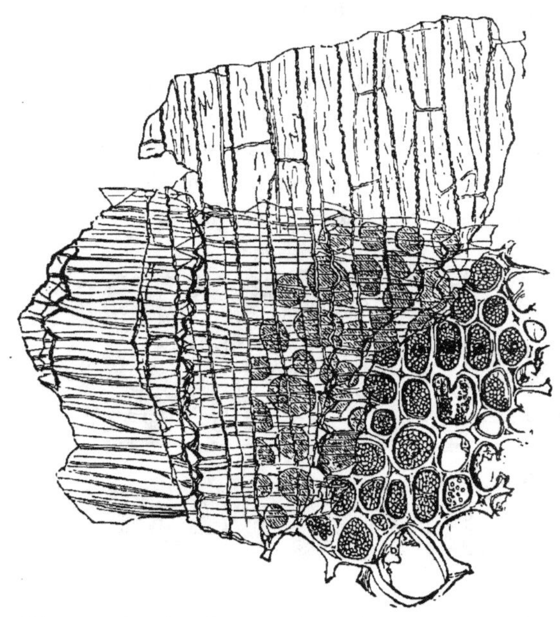

Fig. 183. — Couches du mésocarpe, de l'endocarpe et couche à gluten de l'orge. Grossissement, 200 diamètres (Arthur Hassall).

L'amidon (planche III, fig. 2 et 3) ressemble beaucoup à ceux du blé et du seigle. On y trouve de gros grains arrondis, à contours souvent irréguliers, bosselés ; d'autres même elliptiques ou en forme de biscuit à la cuiller. Beaucoup sont très petits ; d'autres mesurent de 20 μ à 30 μ de diamètre ; quelques-uns sont beaucoup plus gros. Ces grains ont un hile assez apparent, ponctiforme ou linéaire, jamais étoilé ; on distingue quelques stries concentriques. A la lumière polarisée, sur champ noir, ils montrent une croix noire bien nette, mais plus estompée que celle du blé.

Macé, Les Subst. aliment.   18

La farine montre ces différents éléments (pl. III, fig. 3) et souvent en outre des débris des glumelles d'ordinaire adhérentes au grain. On reconnait facilement ces débris à leurs cellules épidermiques à parois fortement ondulées *(ep*, mais beaucoup plus prononcé) et engrenées les unes dans les autres ou à leurs longues fibres ligneuses fusiformes.

L'orge germée et touraillée, le *malt*, a une structure très semblable à l'orge naturelle; les grains d'amidon brillent bien moins à la lumière polarisée, beaucoup restent même sombres.

4º **Farine d'avoine**. — La farine d'avoine sert peu, dans nos pays, à la nourriture de l'homme. La forme de ses grains d'amidon la fait du reste très facilement reconnaitre.

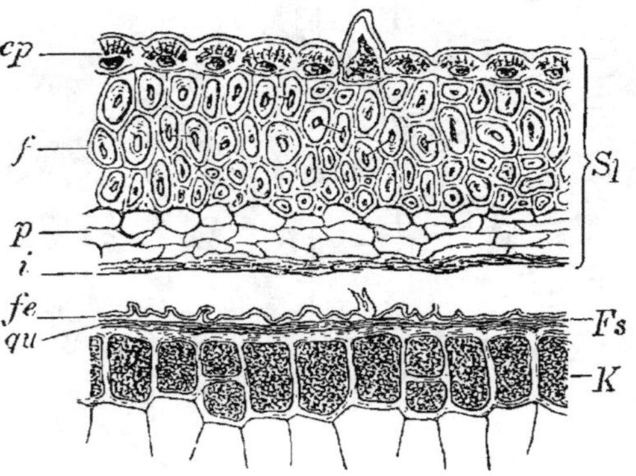

FIG. 184. — Coupe d'un grain d'avoine (Mœller).

Le grain d'avoine est toujours soudé avec les glumelles ; c'est à ses parties qu'il faut rapporter la plus grande épaisseur des enveloppes (fig. 184, S*p).* Les couches appartenant à l'ovaire et au spermoderme sont très réduites et, en majeure partie, peu reconnaissables (F).

Les glumelles ont un épiderme (fig. 184,*ep)* formées de cellules à parois épaisses, ondulées et engrenées les unes dans les autres (fig. 184, *ep).* Au-dessous se trouvent des couches d'éléments hypodermiques, allongées en fuseau (fig. 184 et 185, *f);* puis un parenchyme à parois minces (fig. 184, *p),* pouvant encore renfermer des traces de chlorophylle.

Les enveloppes provenant de l'ovaire et de la graine, très réduites par compression, forment une mince membrane brunâtre (fig. 184, F, *fe, qu*).

La couche à gluten est d'ordinaire formée d'un seule rangée de cellules (fig. 184, K), à membrane assez peu épaisse et à sphérules albuminoïdes très petites.

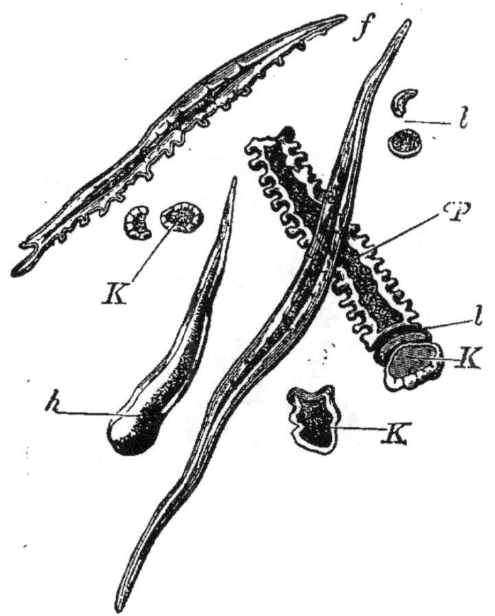

FIG. 185. — Éléments de glumelles d'avoine.

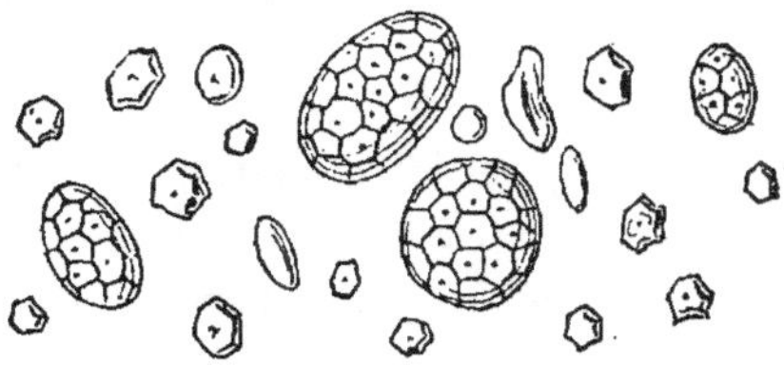

FIG. 186. — Amidon d'avoine.

L'amidon est en petits grains polyédriques, irréguliers, à angles bien nets, mesurant en moyenne de 4 µ à 5 µ, atteignant exceptionnellement 9 µ, réunis le plus souvent en masses rondes ou ovoïdes de 40 µ à 60 µ de longueur (fig. 186).

5° **Farine de riz.** — Le riz se trouve dans le commerce en grains enveloppés des glumelles, ou mondés, privés des glumelles et d'une partie des autres enveloppes.

Si l'on fait une coupe transversale d'un grain de riz muni de glumelles, on observe les parties représentées figure 187. S*p* est la coupe de la glumelle ; F*s* représente les tissus de l'ovaire et du spermoderme ; E l'albumen.

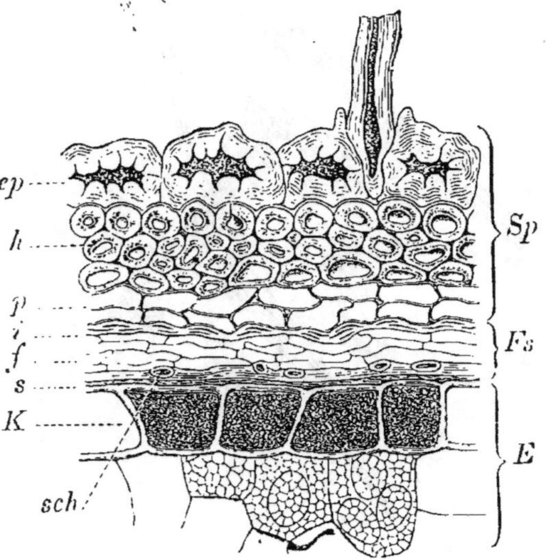

Fig. 187. — Coupe d'un grain de riz muni des glumelles (Mœller) : *ep*, épiderme de la glumelle ; *h*, cellules fusiformes ; *p*, tissu parenchymateux ; *i*, couche inférieure de la glumelle ; *f*, s, spermoderme ; *k*, couche à gluten. 300/1.

La glumelle montre d'abord une assise de larges cellules à parois très épaisses (fig. 187, S*p*), portant souvent des poils aigus (fig. 185, *h*). Ces cellules ont leur membrane munie de prolongements très marqués, s'engrenant les uns dans les autres (fig. 185, *ep*). Au-dessous se trouvent trois ou quatre assises de longues cellules fusiformes (fig. 187, *h*, et fig. 188, f, f_1, f_2), fortement unies entre elles ; puis des tissus parenchymateux (*p*), limités en dedans par une assise *i*, qui représente l'épiderme inférieur de la glumelle. La couche hyaline est peu marquée. Les cellules à gluten sont disposées la plupart du temps en une seule rangée, quelquefois deux.

Les cellules du parenchyme amylifère sont littéralement bondées de grains d'amidon. Ce sont de petits grains polyédriques,

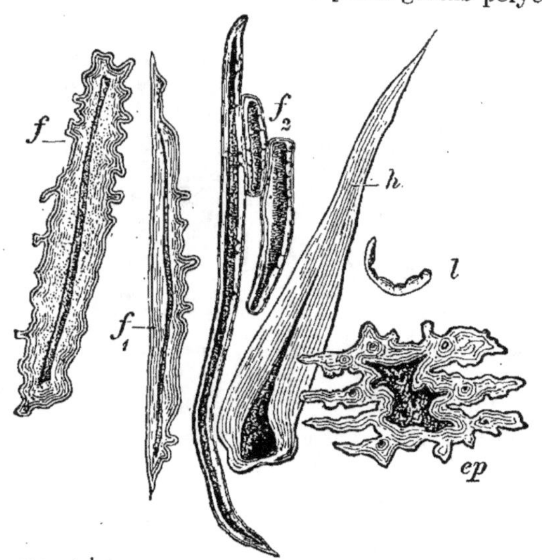

FIG. 188. — Éléments isolés des glumelles du riz (Mœller), 300/1.

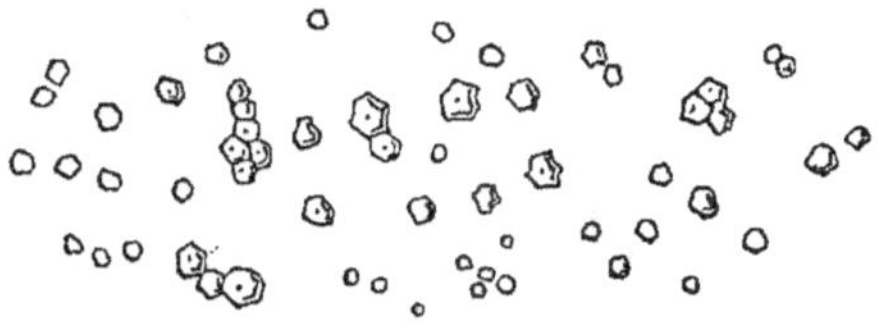

FIG. 189. — Amidon de riz, 300/1.

mesurant de 2 μ. à 10 μ. de plus grande largeur, isolés, réunis en petit nombre en masses irrégulières (fig. 189), rarement assemblées en amas ovoïdes réguliers, comme on en aperçoit dans quelques cellules du parenchyme amylifère de la figure 187, ressemblant un peu à ceux de l'avoine. Ces derniers grains composés sont rares dans les produits commerciaux, poudre de riz, crèmes de riz, etc.

6° **Farine de maïs.** — Le grain de maïs est entouré d'une coque mince, translucide un peu cornée, formée très probablement par les couches de l'ovaire. Elle présente du reste des ressemblances avec ce que nous avons rencontré chez plusieurs espèces précédentes. L'assise supérieure (fig. 190, *ep)* est for-

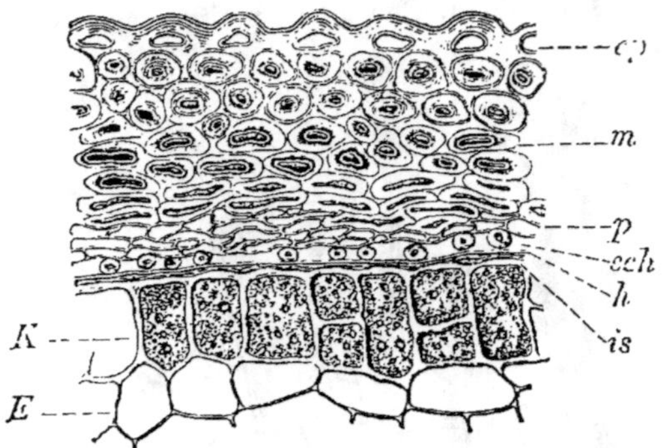

FIG. 190. — Coupe transversale d'un grain de maïs, 100/1 (Mœller).

mée de cellules dont la membrane externe est notablement épaissie, cuticularisée. Les éléments de la partie moyenne *(m)*

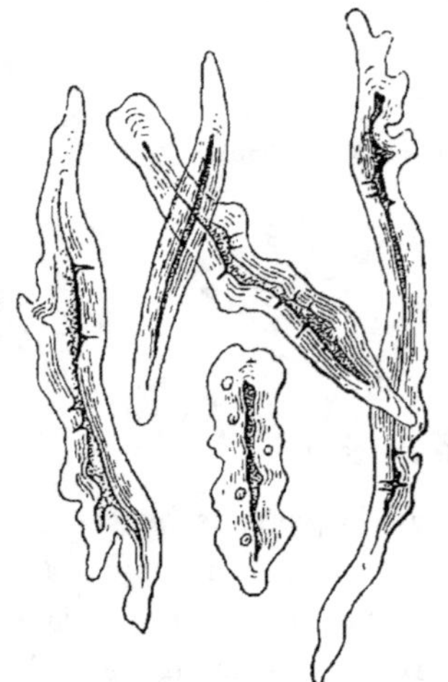

FIG. 191. — Élémen's isolés de la partie moyenne de la coque du grain de maïs, 160/1 (Mœller)

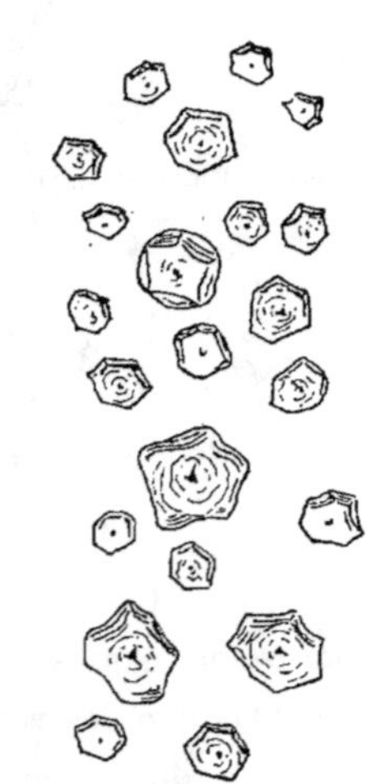

FIG. 192. — Amidon de maïs, 200/1.

sont fusiformes, à membrane également épaisse, à lumière assez réduite (fig. 191). La couche hyaline est peu prononcée. Les

arois des cellules à gluten (fig. 190, K) sont relativement min-
. Ces dernières cellules forment la plupart du temps une ran-
simple, quelquefois double ; les globules de matière azotée
lles renferment sont relativement gros, beaucoup atteignent
'e diamètre.

midon (fig. 192) est en grains polyédriques, surtout dans
tic externe cornée de la graine, à faces souvent bombées,
e arrondies dans la zone farineuse blanche. Le hile est

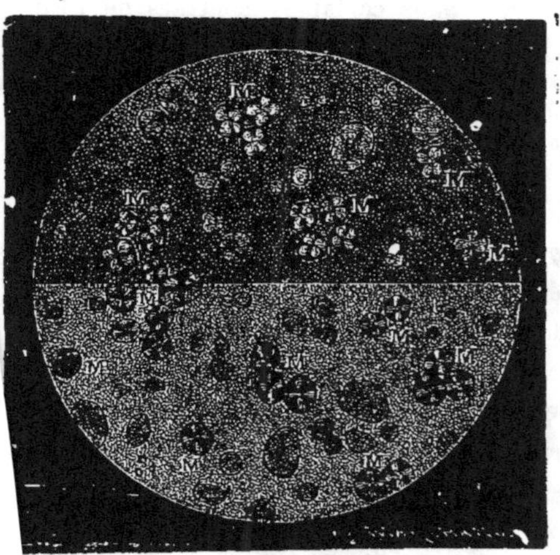

193. — Amidon de maïs (M) dans la lumière polarisée.

mne souvent une figure étoilée, lorsque le grain a
une pression. Jamais on ne les trouve réunis en
sés. Les plus petits grains ont 5 µ. de diamètre,
tteignent 30 µ. ; la dimension la plus habituelle est
Ces grains s'éclairent vivement dans le champ
eil à polarisation (fig. 193); la croix noire se
nettement et persiste même visible lorsque le
é à son maximum [1].

rgho. — On obtient cette farine des graines de
très cultivées en Afrique, l'*Andropogon sor-*

nales d'hygiène, 1868.

ghum ou *gros millet d'Inde*, et l'*Andropogon saccharatum* ou *Sorgho à sucre* des tiges duquel on extrait du sucre.

La farine est jaunâtre, très hygrométrique et rancit facilement.

L'amidon de sorgho ressemble à celui du maïs. Il est en grains polyédriques, plus arrondis (fig. 194), à hile ponctiforme ou étoilé. Ces grains ont de 7 µ à 15 µ de diamètre.

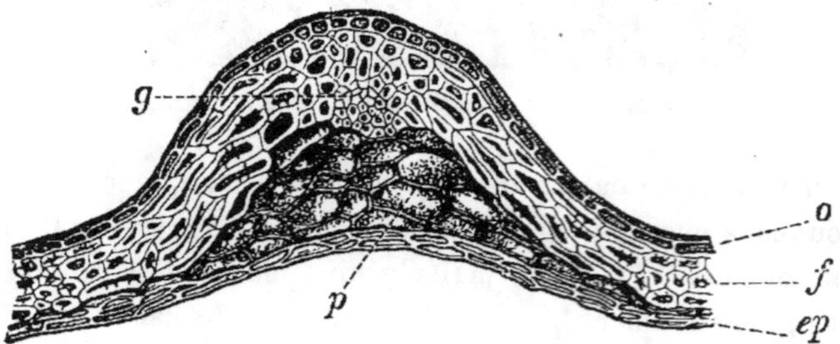

Fig. 194. — Amidon de sorgho, 400/1.

8° **Farine de millet.** — On l'utilise beaucoup dans certaines contrées de l'Europe méridionale.

L'amidon est en grains polyédriques, à hile très peu apparent, mesurant en moyenne 7 µ à 8 µ de diamètre ; certains atteignent 10 µ.

9° **Farine de sarrazin.** — Le *Sarrazin* ou *Blé noir (Polygonum fagopyrum)* appartient à une famille très différente des Graminées, celle des Polygonées ; on le comprend cependant d'habitude dans le groupe des Céréales.

Le grain est un akène noirâtre, ayant à peu près une forme de pyramide triangulaire. L'enveloppe, sorte de coque crustacée, renferme une amande blanche, entourée d'un spermoderme

Fig. 195. — Coupe transversale de la coque du fruit de sarrazin, passant par une arête, 160.1 (Mœller).

mince et transparent. La coque a la structure indiquée figure 195. Les éléments de la couche *f* sont allongés, fusiformes, à paroi minces (fig. 196) ; ceux du parenchyme *p* sont au contraire à parois minces. On y rencontre des faisceaux vasculaires (*g*) dont les trachées peuvent être nettement reconnaissables. I spermoderme est formé de deux ou trois assises de cellules à parois minces. On trouve ensuite une couche de petites cellules à gluten ; puis le parenchyme amylifère, formé de grosses cellules à parois minces.

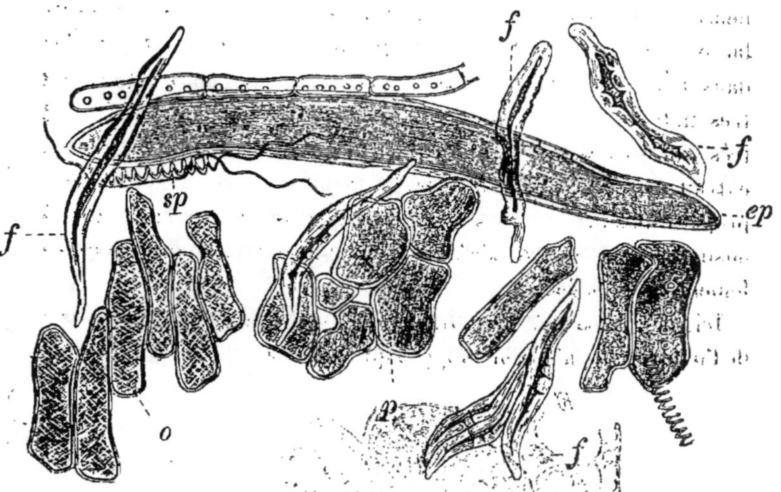

FIG. 196. — Éléments isolés de la coque du sarrazin : *f*, fibres de la coque ; *p*, cellules de parenchyme ; *ep*, cellules de l'épiderme intérieur ; *sp*, trachées.

L'amidon est en petits grains rarement arrondis, plutôt polyédriques de 4 µ à 6 µ de diamètre, libres ou réunis en petits amas,

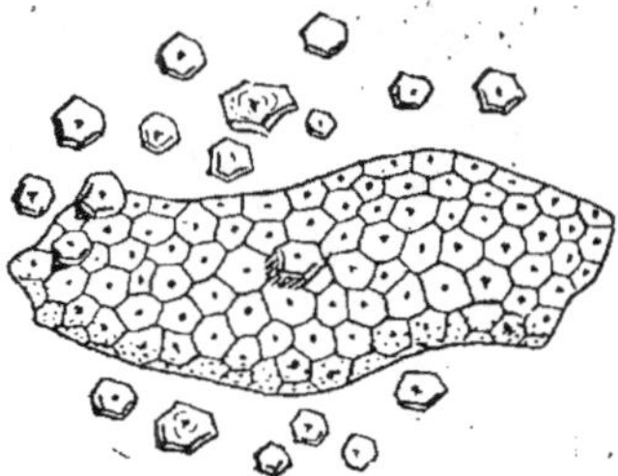

FIG. 197. — Amidon de sarrazin.

souvent en série linéaire, plus rarement en gros grains composés (fig. 197). Dans les plus gros, on distingue un hile central, d'où partent quelquefois deux ou trois rayons.

2° FARINES DES LÉGUMINEUSES

Les graines de beaucoup de plantes de la famille des Légumineuses renferment une proportion considérable de matière amylacée. Aussi, il en est un assez grand nombre qui sont utilisées dans l'alimentation. Certaines y entrent même pour une part très notable, et sont cultivées en grand à cet effet. Elles sont très souvent consommées en nature, comme légumes ; on en extrait cependant des farines, formant la base de plusieurs préparations alimentaires et servant, à cause de leur bas prix, à falsifier les farines de Céréales de plus grande valeur, principalement celle de blé.

Ici, la graine est toujours libre, jamais adhérente aux tissus de l'ovaire ; elle n'est enveloppée que par ses propres téguments,

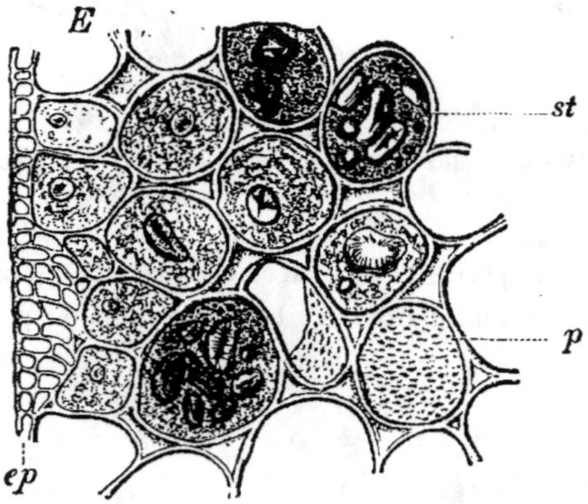

Fig. 108. — Coupe de cotylédon de pois, 160/1 (Mœller) : *ep*, épiderme ; E, tissu amylifère.

son spermoderme. La réserve de matière amylacée se fait uniquement dans ses deux cotylédons ; une réserve spéciale, un albumen, n'existe pas. Outre les tissus du spermoderme, nous ne devons donc rencontrer que des tissus provenant de l'embryon ; ce sont ses cotylédons qui forment la masse principale de la graine. Ces cotylédons ont une structure simple. Ils sont formés en grande partie par du tissu parenchymateux, dans les éléments duquel s'amasse l'amidon (fig. 198, *p*), limité par une mince couche épidermique *(ep)* ; de distance en distance se rencontrent des nervures. Les tissus des autres parties de la plantule sont formés de petites cellules, riches en granulations albuminoïdes, se colorant en rose par le carmin.

Outre l'amidon, ces graines sont très riches en substance azotée. Elles constituent pour cette raison des aliments de haute valeur au point de vue nutritif. Cette matière azotée se putréfie facilement ; la putréfaction développe souvent une odeur épouvantable, beaucoup plus forte et plus désagréable que celle que produisent dans les mêmes conditions les matières animales. Il

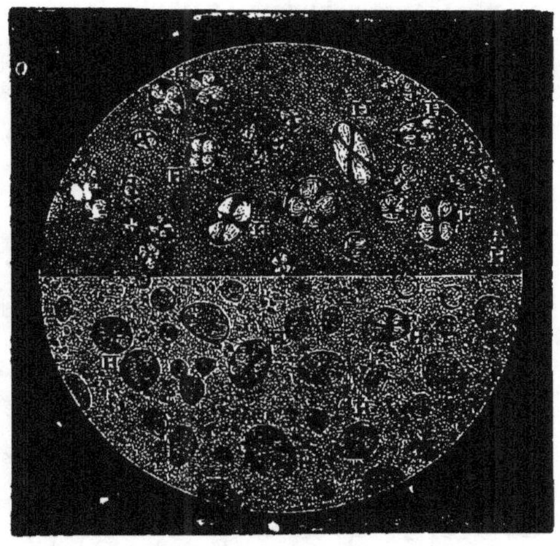

Fig. 199. — Mélange de farine de blé et de farine de haricot (H) à la lumière polarisée.

peut alors se former, aux dépens de la matière azotée, des principes toxiques, auxquels doivent être rapportés les accidents d'empoisonnement observés à la suite de l'ingestion de graines ou de farines de Légumineuses avariées.

Ces farines sont souvent colorées ; elles ont, de plus, une saveur particulière, rappelant celle de la graine qui les a fournies.

Les grains d'amidon ont une forme assez spéciale. Ils sont ovoïdes ou réniformes, très rarement circulaires. Ils présentent un hile très marqué, presque toujours linéaire, d'où partent même de petits prolongements divergents, et qui est d'autant plus apparent que le grain est moins hydraté. Ils ne sont jamais aplatis, mais irrégulièrement cylindriques, ce dont il est facile de s'assurer en les faisant rouler sur le porte-objet sous le microscope. Regardés à la lumière polarisée, ils montrent, dans le champ noir, une croix noire très accusée, avec des intervalles très brillants (fig. 199)[1]. Le parenchyme qui le contient et qui abonde dans les farines, n'a aucune action sur la lumière polarisée; c'est un caractère qui permettra de le distinguer de lambeaux de certaines enveloppes du blé qui présentent un aspect voisin, en particulier des cellules de la couche hyaline du spermoderme, qui restent vivement illuminées dans ces conditions (fig. 179, p. 269).

Nous étudierons seulement les farines des espèces les plus usitées, la féverole, la fève, le pois, la lentille et la vesce.

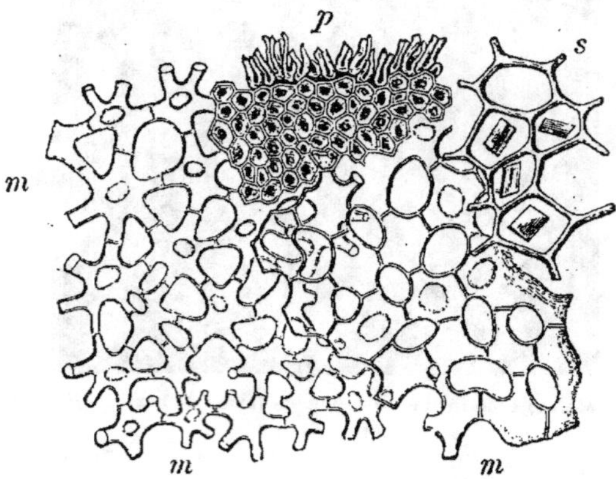

FIG. 200 — Lambeau de spermoderme de haricot, vu de face, 160/1 (Mœller); p, couche de cellules en palissade.

1° Farine de haricot. — Elle est fournie par les grains de l'une ou l'autre des nombreuses variétés du *Haricot commun (Phaseolus vulgaris).*

---

[1] Moitessier, Emploi de la lumière polarisée dans l'examen microscopique des farines *(Annales d'hygiène,* 1868).

Le spermoderme de la graine de haricot est constitué par une assise simple de cellules allongées, à parois épaisses, dites *cellules en palissade* (fig. 200, *p*) ; on se rend compte de leur disposition en examinant la figure 203 qui représente une coupe du spermoderme de la féverole, où cette couche a le même aspect que chez le haricot. Au-dessous se trouve une couche de cellules prismatiques, unies sans méats, renfermant souvent des cristaux prismatiques d'oxalate de chaux (fig. 200, *s*). Enfin une troisième couche *(m)* est formée de cellules étoilées, laissant entre elles de gros méats.

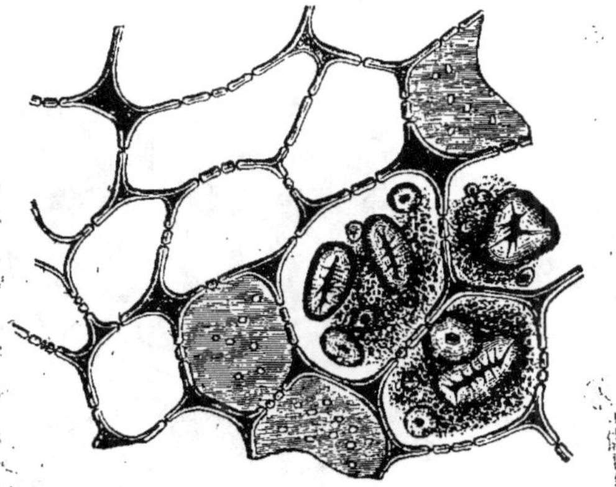

Fig. 201. — Parenchyme amylifère des cotylédons du haricot, 300/1 (Mœller).

Les cotylédons ont une couche épidermique simple, à petites cellules. Le parenchyme amylifère du haricot (fig. 201) est formé de grosses cellules, présentant entre elles de nombreux méats intercellulaires, ayant une membrane assez épaisse, percée de nombreux pores. Ces cellules renferment un petit

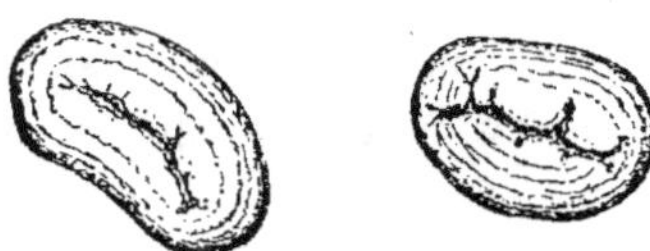

Fig. 202. — Amidon du haricot.

nombre de grains d'amidon et de nombreuses petites granulations qui sont probablement de nature azotée.

Les grains d'amidon (fig. 201 et 202) sont ovoïdes ou réniformes et alors irrégulièrement cylindriques; on en trouve aussi de presque sphériques. La dimension moyenne des premiers est de 35 μ de long sur 24 μ de large ; certains atteignent 50 μ sur 30 μ. Leur hile est le plus souvent bien visible ; il a la forme d'une longue ligne, envoyant de côté et d'autre de courts rayons.

2° **Farine de feverole.** — La farine de féverole est grisâtre, très rude au toucher et possède une saveur manifeste de haricot cru.

Le spermoderme est formé de couches semblables à celles que nous avons signalé chez le haricot. Les cellules prismatiques

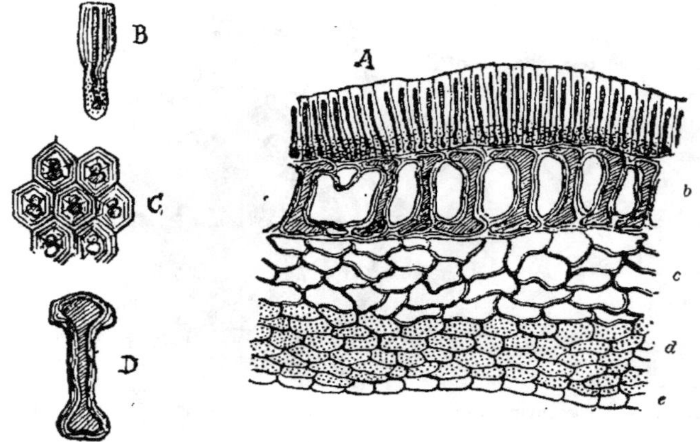

Fig. 203. — Coupe du spermoderme de la féverolle : A, coupe d'ensemble; a, couche de cellules en palissade ; b, couche de cellules prismatiques; c, couches de cellules étoilées; d, couche parenchymateuse; e, épiderme inférieur; B et C, cellules en palissade isolées (B) et vues de face (C); D, une cellule de la couche b.

de la seconde couche (fig. 203, b) ne renferment pas de cristaux. Les couches parenchymateuses sont plus épaisses.

L'amidon (fig. 204) est en grains plus arrondis que chez le haricot ; le hile est moins apparent ou moins long. Les grains mesurent en moyenne 28 μ de longueur sur 19 μ de largeur ; les plus grands dépassent 40 μ de long.

3° **Farine de fèves.** — La fève ordinaire, *Fève des marais*, a une structure semblable à celle de la féverole. L'amidon est en grains plus irréguliers, souvent fissurés sur les bords. Les plus grands de ces grains mesurent près de 50 μ sur 30 μ. de large ; le diamètre moyen est de 30 μ. sur 22 μ.

4ª **Farine de pois.** — La farine de pois est jaune verdâtre et possède une saveur spéciale bien connue. Elle est fournie par les graines de diverses variétés du *Pisum sativum*.

Le spermoderme a des caractères semblables à celui des graines précédentes. La couche de cellules en palissade (fig. 205, *p*)

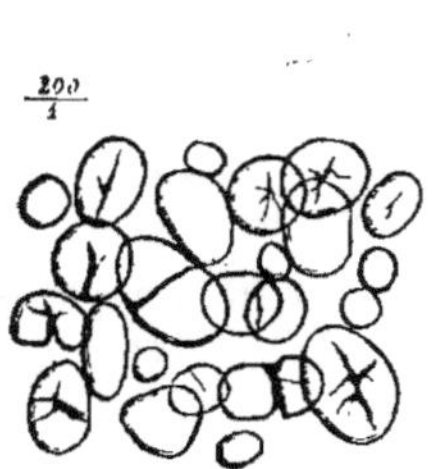

Fig. 204. — Amidon de fève rolle.

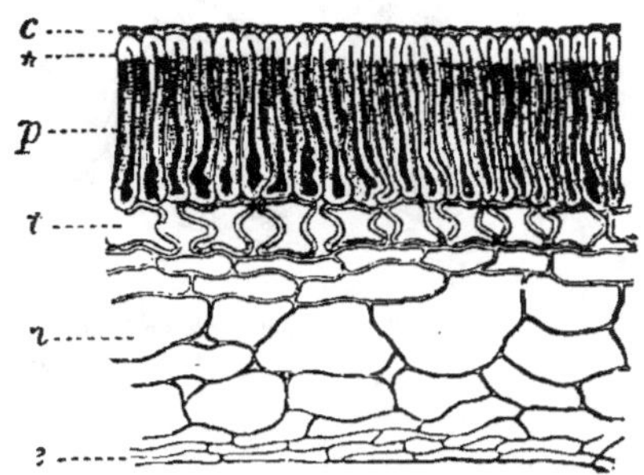

Fig. 205. — Coupe transversale du spermoderme de pois, 160/1 (Mœller).

est très marquée. La couche de cellules étoilées *(m)* est formée de trois assises, dont les éléments ont un aspect assez divers. Les cellules du parenchyme amylifère des cotylédons ont des ponctuations très nombreuses (fig. 206, *p)*.

L'amidon est en grains irréguliers, souvent réniformes et fortement courbés (fig. 206, *st)*, à hile linéaire, droit ou ondulé. Les dimensions moyennes sont de 25 à 33 μ de long, sur 22 à 27 μ de large.

5º **Farine de lentilles.** — Elle entre dans un grand nombre de préparations alimentaires. Elle est jaune grisâtre, sèche et dure au toucher, d'odeur faible.

Le spermoderme est mince. Les cellules en palissade et les cellules prismatiques sont colorées en brun.

Les grains d'amidon sont souvent arrondis ou ovoïdes ; ils dépassent rarement 30 μ de long sur 18 μ de long.

Farine de vesce. — On retire des graines de la *Vesce cul-*

tivée (Vicia sativa) une farine jaunâtre, à odeur de haricot qui se mélange à la farine de blé.

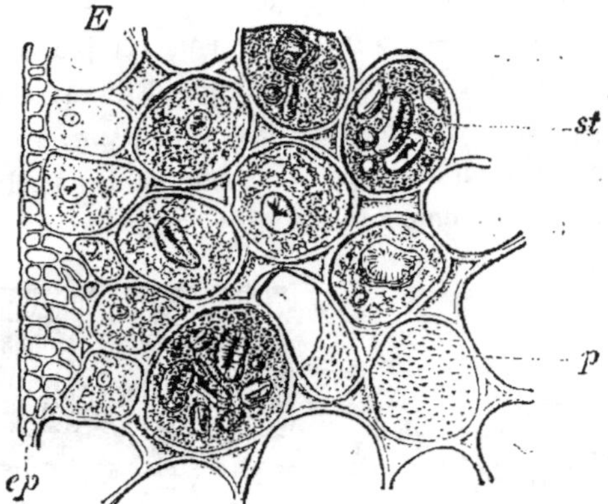

Fig. 206. — Coupe de cotylédons du pois : *ep*, épiderme ; E, tissu amylifère, 160/1 (Mœller).

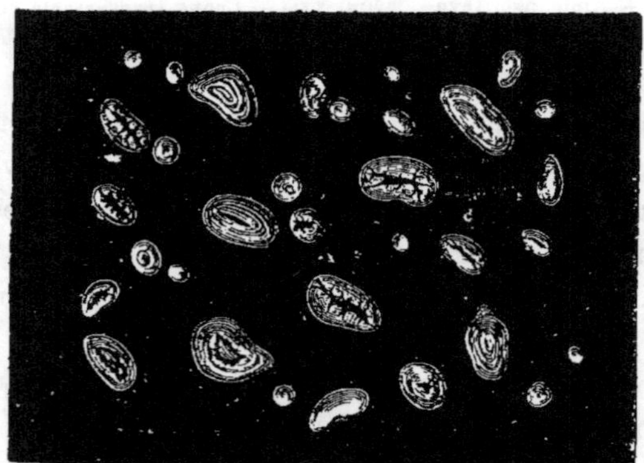

Fig. 207. — Amidon de lentilles, 300/1.

Les grains d'amidon sont ovoïdes irréguliers, rarement réniformes, à hile linéaire, en général peu apparent. Leurs dimensions moyennes sont de 22 à 27 μ de long sur 16 à 18 μ de large. Il en est qui atteignent 50 μ et plus.

FALSIFICATIONS DES FARINES

On falsifie les farines, et en particulier la farine de blé, en les additionnant de produits différents qui sont la plupart du temps des sons provenant des mêmes graines, des farines de moindre valeur ou des matières minérales destinées à donner du poids ou à modifier dans un sens favorable l'apparence du produit.

Occupons-nous d'abord de la première de ces falsifications.

La farine, même celle de très bonne qualité, contient toujours une certaine proportion de débris des enveloppes, éliminés en très grande partie par le blutage pour constituer le son. Le son ayant une valeur beaucoup moindre que celle de la farine, on ajoute souvent, dans un but de fraude, ses parties les plus ténues, ou même repassées à la meule, aux farines de seconde qualité. Outre la diminution de valeur marchande, une quantité donnée de farine ainsi fraudée a une puissance nutritive moindre qu'une même quantité de farine pure; de plus, l'addition du son, bien plus riche que la farine en substance azotée puisqu'il retient la plus grande partie des cellules à gluten, rend la farine plus facilement altérable. Il est donc important de pouvoir constater la tromperie. On isole aisément les particules de son, assez lourdes des grains d'amidon et des lambeaux de tissu amylifère, par la lévigation. Il est alors facile de constater les caractères des différentes couches qu'ils comprennent (planche II, fig. 1 et 3). La proportion des particules de son est évaluée approximativement en faisant plusieurs préparations de la farine suspecte et prenant une moyenne de dix observations à l'aide d'un objectif faible.

L'addition de farines étrangères doit être facile à reconnaître pour nous, puisque nous connaissons les caractères du produit pur et de ceux similaires qui peuvent être usités pour frauder.

Les caractères qui fournissent les meilleurs résultats sont tirés de la forme, des dimensions des grains d'amidon, de quelques-unes de leurs propriétés spéciales, et, en outre, de l'étude des lambeaux de tissus contenus dans la farine, provenant des diverses enveloppes de la graine ou de la graine elle-même.

La farine de blé est surtout falsifiée par le mélange avec des proportions variables de farines d'autres céréales, surtout le seigle, l'orge, l'avoine, le maïs et le riz. On y rencontre souvent aussi des farines de diverses Légumineuses et de la fécule de pommes de terre.

Pour séparer les divers amidons d'un mélange, on peut utiliser avantageusement les différences de densité des grains. Un volume donné de farine est agité fortement avec de l'eau dans un verre conique, puis laissé au repos. Les différents amidons, les lambeaux de tissus et toutes les autres substances contenues dans le mélange se déposent au fond du verre dans l'ordre de leur densité, les plus lourds d'abord, les plus légers ensuite. Lorsque tout s'est déposé, on soutire le liquide clair, à la surface duquel peuvent flotter des parties à examiner. On laisse le dépôt se dessécher un peu et prendre de la consistance, puis, en retournant le vase par un choc brusque, on retire le cône qui s'est formé dans son fond. Il est facile de reconnaître qu'il est formé de différentes couches, constituées par les amidons divers et les autres substances qui se sont déposés séparément.

Parmi les farines de Céréales qui peuvent être mélangées à celle de blé, celles d'avoine, de riz, de maïs sont faciles à reconnaître à la forme de leurs grains d'amidon, très différents de ceux du blé.

La petitesse des grains d'amidon de l'avoine (4 à 5μ en moyenne) et de ceux du riz (de 2μ à 10μ de large), leur forme nettement anguleuse, et surtout la présence de grains composés (fig. 204 et 205) peuvent faire nettement reconnaître le mélange de farine de riz dans une farine de blé. Pour distinguer le riz de l'avoine, il faut se baser sur la rareté des grains composés chez le riz et leur fréquence chez l'avoine, puis sur les caractères particuliers des lambeaux des diverses couches des enveloppes que l'on trouve encore fréquemment dans la farine. Ces caractères ont été décrits d'une façon suffisante dans les pages qui précèdent (p. 275 et 277).

Les dimensions des grains d'amidon du maïs (12 à 15 μ en
moyenne) se rapprochent beaucoup plus de celles des grains

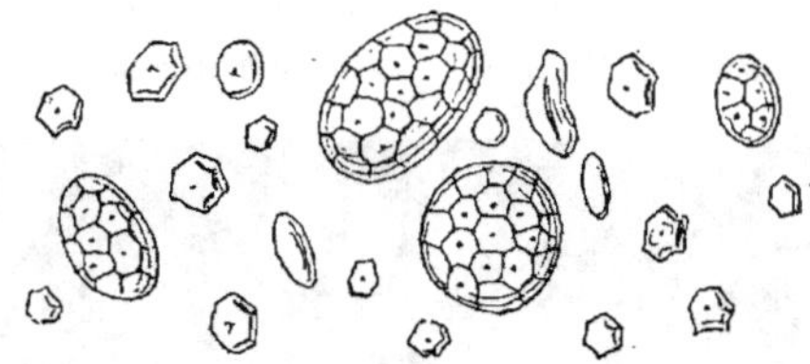

FIG. 208. — Amidon d'avoine, 300/1.

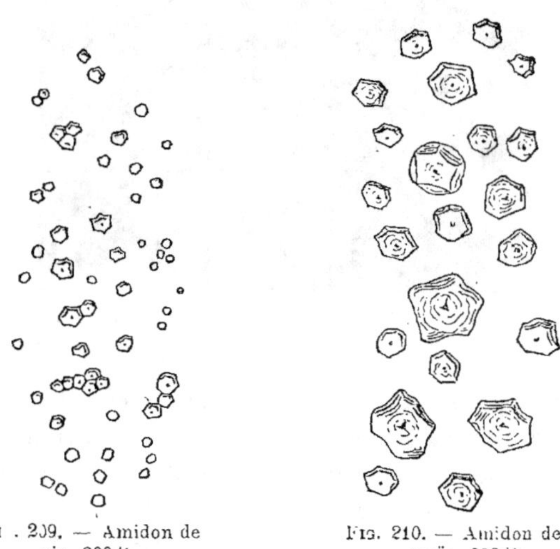

FI . 209. — Amidon de
riz, 300/1.

FIG. 210. — Amidon de
maïs, 300/1.

d'amidon du blé (20 μ en moyenne) ; il est cependant possible de
les distinguer. Si les grains d'amidon de la partie blanchâtre, farineuse, de la graine de maïs sont presque circulaires, ou au moins
n'ont que des arêtes difficilement visibles, ceux de la portion
jaune, cornée, sont polyédriques ; bien que leurs faces soient bombées, les angles et les arêtes se perçoivent aisément (fig. 210).
Leur hile apparaît comme un point rond, bien visible, émettant
même parfois deux ou trois courts rayons. Enfin, les stries concentriques sont un peu visibles. Dans le champ noir de l'appareil à polarisation (fig. 211), les grains d'amidon du maïs (M)

présentent une croix noire bien tranchée, séparant quatre inter -
valles vivement éclairés ; ces phénomènes sont encore visibles,
bien qu'atténués, lorsqu'en tournant un peu l'analyseur on
éclaire légèrement le champ, ce qui est représenté dans la partie

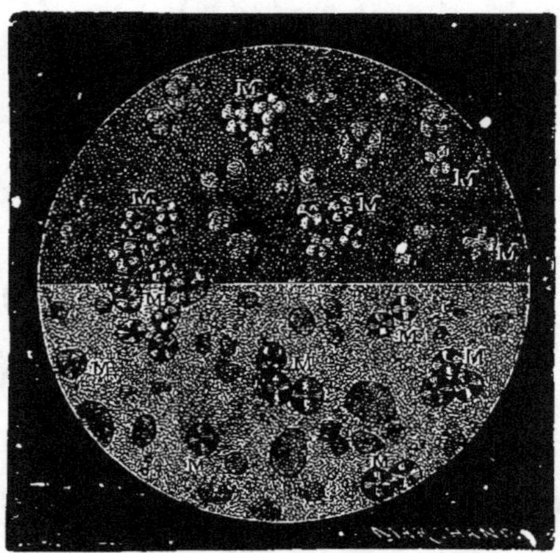

Fig. 211. — Mélange de farine de blé et de farine de maïs, à la lumière
polarisée : M, grains d'amidon de maïs (Moitessier [1]).

inférieure de la figure 211. Dans les mêmes conditions au contraire, les grains d'amidon de blé présentent, à l'extinction complète de la lumière, une croix noire plus diffuse, moins nette, et
des intervalles notablement moins éclairés. Enfin, dès qu'en
tournant l'analyseur le champ s'éclaire un peu, tout phénomène
de polarisation disparaît. Les lambeaux de tissus que contient
la farine donnent ainsi d'utiles renseignements. Les fibres du
mésocarpe du maïs (fig. 190 et 191) sont beaucoup plus fortes
que celles du blé ; la couche hyaline est bien moins développée
chez le maïs, les cellules à gluten y sont souvent disposées sur
deux rangées et renferment toujours des globules beaucoup
plus gros dont quelques-uns atteignent $3\,\mu$, tandis que ceux du
blé ne dépassent guère $1\,\mu$.

Il est plus difficile de reconnaitre, dans la farine de blé, le

---

[1] Moitessier, *Annales d'hygiène publique*, 1868, t. XXIX.

mélange de farine de seigle ou d'orge. Les grains d'amidon de ces trois plantes se ressemblent en effet beaucoup. Les grains d'amidon du seigle sont bien un peu plus bombés, moins lenticulaires que ceux du blé, on s'en rend facilement compte en les regardant rouler sous le microscope; ils sont en outre un peu plus gros (22 μ en moyenne au lieu de 20 μ) et présentent un hile plus apparent, ponctiforme ou étoilé. Il en est de même des grains d'amidon de l'orge, qui réagissent encore un peu moins que ceux du blé à la lumière polarisée. Ce sont là des différences difficiles à apprécier dans un mélange. Il est préférable de s'en rapporter, pour l'orge surtout, aux caractères divers des éléments des enveloppes dont on retrouve toujours des lambeaux dans la farine. Dans le grain d'orge (planche III, fig. 1), la couche externe de l'enveloppe est beaucoup plus épaisse, la couche brune et la couche hyaline peu marquées; mais surtout, les cellules à gluten sont beaucoup plus petites et se disposent en deux ou trois rangées, quelquefois même quatre. Ce dernier caractère se constate très aisément sur les portions de tissus que l'on trouve toujours dans la farine.

On falsifie souvent aussi la farine de blé en l'additionnant de farine de Légumineuses et de fécule de pomme de terre. Il est plus facile de reconnaître cette fraude que certaines des précédentes.

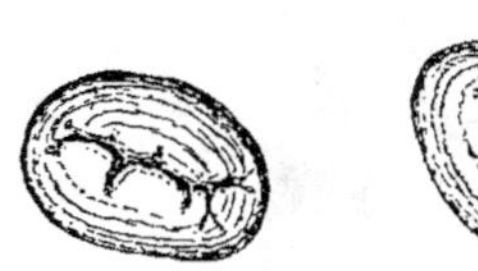

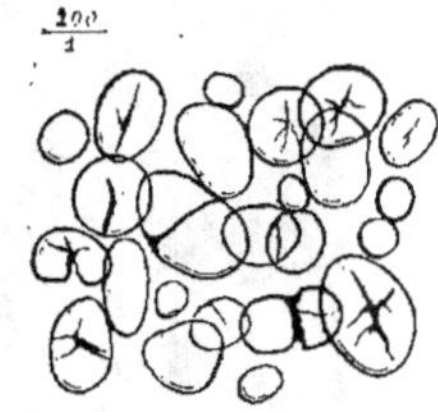

FIG. 212. — Amidon de haricot.   FIG. 213. — Amidon de féverolles.

Les grains d'amidon des Légumineuses ont une forme bien spéciale. Ce sont de gros grains, ovoïdes ou réniformes (fig. 212, 213 et 214), irrégulièrement cylindriques, caractère qu'on perçoit très facilement en les faisant rouler sous le microscope par de légers mouvements de lamelle; les grains circulaires sont rares. Le hile est la plupart du temps nettement accusé, linéaire, occupant une bonne partie de la longueur du grain ; il en part souvent de courtes branches rayonnantes.

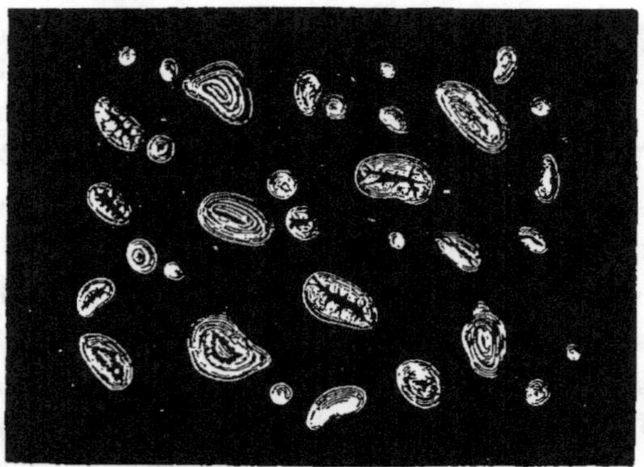

Fig. 214. — Amidon de lentilles.

A la lumière polarisée (fig. 215), les grains d'amidon des Légumineuses (H) présentent une croix noire très accusée, à

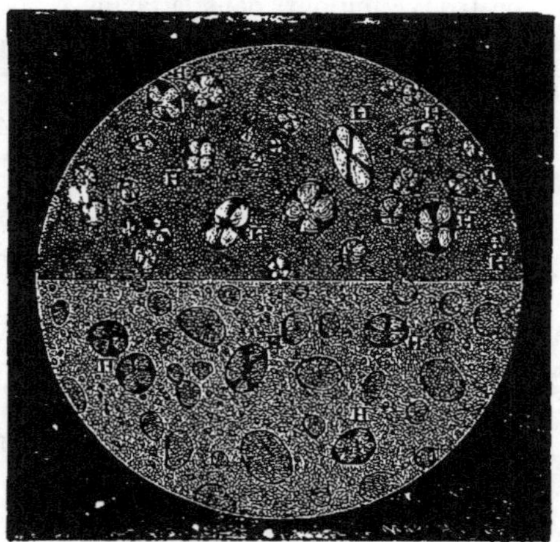

Fig. 215. — Mélange de farine de blé et de farine de haricot (H) à la lumière polarisée (Moitessier).

bras onduleux et quatre intervalles très brillants. La croix persiste si l'on vient à éclairer un peu le champ, comme dans la partie inférieure de la figure, alors que celle des grains d'amidon de blé a tout à fait disparu [1].

Les lambeaux de tissus qu'on trouve dans la farine peuvent, en outre, donner des indices précieux. Les tissus des cotylédons des graines de Légumineuses présentent des différences très apparentes avec les divers tissus de la graine des Céréales en général et en particulier du blé. La structure en a été étudiée

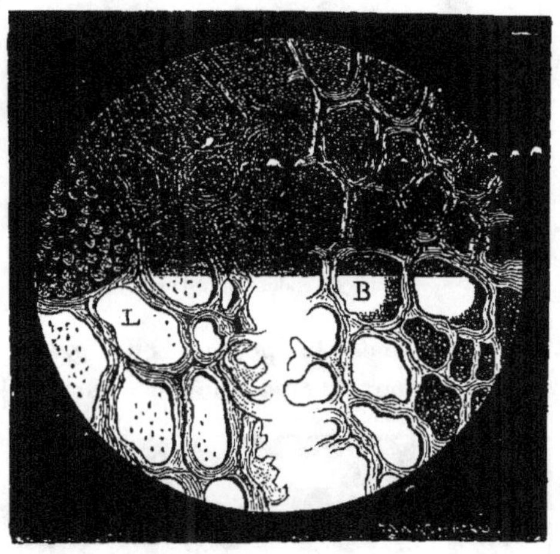

Fig. 216. — L, tissu des cotylédons des Légumineuses ; B, tissu de la couche hyaline du blé.

plus haut (p. 282 et suivantes). On peut même, à la lumière polarisée, reconnaître très vite le tissu amylifère des graines de Légumineuses de certaines parties des enveloppes du blé (fig. 216). Ce tissu amylifère des Légumineuses (L) éteint complètement la lumière polarisée, tandis que certaines couches cellulaires des enveloppes du blé, l'épicarpe et la couche hyaline, se montrent vivement éclairées dans le champ noir. C'est un caractère qui n'est pas absolu, puisque certaines portions de tissus de la graine de blé, en particulier le parenchyme amylifère, réagissent comme le tissu dit *réticulé* des Légumineuses ; il est cependant bon à connaître et peut fournir des indications à utiliser.

Il faut toutefois se rappeler qu'une farine de blé peut contenir

[1] Moitessier, *Annales d'hygiène publique*, 1868, t. XXIX.

de la farine de Légumineuses, en très faible proportion il est vrai, sans pour cela avoir été falsifiée. Plusieurs plantes de cette famille poussent, en effet, dans les champs de blé ; on y rencontre très souvent plusieurs espèces de *Gesse (Lathyrus)*, de *Vesces*

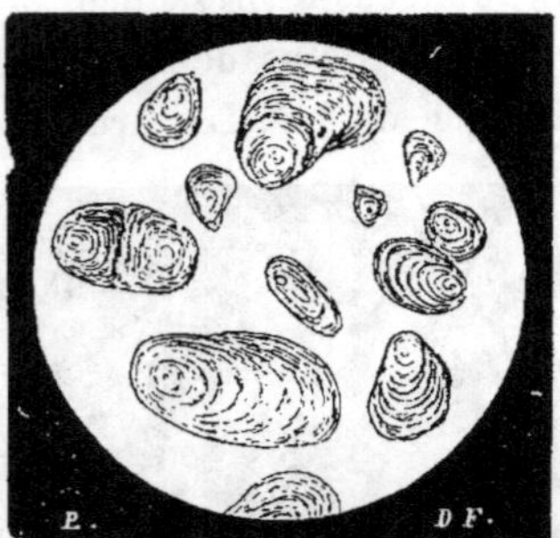

Fig. 217. — Grains d'amidon de la pomme de terre.

(Vicia) et d'autres voisines plus petites. Leurs graines sont mélangées avec le blé et peuvent être moulues avec lui. Il est même

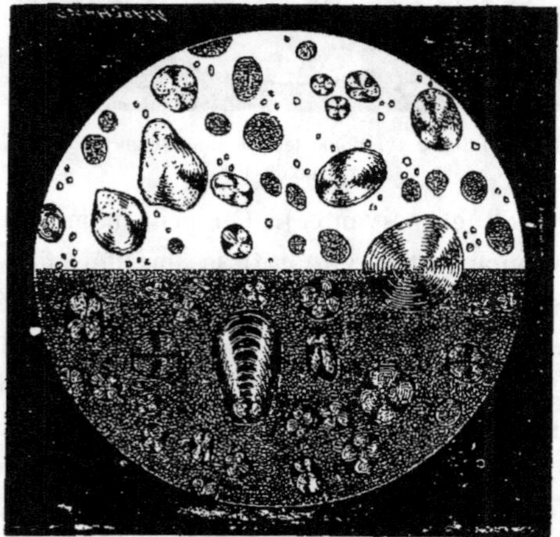

Fig. 218. — Mélange de farine de blé et de fécule de pomme de terre,
à la lumière polarisée.

une *Vesce, Vicia angustifolia*, qui communique, même en très petite quantité, à la farine de blé une saveur âcre et une odeur de farine de pois. Il est nécessaire de faire plusieurs préparations avec de la farine puisée à des endroits différents de l'échantillon. S'il y a mélange, fût-il même discret, les preuves abonderont.

Là fécule de pommes de terre est également très facile à reconnaître au microscope. Son bas prix, dans les années où la pomme de terre abonde, excite à la fraude. Mélangée à la farine dans de très faibles proportions, elle donne de l'œil au pain ; en quantité un peu forte, elle lui communique une odeur désagréable, rappelant celle de l'alcool amylique.

Les grains d'amidon de la pomme de terre ont une forme, un aspect et une grosseur qui les font reconnaître facilement. Il en est quelques-uns de globuleux, qui rappellent un peu ceux du blé ; ce sont les plus petits, mesurant de 6 μ. à 10 μ. de diamètre. La plupart sont ovoïdes, réguliers ou irréguliers, mesurant en moyenne de 35 à 45 μ. de long sur 25 μ. de large. Il en est dont la longueur dépasse 60 μ. On aperçoit, au petit bout de l'ovoïde, le hile punctiforme, entouré de couches concentriques nombreuses, très visibles (fig. 217). Dans la lumière polarisée (fig. 218), ils montrent une croix noire très nette, avec des intervalles vivement éclairés. Les phénomènes sont encore apparents quand on a tourné l'analyseur, de manière à donner au champ le maximum de lumière ; dans ces conditions, l'amidon de blé ne montre rien d'appréciable. Le tissu amylifère des tubercules de pommes de terre n'a rien de spécial (fig. 219) ; il est sans action sur la lumière polarisée.

On a rencontré, dans des farines de qualité inférieure, des proportions assez fortes de tourteaux de graine de lin, provenant de l'extraction de l'huile de lin si employée dans l'industrie. La présence de cette farine de lin se reconnaît facilement à l'aspect des diverses particules de tissus qu'il contient.

Sur une coupe transversale d'une graine de lin (fig. 220), on reconnaît les parties suivantes en allant de l'extérieur vers l'intérieur : la première assise cellulaire est une couche épidermique *(ep)* formée de cellules prismatiques dont les parois transparentes peuvent absorber une forte proportion d'eau et se transformer en mucilage ; elles sont revêtues d'une cuticule

mince qu'elles brisent en se gonflant par l'eau. Au dessous, se
trouvent deux ou trois assises de tissu parenchymateux *(p)*, qui

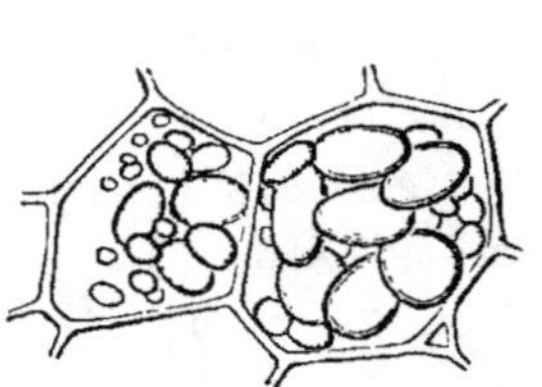

Fig. 219. — Cellules à amidon
du parenchyme amylifère de
la pomme de terre.

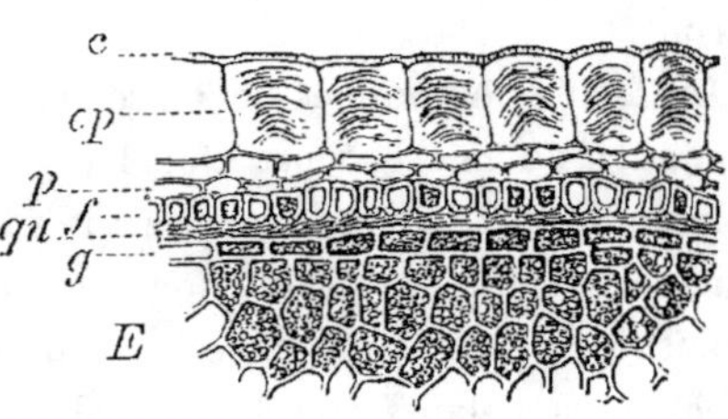

Fig. 220. — Coupe transversale des parties
superficielles de la graine de lin : *er*, couche épidermique à parois se gonflant par
l'eau ; *c*, son revêtement cuticulaire ; *p*,
parenchyme ; *f*, couche de fibres fusiformes ; *g*, couche de cellules tannifères ;
E, albumen. 160/1. (Mœller).

recouvrent une couche de cellules fusiformes, très allongées,
mesurant jusqu'à 300 µ de long, et peu larges *(f)*, à membrane

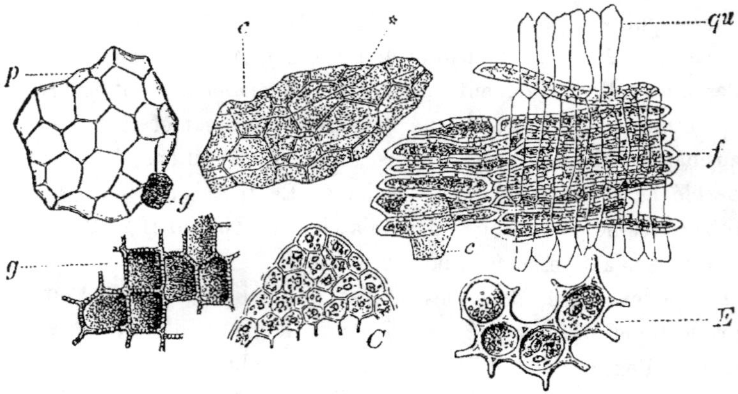

Fig. 221. — Éléments du tourteau de lin, 160/1 (Mœller). Les lettres corres-
pondent à celles de la figure précédente : *c'*, portion de cuticule avec fissures linéaires ; *c*, pointe de l'un des cotylédons.

portant de nombreux pores ; ces dernières cellules sont colorées
en jaune. Autour de l'albumen (E), il existe une assise de cellules à parois minces, présentant des ponctuations, renfermant
un contenu granuleux coloré en brun foncé, que l'analyse micro-

chimique démontre être riche en tannin. C'est cette couche qui contribue le plus à donner la couleur brune à la graine. L'albumen (E) est formé de cellules polyédriques ou arrondies, contenant de nombreuses gouttelettes de matière grasse.

Ces diverses parties se présentent par lambeaux, dans les tourteaux de lin. On y reconnait facilement surtout les lambeaux de la cuticule *(c)*, raide, hyaline, présentant souvent des fissures (*) sous forme de lignes ondulées ; les longues fibres *(f)* de la troisième assise ; les cellules à tannin *(g)* d'un brun foncé ; les morceaux d'albumen avec leur contenu oléagineux et des lambeaux des colylédons, à éléments petits, réguliers, finement granuleux. L'iode et l'acide sulfurique, du reste, colorent en brun et non en bleu les parois des éléments fusiformes *(f)* et des cellules à tannin *(g)* ; c'est un bon caractère qui peut servir à les distinguer.

On a signalé, dans la farine, la présence de matières minérales diverses, finement pulvérisées, destinées à donner du poids et de la douceur au produit. Ce sont surtout : du plâtre, de la craie, de la magnésie, de la baryte, du kaolin, de l'albâtre, de la poudre d'os, de l'alun. Les particules minérales insolubles se distinguent, au microscope, à leur irrégularité et à l'absence des réactions ordinaires des amidons. La poudre d'os montre des débris où les corpuscules osseux sont nettement reconnaissables. L'alun s'obtient en solution dans l'eau et peut se reconnaître chimiquement. Le dosage des cendres renseigne, du reste, vite ; une bonne farine ne doit pas donner plus de 0,8 pour 100 de cendres.

ALTÉRATIONS DES FARINES

Les farines peuvent être altérées par suite du mélange, aux grains de la Céréale, de graines provenant de plantes poussant dans les moissons ; elles le sont souvent par la présence d'animaux ou de végétaux inférieurs vivant en parasites sur la Céréale, et, en troisième lieu, à la suite du développement, à leurs propres dépens, d'organismes inférieurs qui en altèrent plus ou moins les caractères. Nous prendrons comme type la farine de blé. La plupart des altérations étudiées peuvent cependant être observées sur les autres farines; elles y présentent, du reste, les mêmes caractères.

1° ALTÉRATIONS DUES AU MÉLANGE DE GRAINES ÉTRANGÈRES

Il existe dans les moissons, mélangées au blé, un grand nombre de plantes, indigènes ou naturalisées, dont les graines restent, après le battage, mêlées à celles de la Céréale. Le criblage a pour rôle de les séparer; souvent plus petites que celles de blé, elles passent à travers les mailles du tamis. Il en est cependant de plus grande taille qui restent alors; de plus, le criblage s'opère souvent d'une façon défectueuse, laissant au blé une bonne partie des impuretés. Il est de ces graines dont l'effet est nul; d'autres peuvent, à la suite de l'ingestion d'une certaine quantité, déterminer dans l'organisme des troubles appréciables; d'autres, enfin, peuvent communiquer à la farine et au pain des qualités organoleptiques désagréables. La recherche de ces graines étrangères est basée sur leur structure, structure de leurs tissus, des enveloppes surtout, forme et propriétés de leurs grains d'amidon lorsqu'elles en contiennent.

Les principales plantes que nous devons étudier ici sont les suivantes : l'ivraie, la nielle, le mélampyre, les moutardes, la fausse-roquette, la coronille scorpioïde, le pavot.

Ivraie. — D'après les auteurs, les graines de l'*Ivraie eni-vrante (Lolium temulentum)*, mêlées au blé, détermineraient des accidents particuliers, une véritable intoxication dont les principaux symptômes seraient des vertiges, une sorte d'ivresse, des vomissements. La preuve directe n'en est cependant pas encore faite.

La présence de l'Ivraie se reconnaît aux caractères des enveloppes du grain et à ceux de l'amidon.

Les diverses couches cellulaires des enveloppes du grain d'ivraie présentent des caractères bien voisins de ceux que nous ont fournis plusieurs Céréales, en particulier le blé (fig. 222

et 223). Les cellules des différentes couches paraissent être en général plus petites, en particulier les cellules à gluten *(c)*. Les grains d'amidon sont polyédriques, petits, de 1 μ à 3 μ de diamètre en moyenne et de 7 μ au maximum. Ils sont tantôt libres,

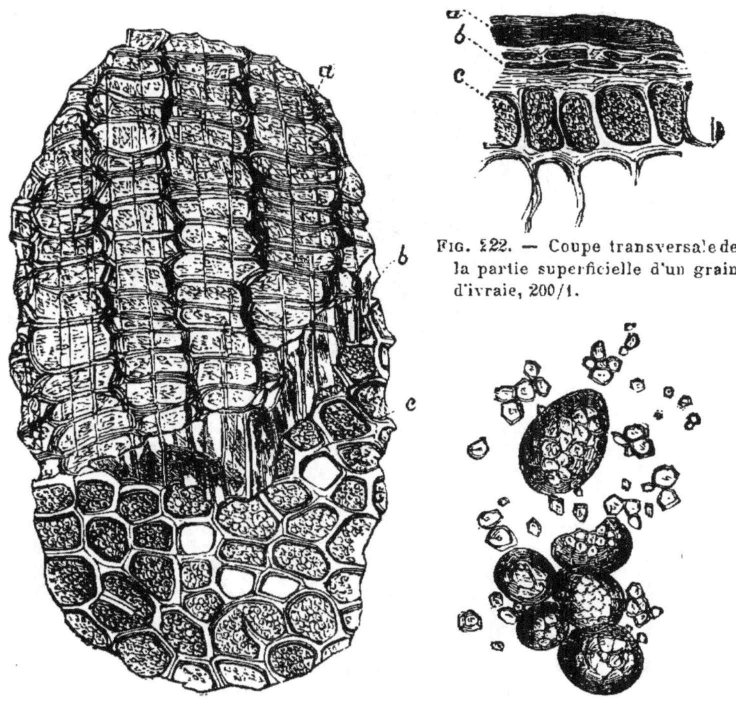

FIG. 222. — Coupe transversale de la partie superficielle d'un grain d'ivraie, 200/1.

FIG. 223. — Fragment des enveloppes du grain d'ivraie, 200/1.

FIG. 224. — Amidon d'ivraie. 200/1.

tantôt agglomérés en grains composés ovoïdes, ressemblant à ceux de l'avoine, mais d'un aspect moins uniforme, moins régulier (fig. 224).

Nielle. — Les graines de la *Nielle (Agrostemma githago)*, assez grosses, triquètres ou un peu réniformes, noires, d'aspect chagriné, sont très communes dans les blés de pays. Elles sont âcres et irritantes et communiquent leurs propriétés à la farine.

Le spermoderme n'est formé que de deux couches distinctes. L'externe, ou épiderme (fig. 225), est formée de grosses cellules aplaties, à membrane épaisse, dentelées sur leurs bords, engrenées entre elles (fig. 226). C'est surtout la membrane externe qui est épaissie; elle forme de petites saillies qui apparaissent comme des tubercules peu prononcés à la surface de la graine. La deuxième couche se compose de deux rangs de cellules allongées tangentiellement (fig. 225, *p* et *c*) dont l'in-

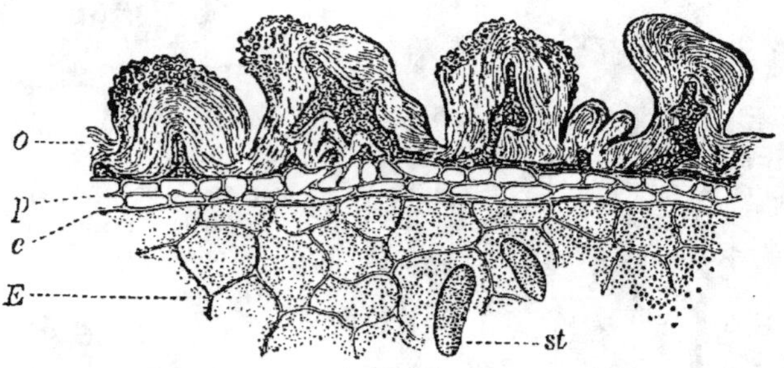

Fig. 225. — Coupe transversale du spermoderme de l'*Agrostemma githago:*
o, couche épidermique externe; *p*, tissu parenchymateux ; *c*, couche épidermique interne; E, albumen; *st*, grain d'amidon composé, 160/1 (Mœller).

terne, à parois un peu épaissies, peut être considéré comme un épiderme interne. Ce dernier est appliqué intimement sur l'albumen (E), formé de cellules irrégulières, contenant de nombreux grains d'amidon.

Les grains d'amidon sont très petits, de 1 μ à 1,5 μ, polyédriques, souvent libres, ou réunis en très grand nombre en grains composés, allongés, ovoïdes, en massue, ou réniformes *(st)*.

Mélampyre. — Le *Mélampyre des champs (Melampyrum arvense)* est très commun dans les moissons. Ses graines luisantes, oblongues, d'un jaune brunâtre, longues de 3 à 4 millimètres, sont fréquemment mêlées au blé. Elles passent pour communiquer à la farine des propriétés malfaisantes.

Sur une coupe transversale, on distingue à ces graines (fig. 227) une assise épidermique formée de cellules prismatiques, allongées radialement, à parois plus épaisses et cuticularisées en dehors (fig. 228). L'albumen corné vient immé-

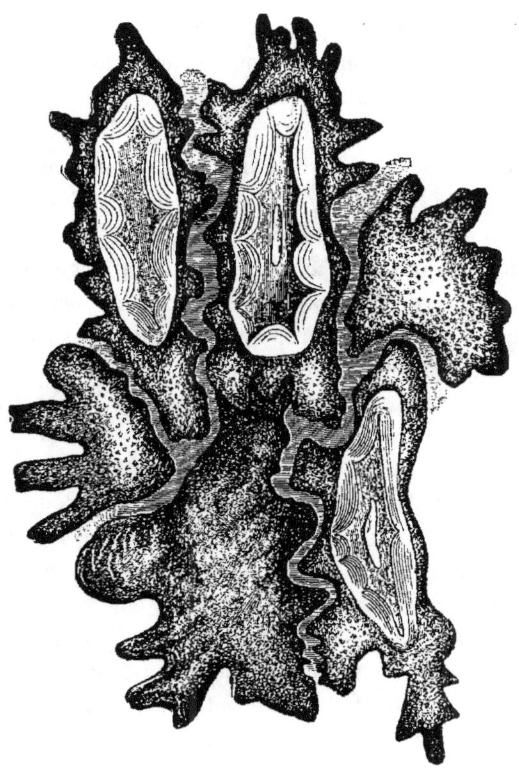

FIG. 226. — Cellules épidermiques du spermoderme de l'*Agrostemma githago*, 160/1 (Mœller).

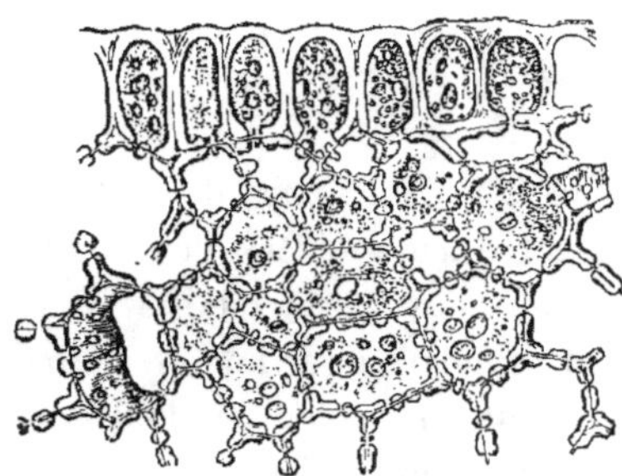

FIG. 227. — Coupe transversale d'une graine de *Mélampyre*, 160/1 (Mœller).

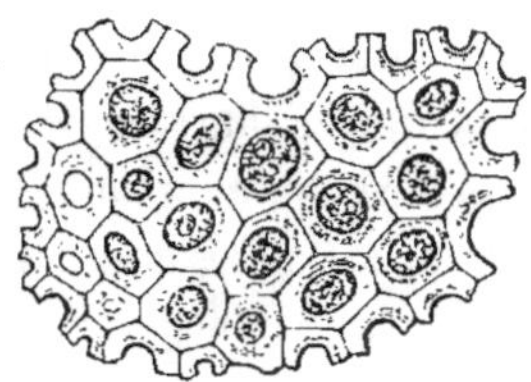

FIG. 228. — Couche épidermique de cette graine, vue de face.

diatement au dessous. Il est formé de larges cellules polyédriques assez régulières, montrant des ponctuations très marquées. Il entoure l'embryon composé de petites cellules régulières, d'aspect particulier.

Moutardes. — Les graines de la *Moutarde des champs (Sinapis arvensis)* principalement, et moins communément celles des *Moutardes noire* et *blanche (Sinapis nigra, Sinapis alba)*, sont récoltées en même temps que le blé et peuvent, malgré leur petitesse, échapper au criblage lorsqu'il est fait d'une façon défectueuse. Elles communiquent au pain un goût amer et une saveur âcre, *crucifèrée*. Nous en étudierons plus loin les caractères avec détails.

Fausse roquette. — Les semences de cette plante *(Bunias erucago)* communiquent à la farine une saveur crucifèrée comme les précédentes. Les caractères des particules des tissus que l'on trouve dans la farine rappellent ceux de la moutarde.

Pavots. — On peut rencontrer dans le blé les graines de différents *Coquelicots (Papaver rheas, dubium, etc.)* et du *Pavot officinal (Papaver officinale)*; elles y sont cependant rares, à cause de leur petitesse qui les fait séparer par le moindre criblage. On peut en reconnaître surtout la présence aux nombreuses gouttes d'huile que contiennent les cellules de l'albumen et aux cellules tubulaires, à membrane très épaisse et fortement colorée en brun, des couches internes du spermoderme.

2° ALTÉRATIONS CAUSÉES PAR LA PRÉSENCE DE PARASITES DU BLÉ

Les Céréales sont sujettes à un certain nombre de maladies parasitaires dues au développement, à leurs dépens, de parasites végétaux ou animaux, qu'on peut trouver, en totalité ou en partie, mélangés aux farines. En première ligne nous trouvons l'*Ergot*, qui s'attaque au blé, à l'avoine, à l'orge, aussi bien qu'au seigle. Les spores des Champignons, qui occasionnent la *rouille*, la *carie* et le *charbon* des Céréales, se rencontrent aussi fréquemment dans les farines. Les *Anguillules*, qui causent la *nielle des blés*, y sont souvent mélangées. Il importe de pouvoir reconnaître ces éléments dans les farines, à cause des inconvénients qui peuvent résulter de leur usage.

Ergot. — L'Ergot est le sclérote d'un Champignon de l'ordre des Ascomycètes, le *Claviceps purpura*, dont le mycélium vit en parasite dans l'ovaire des Céréales pendant une grande partie de son existence. Les tissus de l'ovaire sont résorbés et, finalement, la masse blanche de filaments mycéliens se condense, donne un tubercule dur, le sclérote, qui fait saillie entre les glumes comme une sorte de corne violacée (fig. 229). C'est sur ce sclérote que naissent les organes de fructification, au printemps suivant.

Ce parasite est très fréquent sur le seigle, surtout dans les années humides. Il est plus rare sur le blé. L'ergot du blé est plus court et plus gros que celui du seigle; ils paraissent cependant appartenir à la même espèce et ont, du reste, des propriétés physiologiques semblables.

Lorsque l'ergot n'est pas trié avec soin, il reste mêlé au grain, passe au moulin avec lui et se retrouve en grande partie dans la farine. La farine qui contient de l'ergot en proportions un peu fortes a des propriétés toxiques très marquées; avec 1 pour 100 d'ergot on a observé des accidents graves, même mortels. Il doit être bien rare que cette proportion puisse se rencontrer dans les farines de blé. La farine de seigle en contient plus souvent et en quantités notables; aussi les accidents d'*ergotisme*

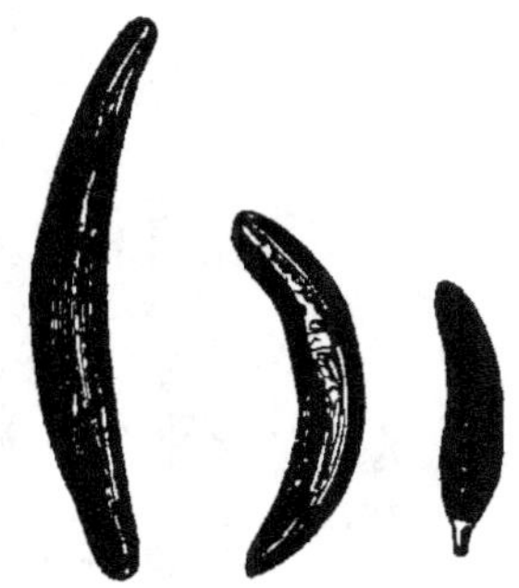

FIG. 229. — Ergot de seigle.

s'observent-ils presque exclusivement chez certaines populations pauvres, consommant surtout du seigle. De plus, beaucoup de personnes étant la plupart du temps soumises au même régime de pain ergoté, les accidents prennent une allure d'épidémie.

Sans parler des épidémies redoutables de gangrène et d'attaques convulsives qui ont sévi aux siècles précédents et ont été attribués à l'usage de farines ergotées, on peut lire des relations, toutes récentes d'un certain nombre d'épidémies d'ergotisme, où les symptômes observés ressemblaient à ceux des grandes épidémies du moyen âge, et dont la preuve étiologique a été fournie par la constatation de la présence d'ergot dans les farines suspectes, dans des proportions variant de 1 à 7 et 8 pour 100. Les seules personnes ayant consommé de ces farines ont été atteintes; les autres, faisant usage d'un pain de bonne qualité, sont restées absolument indemnes. Dans toutes ces épidémies, on a observé des troubles profonds du système nerveux, des vertiges, des troubles de la vue et de l'ouïe, de la prostration, des convul-

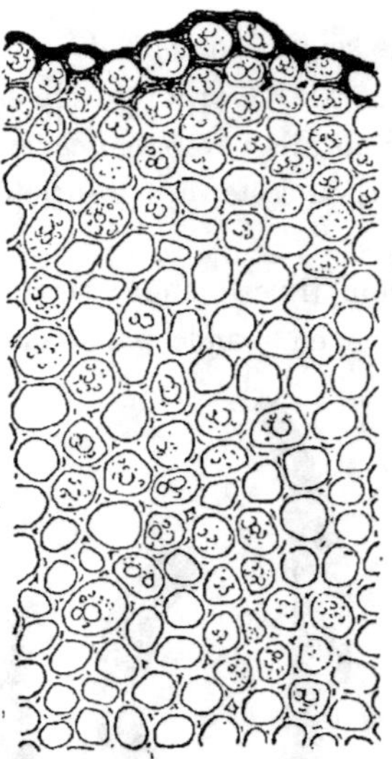

Fig. 230. — Coupe transversale d'ergot, 300/1 (Bonnet).

sions. Le plus souvent, ces accidents se compliquent de gangrène qui atteint surtout les extrémités, les pieds et les mains.

La constatation de la présence d'ergot dans la farine se fait facilement au microscope, à cause de l'aspect et des réactions des particules des tissus provenant du parasite, bien différents de ceux des éléments normaux de la farine.

Sur une coupe transversale d'ergot (fig. 230), on trouve de nombreuses cellules arrondies ou polyédriques, à parois assez épaisses, colorées en violet dans les couches périphériques, inco-lores dans la partie centrale. Sur une coupe longitudinale, ces cellules sont allongées dans le sens de l'axe et irrégulièrement sinueuses. Elles renferment de nombreuses gouttelettes d'huile, très réfringentes, jamais de cristaux ni de grains d'amidon. L'éther, surtout à chaud, dissout aisément l'huile et fait voir plus nettement le réseau cellulaire. Ce réseau ne se colore jamais en bleu par l'acide sulfurique et l'iode ou par le chloro-iodure de zinc, mais seulement en rose, caractère particulier de la cellulose spéciale qui forme les membranes cellulaires des Champignons. Ce caractère fera distinguer de suite, parmi les lambeaux de tissu qu'on rencontre dans la farine, ceux qui appartiennent à l'ergot, tous les autres donnant la coloration bleue sous l'influence de ces réactifs.

Rouille. — C'est une maladie due au développement, sur différentes parties de l'appareil végétatif, principalement les feuilles, de Champignons parasites dont les appareils reproducteurs, produits sous l'épiderme, le brisent à l'époque de leur maturité pour se répandre au dehors. Il se forme alors de petites taches couleur de rouille ou brunes; c'est ce qui a fait donner le nom à la maladie.

Plusieurs espèces de Champignons peuvent causer la rouille chez les Céréales. La plus importante est le *Puccinia graminis*, qui passe la première phase de son développement sur les feuilles d'épine-vinette, où elle est connue sous le nom d'*OEcidium berberidis*. Le *Puccinia straminis*, qui se développe d'abord sur plusieurs Borraginées, surtout la Pulmonaire et la Grande Consoude, est moins commun; le *Puccinia coronata*, passant à l'état d'OEcidium sur les feuilles du Nerprun et du Bourdaine, est plus rare encore. Nous prendrons la première comme type.

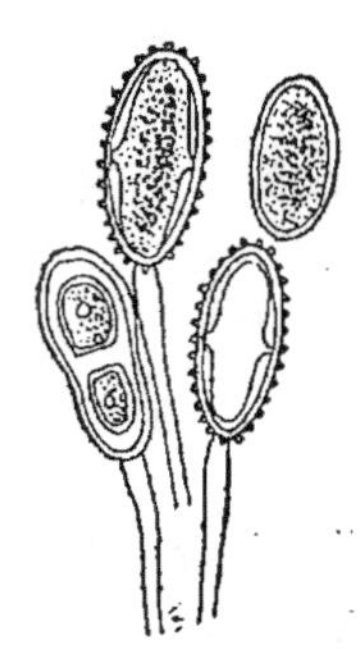

Fig. 231.

Si l'on examine les bourrelets linéaires, rouges, de la rouille des Céréales, on voit qu'ils sont formés de courts filaments se terminant par des spores ellipsoïdes, à membrane assez mince, unie ou garnie de petits tubercules, colorée, ainsi que le protoplasma, en brun rouge (fig. 231); c'est à cette forme de spores qu'on donne le nom d'*uredospores*. Lorsque la saison s'avance, on observe, mêlées à ces dernières, des spores allongées bicellulaires, à membrane épaisse (fig. 231, spore de gauche), plus foncée que celle des précédentes; aussi la tache de rouille est-elle alors d'un brun noir. C'est la forme de spores *pucciennes* du parasite. On peut trouver de ces spores en assez grand nombre dans les farines; il est facile de les reconnaître aux caractères cités.

D'après les observations de plusieurs vétérinaires, de Delafond en particulier, la paille des blés rouillés cause des accidents chez les animaux qui en consomment. Ces spores seraient également nuisibles à l'homme.

Carie. — C'est encore à un Champignon parasite qu'est due la carie des Céréales, le *Tilletia caries*. Ce Champignon croît à

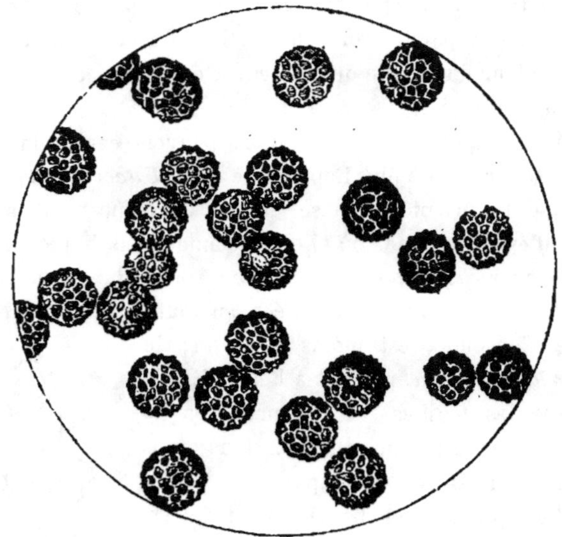

Fig. 232. — Spores de *Tilletia caries*, 400/1.

l'intérieur de l'ovaire, aux dépens de son contenu. Lors de la maturité, l'ovaire carié offre à peu près le volume et la forme du grain sain; il en diffère surtout par sa teinte brunâtre. La membrane, très mince, se déchire facilement et laisse voir un amas de poussière d'un brun noir, complètement formée de spores du parasite. Ces spores sont sphériques, mesurant 18 μ de diamètre, à membrane externe d'un brun noir, présentant un élégant réseau à mailles polygonales (fig. 232).

Les spores de carie communiquent à la farine une mauvaise odeur et au pain une saveur désagréable. On n'est pas d'accord sur leur nocuité.

Charbon. — Cette maladie est causée par un Champignon voisin du précédent, l'*Ustilago carbo*. Il attaque aussi l'ovaire qui, à la maturité, n'est plus qu'un sac rempli d'une pous-

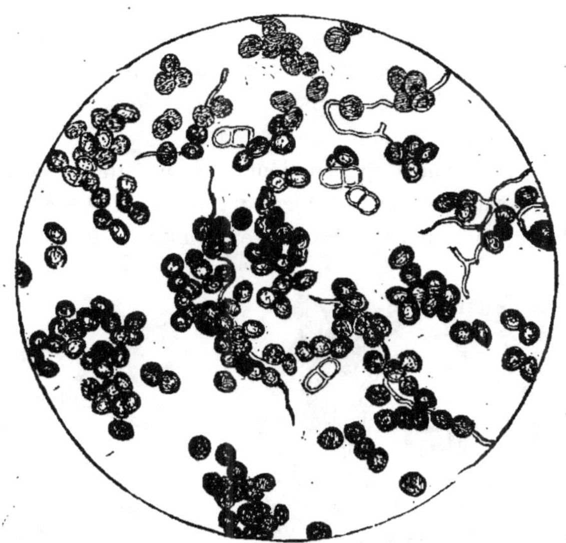

Fig. 233. — Spores d'*Ustilago carbo*, 400/1.

sière noire formée des spores du parasite. Ces spores sont petites, lisses, d'un brun sombre, paraissant noires vues en masses ; elles ont à peine 8 μ de diamètre.

Une autre espèce, l'*Ustilago maïdis*, attaque le maïs, les épis envahis sont tout à fait stériles et présentent de gros renflements irréguliers. Les spores, d'un brun sombre, ont 10 μ de diamètre et sont garnies de courtes épines. On a voulu attribuer à la présence de ces spores dans la farine de maïs un rôle pathogénique dans l'étiologie de la pellagre ; aucune preuve ne vient à l'appui de cette opinion.

Nielle. — La maladie du blé connue sous le nom de *Nielle* est occasionné par le développement, dans l'ovaire, d'une espèce d'*Anguillules*, *Anguillula tritici*. Les grains attaqués sont complètement déformés ; ils sont petits, arrondis, noirâtres et sont formés d'une coque épaisse et dure dont la cavité est remplie d'une poudre blanche. Cette poudre ne contient pas d'amidon, mais est entièrement formée de paquets d'Anguillules, plus ou moins desséchées suivant l'état du grain. Dès qu'on les met dans l'eau, ces Vers présentent toutes les manifestations de la vie, au bout d'un temps plus ou moins long en rapport avec l'ancienneté du grain. Si ces grains attaqués ne sont pas séparés par le criblage, on peut retrouver le parasite dans les farines qui en proviennent.

La poudre blanche que contient le grain attaqué est formée uniquement par des larves filiformes, longues de 0^{mm},8 et larges de 0^{mm},012, un peu atténuées aux extrémités. Leurs téguments

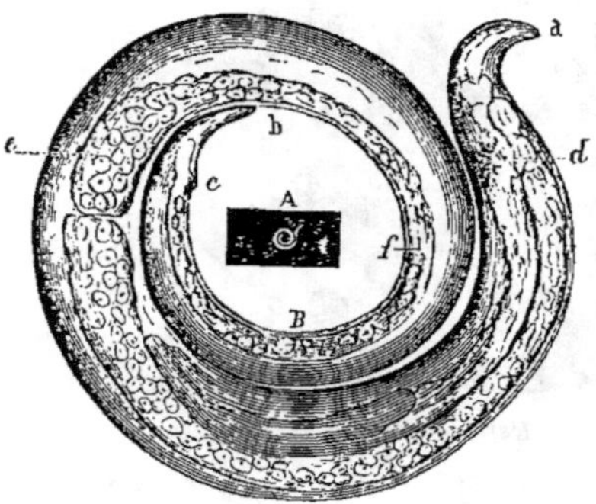
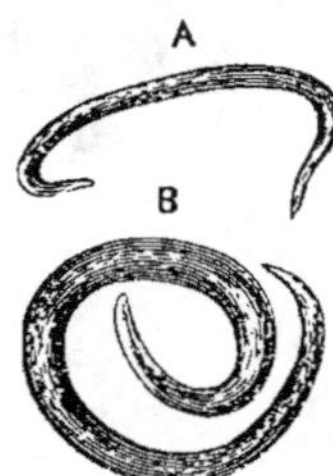

FIG. 234. — Anguillule du blé, femelle adulte, 40/1 : A, grandeur naturelle.

FIG. 235. — Jeunes anguillules du blé : A, mâle ; B, femelle, 40/1.

sont lisses, l'intestin non distinct ; la partie postérieure est plus effilée. Il n'existe pas de traces d'organes sexuels ; les mâles se distinguent cependant des femelles par leur petite taille. Elles n'arrivent à l'état adulte (fig. 234 et 235) que lorsqu'elles peuvent revenir dans une fleur jeune du blé.

La présence d'Anguillules dans la farine ne parait lui communiquer aucunes propriétés nuisibles ; le Ver ne se trouve jamais en parasite chez l'homme ou les animaux.

3. ALTÉRATIONS CAUSÉES PAR LE DÉVELOPPEMENT DANS LA FARINE D'ORGANISMES INFÉRIEURS

Les farines exposées à l'air, surtout à l'air humide, s'altèrent très vite ; sous l'influence de germes qu'elles contenaient ou qui ont été apportés par les manupulations qu'elles ont subies, il peut se produire des changements très appréciables dans leurs qualités, elles peuvent même devenir désagréables au goût ou à l'odorat, et gagner quelquefois des propriétés nuisibles.

Les organismes qui s'attaquent aux farines sont du même ordre que ceux que nous savons présider aux altérations et à la destruction de toute matière organique. Nous y trouvons en premier lieu des Bactéries, des Levures, des Moisissures, véritables facteurs de décompositions ; des Acariens, des larves d'Insectes peuvent aussi jouer un rôle.

En traitant les farines par de la lessive de potasse qui gonfle beaucoup les grains d'amidon et les rend transparents, on aperçoit facilement ces organismes étrangers.

Parmi ces organismes, il en est, le plus grand nombre peut-être, qui vivent aux dépens des matières azotées que contient la farine ; l'attaque de l'amidon n'est que secondaire. Le phénomène ne diffère en rien des putréfactions des matières animales ; il peut même se produire, comme dans ces dernières, principalement dans les farines de Légumineuses très riches en principes azotés, des dérivés toxiques des albumines ou des ptomaïnes, ayant une action tout aussi nocive que celles qui proviennent des viandes putréfiées. Les espèces qui vivent aux dépens de l'amidon sécrètent une amylase spéciale qui solubilise cette substance ; les produits solubles sont alors eux-mêmes modifiés plus ou moins profondément par la végétation des mêmes microorganismes à leur dépens.

Des *Bactéries* fourmillent souvent dans les farines avariées. On n'a pas déterminé jusqu'ici les espèces qui s'y rencontrent, ni l'action propre à chacune d'elles. Elles s'attaquent surtout aux substances azotées, au gluten, dont elles déterminent la putréfaction, qui se traduit par une odeur putride bien saisissable. D'autres, moins nombreuses certainement, transforment l'amidon en produits solubles, dextrines, glucoses, qui peuvent à leur tour être décomposés par d'autres ferments, subir par exemple la fermentation lactique, la fermentation butyrique et même, après d'autres modifications, la fermentation acétique. La farine dégage alors l'odeur habituelle de ces phénomènes ; sa saveur change considérablement.

C'est à la pullulation de Bactéries dans la farine de maïs et aux modifications qu'elle subit alors que semble due l'affection connue sous le nom de *pellagre*, commune dans certains pays pauvres d'Europe où l'on consomme beaucoup de maïs. Il ne paraît pas exister de Bactéries produisant spécialement les altérations des produits ; elles sont causées par plusieurs espèces saprophytes, en particulier le *Bacillus mesentericus fuscus* très commun partout.

On a signalé la présence dans la farine de Bactéries colorées, communiquant leur nuance à toute la masse. Des farines présentant une teinte rosée devaient leur coloration à une espèce de cette nuance, probablement le *Micrococcus prodigiosus* qui s'observe fréquemment sur toutes les matières amylacées humides. Les grains d'amidon montrent alors des altérations manifestes ; ils se délitent, sont pour ainsi dire corrodés par places par les diastases sécrétées.

Les farines altérées renferment souvent des Levures, qui sont probablement des espèces communément en suspension dans l'air. On les reconnaîtra aisément à la forme arrondie ou ovoïde de leurs cellules pourvues d'une membrane très nette, contenant un protoplasma grisâtre à vacuoles claires. La *Levure rose* (*Saccharomyces glutinis*), qui se rencontre souvent sur les substances amylacées, forme des taches d'un beau rose, à bords bien délimités, d'apparence huileuse, qui, à l'examen microscopique, se montrent composées d'éléments ovoïdes, ou elliptiques, de 8 à 10 μ de long, isolés ou réunis par deux.

Des Moisissures variées se développent vite dans les farines dès que celles-ci sont maintenues humides. Sous l'influence d'un excès d'humidité, les farines s'échauffent, s'agglomèrent en morceaux irréguliers nommés *marrons*; elles se recouvrent alors d'un duvet blanc ou coloré en diverses nuances sur lequel apparaissent bientôt des appareils à spores. La farine dégage dès lors une odeur de moisi plus ou moins intense et prend une saveur âcre, désagréable. Un grand nombre d'espèces de ces Moisissures peuvent, dans ces conditions, se développer sur les

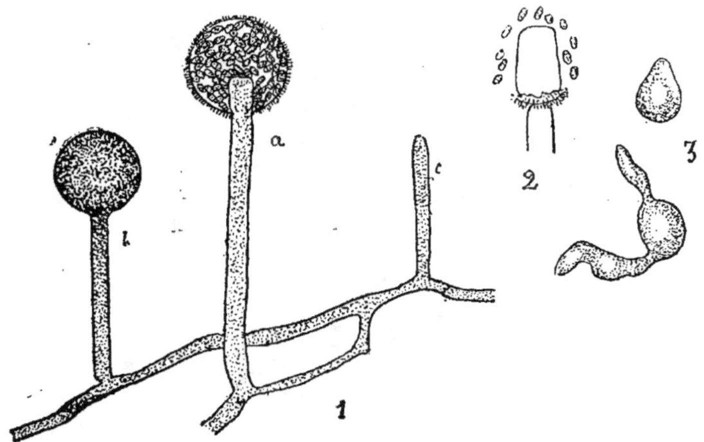

F IG. 236. — *Mucor mucedo*. 1, portion du thalle avec un tube sporangifère à sporange mûr (*a*), un à sporange jeune (*b*) et un n'ayant pas encore différencié son sporange (*c*); 2, collumelle d'un sporange rompu, autour de laquelle se trouvent encore quelques spores; 3, spores germant.

matières amylacées; il est en général facile de les déterminer à l'aide des caractères des parties qui produisent les spores. Il est quelques espèces, beaucoup plus communes, qu'il peut être utile de connaître; nous allons en donner les caractères.

Parmi les Moisissures les plus communes, se trouvent quelques espèces de la famille des Mucorinées dont les spores se produisent à l'intérieur d'un sporange. Ce sont surtout *Mucor mucedo*, *Thamnidium elegans* et *Rhizopus nigricans*.

Le *Mucor mucedo* forme un long duvet blanchâtre, sur lequel apparaissent des sporanges, noirs lorsqu'ils sont murs, portés par de longs pédicelles. Le sporange est sphérique (fig. 236, 1); il est limité par une membrane assez épaisse, incrustée de cristaux en aiguilles d'oxalate de chaux. La cloison qui sépare le sporange du pédicelle bombe fortement dans l'intérieur du sporange, constituant une columelle bien marquée (fig. 236, 2). La cavité qui subsiste à l'intérieur du sporange se remplit de spores. Ces spores mûres sont ovales, incolores ;

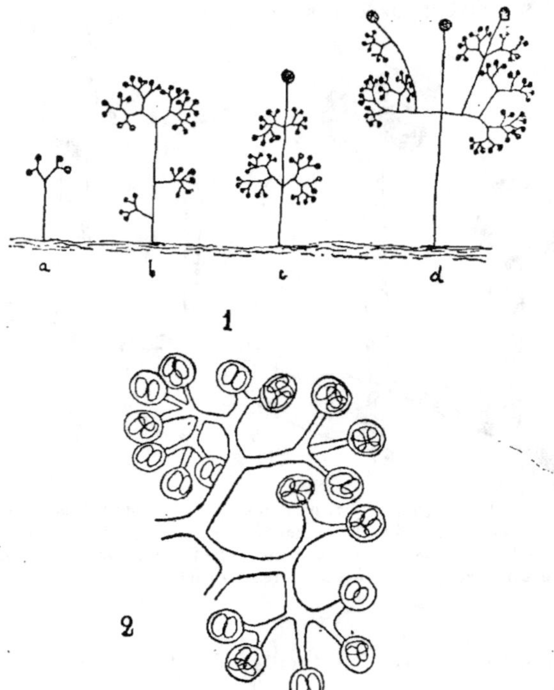

Fig. 237. — *Thamnidium elegans.* 1, *a, b, c, d,* aspects divers des frutifications; 2, rameaux dichotomes avec petits sporanges.

portées dans un milieu nutritif, elles germent rapidement en donnant un ou deux tubes mycéliens (fig. 236, 3).

Le *Thamnidium elegans* est aussi une Moisissure blanche, d'ordinaire d'une assez grande taille. Les filaments fructifères principaux se terminent par un grand sporange avec columelle, en tout semblable à celui de l'espèce précédente (fig. 237, *c, d)*; mais, de plus, ces filaments produisent latéralement des rameaux

qui se dichotomisent assez régulièrement et dont les derniers ra-
muscules portent de petits sporanges sans columelle, contenant quatre spores (fig. 237). Les spores de ces deux sortes
de sporanges sont identiques, ovales, incolores, mesurant de 8
à 10 μ de long.

Le *Rhizopus nigricans* est une Moisissure de petite taille
dont les tubes sporangifères eux-mêmes et les sporanges ont
une teinte noirâtre. Les sporanges ronds, à columelle sphérique
ou presque (fig. 238), peuvent être portés par un tube sporangifère simple, s'élevant directement sur un filament mycélien.

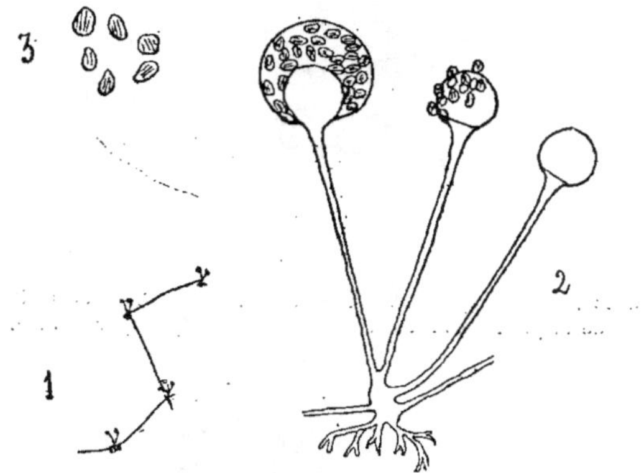

FIG. 238. — *Rhizopus nigricans.* 1, aspect du thalle, gr. nat. ;
2, bouquet de sporanges dont un seul est complet; 3, spores isolées.

D'habitude, ces sporanges se produisent en bouquets par deux
ou trois sur des filaments mycéliens (fig. 238, 1 et 2). Chaque
bouquet de sporanges émet, lorsque sa base rencontre un support, un système de petits crampons qui le fixe. Les spores sont
ovales, irrégulières, bleuâtres; on distingue à leur surface de
petites crêtes saillantes qui, à un grossisement moyen, apparaissent comme des stries (3). Les sporanges et la partie supérieure du filament sporangifère, ou même ce filament tout entier,
sont colorés en noir ; ce caractère donne un aspect tout particulier à cette Moisissure, il lui a fait du reste attribuer son nom
spécifique.

Lorsque ces Mucorinées végètent dans un milieu peu riche en

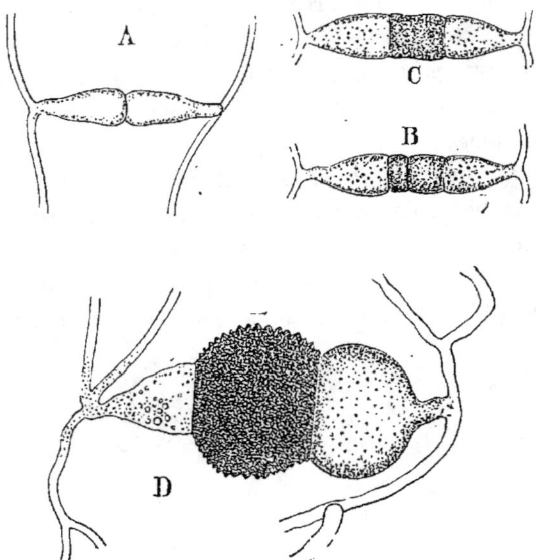

Fig. 239. — Zygospores de Mucorinées. A, B, C, phases diverses
de la production de la zygospore; D, zygospore mûre.

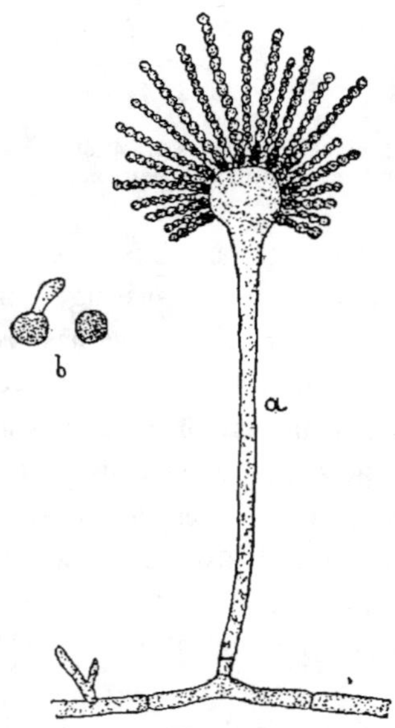

Fig. 240. — *Aspergillus glaucus*. *a*, filament sporifère;
b, spores dont une est en germination.

oxygène, il se produit des zygospores, spores issues de la conju-
gaison de deux branches mycéliennes (fig. 239). Ces zygospores
sont beaucoup plus grosses d'ordinaire que les spores sporan-
giales ; elles ont une membrane externe épaisse, colorée en brun
foncé ou en noir et portant à sa surface des crêtes ou des épines.
On peut tirer de la présence de ces corps reproducteurs des
indications utiles.

Il apparaît souvent sur les farines des Moisissures vertes,
d'un vert bleuâtre ou d'un vert jaunâtre, formant un revêtement
court et serré. Ce sont presque toujours les deux espèces connues sous les noms d'*Aspergillus glaucus* et de *Penicillium*

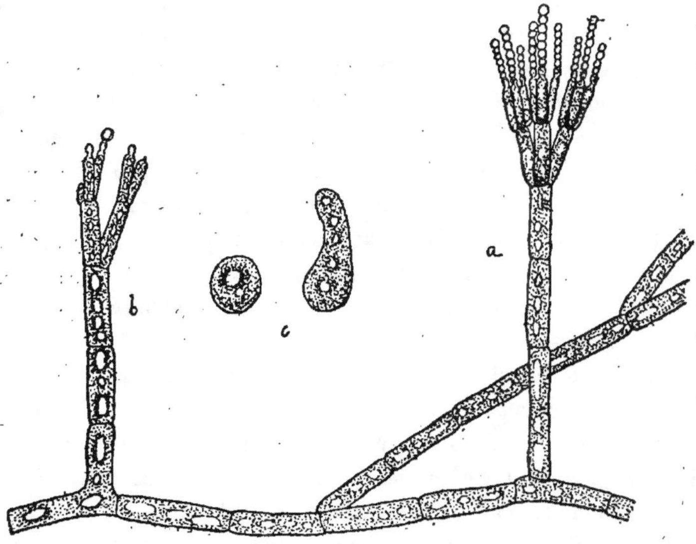

Fig. 241. — *Penicillium glaucum*. *a*, filament sporifère avec ses spores ;
b, filament dépourvu de ses spores ; *c*, spores dont une germe.

glaucum. La disposition des spores sur les rameaux qui les portent permet de les reconnaître facilement.

L'*Aspergillus glaucus* est une des Moisissures vertes les
plus communes partout. Ses filaments sporifères ont l'aspect représenté (fig. 240). Une branche se dresse verticalement du mycélium sans se cloisonner, et se renfle en tête à son extrémité ;

la tête bourgeonne et se couvre de rameaux courts, cylindriques, les stérigmates, qui produisent à leur tour, à leur extrémité libre, un chapelet de spores. Les spores sont d'un jaune verdâtre, sphériques ou ovalaires, parfois verruqueuses, mesurant de 9 à 15 μ de diamètre.

Le *Penicillium glaucum* a des filaments sporifères cloisonnés (fig. 241) qui produisent au sommet quelques branches secondaires, courtes et cylindriques, se terminant par un petit bouquet de stérigmates. Chaque stérigmate porte un chapelet de spores; l'appareil complet à une forme qui rappelle celle d'un pinceau.

Ces deux dernières espèces peuvent produire une autre sorte de spores, se formant par huit dans des asques qui se différencient à l'intérieur de petites masses tuberculeuses, jaunâtres, se formant aux dépens de certains filaments mycéliens dans des conditions déterminées, dont la principale est la privation d'oxygène.

Il se produit fréquemment aussi, sur les farines, des Moisissures d'un jaune orangé, assez foncé; elles sont peu connues. L'une d'elles a été décrite depuis longtemps sous le nom d'*Oidium aurantiacum*. Les filaments fructifères de cette espèce sont courts et se terminent par un chapelet d'une dizaine de spores ovales, pointues à leurs deux extrémités. La membrane des filaments et des spores est colorée en jaune orangé.

Le développement de ces diverses Moisissures produit dans les farines des modifications profondes qui altèrent considérablement leurs qualités et peuvent même les rendre nuisibles. L'odeur devient forte et désagréable, la saveur âcre et amère. L'altération porte à la fois sur le gluten et l'amidon.

On est peu fixé sur le degré de nocuité de ces végétations cryptogammiques. Leur absorption avec des aliments qu'elles avaient envahis a parfois occasionné des accidents, sans qu'on ait pu savoir quelle espèce était spécialement en cause. Du reste, des animaux d'étable, nourris avec des matières amylacées ou des drèches moisies, ont présenté plusieurs fois des signes graves d'intoxication. L'inhalation de spores de ces Moisissures a causé des pneumonies mortelles dues à la germination et à la végétation de ces spores jusque dans les alvéoles pulmonaires.

Enfin, on trouve souvent dans la farine des Acariens et des Insectes. Les Acariens sont voisins de ceux que nous avons rencontrés dans les substances animales qui se décomposent, les modifications qu'ils occasionnent ici ne sont pas connues. Les farines
renferment aussi des larves d'Insectes. Les plus communes sont
celles du *Tenebrio molitor*, connues de tous sous le nom de
Vers de farine ; on rencontre fréquemment aussi des larves
de *Charançons* qui se trouvaient enfermées dans les grains.
Elles ne nous fournissent rien d'intéressant à citer.

II. Fécules et Substances amylacées diverses.

On réserve plus spécialement le nom de *fécules* aux amidons
retirés de la tige des plantes ou de ses modifications ; il n'y

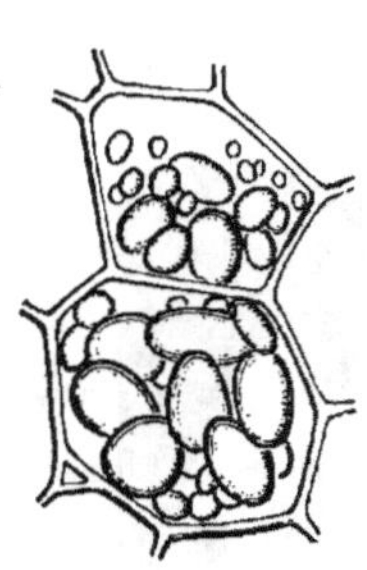

Fig. 242. — Cellules du parenchyme
amylifère de la pomme de terre.

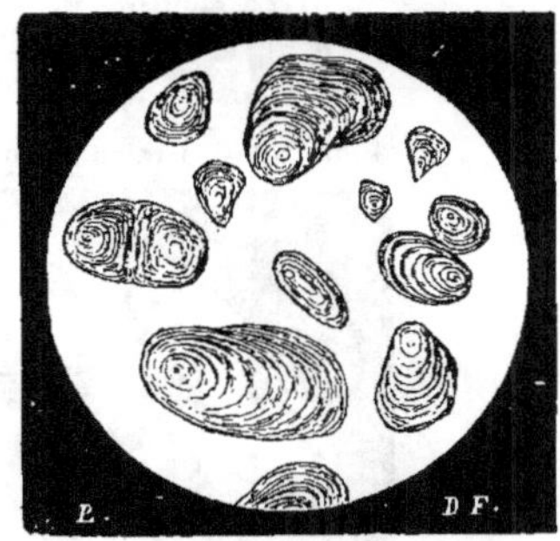

Fg. 243. — Grains d'amidon de la
pomme de terre.

aurait cependant pas lieu de s'en tenir strictement à cette explication ; les mots amidon et fécule peuvent être considérés
comme des synonymes dont l'usage spécifie l'emploi.

Fécule de pommes de terre. — On l'extrait des tubercules
de la pomme de terre *(Solanum tuberosum)*. Ces tubercules
sont formés d'une mince enveloppe subéreuse entourant une
masse de tissu parenchymateux dont les cellules renferment de
nombreux grains d'amidon de toutes tailles.

Les grains d'amidon de la pomme de terre ont des caractères
assez particuliers qui permettent de les reconnaitre avec une
grande facilité, seuls ou dans un mélange avec d'autres. Ces

grains ont des dimensions très variables (fig. 243). On en trouve de sphériques ou presque, mesurant de 6 à 10 µ de diamètre. Les plus nombreux sont ovoïdes, réguliers ou irréguliers, parfois elliptiques ou piriformes. A leur petite extrémité, s'aperçoit un hile bien visible, sous forme d'un gros point sombre, autour duquel sont disposées toute une série de couches concentriques nettement délimitées, alternativement claires et sombres, dont la largeur va en augmentant à mesure qu'elles s'approchent de l'extrémité opposée. Ces couches concentriques deviennent encore plus visibles si l'on traite les grains par de l'eau très faiblement iodée, pas assez pour produire une coloration bleue

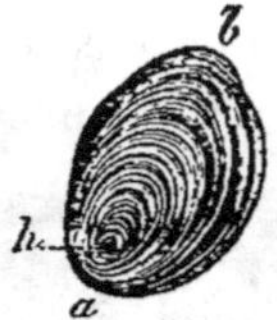
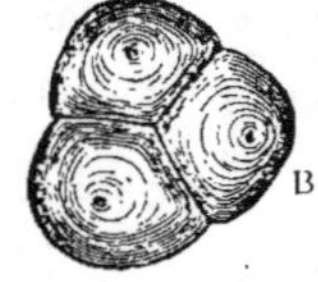

FIG. 244. — Grains d'amidon de la pomme de terre.

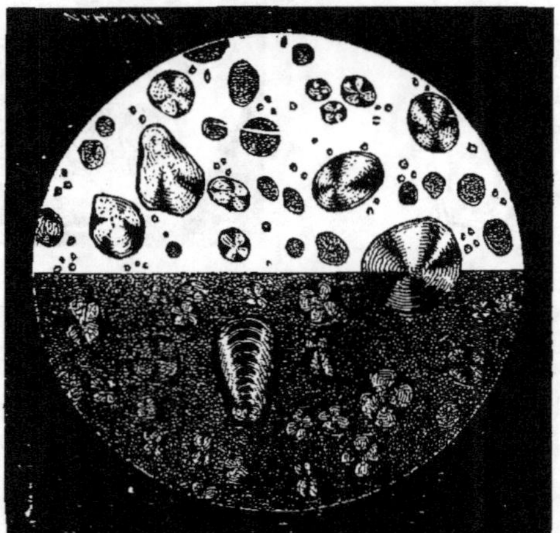

F.G. 243. — Mélange d'amidon de blé et de fécule de pomme de terre, à la lumière polarisée.

évidente. Les dimensions de ces grains sont assez fortes : ils mesurent en moyenne de 35 à 45 µ de long sur 25 µ de large ; certains, les plus gros, ont plus de 60 µ de longueur. Quelquefois plusieurs de ces grains sont soudés ensemble de manière à former une sorte de petit grain composé (fig. 244). Il réagissent fortement dans le champ noir de l'appareil à polarisation (fig. 245) ; il montrent une croix noire très nette avec des intervalles vivement éclairés. Ces phénomènes sont encore apparents, quoique moins nets, quand on tourne l'analyseur de manière à donner au champ son maximum de lumière. Les membranes des cellules amylifères de la pomme de terre sont sans action sur la lumière polarisée.

On falsifie bien peu, peut-être même pas du tout, la fécule de pomme de terre ; tout au plus pourrait-on y ajouter des matières minérales, craie ou plâtre, destinées à donner du poids. Cependant, comme elle sert fréquemment à falsifier beaucoup d'autres matières amylacées, il importe de bien connaître ses caractères pour pouvoir reconnaître facilement sa présence.

Sagou. — C'est une matière féculente produite par plusieurs espèces de Palmiers du gense *Sagus*, les *Sagoutiers ;* on la retire de la moelle contenue en grande quantité dans la tige.

Le Sagou est rarement dans le commerce sous forme de poudre fine, constituée par des grains d'amidon plus ou moins mélangés de débris végétaux. On le rencontre plus souvent sous forme granulée. Le produit a toujours subi l'action du feu, comme le montre l'aspect de l'amidon ; on le torréfie légèrement dans les pays où il est récolté.

Lorsque le sagou est en granules, il est nécessaire d'en pulvériser pour examiner les caractères des grains d'amidon. L'opération est un peu difficile à cause de la consistance cornée de ces granules.

L'amidon (fig. 246) est en grains irréguliers, ovoïdes ou elliptiques, dont une extrémité est souvent tronquée par des arêtes vives, en forme de cloche parfois, ou allongés en gros bâtonnets, d'autres fois sphériques ou presque. Ces grains mesurent de 30 μ. à 40 μ. de longueur en moyenne ; certains atteignent 80 μ.. A une extrémité se trouve le hile, tantôt arrondi, tantôt étoilé, forme due à l'action du feu. Autour du hile, s'aperçoivent un grand nombre de couches concentriques fines et irrégulières. A la lumière polarisée, ces grains présentent une croix noire, à bras

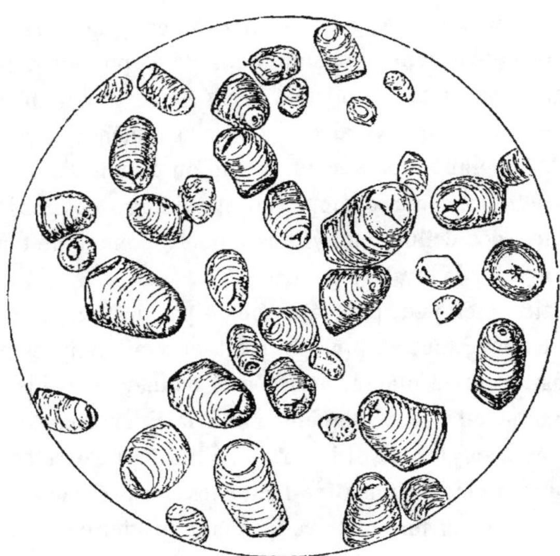

Fig. 246. — Amidon de Sagou.

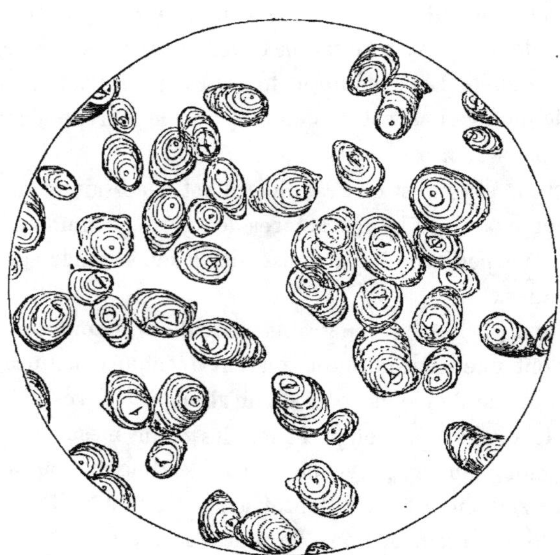

Fig. 247. — Arrow-root de Maranta, 300/1.

courts et larges, dont le hile occupe le centre ; les intervalles sont médiocrement éclairés.

Avec les grains d'amidon, se retrouvent toujours d'autres éléments qui viennent de la moelle qui les contenait. Ce sont des cellules de parenchyme, polyédriques, à parois minces, de longs cristaux en aiguilles ou des mâcles cristallines d'oxalate de chaux, des cellules pierreuses à parois épaisses et canaliculées.

On fabrique du faux sagou avec diverses substances amylacées et surtout avec la fécule de pomme de terre ; l'examen microscopique lève rapidement tous les doutes.

On désigne sous le nom de *Sagou de Portland* un produit féculent, usité surtout en Angleterre, que l'on obtient de l'amidon du tubercule de l'*Arum maculatum*. Les grains d'amidon sont ovoïdes, tronqués également à une extrémité par un ou plusieurs plans ; leur diamètre est assez faible, de 5 µ à 20 µ pour les plus gros. Le tubercule d'Arum renferme un principe âcre, vénéneux, qui disparaît par la torréfaction.

Arrow-root. — On donne ce nom à plusieurs substances féculentes, d'habitude en poudre très fine et très douce au toucher, que l'on retire des rhizomes tuberculeux de diverses plantes exotiques des familles des Amomées et des Scitaminées. Les plus usités de ces produits sont l'arrow-root de Maranta, l'arrow-root de Curcuma, l'arrow-root de Canna, l'arrow-root de Tacca et l'arrow-root de Dioscorea, ainsi dénommés du nom des plantes qui les fournissent.

L'arrow-root de Maranta est retiré des rhizomes du *Maranta arundinacea*; on le connaît dans le commerce sous le nom d'*Arrow-root des Antilles*, qui vient de son lieu d'origine. C'est une fécule blanche, brillante, qui crie sous les doigts.

Les grains d'amidon (fig. 247) sont ovoïdes ou elliptiques, parfois fusiformes, rarement sphériques. Ils mesurent de 25 µ à 50 µ de longueur. Leur hile, bien apparent, est ponctiforme ou étoilé, situé quelquefois au milieu, plus souvent à la plus petite extrémité du grain; les couches concentriques qui l'entourent sont peu nombreuses et faiblement marquées.

L'Arrow-root de Curcuma, désigné aussi sous le nom

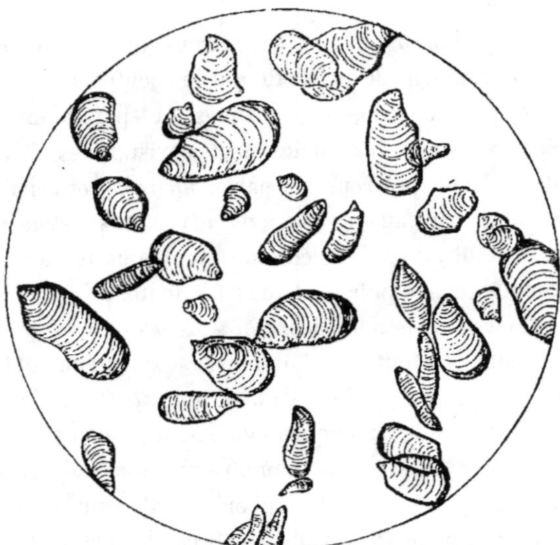

Fig. 248. — Arrow-root de Curcuma, 300/1.

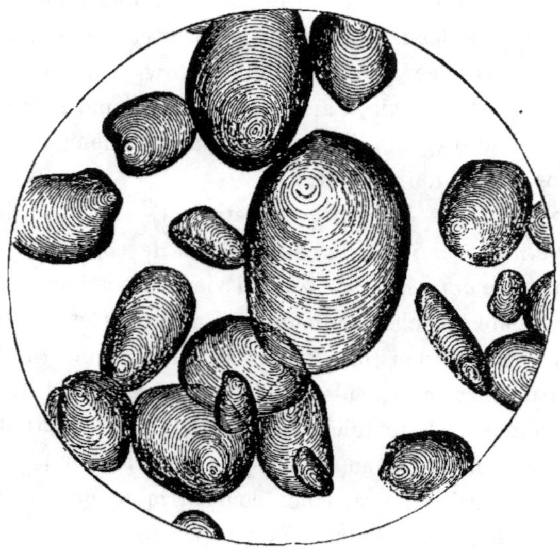

Fig. 249. — Arrow-root de Canna (fécule de Tolomane), 300/1.

d'*Arrow-root de l'Inde*, est retiré des rhizomes du *Curcuma angustifolia* et du *C. leucorhiza*. Il est d'ordinaire d'un blanc très pur et en poudre excessivement fine. Les grains d'amidon qui le composent (fig. 248) sont tantôt ovoïdes, présentant une sorte d'apicule à leur petite extrémité, tantôt en forme de fuseaux ou de bâtonnets plus ou moins réguliers, parfois un peu tortueux. Le hile est peu apparent, ponctiforme ; il est entouré de nombreuses couches d'accroissements fines et serrées, qui la plupart du temps ne sont pas concentriques au hile, mais vont seulement d'un bord du grain à l'autre, ne décrivant ainsi qu'une portion de courbe. La longueur est de 50 µ en moyenne ; elle atteint jusque 70 µ. Dans certains échantillons, peut-être ceux qui proviennent du *Curcuma leucorhiza*, les grains d'amidon ont une tendance à s'empiler les uns sur les autres. comme le font les globules rouges du sang.

L'*Arrow-root de Canna* est fourni par les rhizomes de plusieurs espèces de *Canna*, en particulier le *Canna edulis*. le *balisier comestible*. Il est plus connu sous le nom de *fécule de Tolomane* et vient aussi des Antilles. Il est d'un blanc satiné, formé de grains très volumineux. Ces grains (fig. 249) sont aplatis, ovoïdes, plus ou moins réguliers ; le hile ponctiforme, situé à la petite extrémité, est entouré de couches concentriques nombreuses et serrées. Certains de ces grains ont jusqu'à 140 µ de longueur sur 120 µ de largeur ; ceux de dimensions moyennes

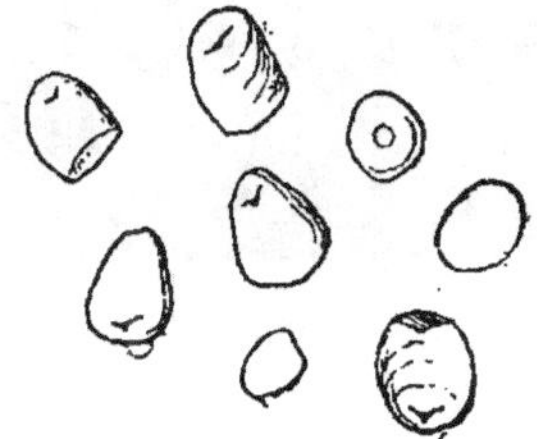

FIG. 250. — Arrow-root de Taïti, 300/1.

ont à peu près 70 µ de long. Dans le champ noir de l'appareil à polarisation, on observe une croix noire très régulière.

L'*Arrow-root de Tacca* est l'*Arrow-root de Taïti* du

commerce. On l'extrait en Océanie des rhizomes du *Tacca pinnatifida*. Les grains d'amidon (fig. 250) ressemblent à ceux du sagou. Ils ont le plus souvent une forme ovoïde, la grosse extrémité présentant deux ou trois facettes irrégulières ; le hile est arrondi ou étoilé. La longueur varie de 10 à 40 μ.

L'*Arrow-root de Dioscorea* ou *Arrow-root de la Guyanne* provient des rhizomes de plusieurs espèces de *Dioscorea*, cultivées principalement à la Guyanne pour l'extraction de leur amidon. Celui-ci est en grains allongés, ovoïdes ou elliptiques, parfois courbés (fig. 251). A l'une des extrémités se trouve le hile en forme de point, entouré de couches concentriques bien visibles. La longueur moyenne de ces grains est de 30 μ. à 50 μ. ; on en trouve qui atteignent jusque 80 μ. Les produits désignés sous le nom de *fécule d'Igname* proviennent d'espèces du même genre, très cultivées comme légumes farineux, ayant beaucoup d'analogie avec la pomme de terre.

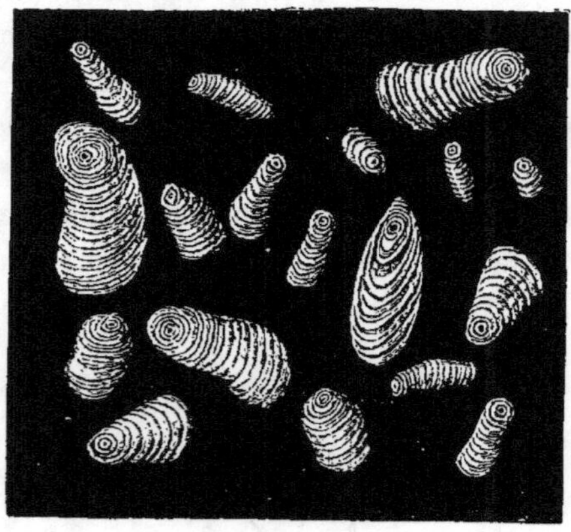

Fig. 251. — Amidon de Dioscorea, 300/1.

Tapioca. — On obtient plusieurs produits féculents de la racine épaisse et conique du *Manihot dulce*, plante de la famille des Euphorbiacées, cultivée dans presque toutes les régions tropicales. En broyant ou en exprimant la pulpe de la racine, la fécule est entraînée par le suc ; lavée et séchée, elle constitue le produit nommé *moussache*. C'est une poudre d'un blanc mat, fine et douce au toucher. Elle est formée de grains irréguliers (fig. 252), souvent réunis en petit nombre, deux, trois ou quatre, formant de petits grains composés. Les dimensions sont variables. Il en est de très petits qui ont à peine 8 μ de large et sont sphériques; les plus ordinaires mesurent 20 μ et

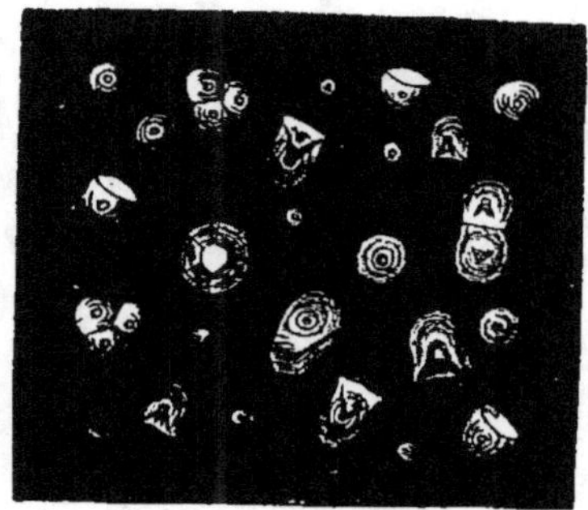

Fig. 252. — Amidon de Moussache, 300/1.

ont la forme de sphères coupées par une ou plusieurs facettes. Le hile est central, assez gros, quelquefois étoilé; les couches concentriques sont peu visibles.

Le *Tapioca* est de la moussache chauffée sur des plaques de fer lorsqu'elle est encore humide; les grains d'amidon se gonflent et s'agglomèrent en petits granules irréguliers, durs et élastiques. Les grains d'amidon qui constituent ces granules présentent les caractères des précédents; toutefois leur forme est plus irrégulière, ils sont souvent éclatés, leur hile est très gros et forme une véritable cavité centrale (fig. 253); ce sont des caractères qui démontrent l'action de la chaleur.

On falsifie beaucoup le tapioca et surtout avec de la fécule de pomme de terre manipulée et soumise à la chaleur. Il est très facile de reconnaître la fraude au microscope, les grains d'amidon de pomme de terre ne subissant que peu ou pas de changements sous l'influence de la chaleur employée.

Fécule de Banane. — On l'obtient des fruits de plusieurs espèces de Bananiers, surtout les *Musa sapientum* et *M. para-*

disiaca. C'est une fécule très blanche et très fine qui peut se rencontrer aussi comme *Arrow-root de la Guyane*. Elle a du reste des caractères assez voisins de ceux de la fécule des *Dioscorea*.

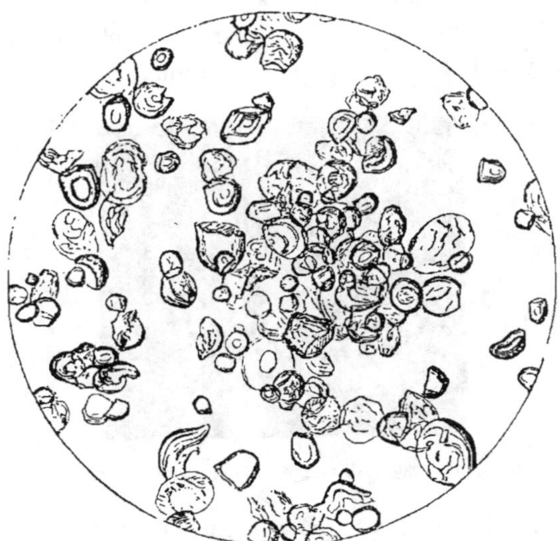

Fig. 253. — Tapioca, 300/1.

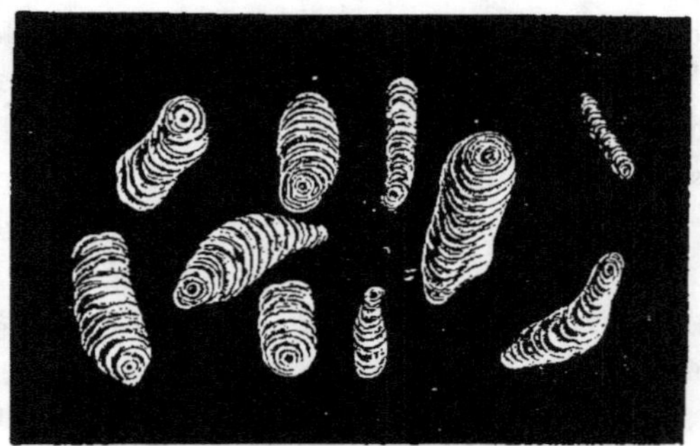

Fig. 254. — Fécule de Banane, 300/1.

Les grains d'amidon qui la constituent ont des formes assez diverses. Les uns sont ovoïdes, réguliers ou irréguliers ; d'autres elliptiques, en forme de bâtonnets cylindriques, en forme de boudin, en massue ; ils sont souvent courbés (fig. 254). Le

hile, toujours situé très près d'une extrémité, est ponctiforme; les couches concentriques sont nombreuses et serrés,
souvent en courbes incomplètes.

Fécule de Patate. — On l'extrait des tubercules de la *Patate*
ou *Batate* (*Convolvulus batatas*), très cultivée dans les pays
tropicaux.

Les grains d'amidon sont isolés ou réunis en petit nombre,
trois ou quatre au plus (fig. 255). Ils sont très irréguliers dans

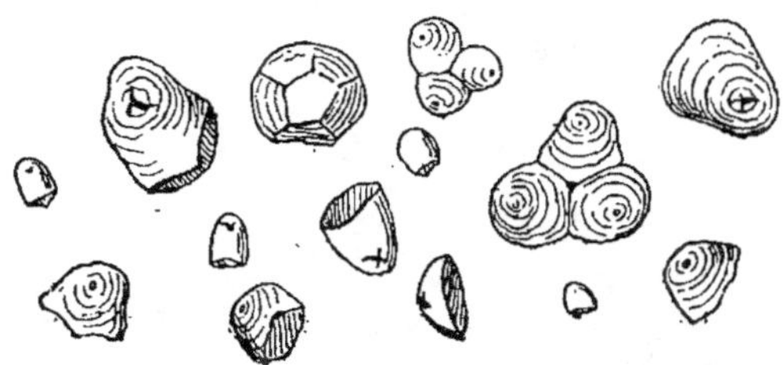

FIG. 255. — Fécule de Patate, 300/1.

leur forme et ont des dimensions très inégales, variant de 2 μ à
30 μ. Les petits sont sphériques ou presque; d'autres sont
presque des polyèdres. Les plus nombreux sont des ovoïdes
réguliers ou irréguliers, tronqués à l'une des extrémités par
une ou plusieurs facettes. Le hile est très apparent, ponctiforme
ou étoilé; les couches concentriques sont peu nombreuses.

Farine de Châtaigne. — Elle est d'un usage restreint et
n'est employée à la confection de préparations alimentaires que
dans quelques régions méridionales. Les grains d'amidon sont
ovoïdes, allongés et mesurent en longueur de 10 μ à 25 μ.; il en
est de très petits qui ont à peine 2 μ de diamètre. Le hile et les
couches concentriques sont très difficilement visibles.

Amidon de marron d'Inde. — Cette substance n'est pas
entrée dans l'alimentation à cause de la coexistence dans la
graine d'un principe amer dont il est difficile de la débarrasser
entièrement. Il est cependant bon d'indiquer ses caractères.
Les grains d'amidon sont ovoïdes, irréguliers, beaucoup ont,
comme ceux de la Châtaigne, la forme d'un pépin de raisin; ils
présentent souvent, sur les côtés, des bosses ou des apicules. Ils

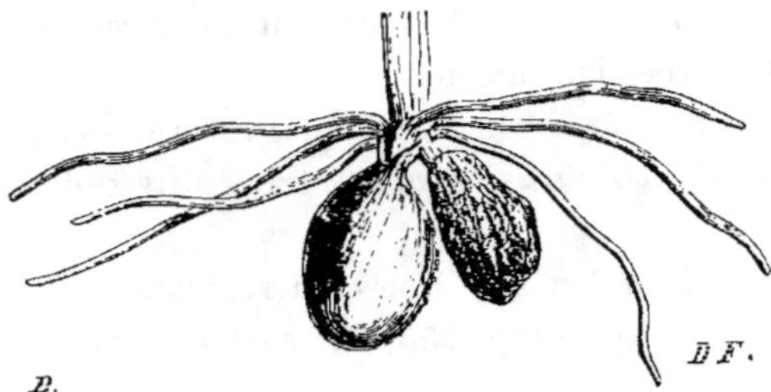

Fig. 256. — Bulbes d'Orchis mâle.

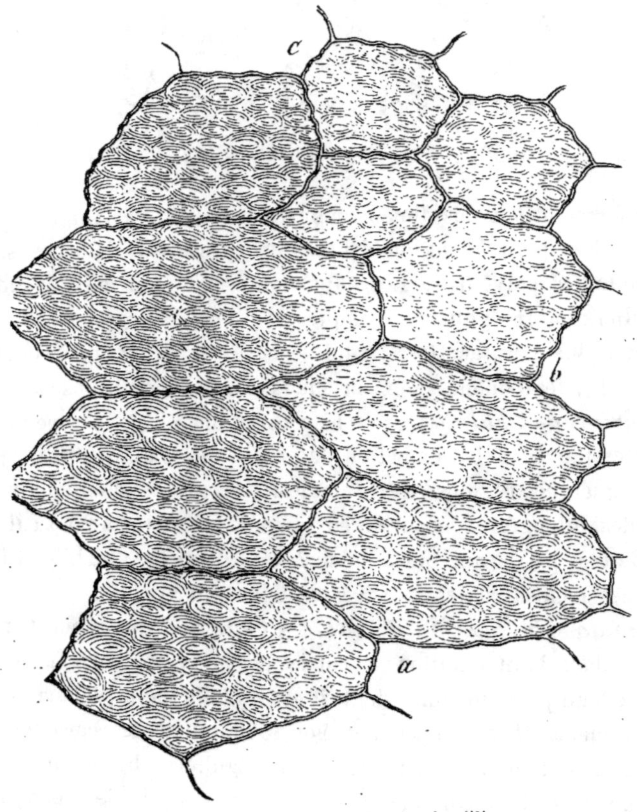

Fig. 257. — Cellules du Salep bouilli.

mesurent de 5 μ. à 30 μ. de long. Le hile est assez gros, arrondi, bien visible; il est entouré de couches concentriques bien visibles et peu serrées. Sur le champ noir de l'appareil à polarisation, ils donnent une croix noire très nette.

Amidon d'Arbre à pain. — Le fruit de l'*Arbre à pain* (*Artocarpus incisa*) renferme une proportion très grande de matière amylacée. Elle est en grains quelquefois circulaires, le plus souvent polyédriques et associés par trois ou quatre en grains composés. Ces grains ont de faibles dimensions; ils mesurent en moyenne de 8 μ. à 10 μ. de diamètre; les plus gros ont 18 μ. Le hile est étoilé et visible seulement sur les gros grains.

Salep. — Le Salep est constitué par les bulbes desséchés de plusieurs espèces d'Orchidées. Beaucoup de nos espèces de pays, *Orchis mâle*, *O. morio*, etc., peuvent en donner; cependant, le meilleur est obtenu d'espèces voisines, de Perse et d'Asie Mineure.

Il se présente sous forme de petits tubercules ovoïdes ou oblongs, dont la forme peut rappeler celle des bulbes frais (fig. 256), durs, cornés et légèrement translucides. La matière amylacée, que contiennent ces tubercules, n'est pas à proprement parler sous forme de grains, mais plutôt sous celle d'un mucilage qui remplit complètement les cellules; elle bleuit toutefois bien nettement sous l'influence de l'iode. Cet aspect du contenu cellulaire s'observe encore mieux sur les tubercules ramollis par immersion dans l'eau bouillante (fig. 257). Il existe cependant aussi de l'amidon en grains elliptiques ou irrégulièrement arrondis, à hile non apparent, à couches concentriques difficilement visibles, accompagnés de longs cristaux en aiguilles d'oxalate de chaux.

On falsifie souvent la poudre de salep avec des amidons ordinaires; à l'examen microscopique, il est facile de découvrir la fraude.

III. Pain et Pâtes alimentaires.

1° Pain. — L'étude microscopique du pain donne des indications précieuses surtout sur la nature des matières amylacées qui entrent dans sa composition et sur la présence de produits qui peuvent lui communiquer des qualités désagréables ou des propriétés nuisibles.

L'examen de la mie donne les meilleurs résultats, surtout au point de vue de la recherche des grains d'amidon ou des débris de tissus divers qui pouvaient se rencontrer dans la farine. La croûte, ayant été soumise à une température beaucoup plus élevée, renferme des éléments plus modifiés dans leur aspect, souvent même non reconnaissables. La technique à mettre en œuvre est des plus simples. Souvent il suffit d'écraser simplement une particule de mie sous la lamelle, avec une goutte d'eau comme véhicule. Ou bien on peut triturer avec un peu d'eau une certaine quantité de mie; le liquide louche renferme une grande quantité de grains d'amidon qu'on peut examiner suivant les procédés connus. Enfin, si l'on tombe sur un de ces *nœuds*, assez fréquents encore dans le pain, qui sont formés de farine peu ou pas du tout modifiée, il devient plus facile encore de constater les caractères propres de la farine employée. En tout cas, dans la mie, à côté de nombreux grains gonflés, éclatés sous l'influence de la chaleur et de l'humididé, il en existe toujours d'autres intacts ou assez peu modifiés pour permettre de les reconnaître à leur forme, leurs dimensions et leurs autres propriétés. On retrouve, en outre, des débris de tissu, des particules de son qui donneront des renseignements précieux et certains. La question revient donc uniquement à celle plus générale de l'examen d'une farine ; elle a été traitée en grand détail précédemment (p. 289 et suiv.), nous n'y reviendrons pas ici.

On ajoute souvent, dans un but de fraude, à la farine de blé qui doit servir seule à confectionner le pain, d'autres matières amylacées. Ce sont d'abord des farines de Céréales de valeur moins élevée : de seigle, d'orge, de riz, de maïs, de la fécule de pommes

de terre, des farines de Légumineuses. Les caractères bien connus de ces diverses farines permettront aisément de reconnaître
le mélange.

Le pain peut contenir des substances qui lui communiquent un
mauvais goût ou des propriétés nuisibles. Ce sont des débris de
semences récoltées avec la Céréale et moulues avec elle. Les
semences de *Moutarde* donnent au pain la saveur dite *cruci-
férée ;* celle de *Mélampyre* la rendent amère. C'est, fait plus
grave, de l'*ergot de seigle* qui peut la rendre toxique lorsqu'il
s'en trouve une proportion tant soit peu élevée. La recherche des
débris de ces substances se fait de la même façon que pour les
constater dans les farines (p. 300 et suiv.) ; les caractères ne
sont que bien peu changés par la cuisson.

Le pain, peut-être plus encore que les farines, en raison de la
forte proportion d'eau qu'il renferme, est sujet à des altérations
nombreuses dues à la végétation dans sa masse d'espèces très variées de microorganismes. Le développement de ces êtres se fait
surtout aux dépens des substances azotées ; aussi conçoit-on facilement que les pains riches en gluten y soient plus sujets que les
autres. De plus, certains glutens s'altérant plus vite, pour des
raisons qu'on ne connait guère, les pains qui en contiennent jouissent des mêmes propriétés ; tout le monde sait que le pain de seigle
ou celui qui contient une notable proportion de farine de seigle
s'altère, s'aigrit beaucoup plus vite que celui fabriqué uniquement
ment avec de la bonne farine de blé.

Ces organismes, qui se développent sur le pain fabriqué ou placé
dans de mauvaises conditions, sont semblables à ceux que nous
avons vu végéter sur les farines ou au moins très voisins d'eux ;
on y rencontre des Bactéries, des Levures, des Moisissures.

De nombreuses espèces de Bactéries peuvent contribuer à
l'altération du pain. On a signalé depuis longtemps, sur cet aliment, la végétation d'espèces chromogènes communiquant au
substratum leur coloration propre. Cette coloration peut apparaître par petites taches limitées ou envahir la masse presque
tout entière. On a pu observer des pains dont la mie entière
était colorée en rose par le *Micrococcus prodigiosus*. En trai-

tant un peu de cette mie rose par de la lessive de potasse, qui gonfle les grains d'amidon et éclaircit la préparation, on aperçoit faciment les éléments de la Bactérie, sphériques ou elliptiques, mesurant de 0,5 μ à 1 μ de plus grand diamètre, dont on saisit facilement la teinte rose pâle lorsqu'on peut en observer un certain nombre groupés en amas ; les cultures sont du reste très faciles à obtenir et présentent la coloration pourpre foncé très caractéristique. J'ai pu observer de la mie de pain présentant des taches d'un violet foncé dues au développement d'un bacille violet, le *Bacillus violaceus*, connu dans les eaux riches en matière organique et produisant un pigment violet très intense.

Sous l'influence d'autres espèces de Bactéries, le pain prend une coloration brunâtre, devient rapidement visqueux et gagne une odeur fade, désagréable. Trois espèces, communes dans l'air : *Bacillus mesentericus vulgaris*, *B. mesentericus fuscus*, *B. liodermos* contribuent surtout à produire cette altération.

On constate souvent dans le pain la présence de cellules de Levures. Elles se distinguent très vite des grains d'amidon ; il suffit d'ajouter un peu d'eau iodée : l'amidon se teint en bleu, le protoplasma de la Levure se colore en jaune.

Les Moisissures du pain sont en général les mêmes que celles des farines. On y trouve très souvent les duvets vert bleuâtre du *Penicillium glaucum*, ceux vert jaune de l'*Aspergillus glaucus*, qu'accompagne souvent une espèce voisine, jaune, l'*Aspergillus flavus*. Les Moisissures blanches y sont aussi très communes, surtout les *Mucor mucedo* et *Thamnidium elegans*, les taches noires sont presque toujours dues au *Rhizopus nigricans* ; celle d'une teinte orange foncé, à l'*Oidium aurantiacum*. On a signalé des accidents observés à la suite d'ingestion de pain moisi ; il y a intérêt à connaitre ce fait. Ce sont les deux dernières espèces citées qui seraient surtout à incriminer. Nous avons étudié leurs caractères précédemment (p. 313 et suiv.).

Ces organismes, observés dans le pain, peuvent n'apparaître et se développer dans le pain qu'après la cuisson, lorsqu'il a été soumis à des influences défavorables à sa bonne conservation. Mais souvent ils proviennent des farines servant à sa fabrication, où ils s'étaient développés et qu'ils avaient contribué à altérer. Certaines spores de Bactéries, en effet, peuvent, dans des conditions déterminées, supporter sans périr une température de 120 degrés et plus, et Payen a prouvé que celles de l'*Oidium aurantiacum* ne perdaient leur vitalité que vers 140 ou 150 degrés. Enfin, de tels germes peuvent provenir d'un levain altéré et ce sont les plus mauvais, car ils appartiennent en partie à des espèces de putréfaction qui occasionnent quelquefois des modifications nuisibles dans les matières alimentaires.

2° **Pâtes alimentaires**. — Ce sont des préparations obtenues à l'aide de farines pures ou renforcées de gluten. C'est d'ordinaire la farine de blé qu'on emploie dans leur fabrication.

On fait souvent entrer dans leur composition des farines de qualité inférieure ou d'autres de valeur moindre. Il est très facile de retrouver, dans la pâte, les grains d'amidon qui permettent de distinguer la farine ou le mélange de farines employées, d'autant plus qu'ici la cuisson n'intervient pas pour modifier les amidons.

Ces produits sont souvent colorés en jaune avec du safran, du curcuma, du rocou, matières colorantes dont nous avons déjà eu l'occasion de donner les caractères spécifiques (p. 245).

Ces pâtes sont sujettes aux mêmes causes d'altération que les farines et le pain ; il est inutile de les citer à nouveau.

CHAPITRE II

MATIÈRES SUCRÉES ET GELÉES VÉGÉTALES

Les matières sucrées, très abondantes dans les plantes, s'y rencontrent sous trois formes ou plutôt trois types dont chacun peut être regardé comme constitué par le groupement de plusieurs variétés ; ces trois types sont : le glucose, le saccharose et la mannite. Les deux premiers ont une importance considérable dans l'alimentation ; l'industrie les extrait sur une très grande échelle pour subvenir aux besoins toujours croissants. Le dernier ne joue qu'un rôle très restreint et n'entre pour ainsi dire qu'en nature dans la nutrition.

Le glucose est généralement obtenu par saccharification de matières féculentes par les acides faibles ou la chaleur, d'où le nom de *sucre de fécule* sous lequel on le désigne souvent· Parmi les saccharoses, celui qui est de beaucoup le plus utilisé est le sucre cristallisable qu'on retire de la canne à sucre ou de la betterave; on sait qu'il est connu sous le nom de *sucre de canne*.

Glucose ou sucre de fécule. — On le prépare, dans l'industrie surtout en saccharifiant par l'acide sulfurique étendu des

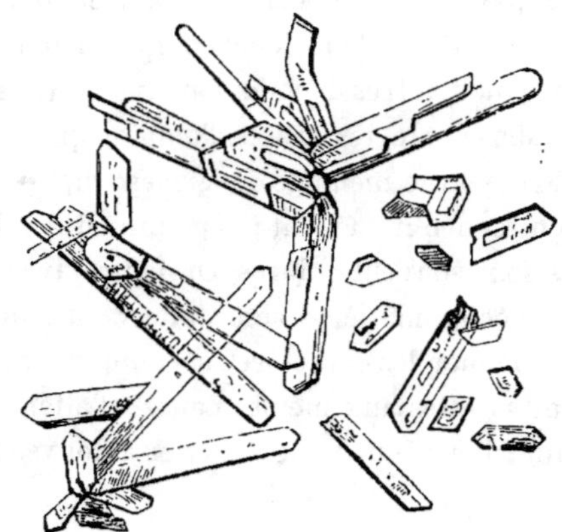

Fig. 258. — Cristaux de glucose.

fécules de pommes de terre. La plupart du temps le produit ne renferme pas 80 pour 100 de glucose ; le restant est de la matière amylacée plus ou moins transformée.

Le glucose peut cristalliser en longs prismes lamelleux, qui se réunissent souvent en éventail ou en masses radiées (fig. 258). Il réduit à chaud les liqueurs cupro-potassiques de Fehling et de Barreswil ; il se précipite de l'oxyde cuivreux rouge. La réaction se fait très bien sur les coupes de tissus où l'on veut constater la présence de glucose. Les coupes sont projetées dans la liqueur cupro-potassique maintenue à l'ébullition et retirées après un temps variant de quelques secondes à quelques minutes, suivant la nature de la préparation. L'oxyde cuivreux se pré-cipite dans les endroits où il y a du glucose ; on le reconnaît facilement en examinant la coupe au microscope ; la réaction se fait encore plus aisément sur le porte-objet, dans quelques gouttes de liquide.

Les glucoses mal préparés renferment une proportion variable, souvent très grande, de matière amylacée qui n'a pas subi la transformation complète ou même qui n'est presque pas modifiée. Dans le premier cas, elle se trouve surtout sous forme de dextrine, se colorant en brun rouge par l'iode, tandis que les particules de glucose ne donnent rien qu'une teinte jaunâtre, due à la pénétration du réactif. Les grains d'amidon plus ou moins gonflés se reconnaissent aisément à leurs caractères qui ont été étudiés précédemment. Il est fréquent de retrouver des lambeaux cellulaires presque intacts du parenchyme amylifère du produit qui a servi ; on peut les reconnaître à leurs particularités citées. Enfin, la présence de poudres minérales se reconnaît à la non-solubilité de leurs particules dans l'eau et à leur inertie vis-à-vis des solutions d'iode.

Sucre de canne. — Les sucres non raffinés, les mélasses et les cassonades sont souvent envahis par des Moisissures, qui sont les mêmes espèces que celles que nous avons signalées sur les matières amylacées ou des espèces très voisines.

Dans certains jus sucrés, principalement dans le jus de betteraves des sucreries, se développe souvent, aux dépens du sucre, un organisme spécial appartenant au groupe des Bactéries, le *Leuconostoc mesenteroides*. Les colonies ou zooglées de cette espèce forment des masses gélatineuses, mesurant de la grosseur d'une noisette à celle du poing, à surface mamelonnée, de consistance ferme et élastique (fig. 259, 10). Leur aspect et leur consistance leur font donner, en France, le nom vulgaire de *gomme de sucrerie*, et, en Allemagne, celui de *frai de grenouille (Froschlaich)*. Si l'on fait une coupe de l'une de ces zooglées arrivée au terme de son accroissement, on lui reconnaît l'aspect représenté en 6, figure 259. Elle présente de nombreux chapelets sinueux d'éléments ronds, mesurant de 0,8 μ à 1,2 μ de diamètre, noyés dans une épaisse enveloppe de gelée consistante et hyaline. Dans les zooglées un peu âgées (9), parmi ces élé-

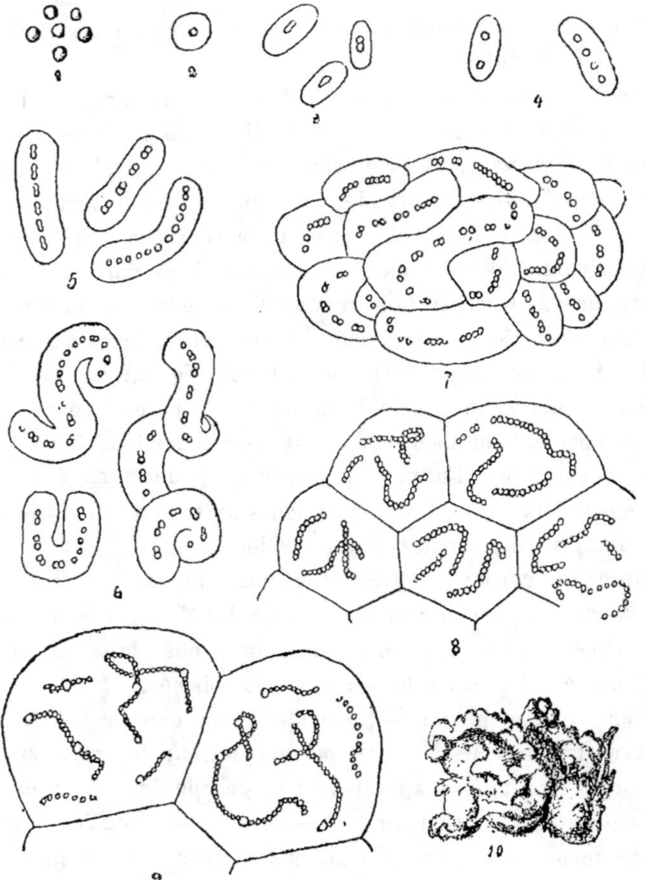

Fig. 259. — *Leuconostoc mesenteroides*, de la *gomme de sucrerie*. 10 petite zooglée de grandeur naturelle. 1, spores isolées; 2, [3, 4, 5, 6, formation des chapelets avec leur gaine de gelée; 7, chapelets pelotonnés; 8, coupe d'une zooglée ayant terminé son accroissement; 9, coupe d'une zooglée âgée, où les spores se sont formées dans les chapelets. Les figures 1-9 sont grossies 520 fois. D'après van Tieghem.

ments s'en remarquent de plus gros, à membrane épaisse et à contenu réfringent; ce sont des spores qui servent à propager le parasite. Le développement de ces spores et la croissance des zooglées sont indiqués de 1 à 9, dans la figure 259. Ce parasite transforme le sucre du jus en une matière ternaire voisine de la dextrine; c'est une véritable perte, puisque le produit modifié n'est presque plus sucré.

Les sucres raffinés, en pains, sont bien peu falsifiés d'ordinaire. Ils ne présentent guère, comme altération, que des taches rougeâtres ou vertes, dues au développement de quelques Moisissures insignifiantes.

Il n'en est plus de même des sucres en poudre, qui sont une des denrées alimentaires sur lesquelles on fraude le plus souvent.

On les additionne de matières féculentes qui se reconnaissent parfaitement au microscope. La forme des grains d'amidon, leurs propriétés optiques dans la lumière polarisée, la nuance bleue qu'ils prennent lorsqu'on fait intervenir l'iode, leur insolubilité dans l'eau, sont des caractères qui permettent d'en constater très facilement et très vite la présence dans le sucre en poudre. Le sucre de fécule est en particules insolubles dans une solution saturée de glucose, tandis que le sucre de canne, trois fois plus soluble que le glucose, s'y dissout bien. La dextrine forme de petits magmas insolubles dans l'eau alcoolisée et devenant d'un brun rouge par l'iode. Les matières minérales sont insolubles dans l'eau et insensibles aux réactifs.

Le sucre de canne cristallise en gros prismes rhomboïdaux munis de facettes hémiédriques, bien différents des longs prismes aplatis du glucose.

Mannite. — C'est un sucre qui paraît assez répandu dans le suc cellulaire des plantes. Il cristallise en long prismes rhomboïdaux aigus, souvent fins et soyeux, groupés en amas rayonnés.

CHAPITRE III

GELÉES VÉGÉTALES

Les membranes cellulaires de certaines plantes se transforment souvent, en totalité ou en partie, en une substance isomère de la cellulose, qui jouit de la propriété d'absorber une forte proportion d'eau et de donner alors une sorte de gelée ou de mucilage. On prépare, avec quelques-uns de ces végétaux, des gelées qui peuvent entrer dans l'alimentation sous leur véritable nom ou servent à falsifier d'autres produits de même consistance, spécialement les confitures de fruits.

Gélose. — On désigne sous le nom de *gélose* un produit gélatineux qu'on prépare avec plusieurs Algues du groupe des

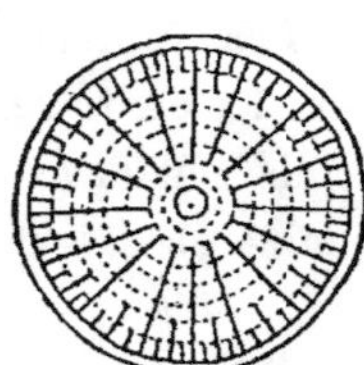

Fig. 260. — *Arachnoidiscus japonicus.*

Floridées, habitant les mers chaudes et principalement celles de la Chine et du Japon, en particulier l'espèce nommée *Gelidium spiniforme.* La drogue, plus connue sous le nom d'*agar-agar*, arrive sous forme de baguettes transparentes, de forme irrégulière, de consistance cornée. Ces baguettes se gonflent dans l'eau froide. Elles se dissolvent en majeure partie dans l'eau bouillante; la dissolution se prend en gelée par le refroidissement. Le pouvoir gélifiant du produit est considérable : 1 pour 100 d'eau donne une gelée très ferme, gardant sa consistance jusque vers 70 degrés.

La substance qui jouit du pouvoir de donner une gelée avec l'eau paraît être une variété isomérique de la cellulose, tout aussi résistante qu'elle à la digestion. Les gelées obtenues avec elle ne jouissent probablement d'aucun pouvoir nutritif.

La gélose sert surtout dans l'industrie, comme apprêt. On l'utilise souvent pour falsifier les confitures ou les gelées de

fruits, en fabriquant de toutes pièces à son aide ou en mélangeant seulement des proportions variables pour donner du
corps. Dans les gelées à base de gélose, on trouve de nombreux débris du tissu de l'Algue, bien différents d'aspect des
cellules du parenchyme des fruits. On y retrouve toujours, de
plus, des débris d'organismes inférieurs marins qui sont restés
adhérents à l'Algue ; un des plus importants est la carapace sili-
ceuse discoïde d'une fort jolie Diatomée des mers de Chine et du
Japon, l'*Arachnoidiscus japonicus*, dont la figure 260 représente très sommairement et imparfaitement les principaux détails.
Cette Diatomée, commune dans les gelées de gélose, indique
d'une façon certaine la présence de la drogue en question.

La gélose sert à fabriquer des perles pour potage de bel aspect, mais tout à fait réfractaires à la digestion. C'est un produit
dont il faudrait interdire ou limiter l'emploi, en exigeant au
moins que l'acheteur soit renseigné sur l'absence totale de pouvoir nutritif. Il est facile de reconnaitre ces perles des autres
fabriquées avec des substances amylacées diverses ; ces dernières
montrent seules des grains d'amidon bleuissant par l'iode.

Carragahen. — C'est encore une Algue qui fournit ce produit, le *Fucus crispus*, des mers du Nord. On en obtient une
gelée moins belle et moins consistante qu'avec la gélose ; elle est,
du reste, moins usitée.

Gommes. — Ce sont des produits issus de modifications
isomériques de la cellulose, qui se gonflent beaucoup dans l'eau
ou même s'y dissolvent complètement en donnant un liquide
filant et sirupeux. Elles n'ont qu'une importance très secondaire
dans l'alimentation ; aussi nous bornons-nous à les citer simplement pour mémoire.

Ces gommes proviennent de la transformation des parois cel-
lulosiques de certains éléments, sous des influences pathologiques, surtout parasitaires. En les examinant au microscope,
on y reconnait toujours la présence d'éléments intacts ou modifiés en partie seulement, qui permettent d'établir leur nature.

Les principaux de ces produits sont : la *gomme arabique*,
découlant du tronc de plusieurs espèces d'*Acacias*, et la *gomme*

adraganthe, qui exsude du tronc d'*Astragales*. Plusieurs arbres fruitiers de nos régions, prunier, cerisier, etc., laissent écouler une gomme beaucoup moins estimée, en partie insoluble dans l'eau.

La gomme en poudre est souvent falsifiée avec des matières amylacées qu'il est facile de reconnaître au microscope.

Gelée de lin. — On peut obtenir de la graine de lin une gelée transparente. C'est la couche cellulaire épidermique (fig. 261, *ep*)

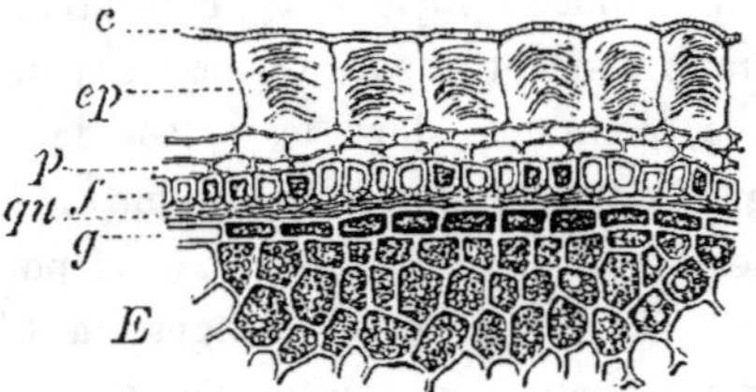

Fɪɢ. 261. — Coupe transversale d'une graine de lin.

qui la fournit. Les parois cellulaires épaisses, où l'on distingue à l'examen microscopique des strates concentriques, entourant

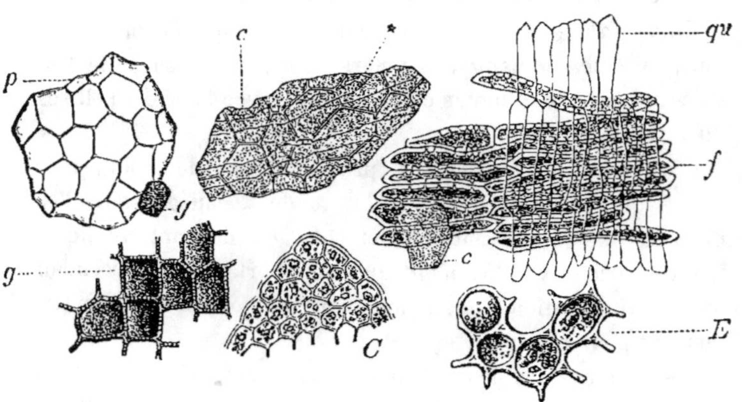

Fɪɢ. 262. — Eléments de la graine de lin.

la cavité cellulaire, absorbent beaucoup d'eau et donnent un mucilage plus ou moins consistant. On retrouve, dans cette gelée, des éléments isolés ou des lambeaux de tissus provenant des diverses couches cellulaires de la graine (fig. 262) Il est aisé de les reconnaître à leurs caractères particuliers, qui ont déjà été étudiés dans un chapitre précédent.

Salep. — Le salep fournit aussi une sorte de gelée alimentaire. Ses principaux caractères ont été exposés plus haut (page 331.)

CHAPITRE IV

MATIÈRES GRASSES VÉGÉTALES

Suivant leur état, liquide ou solide, et suivant leur consistance à la température moyenne de nos pays, on les nomme *huiles, beurres, graisses* ou *cires.* Ces dénominations peuvent n'être que relatives, puisqu'elles sont fonctions de la température de la région où l'on observe; de telle sorte qu'un même corps peut figurer dans l'une ou l'autre des trois premières classes suivant le pays. L'huile d'olives, par exemple, liquide dans les pays méridionaux prend la consistance de beurre dans les pays du Nord et même de graisse dans les régions boréales. De même, la matière grasse que nous appelons beurre de coco est une véritable huile dans les pays tropicaux où on l'extrait. Les corps qui rentrent dans la quatrième classe ont une composition et des propriétés assez particulières.

Ces graisses végétales ont une constitution semblable à celle des graisses animales. On en extrait, par saponification, des acides gras qui peuvent être identiques à ceux que l'on rencontre dans les graisses animales, mais qui en diffèrent la plupart du temps par de légers caractères tout en restant de même nature.

Huiles. — L'application du microscope à l'étude des huiles n'a guère fourni jusqu'alors de résultats pratiques. Il n'est pas de caractères microscopiques ni de réactions microchimiques connues qui puissent renseigner sur l'origine ou la pureté d'une huile. Tout au plus pourrait-on se baser sur la présence de particules des tissus d'où elle a été extraite, particules qui ont pu échapper aux manipulations et rester en suspension dans le produit ; or le fait paraît être bien rare, si encore il se présente.

Il est toutefois un point spécial sur lequel il est nécessaire d'insister. Il est des organismes inférieurs, agents d'altérations d'ordinaire, qui peuvent végéter dans l'huile, dans certaines huiles au moins. Van Tieghem, qui les y a le premier signalés, y a rencontré une Levure dont il a fait une espèce, *Saccharomyces olei*, sans être toutefois fixé sur ses caractères, et plusieurs Moisissures, entre autre deux *Mucor* et le *Penicillium glaucum*. Le développement de ces êtres semble lié à la présence d'eau dans l'huile. Dans ces cas, il y a mise en liberté d'acides gras qui forment cà et là sur les filaments mycéliens de petites masses blanches, composées d'amas d'aiguilles cristallines placées d'habitude en disposition rayonnante ; l'huile subit un commencement de saponification.

Beurres. — Nous dirons quelques mots du beurre de coco et du beurre de palme ; le beurre de cacao et le beurre de muscade seront étudiés plus loin avec les produits qui les contiennent.

Beurre de coco. — On le retire de l'albumen de la noix de coco. C'est un produit d'un beau blanc, lorsqu'il est pur, de consistance variable suivant la température, de celle du beurre à la moyenne de nos pays, d'apparence grenue, cristalline. Au microscope, il se montre formé de longues aiguilles prismatiques raides, en amas radiés, en faisceaux ou isolées et alors entières ou brisées, rappelant tout à fait l'aspect des cristallisations de stéarine des graisses animales (fig. 169, page 254). Ces cristaux s'illuminent vivement dans la lumière polarisée.

L'usage de cette matière grasse, qui ne servait autrefois qu'à la fabrication des savons, tend à s'étendre à l'alimentation. Il faut compter la rencontrer un jour ou l'autre en mélange avec les beurres naturels ou artificiels.

Beurre de palme. — Il s'extrait de l'amande des fruits d'un Palmier, l'*Elaeis guineensis*. C'est un corps blanc, fondant entre 35 et 40 degrés suivant son ancienneté, de saveur douce, d'odeur agréable rappelant celle de la racine d'iris.

Au microscope, cette graisse présente des aiguilles cristallines tout à fait semblables à celle du beurre de coco, mais ayant une tendance moins prononcée à se réunir en masses rayonnantes. On remarque en plus de grosses masses sphériques, granuleuses, assez pâles, solubles dans l'éther, insolubles dans l'alcool même absolu, qui sont de la matière grasse amorphe. Elles ne réagissent pas comme les cristaux à la lumière polarisée; tandis que ceux-ci l'illuminent vivement dans le champ noir, elles y disparaissent complètement. Ce sont des éléments assez particuliers qui peuvent faire reconnaitre dans un mélange la présence d'huile de palme.

Cires végétales. — Ce sont des produits qui n'entrent peut-être pas du tout dans l'alimentation. Ils ont une composition voisine de celle de la cire d'abeilles. Ces cires se forment en général, à la surface des feuilles ou des tiges ce beaucoup de plantes; elles ne présentent aucun caractère spécial sur lequel nous pouvons insister.

CHAPITRE V

LÉGUMES ET FRUITS

Il n'est pas possible de faire ici une histoire complète des produits alimentaires, si différents, qui doivent rentrer dans ce groupe. Nous n'en étudierons que quelques-uns qui sont surtout intéressants à bien connaître parce qu'ils servent eux-mêmes à falsifier d'autres denrées, ou sont l'objet de fraudes fréquentes.

Pommes de terre. — Ce sont des rameaux souterrains, devenus tuberculeux et gorgés d'amidon du *Solanum tuberosum*. Ces tubercules sont formés d'une mince enveloppe subéreuse, limitant une masse plus ou moins considérable de tissu amylifère (fig. 263). L'enveloppe (A, K et B) est formée d'un assez grand nombre d'assises de cellules allongées tangentielle-

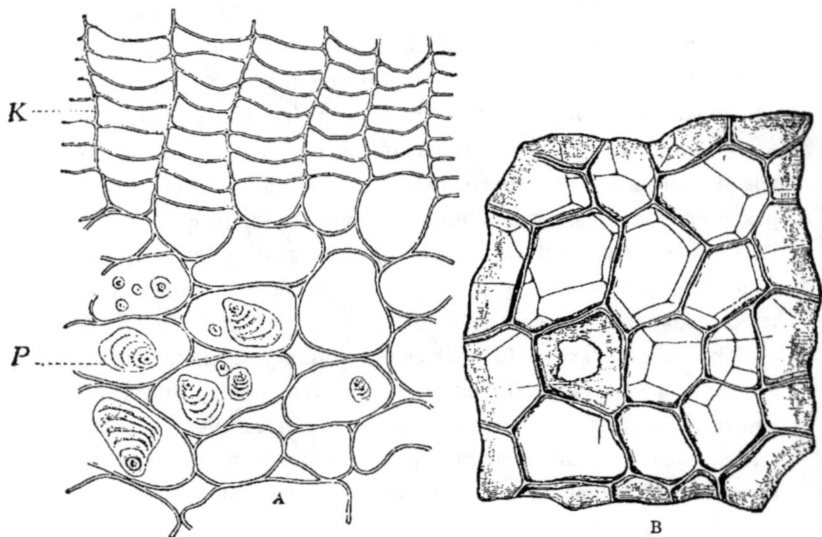

Fig. 263. — A, Coupe transversale des couches superficielles d'un tubercule de pomme de terre. K, courbe corticale; P, parenchyme amylifère. — B, lambeau de la couche corticale subéreuse (Moeller).

ment, à parois minces et résistantes, colorées en jaune brunâtre. Le parenchyme comprend de larges cellules polyédriques, irrégulières, à parois peu épaisses, laissant entre elles de nombreux méats; ces cellules sont remplies de grains d'amidon de grosseur variable. Les caractères de ces grains d'amidon ont été étudiés précédemment (p. 319); ils sont, du reste, tellement nets qu'il n'est guère possible de se méprendre sur leur nature. La coction change peu les caractères des parois cellulaires, qui se gonflent simplement un peu; ceux des grains d'amidon changent au contraire beaucoup sous son influence. Par une coction modérée, dans l'eau ou dans la vapeur, ces grains gonflent beaucoup, prennent la forme de masses polyédriques irrégulières, deviennent transparents et perdent leur striation; par une coction prolongée, tous les grains d'une cellule se transforment en une masse d'empois, transparente, qui remplit toute la cavité de l'élément.

Carottes. — Le tissu parenchymateux de la carotte est facilement reconnaissable à la présence, dans l'intérieur de ses cellules, de nombreux petits cristaux orangés, ayant la forme d'aiguilles brisées (fig. 264). On trouve, de plus, dans ce tissu, de nombreux trachéides irréguliers, ayant une largeur de 50 μ en certains endroits, présentant d'étroites fentes linéaires (fig. 265, *g*).

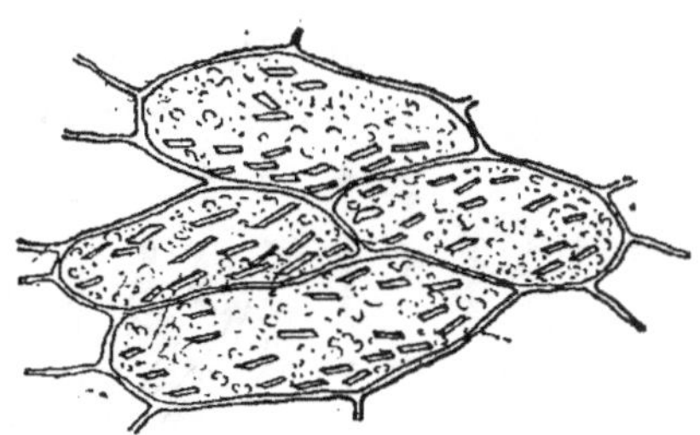

Fig. 264. — Parenchyme de carolte avec cristaux de matière colorante.

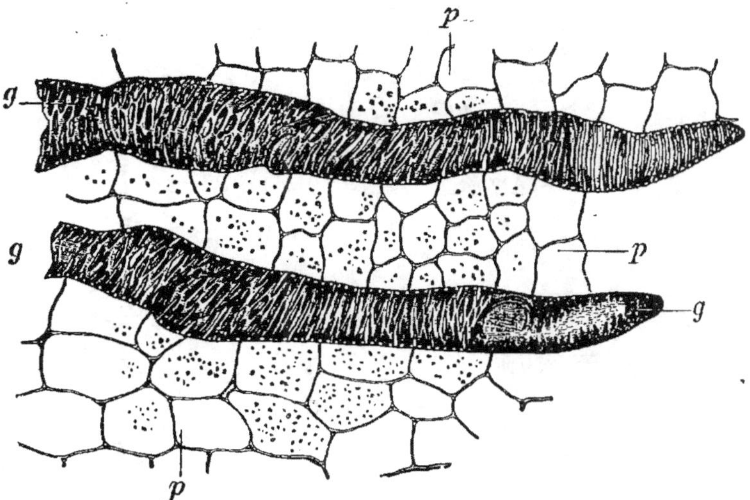

Fig. 265. — Coupe longitudinale d'une racine de carotte, 160/1 (Meller); *p*, parenchyme; *g*, trachéides.

Graines de Légumineuses. — Nous avons étudié précédemment (p. 282 et suiv.) les caractères d'un certain nombre de Légumineuses très utilisées dans l'alimentation ; il est inutile de les répéter ici. Les grains d'amidon, déformés par la manipulation qu'a pu subir la substance, ne donnent guère de renseignements certains; il n'en est pas de même des différentes couches du spermoderme, qui conserve en grande partie ses caractères souvent si particuliers et peut, dès lors, fournir des indications sûres.

Tomates. — On prépare, avec les fruits de tomates *(Solanum lycopersicum)*, des conserves qui, à cause de leur bon

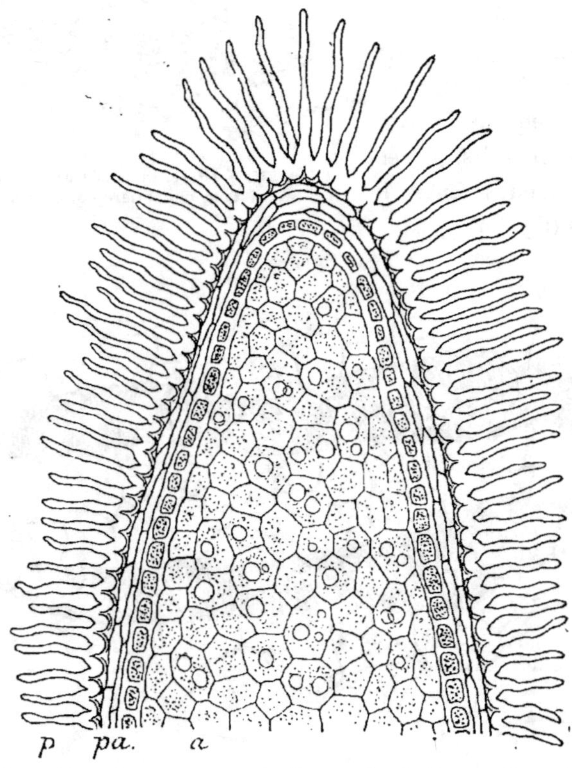

Fig. 166. — Coupe transversale d'une graine de Tomate (Bonnet). *p*, poils épidermiques; *pa*, parenchyme; *a*, cellules de l'albumen.

prix, sont l'objet de falsifications fréquentes. Il est assez difficile de reconnaitre la fraude, lorsque celle-ci est intelligemment faite, à cause de l'état pulpeux du produit. La conserve n'est formée que par la pulpe épaisse du mésocarpe du fruit, dont les caractères sont peu spéciaux. Lorsqu'on peut rencontrer des

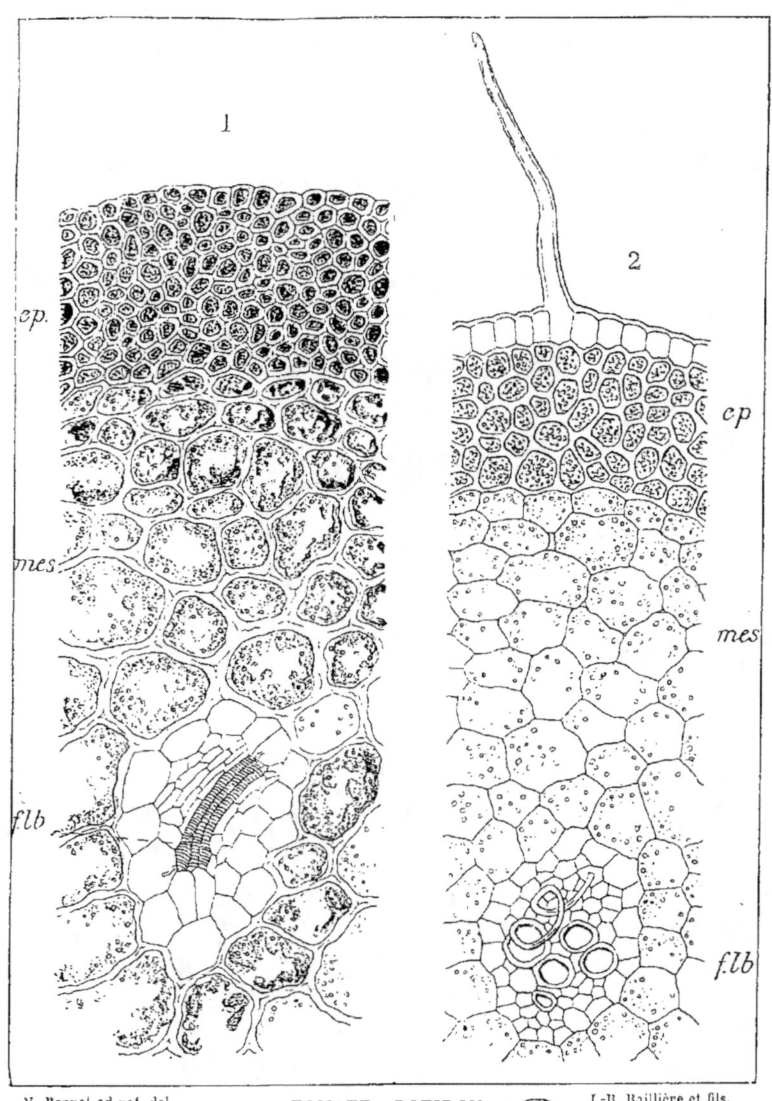

V. Bonnet ad nat. del.   TOMATE, POTIRON.   J.-B. Baillière et fils.

1, Coupe transversale de la Tomate. — 2, Coupe transversale du Potiron.

graines, la reconnaissance est facile, à cause de leur structure particulière (fig. 266), et surtout à cause de leur revêtement de longs poils assez réguliers *(p)*. Voici, quelle est la structure du fruit de la tomate et de celui du potiron, qui lui serait souvent substitué (pl. IV, fig. 1 et 2).

L'épicarpe de la *Tomate* (pl. IV, fig. 1, *ep)*, membraneux et résistant, est formé de cellules polygonales, à parois épaisses, à contenu riche en grains de matière colorante rouge. Le mésocarpe *(mes)* est formé de grandes cellules, à parois gélifiées, renfermant aussi une forte proportion de granulations rouges ; il renferme de nombreux faisceaux libéro-ligneux *(f. lb)*.

Les granulations rouges sont des cristaux de la matière colorante de la tomate, la *Solanorubine*. Ces cristaux se présentent sous trois formes : celle de petites lamelles polygonales ; celle de corps bacillaires très minces, constituant des prismes longs ou courts ; enfin celle d'aiguilles effilées à une extrémité en pointe aiguë, tronquées à l'autre. L'acide sulfurique concentré colore immédiatement ces cristaux en bleu indigo ; ils sont insolubles dans l'eau, l'alcool, l'acide acétique, la lessive de potasse, soluble dans l'éther, le chloroforme, la benzine, le sulfure de carbone ; ils résistent très longtemps aux fermentations et à la putréfaction.

Ce pigment possède, en outre, des bandes d'absorption très caractéristiques, faciles à constater à l'aide du microspectroscope. Ce sont surtout, en couche mince, dans le vert, une bande dont le milieu coïncide presque avec la ligne *b*, et une autre dont le milieu coïncide presque avec la ligne F ; dans le bleu, une bande dont le milieu coïncide presque exactement avec le milieu de l'espace qui sépare F de G. En faisant augmenter l'épaisseur de la couche, les bandes d'absorption s'élargissent ; enfin, sous une épaisseur assez grande, il y a absorption totale depuis l'extrême violet jusqu'à la région moyenne du jaune.

Le fruit du *Potiron* (pl. IV, fig. 2) a un épicarpe *(ep)* dont les éléments offrent un contenu coloré en jaune orangé ; cette couche est limitée extérieurement par une assise épidermique, incolore, dont les cellules se prolongent quelquefois en poils. Le mésocarpe est formé d'éléments polyédriques, à parois très minces, à contenu jaunâtre ; il renferme des faisceaux libéro-ligneux dont les trachées sont très grosses. Les propriétés de la matière colorante ne sont pas celles constatées pour la tomate.

La pulpe de carotte entrerait aussi fréquemment dans les conserves de tomate ; on la reconnaîtrait à ses caractères qui viennent d'être énumérés.

CHAPITRE VI

CHAMPIGNONS

La classe des Champignons renferme un bon nombre d'espèces comestibles dont plusieurs sont très recherchées. Malheureusement à côté se trouvent d'autres espèces, toxiques à un haut degré, qui peuvent à un examen inattentif, être confondues avec les premières et occasionner des accidents dangereux, souvent même d'une haute gravité.

Il est rare qu'on doive recourir à l'examen microscopique pour la diagnose des Champignons frais et entiers ; une pareille obligation serait loin d'être pratique, et d'ailleurs les caractères macroscopiques suffisent. Il est cependant des cas où le microscope devient nécessaire. C'est par exemple, lorsqu'un Champignon alimentaire de qualité inférieure se trouve, dans un produit préparé, substitué à un bon auquel il peut beaucoup ressembler, ou auquel on l'a fait ressembler plus ou moins par diverses manipulations. C'est encore quand on substitue aux Champignons des produits tout autres, habillés de façon à pouvoir simuler le produit vrai. Enfin, il peut être nécessaire, dans un empoisonnement, de se renseigner sur la nature de débris que l'on soupçonne appartenir à des Champignons vénéneux.

Les caractères du faux tissu qui forme la plus grande masse des Champignons ne peuvent guère servir. Ils sont en effet toujours très voisins et souvent identiques dans les espèces que l'on voudrait différencier. Ce faux tissu, ou pseudo-parenchyme, est formé par la réunion de tubes mycéliens allongés, droits ou sinueux, enchevêtrés les uns dans les autres, soudés entre eux, de telle sorte que, sur une coupe transversale, il apparaît comme formé de cellules de dimensions inégales, irrégulièrement polygonales, entre lesquelles existent des méats plus ou moins grands. La membrane de ces tubes est formée d'une variété de cellulose qui devient rose sous l'influence de l'iode et de l'acide sulfurique ou du chloroiodure de zinc, tandis que la cellulose ordinaire donne une coloration bleu foncé. C'est une particularité importante à connaître pour les recherches dont nous nous occupons. Ce faux tissu ne renferme du reste rien qui puisse servir d'indication ; il ne contient jamais d'amidon, jamais de granulations pigmentaires, quelquefois seulement des cristaux d'oxalate de chaux qui n'offrent rien de particulier.

Ce sont les spores qui présentent les caractères les plus précieux à constater ; ils sont toujours constants pour une même espèce, ce qui a une grande importance. Malheureusement, ils diffèrent souvent peu, voire même pas du tout, d'une espèce à l'autre.

Les caractères du pseudo-parenchyme et des spores de ces Champignons changent peu en général par les traitements que l'on fait subir d'ordinaire aux aliments ; la coction en particulier se borne à les gonfler légèrement ; un commencement de diges- tion ne les altère guère plus.

Les Champignons alimentaires appartiennent aux deux grands ordres des *Basidiomycètes* et des *Ascomycètes*. Chez les pre- miers, les spores se produisent par bourgeonnement au sommet de cellules mères spéciales, les *basides ;* chez les seconds, les spores se forment par division à l'intérieur de cellules mères, les *asques.* Il sera donc très facile de rapporter une espèce observée à celui des deux ordres auquel elle appartient.

Champignons Basidiomycètes

Les espèces comestibles appartiennent toutes au sous-ordre des *Hyménomycètes*, où la couche de tissu qui produit les basides et partant les spores, l'*hyménium* comme on l'appelle, se trouve à l'extérieur du Champignon.

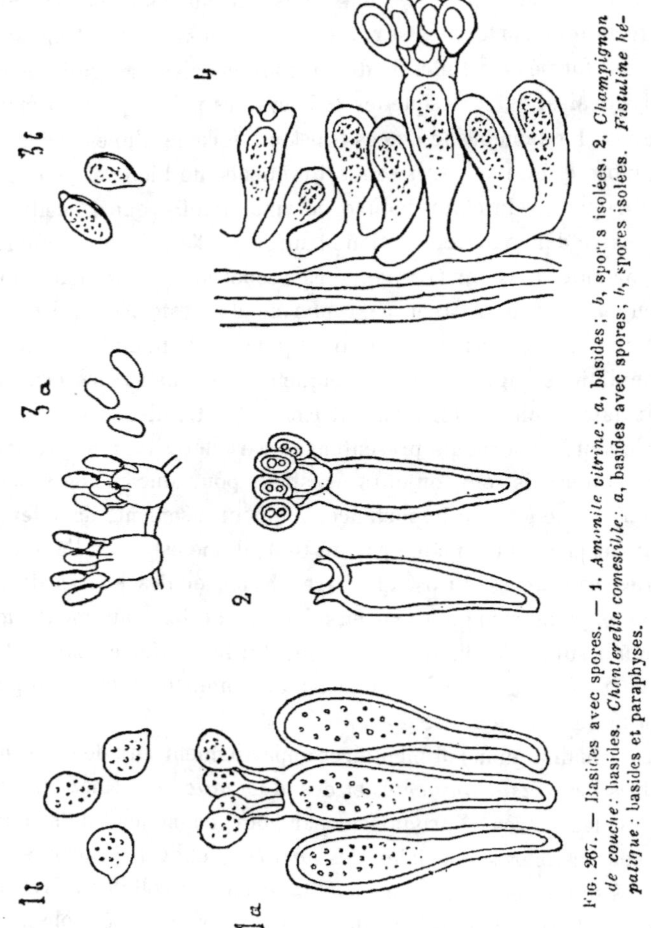

Fig. 267. — Basides avec spores. — 1. *Amanite citrine*: a, basides; b, spores isolées. 2. *Champignon de couche*: basides. *Chanterelle comestible*: a, basides avec spores; b, spores isolées. *Fistuline hépatique*: basides et paraphyses.

La structure de l'hyménium ne varie guère dans le groupe. On reconnaît à cette couche deux sortes d'éléments; ceux dont nous avons déjà parlé, les *basides*, et d'autres éléments stériles, les *paraphyses*, pouvant se rapprocher comme forme des premiers ou être plus allongées, parfois même ressemblant à de longs poils. Les basides ont souvent la forme de massue; elles peuvent être plus courtes, presque sphériques ou plus allongées, quasi cylindriques. Elles portent, à leur extrémité libre, d'ordinaire quatre prolongements aigus, les *stérigmates*, au bout desquels se produisent les spores.

Dans la majeure partie des espèces qui entrent dans l'alimentation la couche hyméniale recouvre la surface libre de prolon gements qui s'observent à la face inférieure du chapeau du Champignon. Ces prolongements affectent très souvent la forme de lamelles rayonnantes ; ils ressemblent quelquefois à des dents ou des aiguillons, comme chez les *Hérissons (Hydnum)*. Chez les *Polypores*, l'hyménium revêt la face interne de dépressions irrégulières qui se trouvent sous le chapeau, et chez les *Bolets* et les *Fistulines*, la surface intérieure de tubes que l'on voit au même endroit. A l'aide de ces données, on peut déjà reconnaitre auquel de ces groupes appartient un fragment de Champignon que l'on veut étudier. Il suffit, pour observer l'hyménium, de faire une coupe mince d'une partie choisie de la face inférieure du chapeau.

La forme des spores varie beaucoup d'un genre à l'autre, mais très peu et souvent pas du tout entre les espèces d'un même genre. Elle ne pourrait donc pas servir pour distinguer dans un même genre les espèces comestibles des espèces vénéneuses. Elle peut cependant donner de bonnes indications. Les *Amanites* ont toutes les spores blanches sphériques présentant à un pôle un petit apicule (fig. 267, 1). Le *Champignon de couche (Psalliota campestris)* ainsi que ses congénères voisins, très estimés également, ont des spores elliptiques d'un beau pourpre (fig. 267, 2). La *Grande Coulemelle (Lepiota procera)* a des spores ovoïdes apiculées, blanches. Le *Mousseron (Tricholoma Georgii)* a des spores blanches, ovoïdes, elliptiques. Le *Grand Coprin (Coprinus ovatus)* a des spores ovoïdes noirâtres. Le *Lactaire délicieux (Lactarius deliciosus)* et le *Lactaire poivré (Lactarius piperatus)* ont des spores elliptiques, verruqueuses échinulées, blanches. Le *Rougillon (Russula alutacea)* a des spores jaunâtres, sphériques, verruqueuses. La *Chanterelle (Cantharellus cibarius)* a des spores blanches, oblongues et apiculées (fig. 267, 3).

Champignons Ascomycètes

C'est dans cet ordre important que se rencontrent les *Morilles*, les *Helvelles* et les *Truffes*.

Les *Morilles* et les *Helvelles* ont un aspect qui rappelle celui des Champignons précédents. La couche de tissu, où se produisent les spores, se trouve également située dans des dépressions ou à la face inférieure d'une sorte de chapeau qui forme une partie du corps du Champignon, mais ces spores se produisent dans l'intérieur d'éléments spéciaux, les *asques*, qui affectent ici une forme de massue allongée contenant huit spores elliptiques jaunâtres (fig. 268).

Les *Truffes* ont une valeur beaucoup plus grande et sont l'objet d'un commerce considérable ; c'est ce qui explique pourquoi la fraude les vise surtout. C'est la France qui est le pays de production par excellence de ce précieux Champignon ; on l'exploite cependant aussi un peu en Italie et dans le nord de l'Espagne. Les plus estimées viennent du Périgord ; mais sous ce nom sont compris aussi, dans le commerce, les produits qui sont récoltés dans certaines régions du Midi, principalement celles de l'Auvergne. Là, elles font l'objet de véritables exploitations réglées.

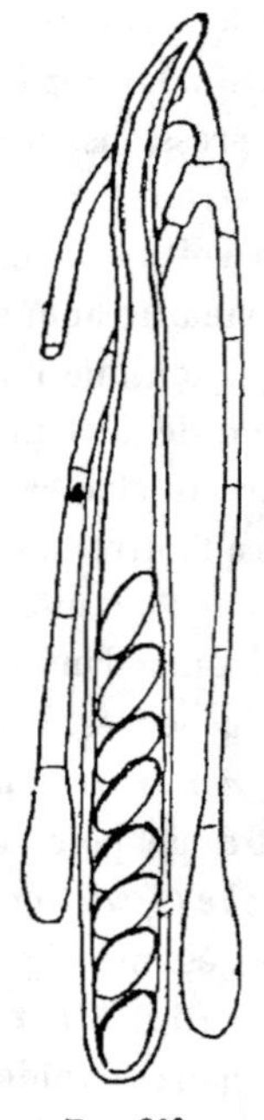

Fig. 268.
Asques de Morille.

On trouvera, dans l'excellent petit livre du Dr Ferry de la Bellone : *La truffe ; étude sur les truffes et les truffières* [1], des détails d'un très grand intérêt sur cet aliment si estimable ; nous lui ferons plusieurs emprunts.

La truffe est la fructification d'un Champignon dont l'appareil végétatif, le mycélium, n'est pas encore bien connu. On se rend facilement compte de sa structure sur une coupe mince faite

[1] *Bibliothèque scientifique contemporaine*, J.-B. Baillière et fils.

à la main ou au microtome. La partie externe du tubercule, le
peridium, comme on l'appelle, dure, de couleur foncée, forme
une sorte d'écorce à sa périphérie. Le péridium diffère, suivant
les éspèces, par sa couleur, sa consistance, la présence ou l'absence d'aspérités. Si la coupe intéresse tout le tubercule, on
obtient une surface plane, à fond coloré en brun ou en noir,
parcourue par des marbrures blanches, plus ou moins nettes,
plus ou moins fines, suivant l'espèce. Les *veines* blanches sont

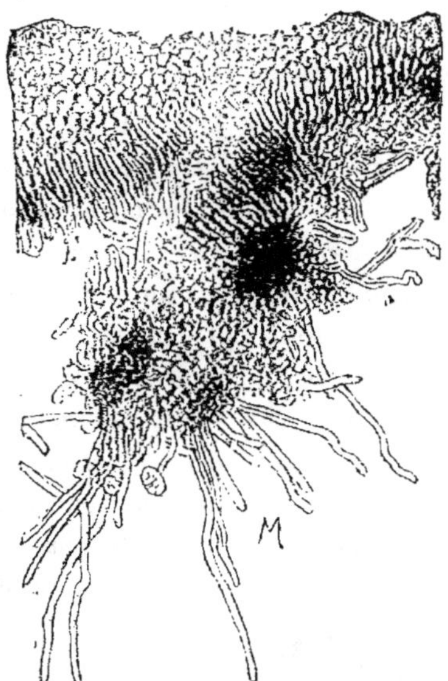

Fig. 269. — Coupe de *Tuber panniferum* 180/1. M, mycélium ;
E, partie corticale (Ferry de la Bellone).

uniquement formées de tubes mycéliens irréguliers, entre-
croisés (fig. 269) ; la pulpe foncée renferme de nombreux asques
contenant le plus souvent quatre spores. Si l'on examine par
transparence, sur une lame de verre, une telle coupe mince et
large, les veines blanches paraissent sombres et opaques, tandis
que la pulpe foncée est translucide. A un grossissement moyen,
on se rend compte de la cause du phénomène, dû à la présence
entre les filaments mycéliens des veines blanches, de nombreuses
bulles d'air très fines, qui peuvent être facilement expulsées en

mettant la coupe pendant quelques minutes dans de l'alcool faible. Les caractères de ces différentes parties et spécialement des spores servent à reconnaître l'espèce de truffes à laquelle on a affaire.

La diagnose des espèces a en effet un haut intérêt. La fraude porte surtout sur la substitution aux truffes de premier ordre, à parfum vif et pénétrant, de truffes de qualité secondaire ou même nulle, d'odeur peu prononcée ou même désagréable. Cette fraude passe souvent inaperçue, principalement dans les conserves, où d'autres goûts masquent, pour le commun des mortels, celui si distinct de la truffe.

La truffe la plus estimable est la vraie *truffe noire du Périgord*, le *Tuber melanosporum*. On peut ranger à côté d'elle, mais bien au-dessous cependant, parmi les bonnes truffes, le *Tuber brumale* et le *Tuber æstivum*, la *truffe d'été*. Dans une seconde série se rangent des espèces du même genre, bien moins estimées, mais qui se consomment également, à odeur différente de celle des bonnes truffes, souvent fortes, rappelant le musc ou l'ail. On y trouve les *Tuber magnatum*, *T. moschatum*, *T. uncinatum*, *T. macrosporum* et *T. mesentericum*. Enfin, comme truffes non comestibles, on peut rencontrer surtout les deux espèces *Tuber rufum* et *T. panniferum*. Nous allons voir à quels caractères il est possible de reconnaître ces espèces.

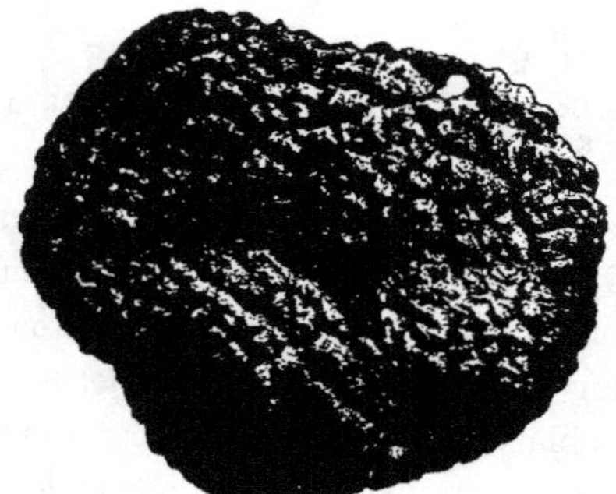

Fig. 270. — Truffe noire du Périgord face externe. Gr. nat.
(Ferry de la Bellone).

Tuber melanosporum. — C'est la vraie *truffe noire*, venant surtout du Périgord et de la Provence. Son péridium est noir, portant des verrues polygonales (fig. 270). Sur une coupe (fig. 271), la chair est d'un noir violet; les veines sont blanches ou légèrement rouillées, bordées d'un liseré translucide plus clair, la *zone pellucide*. Les asques (fig. 272) sont ovales et renferment quatre ou six spores, ovales, noirâtres, hérissées de pointes aiguës et toujours opaques quand elles sont mûres. Ces spores mesurent de 29 à 34 μ. de long sur 22 à 26 μ de large.

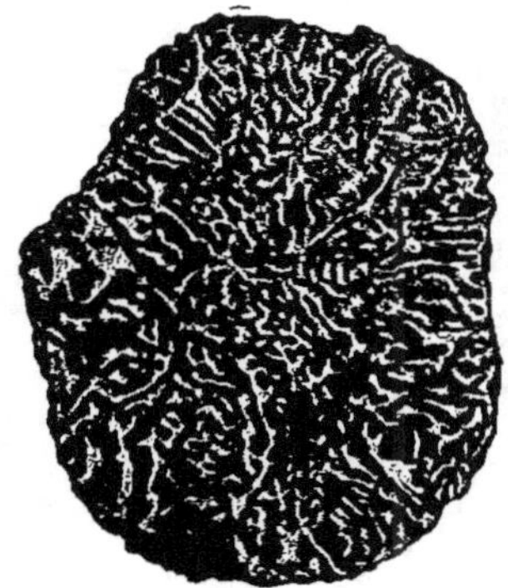

Fig. 271. — Truffe noire du Périgord, coupe médiane. Gr. nat. (Ferry de la Bellone).

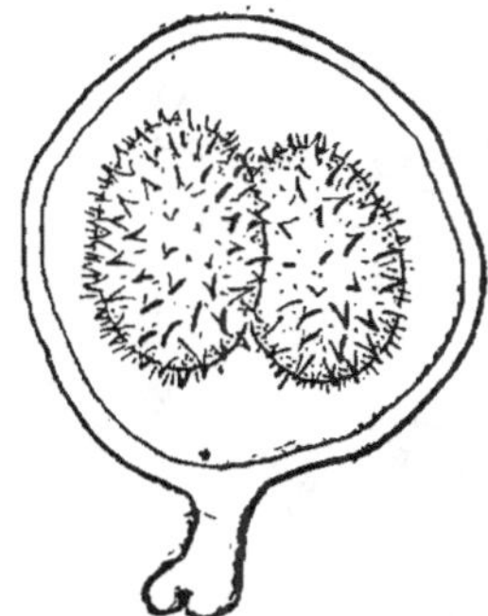

Fig. 272. — Asques de *Tuber mela-nosporum* avec spores hérissées de pointes 540/1 (Ferry de la Bellone).

Tuber brumale. — Elle est souvent vendue comme truffe noire, avec la précédente à laquelle elle ressemble beaucoup. Le péridium est noir verruqueux; la chair est d'un violet brunâtre; les veines sont blanches et ne présentent jamais de zone pellucide. Les asques (fig. 273, A) sont presque sphériques; elles contiennent de quatre à six spores ovales, brunes, n'ayant jamais la couleur foncée de celles de la truffe à spores noires, hérissées de pointes aiguës, mesurant de 26 à 32 μ. de long sur 19 à 23 μ. de large. Ces spores, en outre, restent presque toujours translucides. Les auteurs qui lui attribuent un goût musqué la confondent avec le *Tuber moschatum*.

Tuber æstivum. — Elle se forme plus tôt que les précédentes et peut se récolter plus tôt, d'où son nom de *truffe d'été*,

La couleur de la truffe faite est noire, un peu brunâtre ; celle d'une plus jeune est d'un 'gris jaunâtre. Le péridium porte des

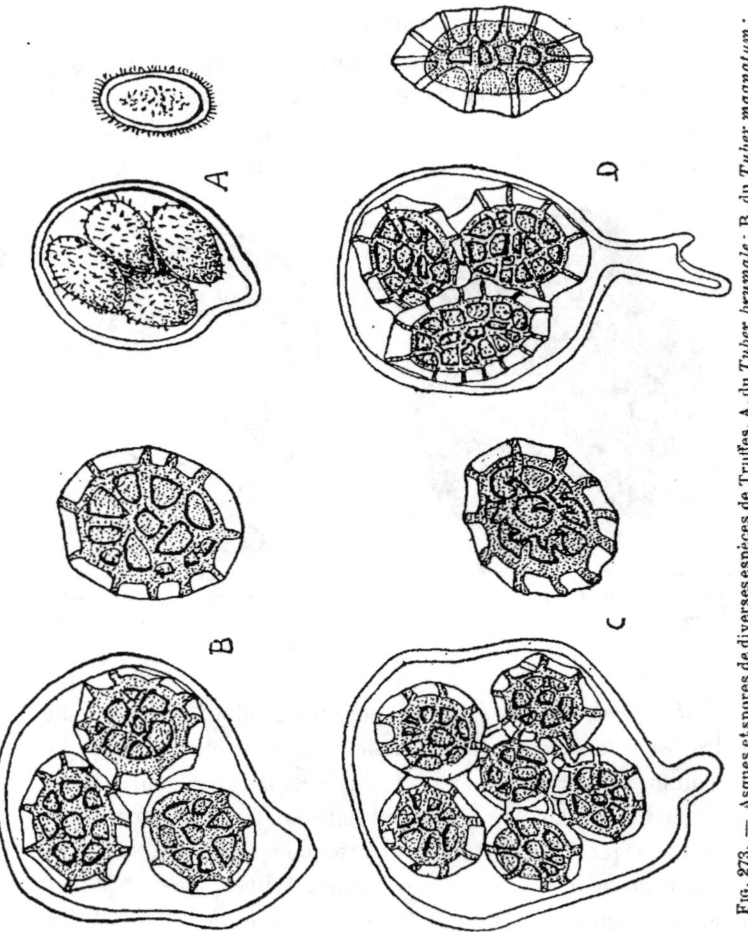

Fig. 273. — Asques et spores de diverses espèces de Truffes. A, du *Tuber brumale*; B, du *Tuber magnatum*; C, du *Tuber uncinatum*; D, du *Tuber mesentericum* (d'après Richon et Roze).

verrues plus grosses et plus rudes que celles des deux espèces précédentes (fig. 274). La chair, d'abord de teinte claire, fonce avec l'âge ; on y remarque des veines blanches, nombreuses et serrées (fig. 275). Les asques, presque sphériques, renferment quatre ou six spores elliptiques, d'un jaune brun clair, trans-

lucides, dont la surface est ornée d'un élégant réseau alvéolé
(fig. 276); les angles des alvéoles se prolongent en pointes

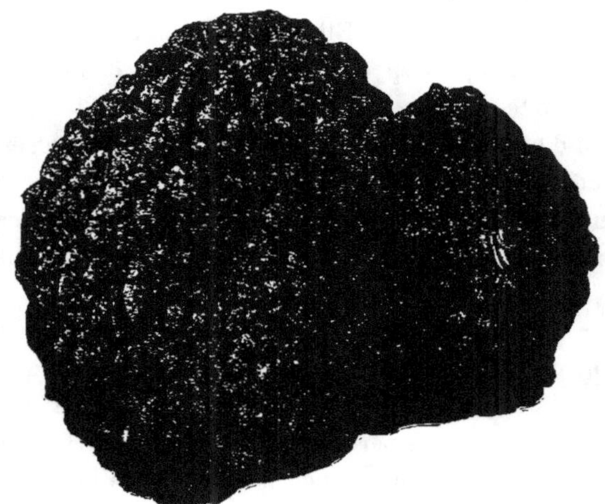

Fig. 274. — *Tuber æstivum*, face externe. Gr. nat. (Ferry de la Bellone).

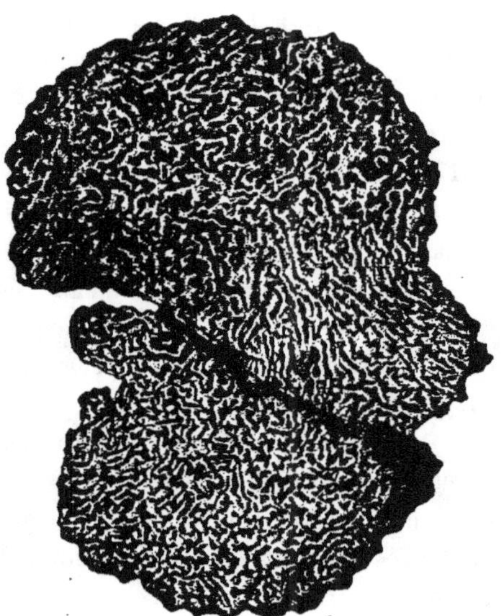

Fig. 275. — *Tuber æstivum*, coupe transversale.
Gr. nat. (Ferry de la Bellone).

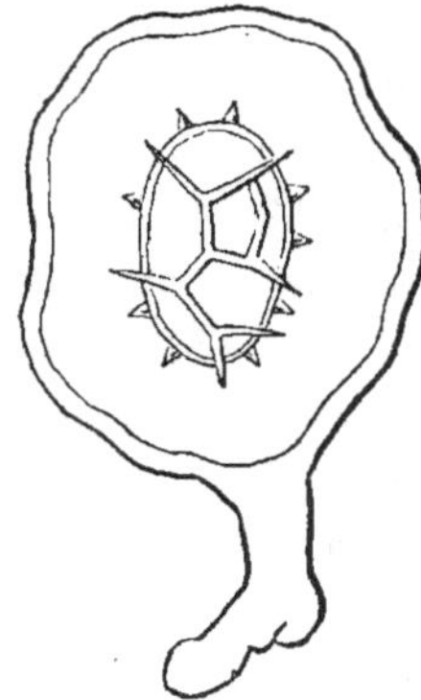

Fig. 276. Asque de *Tuber
æstivum*, 540/1 (Ferry de
la Bellone).

aiguës. Ces spores mesurent de 25 à 32 μ de long sur 22 à 25 μ de large. C'est cette espèce qui se récolte exclusivement dans nos régions de l'Est.

Tuber magnatum. — Elle vient surtout d'Italie et développe une odeur qui rappelle celle de l'ail et de l'oignon. Elle est d'une teinte jaunâtre ocracé ; le péridium est lisse ; la pulpe fertile est d'un jaune fuligineux, les veines blanches très étroites. Les asques sont irrégulièrement sphériques ; ils renferment deux, trois ou quatre spores, sphériques ou elliptiques, présentant, à la surface de larges alvéoles, mesurant de 38 à 48 μ de long sur 32 à 42 μ de large (fig. 273, B).

Tuber moschatum. — Elle a une odeur forte, pénétrante, rappelant celle du musc. Ses caractères sont voisins de ceux du *Tuber melanosporum* et *Tuber brumale*, elle s'en distingue surtout par l'odeur. Le péridium est noir et couvert de verrues petites, polygonales, portant une petite cavité à la pointe, il se détache facilement, à la brosse ou sous l'ongle, des couches sous-jacentes. La chair est d'un gris brun, parcourue par des veines blanches, larges et peu nombreuses. Les spores sont hérissées de pointes et contenues le plus souvent au nombre de cinq dans les asques ovales, presque sphériques. Elles mesurent de 25 à 32 μ de long sur 22 à 25 μ de large.

Tuber uncinatum. — Le péridium est noirâtre, à verrues très fortes, saillantes, presque coniques. La chair est d'un brun gris. Les asques sont très abondantes dans la pulpe foncée (fig. 273, C), elles renferment de quatre à six spores arrondies, à membrane alvéolée. Les alvéoles des spores sont terminées à leurs angles par des pointes recourbées ; leurs cloisons peuvent disparaître en partie à la maturité. L'odeur est agréable, mais assez faible,

Tuber macrosporum. — Le péridium, jaune roussâtre ou brun porte de très fines verrues, souvent peu visibles. La chair d'un roux noirâtre, à odeur d'ail, est parcourue par de larges veines blanches, brunissant avec l'âge. Les asques elliptiques à long pédicelle, renferment d'une à trois grosses spores elliptiques, très finement et élégamment alvéolées (fig. 277). Ces spores ont de 53 à 65 μ de long sur 32 à 39 μ de large,

Tuber mesentericum. — Le péridium noir est recouvert de grosses verrues pentagonales; la chair est blanc-jaunâtre, parcourue par des veines blanches serrées. Dans la pulpe fertile courent des lignes obscures, nombreuses, continues, toujours

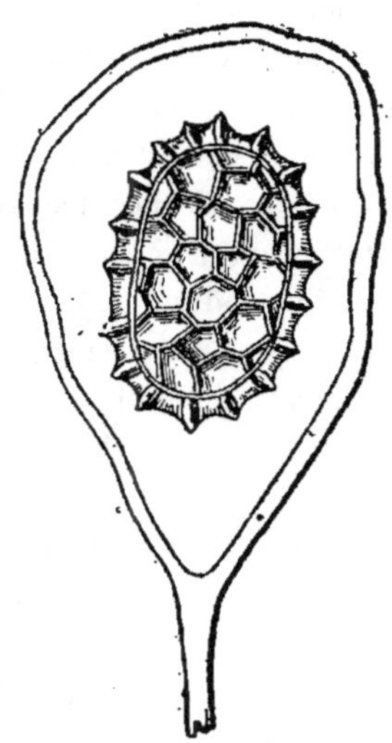

FIG. 277. — Asque de *Tuber macrosporum* avec une spore alvéolée, 540/1 (Ferry de la Bellone).

visibles sur une coupe récente, même à l'œil nu. Les asques, assez régulièrement sphériques, contiennent de trois à six spores ellipsoïdales, brunâtres, irrégulièrement alvéolées (fig. 277), dont les alvéoles ne portent pas d'épines aux angles comme chez le *Tuber æstivum* à qui cette espèce ressemble. Les spores ont de 32 à 38 μ de long et de 25 à 31 μ de large.

Tuber rufum. — C'est une Truffe d'un noir roux ou brun foncé, à péridium dur, chagriné comme le bout du museau d'un chien. La chair est fauve ou rougeâtre, de consistance cornée, parcourue de veines blanches et de lignes obscures. Les asques sont piriformes allongées, renfermant de quatre à six spores ovales, hérissées de pointes courtes leur donnant l'aspect verruqueux. Ces spores, brunes et translucides, mesurent de 25 à 27 μ de long sur 22 à 26 μ de large.

Tuber pinniferum. — Sa couleur est brun foncé ; le péridium porte à sa périphérie une couche molle, duveteuse, ressemblant à de l'amadou. La chair est grise ou jaunâtre, un peu cornée, odorante. Les asques sont arrondies et renferment de six à huit spores presque sphériques, brun clair, translucides, hérissés de courtes pointes aigües, mesurant de 23 à 16 μ. de long sur 19 à 13 μ. de large. Cette espèce et la précédente ne peuvent guère être regardées comme comestibles.

On a, dit-on, substitué aux Truffes d'autres Champignons de l'ordre des Basidiomycètes, des *Lycoperdon*, vulgairement nommés *Vesces de loup*. Les individus jeunes seulement ont la consistance voulue ; chez ceux plus âgés la partie corticale ne renferme plus qu'une poussière d'un brun noirâtre formée de spores et de longs filaments. Il est très facile de reconnaitre la fraude ; l'aspect de la partie centrale. est très différent de celui des Truffes. Sur des coupes, on ne rencontre jamais d'asques, on voit au contraire les spores se produire sur de véritables basides.

Enfin, on a rencontré des Truffes fabriquées de toutes pièces avec des morceaux de pomme de terre, coupés aux dimensions voulues et colorés en noir. L'examen microscopique fait très vite reconnaître la fraude ; on retrouve le parenchyme amylifère avec les grains d'amidon caractéristiques.

Les Truffes sont sujettes à de fréquentes altérations. Elles subissent souvent une sorte de putréfaction due à des Bactéries qui pullulent à leur surface et pénètrent rapidement dans la chair par les fissures et les interstices. Les tubercules sont alors recouverts d'une couche muqueuse grise ou verdâtre qui se montre composée d'une infinité de bâtonnets ; le tissu en est plus mou et dégage à la coupe une odeur ammoniacale. Les Truffes qui ont été gelées s'altèrent d'ordinaire très facilement.

Les Truffes sont souvent attaquées, comme la plupart des autres Champignons du reste, par les larves de divers Insectes, qui y creusent des galeries et se nourrissent de leur substance. Ces Truffes véreuses sont dépourvues d'une bonne partie de leur parfum. Elles sont surtout attaquées par un p etit Diptère du genre *Helomyza* dont toutes les espèces sont parasites des Champignons à l'état larvaire, l'*Helomyza tube-rivora*.

CHAPITRE VII

ALIMENTS SPÉCIAUX

Nous rangerons dans cette catégorie et sous cette rubrique à sens très large des produits d'une haute importance dans l'alimentation, le café, le thé, le cacao et ses préparations. Les deux premiers ne peuvent certainement pas être confondus dans le même groupe que les matières alimentaires vraies ; leur valeur nutritive proprement dite n'entre que pour bien peu, peut-être même pas du tout, dans les considérations qui en motivent l'emploi. Il n'en est pas de même du dernier qui, lui alors, est réellement un aliment dans le sens strict du mot ; comme, à ses propriétés alimentaires, il joint un pouvoir d'excitant général, qu'il doit à un principe bien voisin sinon identique à ceux du thé et du café, il paraît rationnel de le rapprocher de ces dernières substances. Il n'est guère possible de séparer de l'étude du café celle de ses soi-disant succédanés ; de même l'étude du chocolat doit être indissolublement liée à celle du cacao. Nous dirons enfin quelques mots de la coca, prônée par les uns, dénigrée par les autres, qui peut cependant jouer un rôle de quelque importance dans l'économie de l'alimentation.

Café

Les fruits des Caféiers (fig. 278) sont des drupes oblongues ou sphériques, plus ou moins charnues, renfermant deux noyaux, durs ou parcheminés, d'ordinaire convexes en dehors et plans du côté où ils s'accolent. Ces deux noyaux qui représentent l'endocarpe du fruit, renferment chacun une graine plan-convexe également, portant sur sa face aplatie un profond sillon vertical, entourée d'un mince tégument crustacé. La graine est constituée par un gros albumen corné, à bords involutés, et un petit embryon excentrique, rapproché de la base de l'albumen.

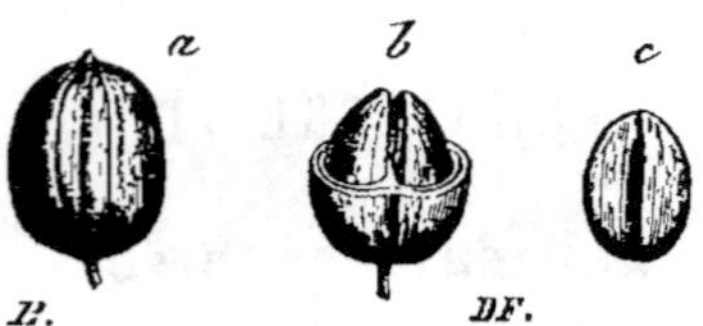

Fig. 278. — Fruits de Caféier, *a*, fruit entier; *b*, fruit dont la partie charnue a été enlevée dans la moitié supérieure; *c*, graine isolée.

Les Caféiers, originaires de l'Asie et de l'Afrique tropicales, sont cultivés maintenant dans toutes les régions chaudes où ils peuvent vivre. L'espèce la plus célèbre est le *Caféier d'Arabie (Coffea arabica)* qui a fourni une assez nombreuse lignée de variétés, différant surtout par la forme et la grosseur des graines. Le *Caféier de Libérie (Coffea liberica)* croît en Guinée; ses fruits et ses graines atteignent des dimensions doubles de celles des précédents; on commence à l'exploiter dans certaines plantations. Le *Caféier de l'île Maurice (Coffea mauritiana)*, espèce sauvage, ne fournit pour ainsi dire pas du tout au commerce; ses graines sont moins aromatiques et plus excitantes que celles de l'espèce ordinaire.

Le Café peut se rencontrer dans le commerce sous trois états. Le fruit peut être entier, c'est le *café en cerises*, où les noyaux sont recouverts par le péricarpe et le mésocarpe desséchés et devenus brunâtres. Les graines peuvent être encore enfermées dans l'endocarpe parcheminé, plus ou moins dur; c'est le *café en parche*. Enfin le *café décortiqué* est formé par les graines tantôt complètement isolées *(café nu)*, tantôt recouvertes de leur tégument pelliculaire *(café pelliculé)*.

La couleur de ces graines est verte ou jaune; la différence tient au procédé de récolte. On obtient les cafés verts en laissant macérer dans l'eau, pendant vingt-quatre heures, les fruits préalablement écrasés ; on enlève la pulpe et on fait sécher. Les cafés jaunes sont obtenus en laissant complètement sécher les fruits que l'on concasse ; les graines sont séparées par vannage.

La forme des graines varie beaucoup plus. On peut la rapporter à trois types représentés par les sortes principales : *Moka Bourbon, Martinique*. Le Moka est en grains inégaux, petits, arrondis ; le Bourbon est de grosseur moyenne, moins roulé, plus allongé, parfois pointu ; le Martinique a des graines larges, grosses, plus déprimées, à face plane très marquée. Ces caractères de forme sont cependant bien variables ; ils pourraient, suivant des observateurs, se rencontrer sur un même pied, dépendant alors de la situation des fruits. L'ancienne division en les trois sortes énumérées, possible et pratique autrefois, ne l'est plus du tout aujourd'hui ; les cafés des provenances indiquées ne pénètrent plus, dit-on, dans le commerce européen, mais sont remplacés par d'autres, voisins comme aspect, récoltés dans des pays bien différents. Les cafés consommés en France viennent surtout de Haïti, du Brésil et de l'Inde.

Que l'on ait affaire à une sorte ou à une autre, les caractères histologiques des graines, si importants à notre point de vue spécial, diffèrent bien peu. Nous allons les étudier d'une façon générale.

Pour obtenir commodément des coupes minces des graines de café, il est nécessaire de les ramollir par une immersion un peu prolongée dans l'eau pure ou très légèrement alcaline.

La graine, dépourvue du spermoderme, est constituée en très grande partie par l'albumen. Celui-ci est formé de larges cellules polyédriques (planche V, fig. 2), réunies entre elles sans présenter de méats. Leurs parois sont épaisses, atteignant facilement 6 µ ; l'épaississement n'est pas égal partout, elles paraissent comme noueuses sur les coupes. L'assise cellulaire de la périphérie de l'albumen a ses éléments plus petits et plus réguliers, presque cubiques. Les membranes de ces cellules ont une légère teinte vert jaunâtre ; elles sont fortement réfringentes et présentent nettement les réactions de la cellulose. Le contenu cellulaire, ce qui en subsiste au moins, forme de petits amas finement granuleux où l'on remarque des gouttelettes d'huile de grosseur variable; parmi les granulations qui s'y trouvent, les unes se colorent en bleu par l'iode, ce qui indique qu'elles sont de l'amidon, les autres prennent une teinte verdâtre par les sels de fer, elles sont formées de tannin. Les tissus de l'embryon se reconnaissent facilement aux faibles dimensions et à la régularité de leurs éléments, à la minceur des parois cellulaires et à l'abondance du contenu finement granuleux.

Le spermoderme a une structure bien reconnaissable; il est facile de l'étudier en examinant des lambeaux obtenus par arrachement. On y rencontre deux sortes d'éléments, assemblés en deux couches bien distinctes (planche V, fig. 4 et fig. 5, *f s)*. Les uns sont des cellules allongées aplaties, formant une mince membrane transparente. Leurs contours sont difficiles à voir; on n'y arrive guère qu'en traitant la préparation par un peu de potasse; on aperçoit alors les parois très minces, ponctuées. Les autres sont de longs éléments allongés, fusiformes ou plus rarement tronqués ou noueux *(f s)*; ils atteignent souvent 300 μ de long sur 30 ou 40 μ de large; leurs parois sont épaisses et présentent de nombreuses ponctuations allongées, en fentes. Ces derniers éléments forment l'assise externe du spermoderme; la seconde couche transparente est appliquée sur l'albumen.

Les caractères de ces derniers éléments et ceux de la paroi des cellules de l'albumen sont très importants à se rappeler, lors de l'examen microscopique d'un café.

La torréfaction, que l'on fait subir à ces graines pour développer leur arome, ne change pour ainsi dire pas leurs caractères microscopiques. Les membranes cellulaires foncent en couleur et prennent une teinte brune bien accusée (planche V, fig. 3, 4 et 5). C'est la seule modification intéressante à signaler.

Si l'on étudie la poudre de café obtenue par la mouture des graines torréfiées, on retrouve inaltérés des éléments appartenant à la graine et à son tégument qui l'accompagne toujours, en totalité ou en partie (planche V, fig. 5). Lorsque la poudre est suffisamment fine, on peut l'examiner telle quelle, en suspension dans l'eau; pour les fragments trop volumineux, il est

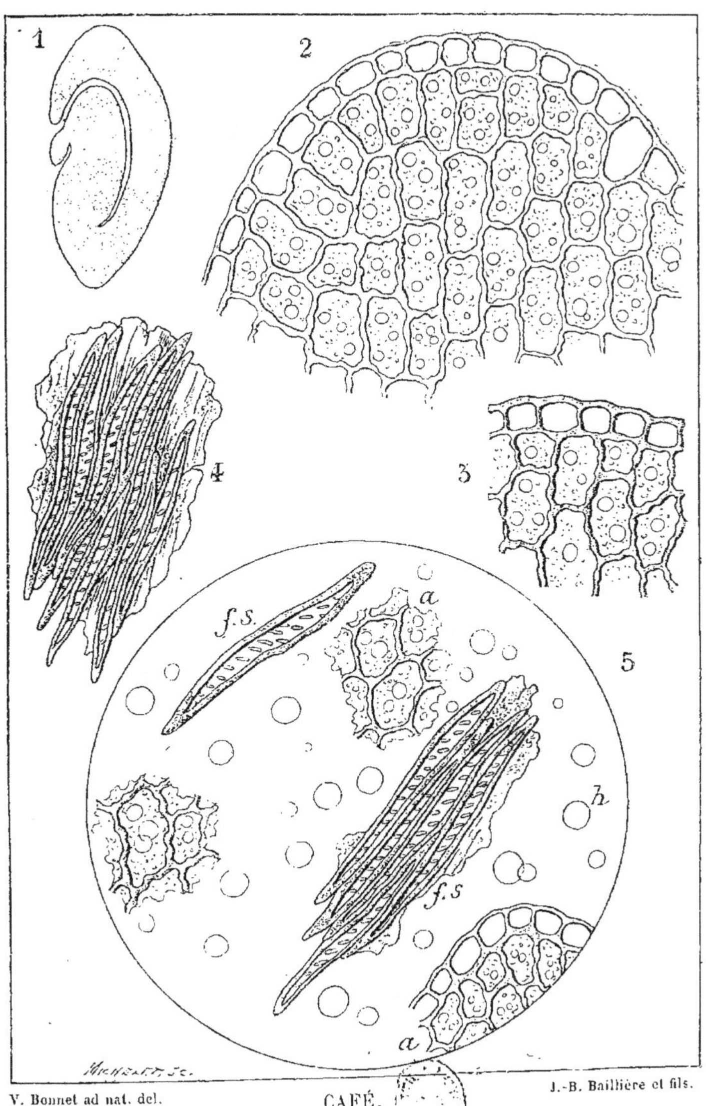

V. Bonnet ad nat. del.   CAFÉ.   J.-B. Baillière et fils.

1, Coupe transversale d'un grain. — 2, Albumen vert. — 3, Albumen torréfié. —
4. Spermoderme. — 5, Éléments de la poudre.

nécessaire d'en faire des coupes après ramollissement préalable, ou de les dissocier. On reconnaît très bien les débris d'albumen (fig. 5, *a)* à la forme des cellules, à l'apparence noueuse de la coupe des parois, aux gouttelettes huileuses du contenu. Les éléments fusiformes du spermoderme (fig. 5, *f s)* offrent bien nettement leur aspect caractéristique ; ils peuvent se rencontrer isolés ou réunis en plaquettes et alors souvent adhérents encore à la même couche transparente qui se rencontre au-dessus de celle qu'ils constituent. En outre, on aperçoit dans le champ du microscope un grand nombre de grosses gouttes d'huile (fig. 5, *h)* provenant de la matière grasse que contenait la graine fraîche ou de celle que dégage la torréfaction. Le café moulu pur ne doit contenir aucun autre élément que ceux qui appartiennent à l'albumen, à l'embryon et au spermoderme ; tout élément étranger est l'indice d'une falsification.

Le café est un produit délicat demandant à être soigneusement conservé pour être à l'abri des altérations. Vert, il craint surtout l'humidité ; soumis à cette influence, il est rapidement envahi par diverses Moisissures, s'échauffe et perd une bonne partie de ses qualités, entre autres son arome. Les cafés de qualité inférieure sont très souvent constitués, uniquement ou en majeure partie, par des cafés avariés par l'eau de mer dont ils ont été imprégnés pendant le transport. Il y a véritablement fraude dans ce cas ; elle ne peut guère être décelée que par le dosage du chlorure de sodium contenu dans le produit. Les cafés torréfiés s'altèrent aussi très vite par l'humidité qui leur fait rapidement perdre leur parfum.

Les falsifications des cafés sont de beaucoup plus importantes. La fraude s'adresse rarement aux cafés verts, qu'on se contente d'additionner, en proportions plus ou moins fortes, de produits avariés pendant la récolte ou le transport. On a bien signalé une fabrication de toutes pièces de graines de café, à l'aide d'argile verdâtre moulée en graines, puis séchée, ou à l'aide de pâte de farine mêlée à du marc de café. Cette fraude est trop facile à reconnaître ; en projetant de tels grains dans l'eau, ils se délitent de suite ; de plus, il se réduisent facilement en poussière sous les doigts. Il en est de même des cafés torréfiés en grains ; on se contente de leur faire absorber le plus d'eau possible pour augmenter leur poids. C'est le café en poudre qui est l'objet des falsifications les plus nombreuses, à cause de la facilité de mêler à la masse, sans changer son aspect, des substances très diverses, auxquelles on a donné, par divers procédés, par la torréfaction surtout, une apparence similaire. On a reconnu la présence, dans le café en poudre falsifié, de produits très divers. Certains d'entre eux, désignés sous le nom tout à fait impropre de *succédanés du café*, servent même à préparer des drogues que l'industrie a voulu affubler du nom de café, suivi d'une dénomination plus ou moins alléchante. Ces soi-disant succédanés ne ressemblent en rien au café dont ils n'ont ni l'arome fin, ni les précieuses propriétés physiologiques ; ils ne peuvent en rien le remplacer dans une infusion, ni même renforcer son action, et sont tout au plus bons à communiquer au breuvage une teinte plus foncée, simple trompe-l'œil, et une saveur âcre et nauséeuse. Beaucoup d'autres substances ne sont ajoutées que pour faire du volume et du poids. Parmi les premiers produits, se trouve, en première ligne, la racine de chicorée torréfiée, puis les figues, les glands doux, les graines de Céréales, tous torréfiés également. On s'est également adressé aux arachides, aux pommes de terre, aux carottes, aux betteraves, aux tubercules de souchets, aux caroubes, soumis également à la torréfaction, puis moulus. Enfin on a signalé également, dans le café moulu, la présence de marrons d'Inde, de noyaux de dattes moulus, de sciure de bois, de tan en poudre, de farines ou de fécules diverses, le tout ayant subi une torréfaction préalable pour lui donner l'apparence nécessaire. Nous allons étudier les caractères principaux de ces produits.

Chicorée. — Le produit connu sous le nom de *chicorée* est fabriqué avec la racine de *Chicorée sauvage (Cichorium intybus)*. Les racines, mondées et séchées, sont torréfiés dans de grands cylindres en tôle, puis passées au moulin pour obtenir le grain voulu. Avec des proportions moindres que celles usitées pour le café, la chicorée donne une infusion très colorée, âcre, presque nauséabonde.

En faisant une coupe mince d'un morceau de Chicorée torréfiée préalablement ramolli, on lui trouve une structure assez spéciale,

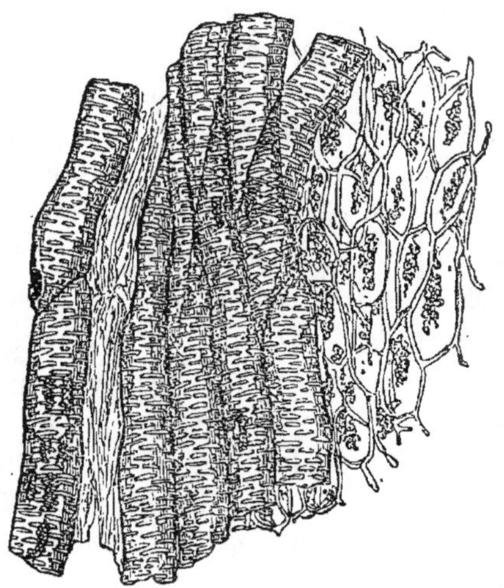

Fig. 279. — Fragment de Chicorée torréfiée. Grossissement, 140 diamètres. (Hassall).

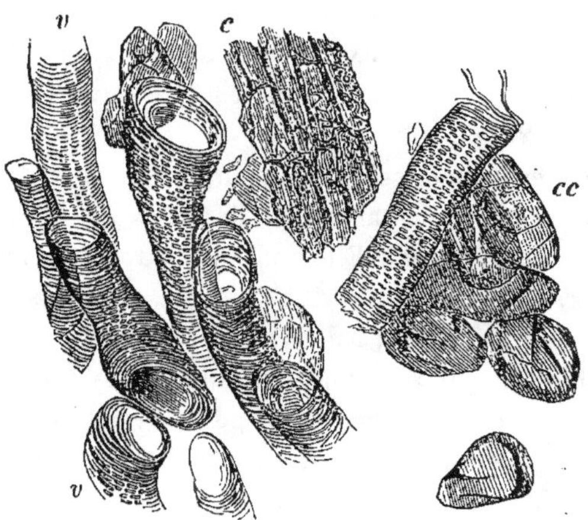

Fig. 280. — Poudre de Chicorée torréfiée.

bien différente en tout cas de celle des fragments du café moulu. La coupe ou les fragments assez minces pour être examinés directement au microscope (fig. 279 et 280) ont une structure qui varie suivant qu'elles comprennent le tissu cortical ou le cylindre central de la racine. Dans le premier cas, elles montrent de larges cellules parenchymateuses polyédriques, à parois minces, qui constituent le parenchyme cortical et la majeure partie des couches libériennes de la racine ; on peut y reconnaître, surtout après gonflement par une lessive alcaline très faible, les vaisseaux laticifères, abondants dans la plante, sous forme de tubes rameux, s'envoyant des anastomoses, et les longs tubes cribreux du liber, formant de minces faisceaux. Le cylindre central montre comme éléments très caractéristiques, de larges vaisseaux ponctués ou rayés (fig. 279 et 280) ; à côté d'eux, on peut trouver des fibres ligneuses fusiformes, munies d'un petit nombre de ponctuations en fentes et des cellules parenchymateuses qui appartiennent aux rayons médullaires. La torréfaction a coloré tous ces éléments en brun plus ou moins foncé. Dans la poudre fine, les divers éléments peuvent être parfaitement isolés les uns des autres (fig. 280).

On comprendra, d'après ces caractères, qu'il est très facile de reconnaître au microscope la présence de chicorée dans le café moulu ; les gros vaisseaux ponctués fournissent un indice certain de fraude, aucun des éléments du café ne pouvant prêter à confusion (fig. 281).

On s'est également servi, pour faire de la Chicorée, de racines d'espèces voisines, en particulier de celles du *Pissenlit (Taraxacum dens leonis)*. Elles ont des caractères histologiques semblables à ceux de la racine de Chicorée. Les vaisseaux du bois sont un peu plus larges ; leurs ponctuations sont plus allongées.

La Chicorée, qui sert tant à falsifier le café, est elle-même fréquemment falsifiée. On y mélange un grand nombre de substances, les unes inertes, destinées seulement à faire poids, les autres ayant des propriétés similaires et pouvant tout aussi bien, ou plutôt tout aussi peu qu'elle, être regardées comme des succédanés du café.

On y a signalé bien des fois l'addition, en fortes proportions, de matières amylacées torréfiées à l'avance ; ce sont surtout de la poudre de glands (fig. 281), des fécules et amidons divers,

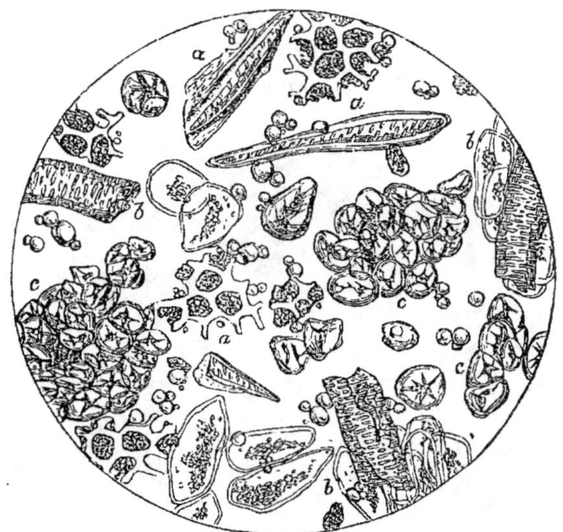

Fig. 281. — Café en poudre mélangé de chicorée et de glands torréfiés;
a, éléments du café; *b*, du gland; *c*, de la chicorée (Hassall).

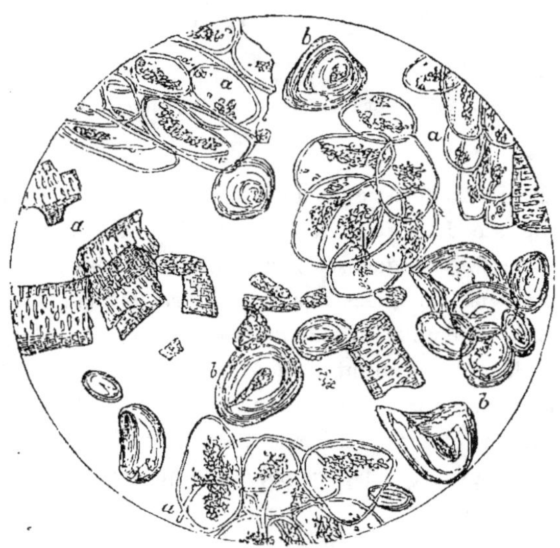

Fig. 282. — Chicorée falsifiée avec des matières amylacées torréfiées
(Hassall).

très facilement reconnaissables à la forme des grains d'amidon et
à leur bleuissement par l'iode (fig. 282). Le *tan* pulvérisé se reconnaît à la présence de cellules scléreuses et de fibres ligneuses
et libériennes (fig. 283). Le *marc de café* montre les cellules de

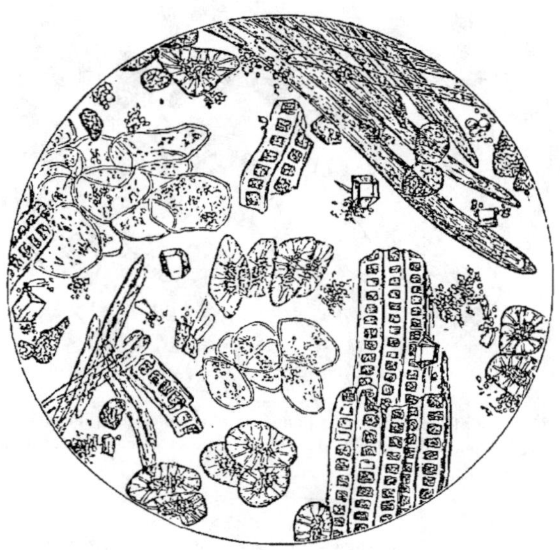

FIG. 283. — Chicorée mélangée de poudre de tan.

l'albumen si caractéristiques du café et les autres éléments de la
poudre de café. La *sciure de bois* introduit dans le mélange une
quantité de fibres ligneuses faciles à distinguer. Les *carottes*
et les *betteraves* torréfiées et pulvérisées renferment des éléments
vasculaires ressemblant à ceux de la Chicorée, mais plus irréguliers, plus larges, mesurant jusqu'à 50 μ. de largeur (fig. 284,*g*),
munis de ponctuations plus allongées. Les cellules du parenchyme de la carotte renferment en outre encore quelques
aiguilles orangées de matière colorante qui ont échappé à l'action de la chaleur.

L'addition de matières minérales, brique pilée, ocre rouge,
peut se distinguer au microscope par la présence de fragments

irréguliers, opaques, ne se modifiant en rien par les réactifs usités.

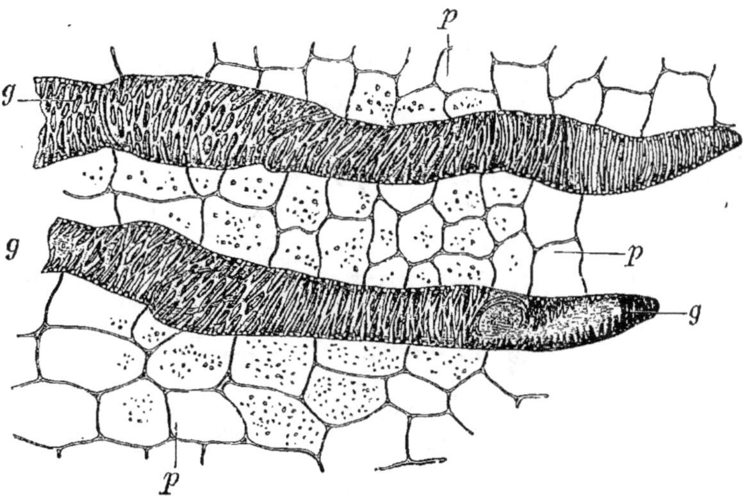

Fig. 284. — Coupe longitudinale d'une racine de carotte, 160/1 (Moeller).

Café de Figues. — C'est un produit très en usage dans certaines contrées, en Allemagne et en Autriche surtout. On le prépare en grillant les figues et en les réduisant en poudre grossière. En examinant cette drogue au microscope, on y retrouveaisément des éléments pouvant servir à déceler son origine.

Le tissu charnu de la figue fraiche (fig. 285) est formé d'un abondant parenchyme *(p)* dans lequel se rencontrent de nombreux vaisseaux laticifères *(m)* et de rares faisceaux vasculaires *(g)* réduits à un petit nombre d'éléments. Les cellules du parenchyme sont grosses, polyédriques, irrégulières. Elles ont un contenu riche en matière sucrée; certaines contiennent des mâcles cristallines d'oxalate de chaux (K). Les laticifères sont très gros, abondamment anastomosés entre eux et ont un contenu très granuleux, se colorant fortement en jaune par l'iode. Les vaisseaux sont souvent des trachées déroulables ou de simples vaisseaux annelés.

On retrouve assez facilement dans le café de figues les divers

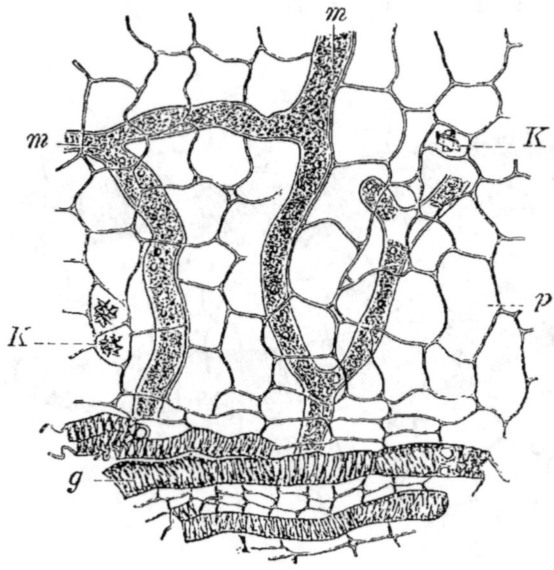

Fig. 285. — Coupe de la chair d'une figue : *p*, parenchyme ; *k*, cristaux d'oxalate
de chaux ; *m*, vaisseaux laticifères ; *g*, faiceau vasculaire (Moeller).

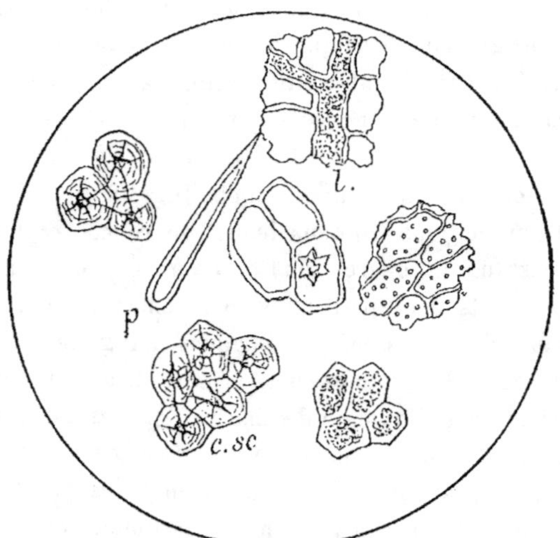

Fig. 286. — Café de figues : *l*, débris de laticifères ; *p*, poil ;
c. sc, cellules scléreuses de la coque de la graine (V. Bonnet).

éléments qui viennent d'être énumérés (fig. 286), souvent en
outre des cellules scléreuses caractéristiques *(c. sc)* provenant de
la coque des graines et des poils courts et pointus *(p)*, auxquels
adhèrent parfois des lambeaux épidermiques, provenant de la
surface du fruit.

Le café de figues, qui atteint un prix assez élevé, est lui-même
fréquemment falsifié ; c'est d'ordinaire avec des substances de
valeur moindre, que nous allons étudier plus loin.

Café de glands — Les fruits de plusieurs espèces ou variétés
de chênes, en particulier ceux du *chêne liège (Quercus ruber)*,
du *chêne à glands doux (Quercus ballota)*, du *chêne yeuse
(Quercus ilex)*, sont dépourvus d'astringence et renferment en
plus une certaine quantité de matière sucrée. En les torréfiant et
en les soumettant à la mouture, on obtient le produit dénommé
café de glands doux, café des gourmets, qui se vend seul
sous cette dénomination fautive ou sert à frauder le café. Il est
facile de reconnaître au microscope les éléments qui proviennent
des glands.

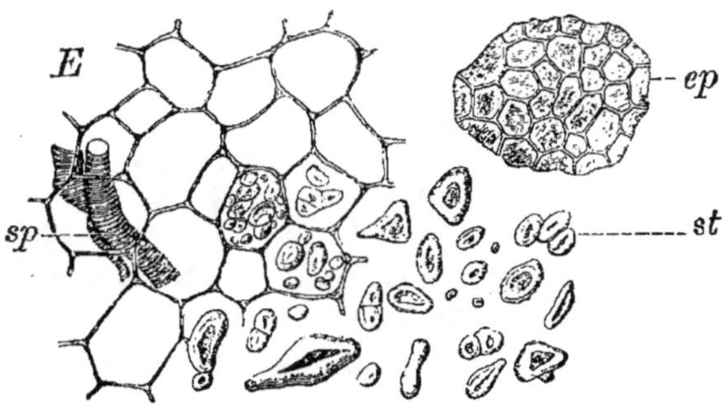

Fig. 287. — Eléments du gland : *sp*, vaisseaux spiralés ; *st*, grains d'amidon ;
ep, écaille de l'épiderme des cotylédons, 300/1 (Moeller).

Le gland ne renferme qu'une graine contenant sous ses téguments un gros embryon à cotylédons épais, formant la majeure
partie de la portion charnue. Le tissu des cotylédons (fig. 287),
est formé d'un parenchyme à grandes cellules polyédriques (E),
remplies d'amidon ; çà et là se trouvent de minces faisceaux
fibro-vasculaires *(sp)*. Les grains d'amidon *(st)* sont quelquefois

arrondis, plus souvent allongés, ovoides ; leur forme est souvent irrégulière ; ils possèdent un hile allongé, en forme de fente ou même de creux. Ils ressemblent un peu à ceux des Légumineuses, mais sont notablement plus petits et ont un hile plus marqué. La surface des cotylédons porte de petites écailles épidermiques de 25 µ de large environ, formées de cellules aplaties *(ep)*.

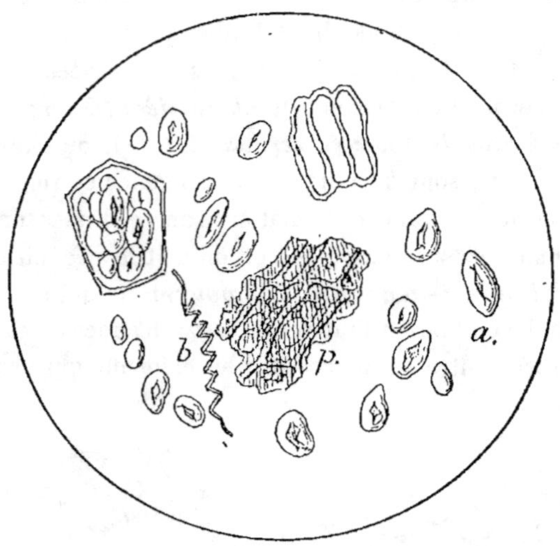

Fig. 288. — Café de glands : *a*, amidon ; *b*, trachée ; *p*, massif parenchymateux (V. Bonnet).

En examinant la poudre de ce café de glands, on retrouve facilement (fig. 288) les éléments du fruit. Les grains d'amidon en particulier sont très nets à distinguer, directement ou après action d'eau iodée.

Café de Céréales. — En torréfiant, puis réduisant en poudre les graines de différentes Céréales, on obtient un produit ressemblant aux précédents comme aspect. On s'en sert surtout pour falsifier le café moulu. On a vendu, sous le nom de *café de Malt* ou de *Malte*, une drogue préparée avec l'orge germée. Il est facile de reconnaitre, au microscope, les divers éléments des grains de blé, d'orge ou de seigle (fig. 289), employés plus communément dans ce but, n'ayant subi que des changements insignifiants par la torréfaction; nous en avons, du reste, étudié précédemment les caractères avec détails (voir p. 266 et suiv.). Les grains d'amidon seuls fournissent déjà des indices de grande valeur.

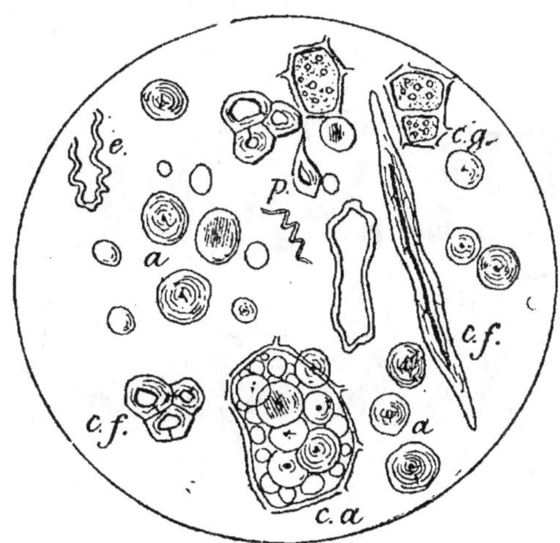

Fig. 280. — Café d'orge, *c.f*, fibres ; *c.a*. cellules de l'albumen; *a*, amidon; *cg*, cellule à gluten; *p*. poil; *e*, épiderme (V. Bonnet).

Café de Légumineuses. — On torréfie aussi les graines de plusieurs espèces de ces plantes pour falsifier le café en poudre, après les avoir soumises au moulin. Il est très facile de reconnaître les gros grains d'amidon de ces plantes ; la torréfaction ne les a pas sensiblement modifiés. Leur étude a été faite au complet, pages 283 et suivantes.

Enfin, nous avons cité également un assez grand nombre d'autres substances qui, modifiées par la torréfaction, puis moulues, ont été ajoutées en fraude au café moulu. Leur présence se décèle, au microscope, par des caractères tout aussi nets.

Les graines d'*Arachides (Arachis hypogea)* peuvent se reconnaitre aux cellules pleines de gouttelettes d'huile de leurs cotylédons et aux cellules finement dentelées, engrenées les unes dans les autres, de la couche externe de leur spermoderme.

Les débris de tubercules de *pommes de terre* montrent leurs grains d'amidon bien particuliers (voir p. 290), dont les caractères n'ont pas changé par la torréfaction.

Les *carottes torréfiées* renferment toujours dans leurs cellules la petite aiguille jaune orangé de substance colorante et présentant de gros vaisseaux irréguliers, atteignant jusqu'à 50 µ

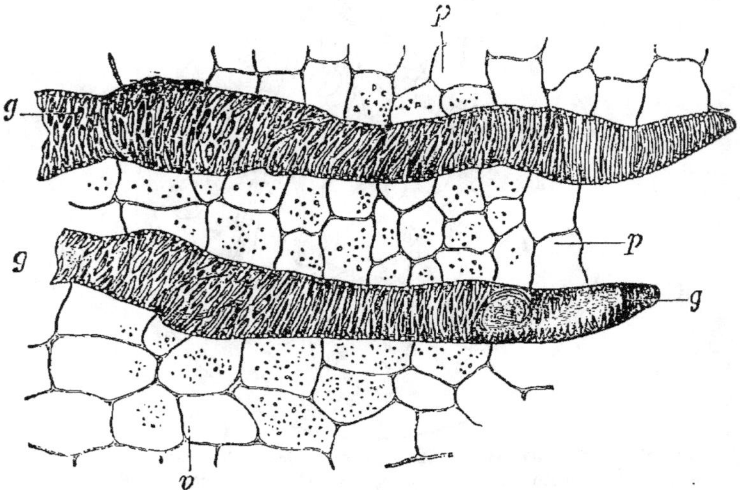

Fig. 290. — Coupe d'une racine de carotte.

de large, munies de ponctuations allongées, linéaires (fig. 290). Il en est de même des *betteraves torréfiées.*

On a fabriqué un faux café avec des tubercules de *souchets (Cyperus esculentus)*, traités comme les substances précédentes.

Les *caroubes* servent à obtenir un produit similaire ; les éléments qu'on y rencontre ne ressemblent en rien à ceux du café.

Les *marrons d'Inde* se reconnaissent à leurs grains d'amidon (p. 329). Les *noyaux de dattes* se distinguent à la structure des membranes cellulaires des éléments de l'albumen corné épaisses, très réfringentes, munies de ponctuations (fig. 291). La *sciure de bois* présente des fibres ligneuses très évidentes. Les *farines* et *fécules* montrent des grains d'amidon qui peuvent souvent donner des indications très nettes sur leur provenance.

En résumé, dans du café moulu, pur, on ne doit rencontrer
que les éléments propres de la graine, cellules de l'albumen surtout, cellules de l'embryon et débris du spermoderme. On ne
doit jamais y trouver de vaisseaux ponctués ou annelés, de tra-

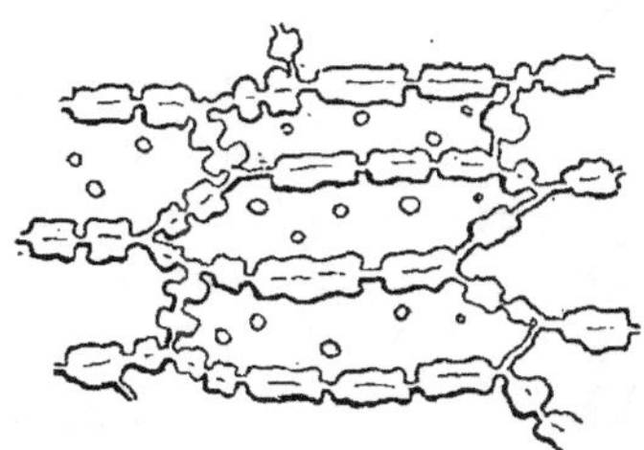

chées, de fibres ligneuses, de débris de laticifères, de cristaux
minéraux, de grains d'amidon, de cellules à membrane très
épaissie, désignées sous le nom de cellules pierreuses. La présence de l'un quelconque de ces derniers éléments, si toutefois
elle n'est pas exceptionnelle et alors accidentelle, doit être un
indice de fraude. Il sera possible la plupart du temps, avec les
caractères donnés, de reconnaitre la falsification.

Thé.

Le thé est formé par les feuilles, désséchées et même soumises à une légère torréfaction, du *Thea sinensis* de la famille
des *Ternstrœmiacées*, arbrisseau spontané en Chine, très
cultivé dans ce pays, au Japon, dans l'Inde et dans plusieurs
autres régions tropicales. Comme port et comme aspect
(fig. 292), la plante rappelle assez les *Camellia* cultivés chez
nous comme plante d'ornement, très voisins, du reste, des *Thea*
et appartenant à la même famille.

On en récolte les feuilles trois ou quatre fois dans l'année, à
des époques différentes de la végétation ; aussi trouve-t-on entre
les feuilles des différentes récoltes d'une même plante des différences très marquées. Le thé le plus estimé est fourni par les
feuilles de la première et de la seconde récolte, qui se font au

printemps, peu après l'éclosion des bourgeons. Ces jeunes feuilles sont recouvertes d'un duvet soyeux, clair-semé, qui leur donne, lorsqu'elles sont desséchées, un aspect bien caractéristique. Le thé obtenu de ces récoltes n'arrive guère en Europe ou seulement en très faibles quantités ; il entre cependant, pour une partie au moins, dans le produit désigné sous le nom de *Thé pékao* ou *péko*, de qualité supérieure et toujours très cher. Les feuilles des récoltes suivantes sont plus développées, plus larges, à limbe plus fortement denté. Aussitôt cueillies, les feuilles sont torréfiées légèrement sur des plaques de fer chauffées ; c'est à ce moment surtout que leur parfum se développe.

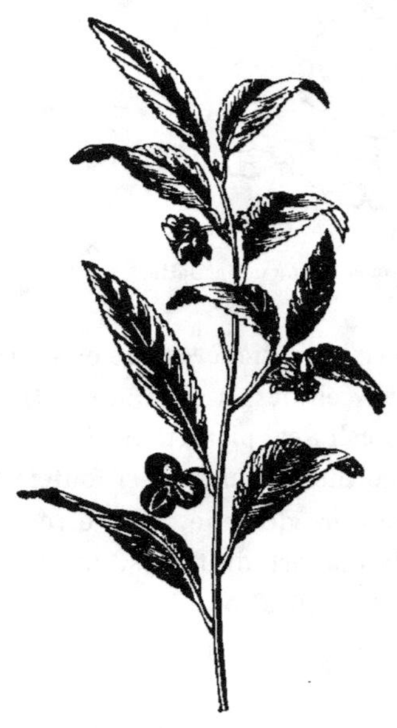

FIG. 292.
Rameau de *Thea sinensis.*

Comme tous les produits alimentaires d'un haut prix, le thé est sujet à des falsifications nombreuses. Les unes s'effectuent dans le pays de production, surtout en Chine. Elles consistent surtout à donner à des thés de qualité inférieure l'aspect de produits de meilleure sorte, par conséquent plus chers, ou à rendre de l'apparence à des thés épuisés. Dans ce but, on colore les feuilles de façon à obtenir la nuance désirée ; on emploie pour y arriver le bleu de Prusse, l'indigo, le curcuma, le kaolin, en mélange ou successivement, pour obtenir la teinte vert bleu avec des reflets blanchâtres.

Une falsification, plus courante peut-être, qui se produit alors non seulement en Chine, mais aussi en Europe, est l'addition, en proportion souvent très grande, de feuilles étrangères auxquelles on a fait subir certaines modifications pour leur donner une apparence voisine de celle du thé.

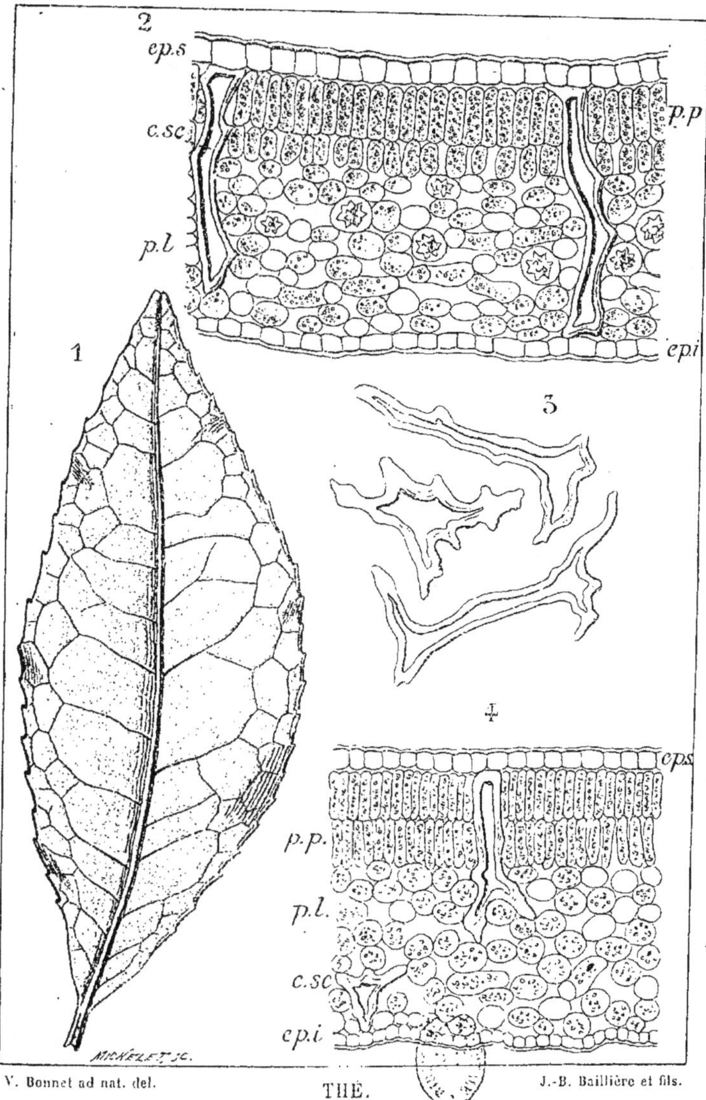

1, Feuille de Thé. — 2, Coupe transversale de la feuille de Thé. — 3, Cellules scléreuses isolées. — 4, Coupe transversale de la feuille du Camellia japonica.

On retrouve facilement, au microscope, les poudres colorées qui ont pu être ajoutées au thé. Il suffit de faire macérer quelques feuilles dans l'eau, puis de brosser leur surface avec un pinceau; les particules étrangères se détachent et flottent dans le liquide. Le bleu de Prusse forme de petits fragments anguleux, d'un bleu brillant et transparent; sous l'action de la potasse concentrée, ces fragments passent au rouge brun. L'indigo est en particules irrégulières, opaques, granuleuses, d'une teinte bleu verdâtre, ne changeant pas de couleur lorsqu'on les traite à froid par la potasse. Le curcuma se reconnait à ses grosses cellules jaunes, contenant des grains d'amidon, ovoïdes, irréguliers, d'aspect assez particulier (voir p. 245).

L'addition de feuilles étrangères se reconnait aussi sans difficulté; il est même possible d'arriver à une détermination certaine de la plupart des plantes qui les ont fournies.

Lorsque les feuilles sont entières ou en gros fragments, une simple inspection, après ramollissement dans l'eau et étalement sur une plaque de verre, peut les faire distinguer, d'après les caractères de leur nervation et la forme des bords du limbe. Si les feuilles sont concassées, ce qui est fait d'ordinaire à dessein, il est beaucoup plus chanceux, souvent même impossible, de se servir de tels caractères. Il faut alors s'adresser à l'examen histologique des fragments, qui donne d'excellents résultats et permet de tirer des conclusions assurées.

La manière de procéder est la suivante : une portion suffisante de thé est mise à macérer pendant une heure ou deux dans de l'eau à 80 ou 90 degrés; les feuilles se ramollissent et peuvent alors être étalées sur une plaque de verre; on en constate la forme, la nervation, les caractères des bords. Les feuilles suspectes ou les fragments douteux sont séparés pour en obtenir les préparations nécessaires pour l'examen microscopique. Ces préparations sont une coupe transversale comprenant une portion du limbe et la nervure médiane, si c'est possible, et un lambeau de chacun des deux épidermes, supérieur et inférieur. La première s'obtient au rasoir; les deux secondes par arrachement d'une portion d'épiderme avec des pinces ou par le raclage des tissus sous-jacents à l'aide d'un scalpel, jusqu'à ce qu'on arrive à l'épiderme désiré.

Il est avant tout nécessaire de connaître les caractères de la feuille de thé qui doit constituer, à elle seule, un produit pur.

La forme de la feuille de thé varie un peu, suivant l'âge de l'organe et alors suivant la récolte qui l'a fournie, ou la sorte de thé dont elle provient. Sa longueur varie, suivant l'état de son développement, entre 1 et 7 centimètres. Ces feuilles sont ovales-oblongues ou ovales-elliptiques, pointues à l'extrémité; fraiches, elles sont coriaces et luisantes. Le pétiole est court; la nervure médiane bien saillante à la face inférieure, émet des nervures secondaires en disposition pennée, s'anastomosant en larges mailles vers les bords du limbe. Ses bords portent des dentelures larges et surbaissées, qui se terminent par une petite pointe noirâtre, recourbée et manquant à la partie postérieure, dans un sixième environ de la longueur du limbe (planche VI, fig. 1 et fig. 293).

Sur une coupe transversale (planche VI, fig. 2), on trouve d'abord l'épiderme supérieur *(eps)* dépourvu de stomates, formé d'une seule assise de cellules recouvertes d'une cuticule épaisse. Au-dessous viennent deux couches de cellules en palissade *(pp)*, accolées les unes aux autres, puis un parenchyme lacuneux, composé de cellules arrondies, laissant entre elles de gros méats *(pl)*; les éléments en palissade renferment de nombreux grains de chlorophylle; les autres de la chlorophylle également ou des mâcles cristallines d'oxalate de chaux. Ces deux couches sont traversées par de grands éléments scléreux, lignifiés, rameux, s'appuyant par une base élargie sous l'épiderme supérieur qu'ils contribuent à soutenir (planche VI, fig. 2, *csc*, et fig. 3). Certains de ces éléments ont une longueur qui atteint les trois quarts de l'épaisseur du limbe foliaire. Enfin l'épiderme inférieur *(epi)* est formé de petites cellules rectangulaires; on y trouve de nombreux stomates et des poils unicellulaires nombreux sur les feuilles jeunes, rares sur les âgées.

Les stomates ont une disposition caractéristique qui peut se retrouver, cependant, dans les feuilles d'autres plantes de la même famille ; ils sont entourés généralement par trois cellules plus petites que les autres et allongées tangentiellement.

L'épiderme supérieur, vu de face, montre des cellules polygonales à côtés peu sinueux. Dans les mêmes conditions, les cellules de l'épiderme inférieur ont un contour sinueux ; de nombreux stomates se montrent dans la préparation ; enfin on peut y trouver des poils, atteignant presque 1 millimètre de long, à paroi épaisse, à extrémité souvent courbée.

Le caractère le plus saillant et le plus facile à constater est la présence des éléments scléreux si reconnaissables. Ils manquent dans les feuilles très jeunes, récoltées encore en bourgeons, n'ayant que 1 centimètre ou 1 centimètre et demi de long, excessivement rares dans les thés du commerce ; dans les feuilles de 2 centimètres à 2 centimètres et demi de longueur, les cellules scléreuses manquent encore dans le limbe, mais se rencontrent dans le tissu parenchymateux de la nervure médiane. Ces jeunes feuilles portent, par contre, de nombreux poils à leur face inférieure.

Les feuilles qu'on ajoute par fraude au thé présentent des caractères bien différents qui permettent de les distinguer aisément des feuilles de thé et même de reconnaitre, la plupart du temps, la plante sur laquelle elles ont été récoltées. Leurs caractères histologiques ont été bien exposés par Brunotte [1]. Cette fraude s'opère déjà en Chine, où l'on additionne parfois largement le thé de feuilles de *Camellia Sasanqua* et de *Chloranthus inconspicuus*. Elle se fait en Europe sur une échelle beaucoup plus large et surtout plus variée, comme on va le voir. On a, en effet, signalé dans le thé la présence des feuilles d'un assez grand nombre d'espèces de nos pays : de l'aubépinier *(Cratægus oxyacantha)*, du chêne *(Quercus robur)*, de l'églantier *(Rosa canina)*, de deux épilobes *(Epilobium augustifolium et E. hirsutum)*, du frêne *(Fraxinus excelsior)*, du fraisier *(Fragaria vesca)*, du hêtre *(Fagus sylvatica)*, du grémil

[1] Brunotte, *De la détermination histologique des falsifications du thé*, Nancy, 1883.

(Lithospermum officinale), du laurier *(Laurus nobilis)*, du cerisier mahaleb *(Prunus mahaleb)*, du marronnier d'Inde *(Æsculus hyppocastanum)*, de l'olivier *(Olea europea)*, de l'orme *(Ulmus campestris)*, du peuplier *(Populus nigra)*, du pommier *(Malus communis)*, du prunellier *(Prunus spinosa)*, du saule *(Salix caprea)*, du sureau *(Sambucus nigra)*, et de la véronique *(Veronica officinalis)*.

Nous allons passer rapidement en revue les caractères de ces différentes feuilles.

Feuilles de Camellia sasanqua. — Les feuilles de *Camellia*, lorsqu'elles sont suffisamment âgées, sont plus grandes, plus épaisses et plus coriaces que celle de thé ; le limbe est plus élargi et moins allongé (fig. 294, B). La structure histologique est peu différente ; du reste, les deux genres *Thea* et *Camellia* sont très voisins ; ils appartiennent à la même famille et beaucoup de botanistes les confondent même en un seul. La coupe transversale de la feuille de *Camellia* (planche VI, fig. 4), montre des caractères très voisins de ceux que nous avons signalés dans la feuille de thé. Les cellules scléreuses *(csc)* sont cependant plus courtes et ne traversent pas, comme dans la seconde, la majeure partie du parenchyme lacuneux.

Feuilles de Chloranthus inconspicuus. — Les feuilles de cette Pipéracée ont une saveur amère et une odeur camphrée ; elles sont employées, ainsi que celles d'autres espèces voisines, dans les pays chauds où on les trouve, comme stimulantes et toniques. La forme est moins allongée encore que chez la précédente ; les dents des bords du limbe ne sont pas nettement marqués (fig. 294, A). Elle manque, comme du reste presque toutes les suivantes, des cellules scléreuses si caractéristiques des Thés et Camellia.

Feuilles d'aubépinier. — La forme de la feuille est très différente (fig. 296, A). Les deux épidermes, l'inférieur surtout, portent des poils courts, larges à la base. Le parenchyme lacuneux est formé de cellules rameuses.

Feuilles de chêne. — Sa forme est bien connue (fig. 295, D). Les parois des cellules épidermiques présentent de petits renfle-

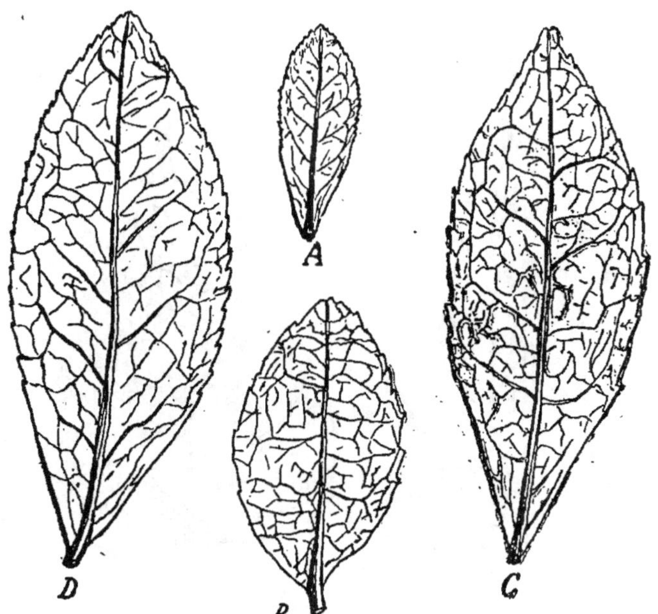

FIG. 293. — Feuilles de thé. A, jeune feuille; B, feuille de thé noir de dimension moyenne; C, feuille de thé noir de grande dimension; D, feuille de thé vert.

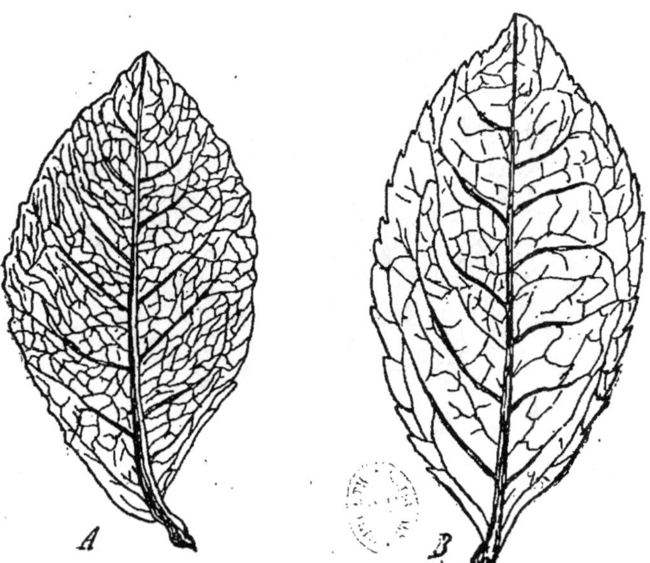

FIG. 294. — A, feuille de *Chloranthus inconspicuus*; B, feuilles de *Camellia sasanqua*.

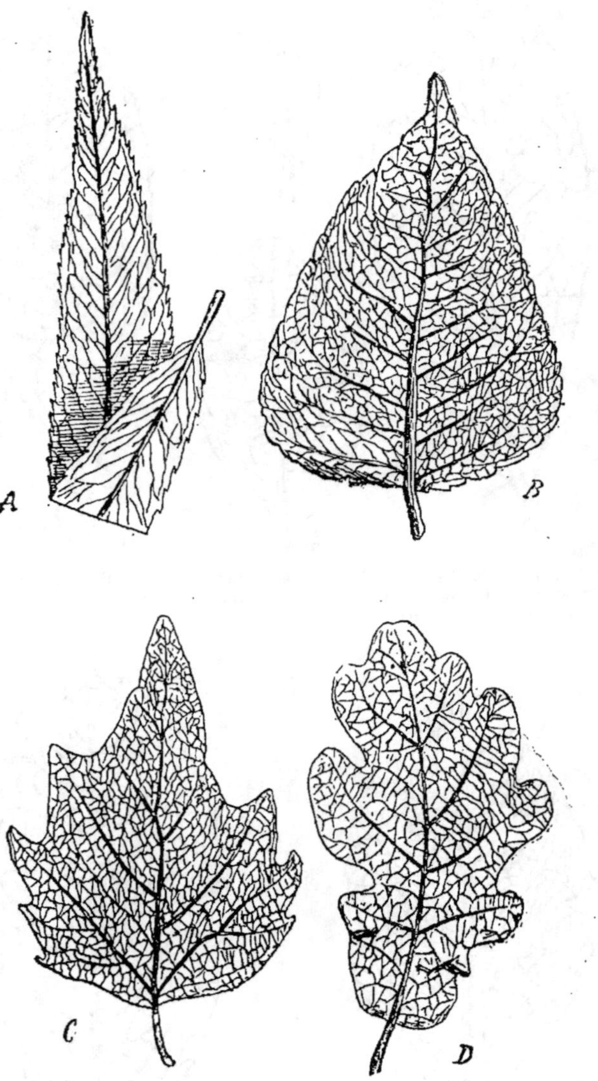

Fig. 295. — A, feuille de Saule; B, feuille de Peuplier; C, feuille de Platane;
D, feuille de Chêne.

Les figures 294, 295 et 296 sont empruntées à un rapport d'une commission anglaise, paru en 1851 dans *The Lancet*.

ments; l'épiderme inférieur porte des poils pluricellulaires, généralement formés de trois cellules.

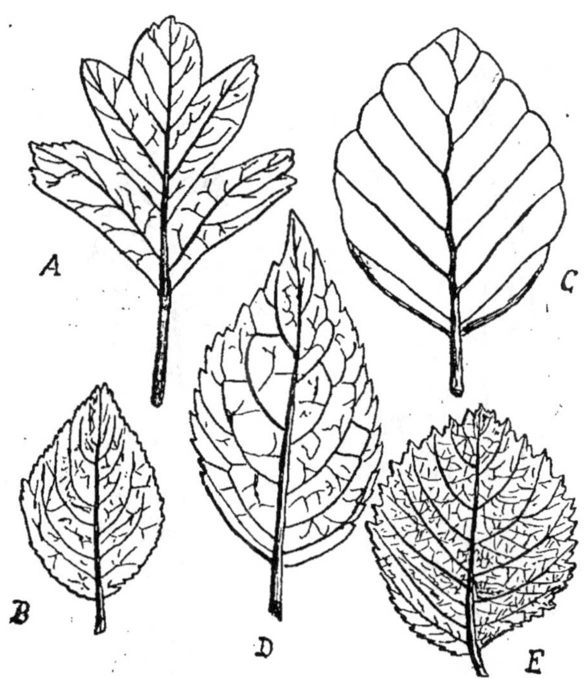

FIG. 296. — A, feuille d'Aubépine; B, feuille de Prunellier; C, feuille de Hêtre;
D, feuille de Sureau; E, feuille d'Orme.

Feuilles d'églantier. — Le parenchyme en palissade est
très développé et forme les deux tiers du parenchyme total. Les
cellules du parenchyme lacuneux renferment de nombreux cristaux en mâcles ou en enveloppe de lettre (fig. 297, B, et 298).

Feuilles d'épilobe. — La feuille est beaucoup plus allongée, lancéolée (fig. 297, A). L'épiderme supérieur porte des poils
unicellulaires de deux sortes, les uns grands et pointus, les autres
courts et arrondis; les cellules ont un contour très sinueux;
les cellules en palissade sont moins nettes; celles du parenchyme
lacuneux contiennent des cristaux en raphides (fig. 299). Les

feuilles de l'*Epilobium angustifolium* se rencontrent souvent dans les thés de provenance russe.

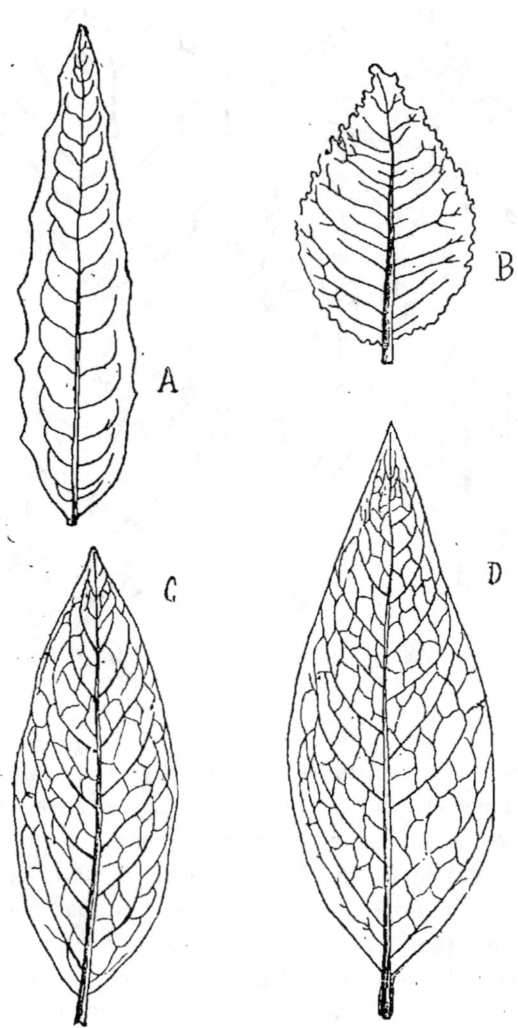

FiG. 297. — A, feuille d'*Epilobium angustifolium*; B, feuille de Rosier;
C et D, feuilles de faux Thé impérial chinois.

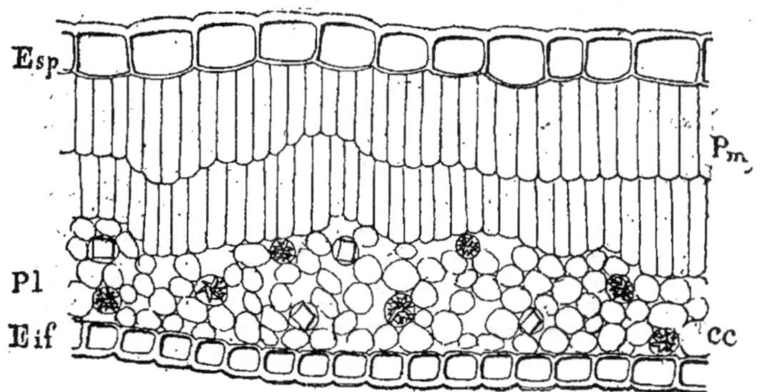

FIG. 298. — Coupe transversale du limbe d'une feuille d'Eglantier

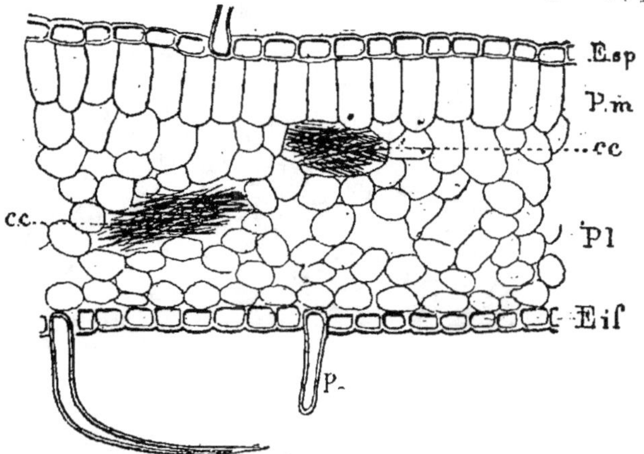

FIG. 299. — Coupe transversale du limbe foliaire de l'*Epilobium hirsutum*.

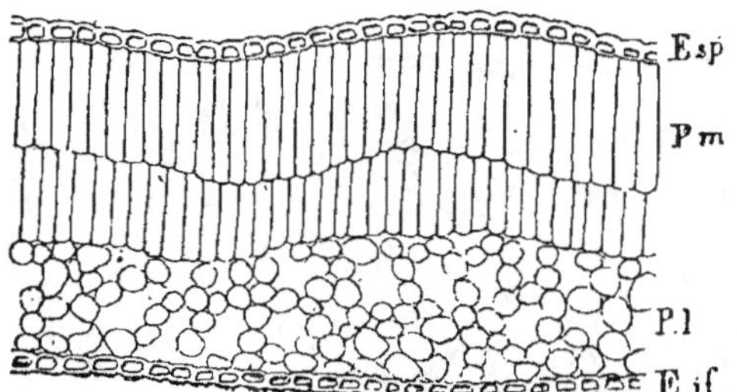

FIG. 300. — Coupe transversale du limbe de la feuille de Frêne.

La plupart de ces coupes de feuilles sont empruntées à l'excellente thèse de Brunotte, citée plus haut. Voici la signification des principales indications *Esp*, épiderme supérieur; *Pm*, parenchyme en palissade; *Pl*, parenchyme lacuneux; *Eif*, épiderme inférieur; *p*, poils simples; *pgh*, poils glanduleux; *cc*, cellules à cristaux.

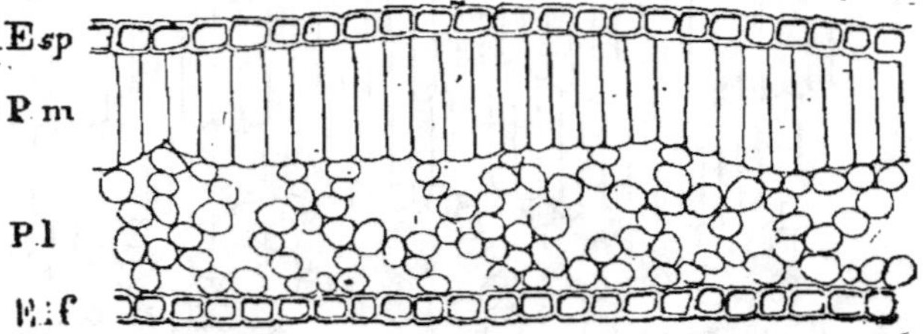

Fig. 301. — Coupe transversale du limbe de la feuille de Hêtre.

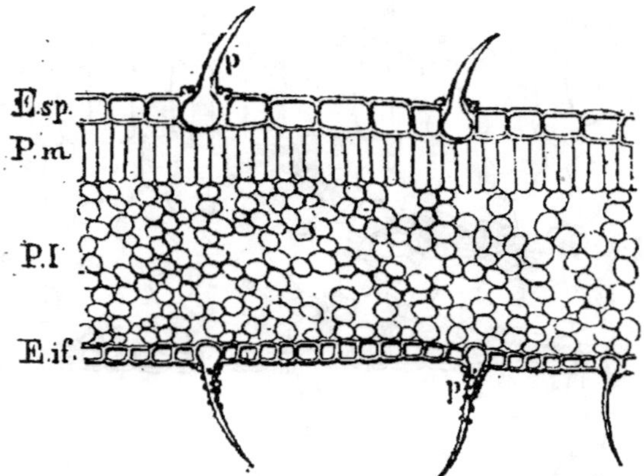

Fig. 302. — Coupe transversale du limbe de la feuille de Grémil.

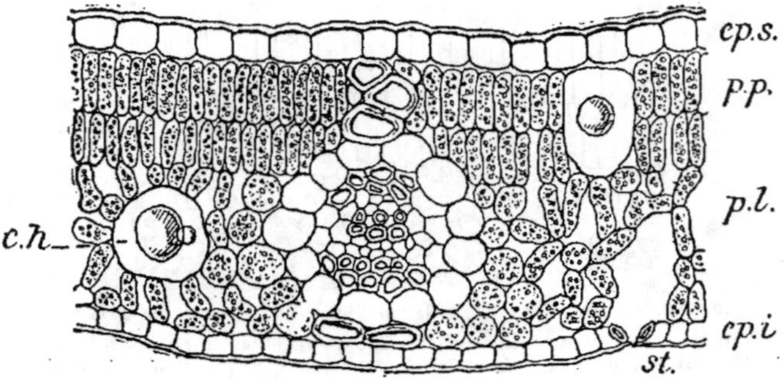

Fig. 303. — Coupe transversale du limbe de la feuille de *Laurus nobilis.*

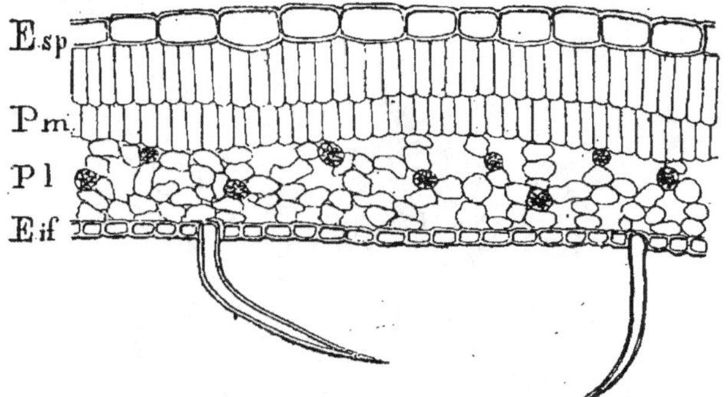

Fig. 304. — Coupe transversale du limbe de la feuille de *Prunus Mahaleb.*

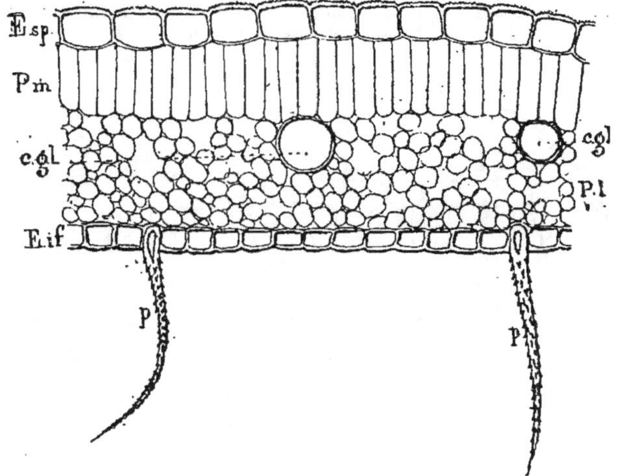

Fig. 305. — Coupe transversale du limbe d'une feuille de Marronnier d'Inde.

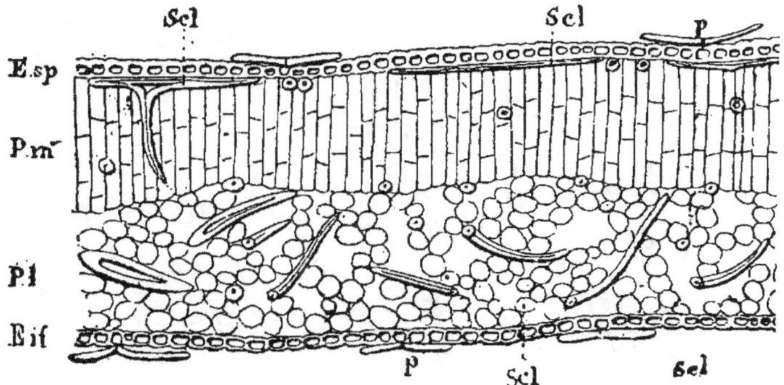

Fig. 306. — Coupe transversale du limbe de la feuille d'Olivier.

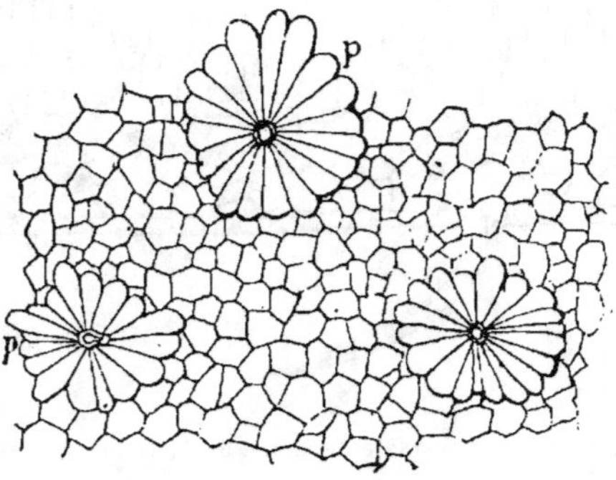

Fig. 307. — Lambeau de l'épiderme supérieur de la feuille d'Olivier avec des poils en rosette.

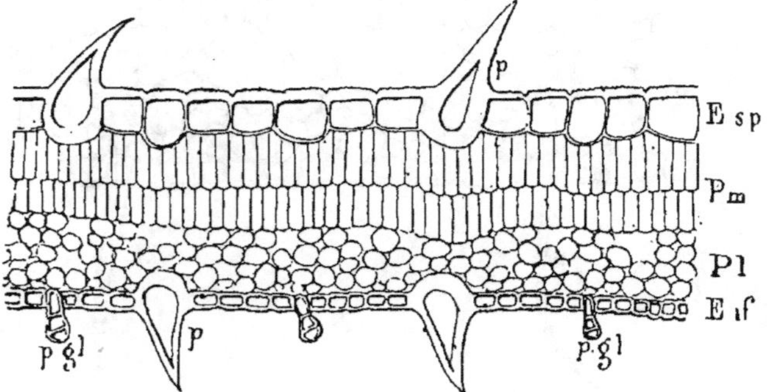

Fig. 308. — Coupe transversale du limbe de la feuille d'Orme.

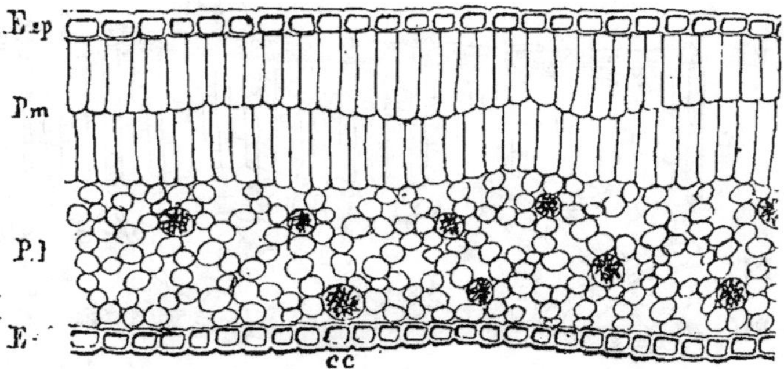

Fig. 309. — Coupe transversale du limbe de la feuille du Peuplier.

Feuilles de fraisier. — Les folioles de fraisier sont beaucoup plus courtes, presque rhomboïdales. L'épiderme inférieur porte des poils formés de deux ou trois cellules rectangulaires surmontées par une grosse cellule sphérique ou ovoïde. Le parenchyme en palissade forme au moins la moitié de la lame parenchymateuse totale.

Feuilles de frêne. — La feuille est plus pointue que celle du thé; le limbe est décurrent sur le pétiole. L'épiderme supérieur (fig. 300) possède de rares glandes pluricellulaires, portées par un court pédicule unicellulaire. Le parenchyme en palissade est très nettement marqué; il occupe plus de la moitié de l'épaisseur du mésophylle. Les cellules de l'épiderme inférieur ont une cuticule épaisse, munie de crêtes saillantes vers l'extérieur; de face, elles paraissent striées. Elles portent de rares poils longs, pluricellulaires.

Feuilles de hêtre. — Les feuilles sont arrondies, coriaces, luisantes, fortement plissées aux nervures (fig. 296, C). Les cellules en palissade sont disposées sur un seul rang (fig. 301).

Feuilles de grémil. — L'épiderme supérieur (fig. 302) porte de nombreux poils droits, pointus au sommet et renflés à la base. Le parenchyme en palissade n'a qu'un seul rang de cellules. L'épiderme inférieur porte des poils semblables à ceux du premier, un peu plus longs toutefois.

Feuilles de laurier. — L'épiderme supérieur est glabre; les cellules sont recouvertes par une cuticule très épaisse et ont des parois très épaisses, en partie lignifiées (fig. 303) Le parenchyme en palissade *(pp)* est formé de deux rangs de cellules régulières et contient de grosses glandes unicellulaires remplies d'huile essentielle *(ch)*. L'épiderme inférieur *(epi)* a aussi des parois épaisses et ne porte pas de poils.

Feuilles de cerisier Mahaleb. — Les feuilles sont plus allongées. L'épiderme inférieur est formé de cellules à contours nettement polygonaux et porte de longs poils pluricellulaires (fig. 304).

Feuilles de marronnier d'Inde. — La feuille est beaucoup plus grande et en forme de spatule. L'épiderme supérieur est glabre, ses cellules sont recouvertes d'une cuticule fortement

striée. Le parenchyme en palissade n'a qu'un rang de cellules ;
au-dessous, on aperçoit de grosses cellules d'apparence glandu-
leuse (fig. 305, *cgl).* L'épiderme inférieur porte de longs poils
unicellulaires, dont la surface est garnie de petits tubercules *(p).*

Feuilles d'olivier. — L'épiderme supérieur porte de nombreux poils aplatis, en rosette (fig. 306 et 307, *p).* Le paren·
chyme en palissade est formé de trois ou quatre assises de
cellules cylindriques. Le tissu lacuneux est constitué par des
éléments qui laissent entre eux de grands méats. Ces deux couches parenchymateuses présentent de longues cellules rameuses,
à parois épaisses, dirigées dans tous les sens (fig. 306, *scl).* On
ne rencontre jamais de cristaux. L'épiderme inférieur possède
les mêmes poils que le supérieur.

Feuilles d'orme. — L'épiderme supérieur est formé de
grandes cellules recouvertes d'une cuticule fortement striée ; il
porte deux sortes de poils, les uns glanduleux, courts et pluricellulaires, les autres unicellulaires courts et pointus. Le parenchyme en palissade est formé de deux rangs de cellules allongées. L'épiderme inférieur présente les mêmes poils que le
supérieur (fig. 296, E, et 308).

Feuilles de peuplier. — Le limbe est en forme de cœur
(fig. 295, B). Les cellules des épidermes ne portent aucun poil. La
structure de la feuille ne présente rien de spécial (fig. 309).

Feuilles de pommier. — La feuille n'a jamais d'éléments scléreux. L'épiderme a des poils à cavité très large et à parois minces.

Feuilles de prunellier. — Les deux épidermes ont la cuticule striée et portent des poils dont quelques-uns sont pluricellulaires. La disposition des nervures diffère très sensiblement de
celle de la feuille du thé (fig. 296, B).

Feuilles de saule. — C'est une fraude qui se pratique communément en Chine et en Europe ; on se sert surtout des feuilles
du *saule Marceau (Salix capræa).* Ces feuilles sont allongées,
lancéolées, à bords crénelés (fig. 295, A). L'épiderme supérieur
est recouvert d'une cuticule striée, porte quelques poils unicellulaires très longs (fig. 310). Le parenchyme en palissade,
formé de deux assises cellulaires, constitue plus de la moitié de

l'épaisseur du mésophylle; la seconde assise contient de grosses cellules cristalligènes dans l'intérieur desquelles se trouvent des mâcles sphériques d'oxalate de chaux. L'épiderme inférieur a aussi une cuticule striée et porte des poils semblables mais plus nombreux.

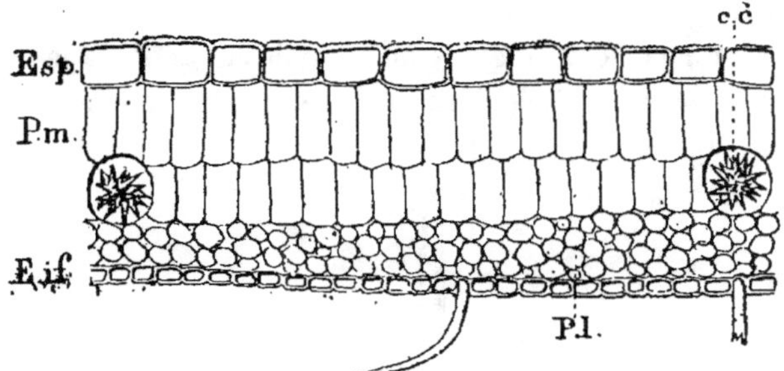

Fig. 310. — Coupe transversale du limbe de la feuille du *Salix caprea*.

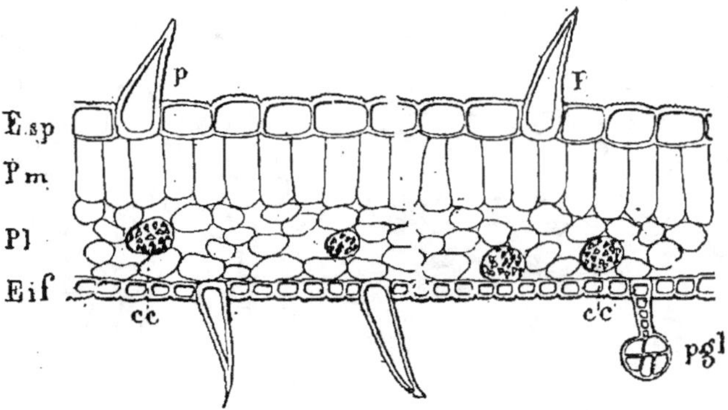

Fig. 311. — Coupe transversale du limbe de la feuille de Sureau.

Feuilles de sureau. — Le limbe a des dents très marquées sur ses bords (fig. 296, D). L'épiderme supérieur a des poils courts et pointus et de rares glandes pluricellulaires, pédicellées, sphériques ou ovoïdes (fig. 311, *p* et *pgl*). Il n'y a qu'un rang de cellules en palissade. Le parenchyme lacuneux renferme de grandes cellules cristalligènes *(cc)*, contenant de nombreux cristaux tétraédriques d'oxalate de chaux, isolés les uns des autres. L'épiderme inférieur a les mêmes poils simples et glanduleux, que le supérieur.

Feuilles de véronique. — L'épiderme supérieur porte des poils de deux sortes, les uns longs et pointus, pluricellulaires, à parois assez épaisses, les autres courts glanduleux constituant des glandes sphériques, portées par un pédicelle formé d'une seule cellule (fig. 312, *p* et *pgl*) ; cet épiderme supérieur présente en outre quelques stomates. Le parenchyme en palissade a un ou deux rangs de cellules ; le mésophylle ne renferme jamais de cellules à cristaux. L'épiderme inférieur porte les mêmes poils que le supérieur.

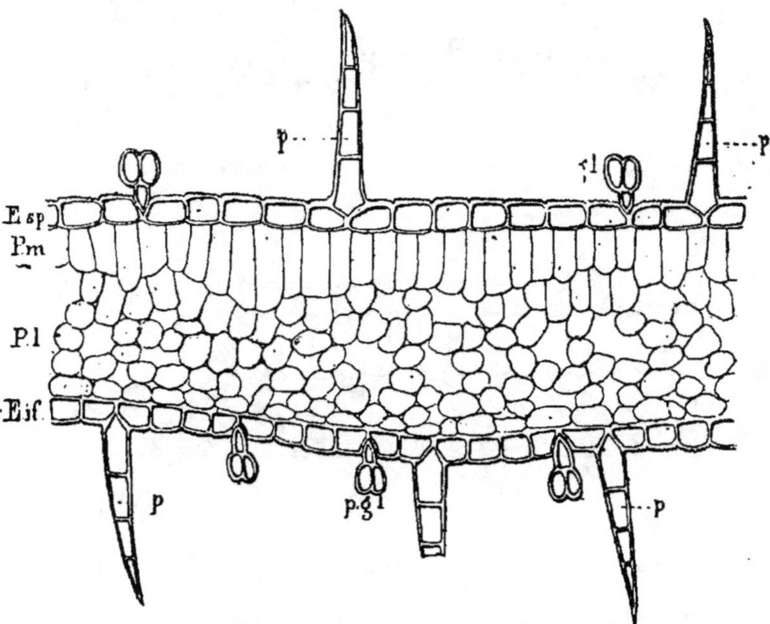

Fig. 312. — Coupe transversale du limbe de la feuille de Véronique officinale.

Le produit vendu dans le commerce sous le nom de *thé impérial chinois* est formé de feuilles bien différentes de celles du thé vrai, dont l'origine botanique n'a pu être encore établie [1]. Ce sont des feuilles lancéolées pointues, en général plus petites que celles du thé, à limbe le plus souvent entier, ou ne présen-

[1] Collin, Falsification du thé de Chine (*Journal de pharmacie et de chimie*, 1890, p. 8).

tant que des dentelures peu proéminentes dans sa moitié terminale (fig. 297, C et D). L'épiderme supérieur est formé de cellules rectangulaires, recouvertes d'une cuticule assez épaisse et
garnie de crêtes saillantes qui lui donnent, de face, l'aspect finement strié. L'épiderme inférieur a seul des stomates qu'entourent
des cellules que rien ne distingue des voisines ; il porte des poils
coniques, unicellulaires, à parois plus minces que celles des poils
de thé. Les cellules sclérenchymateuses du mésophylle sont bien
différentes ; elles ont une forme quadrilatère, des parois épaisses et
ponctuées, une cavité assez grande ; elles ne sont jamais allongées
et rameuses comme celles du thé. La nervure médiane n'est pas
biconvexe comme dans le thé, mais concave sur sa face inférieure.

Cacao et Chocolat.

Le *Cacaoyer commun (Theobroma Cacao)* est un petit
arbre de l'Amérique Centrale et des régions septentrionales de
l'Amérique du Sud. La partie utilisée est la graine connue sous
le nom de *Fève de Cacao*. Les graines sont contenues dans une
baie charnue dont l'aspect rappelle celui du concombre (fig. 313).
La surface jaune ou rougeâtre, mamelonnée, montre dix côtes
longitudinales équidistantes. Les graines sont noyées dans une
pulpe molle, d'un blanc verdâtre. Elles sont ovoïdes, souvent un
peu aplaties, d'un brun gris ou rougeâtre et sont formées d'un
gros embryon à cotylédons épais et charnus, repliés sur eux-
mêmes et logeant dans leurs sinuosités une petite quantité d'albumen ; ces cotylédons ont souvent une teinte violacée bien
nette. L'embryon est entouré d'une coque brunâtre, épaisse et
dure, constituée par le spermoderme.

L'aspect des Fèves de Cacao varie suivant le traitement que
l'on fait subir aux graines après la récolte. Les Cacaos les plus
estimés pour la fabrication du chocolat sont mis à séjourner
quelques jours dans des fosses recouvertes de sable ; il se produit
une fermentation qui développe le principe aromatique et permet de séparer aisément la coque de la graine ; une partie de la
matière grasse semble disparaître ; ce sont les Cacaos dits *terrés*.

Les différentes préparations alimentaires de Cacao et le chocolat ne doivent être obtenus qu'avec la graine dépourvue de son spermoderme.

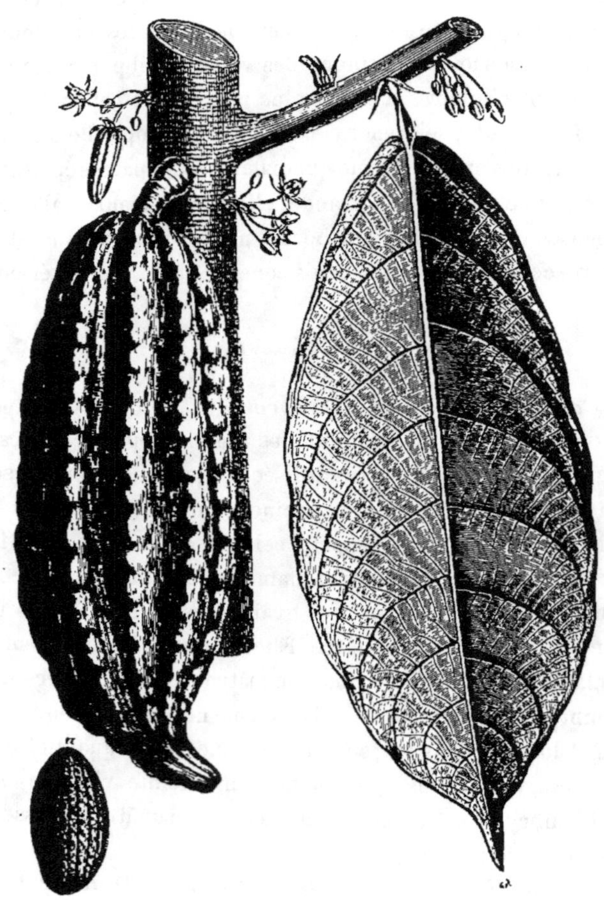

Fig. 313 — Rameau de Cacaoyer portant des fleurs et un fruit mûr; *a*, graine isolée.

Dans une bonne poudre de Cacao, on ne doit donc rencontrer que les éléments des cotylédons, formant la majeure partie, des tissus du restant de l'embryon et de rares éléments provenant de débris du spermoderme restés adhérents aux cotylédons ou étant restés mêlés par mégarde à la partie conservée.

Le spermoderme, dur et cassant, doit être mis à macérer dans l'eau jusqu'à ramollissement pour obtenir de bonnes coupes. On le sépare facilement en deux couches. L'une externe, formant la plus grande partie de l'épaisseur de la coque, représente le testa ; l'autre interne, fine, transparente, jaunâtre, le tegmen, s'applique intimement à la surface de la graine, pénétrant même dans les plis des cotylédons. A la surface du spermoderme, restent souvent adhérents des débris de pulpe du fruit ; ils s'en séparent

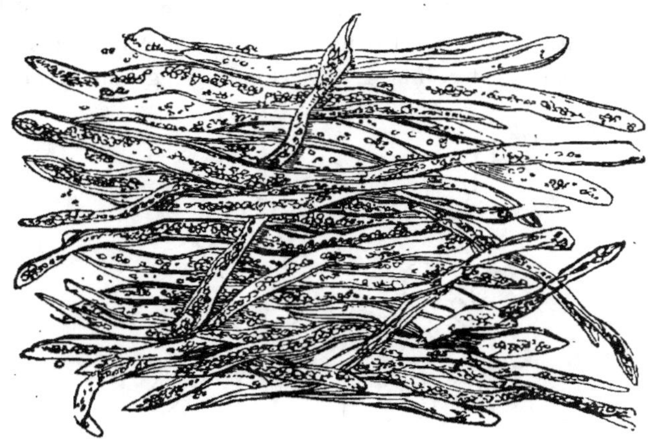

Fig. 314. — Éléments tubuleux provenant de la pulpe charnue du fruit le cacaoyer.

aisément et se montrent formés de longues cellules tubuleuses, disposées parallèlement les unes aux autres et contenant une matière granuleuse (fig. 314).

Le testa épais est limité extérieurement par une assise épidermique (planche VII, fig. 1, *ép*) ; il est formé de nombreuses couches de cellules aplaties, à membrane mince fortement colorée en brun *(p)*. Ces couches parenchymateuses sont divisées en deux par une assise de cellules scléreuses *(csc)* à parois jaunes, épaisses, à lumen étroit ; vers leur partie interne elles renferment de nombreux faisceaux libéro-ligneux *(l,b)* formés

d'un amas de trachées *(b)* entourées d'un anneau libérien complet
(il est incomplet sur la figure). Le tegmen *(t g)* est formé de trois
ou quatre assises de cellules allongées dans le sens transversal,
à parois minces, presque incolores.

Les cotylédons sont limités extérieurement par une assise
épidermique à éléments allongés transversalement, contenant
des globules colorés en brun rouge. C'est à cet épiderme qu'attiennent les éléments nommés *corpuscules de Mitscherlich*
(planche VII, fig. 2), qui sont tout simplement des poils pluricellulaires dépendant des feuilles cotylédonaires et n'ont aucun
rapport ni avec le testa ni avec le tegmen, comme l'affirment les
différents auteurs. Les cotylédons sont formés de cellules polygonales (planche VII, fig. 3 et 4, *c a)* remplies de grains d'amidon

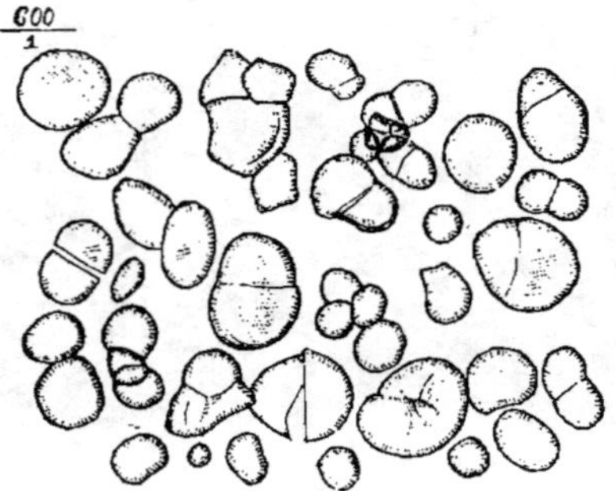

FIG. 315. — Amidon de cacao.

et de fines gouttelettes de matière grasse. On trouve aussi, surtout dans les couches superficielles (fig. 3 et 4, *c c)*, des cellules
dont le contenu est coloré en un beau violet sombre ; la matière
colorante verdit, puis se détruit lentement sous l'influence des
alcalis étendus. De temps en temps s'aperçoivent des faisceaux
libéro-ligneux appartenant aux nervures cotylédonaires. Enfin,
quelques cellules peuvent laisser voir des cristaux octaédriques
d'oxalate de chaux, de fines aiguilles qui sont peut-être de la
théobromine et des plaquettes cristallines, réunies souvent en
petites mâcles, qui sont des cristaux d'acides gras ; tous ces

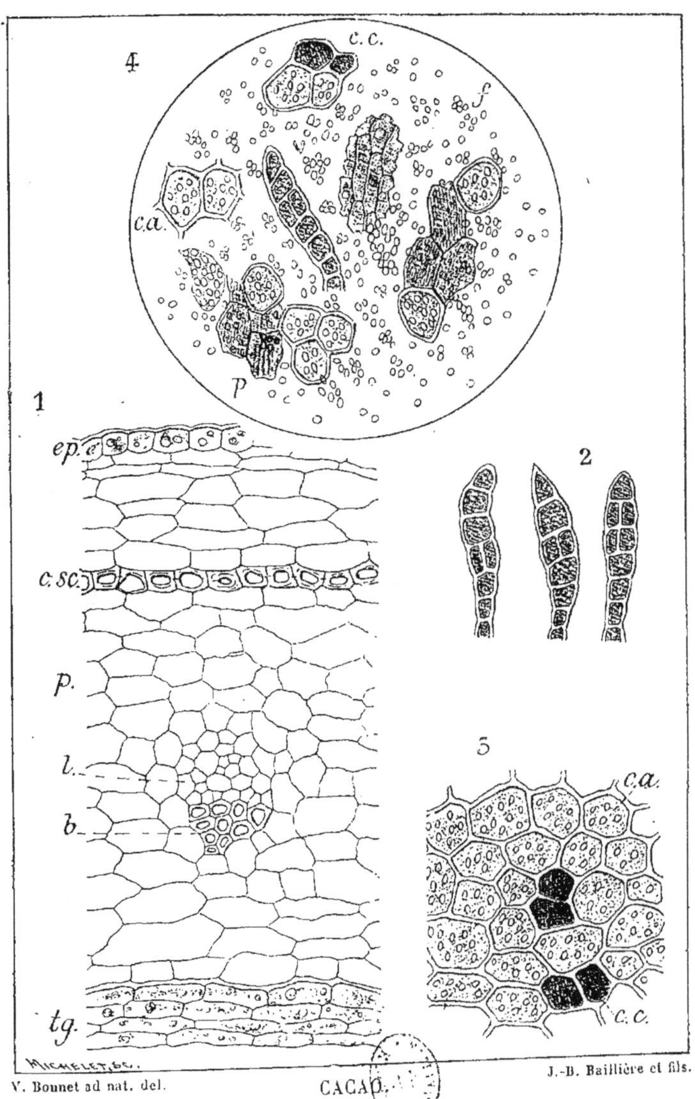

V. Bonnet ad nat. del.

CACAO.

J.-B. Baillière et fils.

1, Coupe transversale du spermoderme. — 2, Corpuscules de Mitscherlich. — 3, Coupe transversale de l'amande. — 4, Éléments de la poudre.

cristaux peuvent aussi se rencontrer dans les cellules parenchymateuses de la coque.

L'amidon du cacao est en grains ovoïdes, plus rarement arrondis, dont le diamètre varie d'ordinaire de 3 µ à 10 µ; ceux de
4 à 6 µ sont les plus communs. Le hile est punctiforme, peu
apparent. Ces grains sont souvent réunis par deux, trois ou
quatre, comme le montre la figure 315; ils perdent rapidement
la couleur violette que leur communique l'iode. A la lumière
polarisée, ils montrent une croix noire peu nette; les intervalles
brillants sont très restreints; les cellules des colylédons s'illuminent souvent dans le champ noir de l'appareil; ce qui est dû
à la présence de la matière grasse dans leur contenu.

Le beurre de cacao, tel qu'on le trouve dans le commerce, est
formé d'aiguilles cristallines courbes et comme brisées, ou de
plaquettes peu épaisses; il s'illumine très vivement dans le champ
noir de l'appareil à polarisation.

La *poudre de cacao* est un aliment très usité. Elle doit être
constituée uniquement par la graine dépourvue de sa coque. A
l'examen microscopique (planche VII, fig. 4), on n'y doit donc
rencontrer que les éléments des cotylédons, surtout les cellules à
amidon *(ca)*, les cellules à contenu violet *(cc)* et beaucoup de
grains d'amidon libres. Les corpuscules de Mitscherlich ne
prouvent pas du tout la présence de débris du spermoderme,
puisque nous avons vu qu'ils dépendent uniquement des cotylédons.

On falsifie souvent ce produit en y ajoutant de la fécule de
pommes de terre ou des farines de Céréales, de la poudre de
coques de cacao, du tourteau d'amandes, de la sciure de bois très
fine. Il est facile de déceler ces fraudes.

La fécule de pommes de terre et les farines de Céréales se
reconnaissent très facilement aux caractères des grains d'amidon
beaucoup plus gros que ceux de cacao et de forme différente.

La poudre de coques de cacao introduit dans la substance des
éléments de la coque facilement reconnaissables. On retrouve
surtout les cellules parenchymateuses brunes du testa (fig. 316,
p), les cellules scléreuses jaunes de l'assise médiane de ce même

tégument *(csc)*, de nombreuses trachées, très facilement dérou-

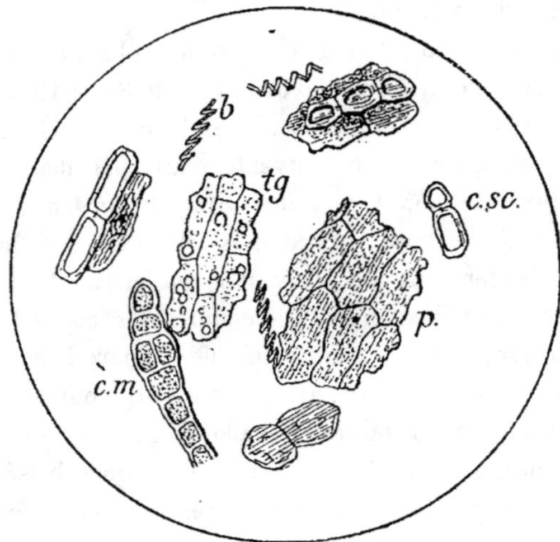

FIG. 316. — Poudre de coques de cacao, *p*, cellules de parenchyme; *b*, trachées; *c.m*, corpuscule de Mitscherlich; *c. sc*, cellules scléreuses. (V. Bonnet.)

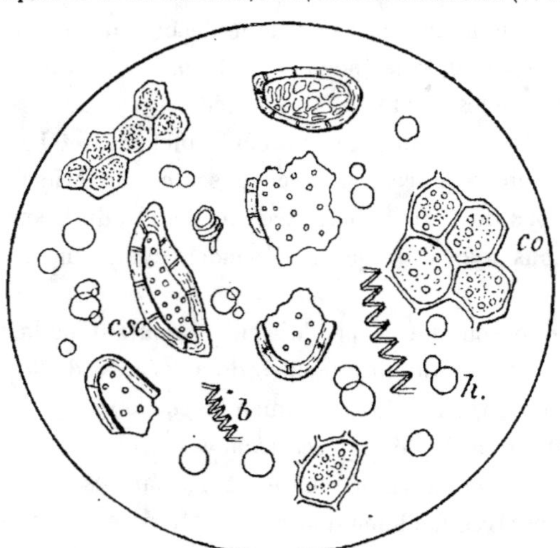

FIG. 317. — Éléments du tourteau d'amandes. *c. sc*, cellules scléreuses; *b*, trachée; *co*, cellules du cotylédon; *h*, gouttes d'huile. (V. Bonnet.)

lables, ce qui les distingue de celles des nervures cotylédonaires, des débris moins reconnaissables du tegmen. En tout cas, les corpuscules de Mitscherlich ne peuvent jamais être regardés comme indiquant la présence de coques dans une poudre, puisqu'ils ne dépendent pas du spermoderme.

Le tourteau d'amandes (fig. 317) contient des éléments très différents de ceux de la poudre de cacao. Les cellules du parenchyme cotylédonaire de l'amande ressemblent assez comme aspect à celles du cacao ; elles se distinguent vite à la présence de grosses gouttelettes d'huile dans leur contenu et surtout à ce qu'elles ne renferment pas des grains d'amidon, mais bien des grains d'aleurone, qui se teignent simplement en jaune brun par l'iode. De plus, le spermoderme de l'amande a sa couche externe formée de grosses cellules à parois lignifiées, colorées en brun foncé, portant de grosses ponctuations, qui se retrouvent très facilement dans le tourteau et font alors découvrir la fraude.

Le mélange de sciure de bois se reconnaît à la présence de fibres ligneuses.

La falsification la plus fréquente de la poudre de cacao consiste à la priver en grande partie de la matière grasse, le beurre de cacao. Le meilleur moyen de s'en rendre compte est de doser cete graisse au moyen de l'éther. Le cacao ainsi falsifié a perdu une grande partie de sa puissance nutritive, et souvent même les fabricants se font une réclame de leur soustraction frauduleuse, prétendant livrer un produit qui se digère plus facilement.

La préparation de cacao la plus usitée dans l'alimentation est sans contredit le *chocolat*. Pour l'obtenir, on torréfie légèrement les fèves de cacao. On les débarrasse avec soin des coques et on les broie finement à une température de 40 à 50 degrés. Le beurre de cacao, en fondant, donne à la masse une consistance pâteuse, à laquelle on incorpore une bonne proportion de sucre en poudre (40 à 50 pour 100), et un aromate qui est le plus souvent la vanille.

Un bon chocolat ne doit donc renfermer que les éléments de la graine de cacao dépourvue de sa coque, éléments des cotylédons surtout, cellules amylifères et cellules à pigment violet, corpuscules de Mitscherlich et débris du tegmen mince et transparent, puis quelques débris de la vanille qui a servi à aromatiser.

Pour étudier au microscope un chocolat, on en doit râper au couteau une petite quantité que l'on traite par l'éther pour enlever la matière grasse. L'évaporation de la solution pourra donner des indications précises sur la teneur en matière grasse qui est une des conditions essentielles d'une bonne préparation de cacao, tellement essentielle qu'on doit tenir et dénoncer comme fraudée toute préparation qui en présente une quantité notablement inférieure à la moyenne, qui est de 25 à 30 pour 100 pour les poudres de cacao et 15 à 20 pour 100 pour les chocolats, sans qu'on doive se laisser influencer par les raisons, en apparence très bonnes, dont les fabricants se servent pour couvrir leur soustraction. La poudre sert à faire les préparations nécessaires pour l'examen microscopique.

Les divers éléments de la poudre de cacao nous sont bien connus. Les débris cellulaires qui proviennent de la vanille sont d'ordinaire colorés en brun violet. Les débris de l'épiderme de la gousse (fig. 318, *ep*), les cellules parenchymateuses remplies de gouttes d'huile ou contenant des raphides, des poils *(p)* longs et unicellulaires de l'épiderme interne de la gousse, les graines brunes, à épiderme dur et fortement coloré, se reconnaissent aisément.

Le chocolat est très souvent falsifié, et cela avec des substances extrêmement diverses. On y a très souvent constaté l'addition, en proportions parfois très grandes, de substances amylacées, des farines de Céréales ou de Légumineuses, des amidons, de la fécule de pommes de terre. On y mélange de la poudre de coques de cacao, des tourteaux d'amande, de la sciure de bois, diverses substances minérales, ocre rouge, craie, plâtre. Pour remplacer la matière grasse soustraite à la poudre de cacao, on l'additionne d'huile d'olive ou même de suif. Il est facile de reconnaître ces diverses subtitutions frauduleuses; nous les avons déjà rencontrées à propos des poudres de cacao. Les caractères des grains d'amidon des substances indiquées, bien différents de ceux si nets du cacao, font très aisément distinguer les matières amylacées introduites; ceux des coques de cacao, des tourteaux d'amandes, de la sciure de bois, ont été cités plus haut (p. 403). Les particules de matières minérales ont des réactions microchimiques faciles à constater; la craie laisse voir des débris de

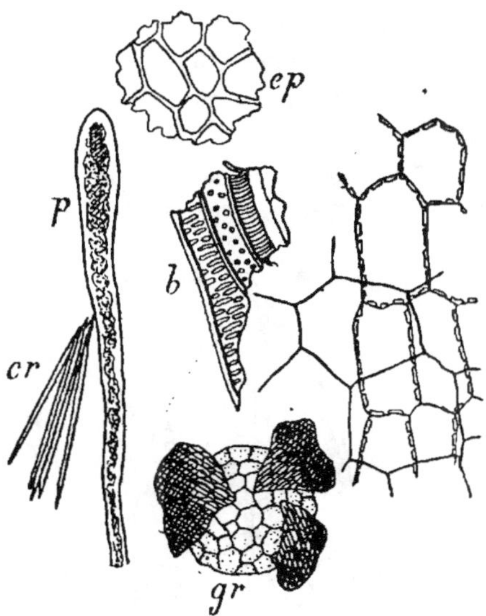

Fig. 318. — Éléments de la poudre de Vanille : *ep*, épiderme à contenu brunâtre; *b*, trachées et vaisseaux ponctués; *gr*, graine dont l'épiderme brun a éclaté; *p*, poil; *cr*, raphides. (V. Bonnet.)

carapaces de Foraminifères qu'elle contient toujours en très grande abondance. L'huile d'olive se révèle par la présence de grosses gouttes d'huile, à une température où la matière grasse du cacao est solide; le suif montre des masses radiées de cristaux aciculaires de stéarine se distinguant facilement, par leur aspect et leur réaction, dans la lumière polarisée, des amas d'aiguilles brisées ou des plaquettes que forme la matière grasse du cacao.

Le cacao et le chocolat s'altèrent facilement; lorsqu'ils restent à l'humidité, ils sont surtout envahis par les Moisissures. On y rencontre d'ordinaire les mêmes espèces que celles qui s'attaquent aux substances amylacées.

Coca.

C'est un produit très usité en Amérique, bien moins dans nos pays, mais dont l'usage tendra vraisemblablement à s'étendre comme anti-déperditeur, comme aliment d'épargne, plutôt que comme substance alimentaire vraie. En cela, il se rapproche certainement du thé.

Les feuilles de Coca, produites par l'*Erythroxylon coca*, arbuste du Pérou et de la Bolivie, sont ovales, allongées (fig 319),

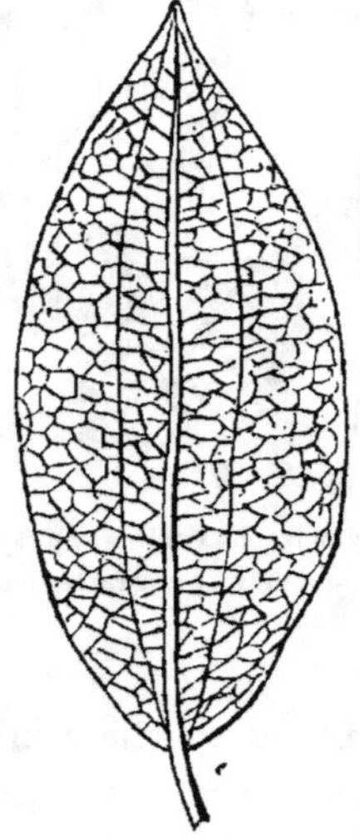

Fig. 319. — Feuille de Coca.

longues de quatre centimètres, larges de deux à trois. Le pétiole est court, la nervure médiane bien marquée; les nervures secondaires forment un réseau à mailles assez régulières. Dans beaucoup de feuilles, mais pas dans toutes, chaque nervure secondaire envoie à peu de distance du point où elle quitte la nervure principale, une anastomose verticale à celle qui se trouve située au-dessus. Il se constitue ainsi deux lignes longitudinales, bien visibles à la face inférieure de la feuille, courant le long de la

nervure médiane, moins dessinées cependant que ne le représente
la figure ci-contre.

Les deux épidermes de la feuille sont glabres; l'inférieur seul
a des stomates, ses cellules font à la surface une saillie proémi-
nente en forme de cône à sommet très épais. Le mésophylle est
formé d'une seule couche de cellules en palissade et d'un tissu
lacuneux dont les éléments sont rameux, souvent en forme d'H
vus de face.

CHAPITRE VIII

CONDIMENTS, ÉPICES ET AROMATES

On désigne sous le nom de *condiments* toutes les substances
qui agissent dans un sens favorable sur les sécrétions du tube
digestif, particulièrement sur les sécrétions buccale et gastrique.
Les *épices* sont des produits de haut goût, qui servent à relever
la saveur des mets ; par leur action sur les glandes sécrétrices
du tube digestif, les épices sont de vrais condiments. Enfin, on
désigne plus particulièrement sous le nom d'*aromates* des produits possédant une odeur fine, agréable, qu'ils communiquent
eux aussi aux aliments auxquels on les mélange ; ils agissent
d'ordinaire aussi, en outre, comme stimulants des fonctions
digestives. Les produits de cette catégorie pourraient donc être
compris sous la seule rubrique de condiments.

Dans l'exposition qui va être faite nous ne suivrons aucun
ordre naturel, préférant plutôt nous en rapporter au simple
degré d'usage ou à une certaine similitude, parfois simplement
apparente, des propriétés. Nous étudierons successivement les
poivres, les piments, les moutardes, le girofle, les cannelles, la
muscade, le gingembre, le curcuma, le safran, les fruits de diverses Ombellifères, l'anis étoilé, la vanille.

Poivres.

Le *Poivre*, est le fruit du *Poivrier noir (Piper nigrum)* de la famille des Pipéracées. Les fruits de cette plante grimpante des régions tropicales sont des baies sessiles, monospermes, globuleuses, disposées en assez grand nombre le long de l'axe de l'inflorescence (planche VIII, fig. 1). Lorsqu'ils sont mûrs, leur nuance varie du rouge au brun; après la dessiccation qui suit la cueillette, ils deviennent noirâtres. La portion charnue du fruit est peu considérable; elle entoure une graine formée d'un gros albumen farineux et d'un petit embryon (planche VIII, fig. 2). Dans le poivre commercial, la portion charnue s'est desséchée et est devenue irrégulièrement ridée; le fruit montre, à sa partie inférieure, le reste d'un très court pédicelle *(ped)* et, au sommet, la trace du style *(s t)*.

Le poivre, à cause de son prix assez élevé, est l'objet de falsifications nombreuses qui s'opèrent sur une grande échelle. Pour les déceler, l'analyse chimique ne donne que des résultats très incomplets, souvent inutilisables; l'examen microscopique au contraire conduit très facilement au but, à la condition toutefois de bien connaître la structure anatomique du poivre, la forme des principaux éléments qu'on y trouve, caractères auxquels il faut rapporter minutieusement les observations que l'on fait. Ces questions ont déjà été l'objet d'études approfondies parmi lesquelles il faut citer celles de V. Bonnet[1] et de Brunotte[2]; ce sont ces deux derniers travaux qui nous serviront surtout de guides.

Commercialement parlant, le poivre se classe en trois catégories d'après son poids :

1° Le *poivre lourd* a des grains ronds, peu ridés qui projetés sur l'eau tombent au fond du vase.

---

[1] V. Bonnet, *Du poivre et de ses falsifications*. Thèse de l'École de pharmacie de Paris, 1886.

[2] Brunotte, *Contribution à l'étude des poivres et des cubèbes*. Thèse d'agrégation de pharmacie, 1889.

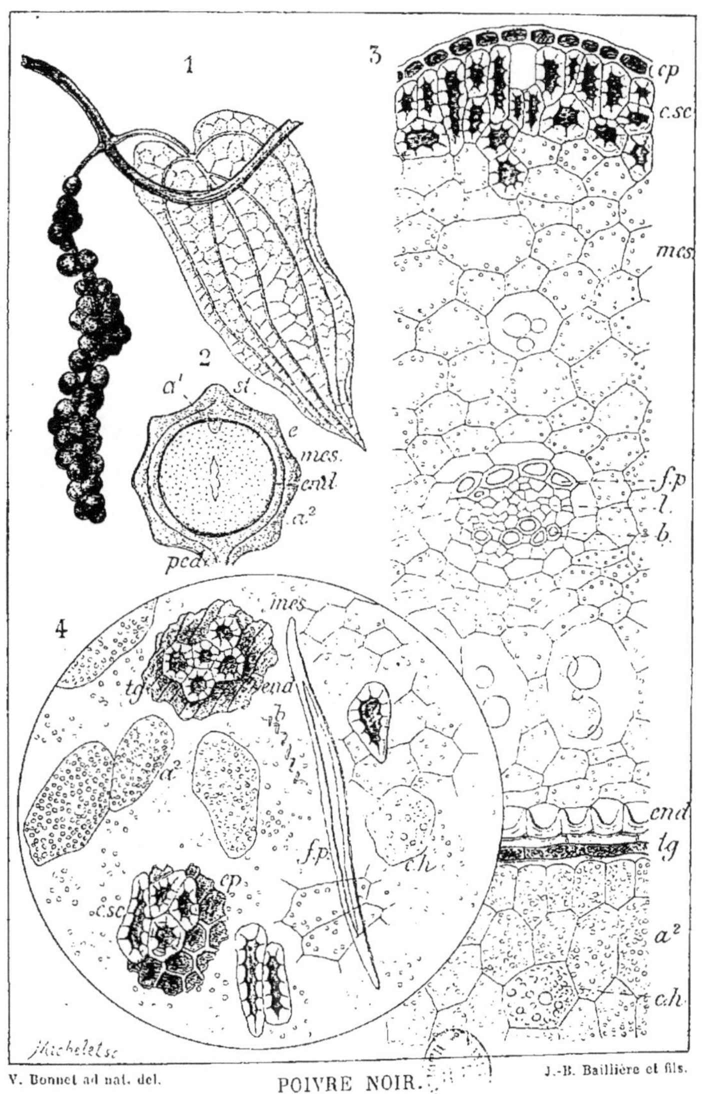

V. Bonnet ad nat. del.   POIVRE NOIR.   J.-B. Baillière et fils.

1, Portion d'un rameau fructifère. — 2, Coupe longitudinale d'un grain. — 3, Coupe
transversale. — 4, Éléments de la poudre.

2° Le *poivre demi-lourd* a des grains plus petits, plus légers, plus ridés, surnageant lorsqu'on les jette sur l'eau.

3° Le *poivre léger* a des grains très inégaux, profondément ridés, s'écrasant facilement sous la pression des doigts.

Ces différences tiennent au degré de maturité des fruits lors de la récolte. Les poivres de la troisième catégorie sont récoltés non mûrs, encore très riches en eau.

Le commerce distingue de nombreuses sortes de poivres, que l'on désigne par les noms des localités où on les concentre après la récolte et d'où on les expédie. Les sortes les plus communes en France sont les suivantes : Alépy, Malabar, Penang, Tellichéry, Saigong, Singapore, Java, Lampong et Batavia. Il n'est guère possible, sans une très grande pratique du produit, de reconnaître ces sortes l'une de l'autre. La chose importe peu, du reste, puisqu'il suffit de savoir apprécier la qualité.

Les baies qui arrivent entières dans le commerce, avec les caractères que nous venons de citer, constituent le *Poivre noir*.

Ces mêmes fruits, après une décortication incomplète, donnent le *Poivre blanc*. On les fait, pour cela, macérer un certain temps dans de l'eau, l'enveloppe externe se détache alors facilement. Ces grains de poivre blanc sont sphériques, d'un gris blanc, rarement ridés mais présentant de fines côtes longitudinales peu saillantes allant de la base au sommet du fruit.

Une coupe longitudinale d'un grain de poivre noir, passant par son centre, donne l'aspect représenté planche VIII, figure 2. Sous la couche enveloppante brune *e*, se trouve une région blanchâtre *(mes)*, séparée en deux parties par une ligne sombre et limitée vers l'intérieur par une autre couche brune *(end)*. C'est la portion charnue du fruit; la membrane d'enveloppe paraît représenter l'épicarpe *(e)*, la couche blanchâtre le mésocarpe *(mes)* et une partie de la seconde couche brune l'endocarpe *(end)*. La majeure partie de la couche brune est formée par le spermoderme qui entoure un gros albumen farineux, d'un blanc jaunâtre, portant à son sommet un très petit embryon.

Il est facile de se rendre compte de la structure de ces différentes parties en observant une coupe mince qui les comprend (planche VIII, fig. 3).

A la partie externe on trouve une assise épidermique *(ep)* formée de cellules rectangulaires, allongées tangentiellement, pourvues, en dehors, d'une cuticule assez épaisse et d'un contenu brun. Cet épiderme est doublé par une couche de cellules scléreuses *(csc)* disposées en deux et même trois rangées superposées. Ces éléments ont des parois épaisses, canaliculées, et un contenu brun comme les précédentes. Le mésocarpe *(mes)* est formé d'un tissu parenchymateux à éléments polygonaux, à parois minces, que parcourent des faisceaux libéro-ligneux *(fb)*, situés à peu près dans la partie médiane. Ce sont ces faisceaux qui forment la ligne sombre qui s'observe à un faible grossissement dans le mésocarpe. Ces faisceaux comprennent du liber *(l)*, du bois *(b)*, dont les trachées sont à spires très serrées, et quelques fibres péricycliques jaunâtres *(fp)* qui forment un arc à la partie supérieure. Le mésocarpe renferme, en outre, de grosses cellules à huile essentielle, qui sont surtout nombreuses dans sa région interne, inférieure aux faisceaux. L'endocarpe *(end)* est constitué par une assise simple d'éléments fortement épaissis sur leurs parois latérales et centrales, ayant une forme de fer à cheval.

Le spermoderme *(tg)* est constitué par deux assises cellulaires. Les cellules qui forment l'assise externe, situées immédiatement sous l'assise externe, sont petites, incolores, à parois minces ; celles de l'assise interne sont brunes et plus apparentes.

L'albumen *(a²)* est formé de grosses cellules polygonales gorgées d'amidon ; la première rangée a ses parois internes et latérales un peu épaissies. Les grains d'amidon sont très petits, de 6 μ au maximum de plus grande largeur ; leurs contours sont souvent devenus polygonaux par pression. Les cellules externes, plus petites, de cet albumen, renfermeraient de l'aleurone. On trouve, dans ce parenchyme amylifère, de nombreuses cellules à contenu jaunâtre d'oléo-résine *(c. h)*.

Le poivre blanc, provenant d'un même fruit, a la même structure histologique. La décortication a enlevé les couches situées en dehors des faisceaux et même une partie de ceux-ci. Ce sont ces faisceaux qui forment les côtes longitudinales à la surface du poivre blanc; il n'en subsiste souvent que la portion ligneuse représentée par quelques trachées (fig. 320 , *b*).

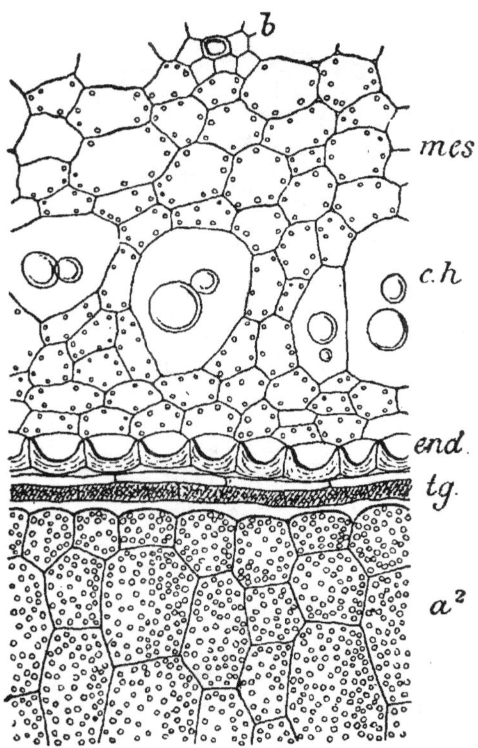

FIG. 320. — Coupe d'une graine de poivre blanc: *b*, restes d'un libéro-ligneux; *mes*, mésocarpe; *ch*, cellules à huile essentielles; *end*, endocarpe; *tg*, téguments; *a²* albumen (V. Bonnet).

Les diverses sortes de poivres ne présentent guère de caractères histologiques qui permettent de déterminer avec assurance à laquelle on a affaire. Les quelques différences, très peu appréciables encore, doivent avoir pour cause le degré variable de maturité des fruits. Dans le poivre Alépy, on trouverait souvent des amas de cellules scléreuses, semblables à celles qui doublent l'épiderme externe, isolées dans le mésocarpe (fig. 321). Le poivre Saïgon présenterait souvent quatre rangées de ces mêmes cellules scléreuses sous-épidermiques.

Si l'on examine au microscope les poudres obtenues par la mouture des grains de poivre, on reconnaîtra facilement les

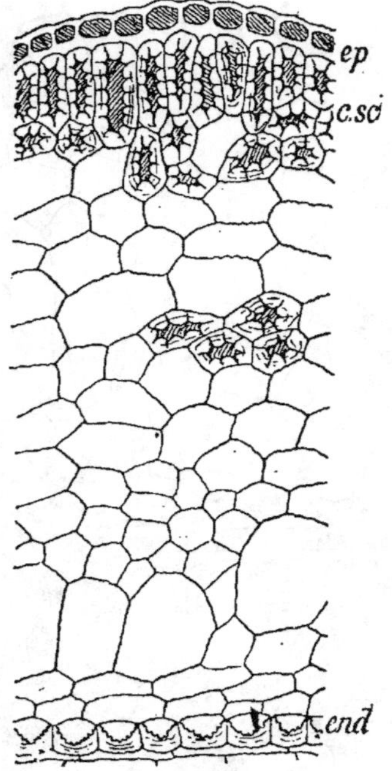

Fig. 321. — Coupe transversale d'un grain de poivre Alépy (Bonnet).

divers éléments dont nous avons signalé les caractères, qui se présentent isolés ou réunis en plus ou moins grand nombre, suivant l'état de ténuité de la poudre.

La poudre de poivre noir montrera des éléments des tissus du péricarpe, du spermoderme et de l'albumen (planche VIII, fig. 4). On y trouve :

1° Des cellules scléreuses, allongées, à parois épaisses, jaunâtres, canaliculées, remplies d'un contenu brun, qui sont isolées ou accolées à des lambeaux de la couche épidermique brune *(ep)*.

2º Des amas de cellules polygonales, à parois minces, du mé-socarpe *(mes)*.

3º Des débris des faisceaux ; des fibres péricycliques allon-gées *(fp)*, des trachées *(b)* et quelques éléments libériens.

4º Les cellules de l'endoderme *(end)*, souvent quadrangulaires vues de face, épaissies sur trois côtés seulement et attenant fré-

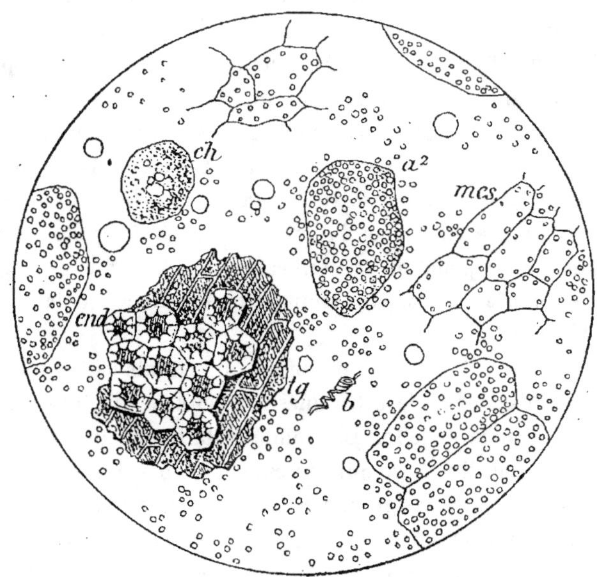

Fig. 322. — Poudre de poivre blanc; *mcs*, mésocarpe; *b*, trachée; *end*, massif de l'endocarpe; *tg*, téguments; *ch*, cellule huileuse (V. Bonnet).

quemment à des lambeaux cellulaires bruns, provenant du sper-moderme.

5º Des cellules à contenu oléo-résineux, provenant du méso-carpe ou de l'albumen *(ch)*.

6º Enfin de nombreuses cellules, polygonales ou irrégulière-ment ovoïdes, gorgées de grains d'amidon, qui sont les cellules amylacées de l'albumen *(a²)*, et de très petits grains d'amidon libres dans la préparation.

La poudre de poivre blanc présente peu de différences (fig. 322)

On y trouve en moins les éléments enlevés par la décortication, surtout les cellules scléreuses et celles de la couche épidermique extérieure qui les recouvre.

La fraude sur le poivre s'opère sur une très grande échelle. Elle peut porter sur le poivre en grains ou sur le poivre en poudre.

Il est difficile de falsifier le poivre en grains. L'aspect et la forme du produit est en effet si caractéristique que la tromperie serait aussitôt découverte. On a cependant rencontré du poivre en grains fabriqué avec une pâte de farine additionnée de matières inertes et moulées. Ces faux grains se reconnaissent à leur forme parfaitement sphérique et surtout à ce qu'ils se désagrègent après une courte macération dans l'eau. On a aussi signalé, dans du poivre en grains, la substitution de baies de genièvre, de baies de nerprun et de petites graines de diverses Légumineuses colorées en noir. Un simple examen microscopique lèvera tous les doutes.

C'est surtout le poivre en poudre qui est falsifié, et tous ceux qui se sont occupés de cette question peuvent dire que c'est sur une très grande échelle. La fraude se fait avec des substances excessivement diverses, qui se vendent même très ouvertement chez les négociants en gros, sans que la justice trouve un moyen efficace d'intervenir pour empêcher ce commerce déloyal. Voici la liste des substances qui ont été signalées comme ayant servi à falsifier la poudre de poivre; elles sont nombreuses et des plus variées.

Grabeaux de poivre.	Tourteaux de lin.
Poudre de noyaux d'olives.	Tourteaux de colza.
Poudre de piment.	Tourteaux de chènevis.
Poudre de semences de maniguette.	Tourteaux d'arachides.
Poudre de semences de moutarde noire.	Poudre de noyaux de dattes.
Amidons et fécules diverses.	Poudre de coquilles de noix.
Résidus de féculeries.	Poudre de coquilles de noisettes.
Poudre de glands.	Poudre de coques d'amandes.
Poudre de feuilles de laurier.	Balayures de magasin.
Sciure de bois.	Poudres minérales.

Nous allons étudier les caractères de ces substances, en insistant tout particulièrement sur ceux qui permettent d'en reconnaître la présence dans un mélange.

Grabeaux de poivre. — On désigne sous ce nom les parties superficielles des fruits, détachées par frottement pendant le transport, mêlées à des pédoncules, des débris de bois, des fragments de terre; le tout est séparé du bon poivre à l'arrivage, réduit en poudre et vendu ouvertement, sous l'œil des autorités, par les marchands en gros, pour servir uniquement sans aucun doute, à étendre à volonté le poivre en poudre. Les grabeaux ont une saveur bien moins marquée que celle du poivre pur; la saveur varie, du reste, avec la proportion de débris du péricarpe qu'ils contiennent et peut même être nulle ou presque. Par contre, leur odeur est forte, âcre et irritante. On peut reconnaître l'addition de grabeaux à la présence de nombreux débris de l'épicarpe, cellules scléreuses et épidermiques brunes, d'un grand nombre d'éléments provenant des faisceaux libéro-ligneux des pédoncules, trachées et longues fibres péricycliques, et d'une bonne proportion de matières terreuses. Mais les grabeaux sont eux-mêmes la plupart du temps falsifiés avec l'un ou l'autre des produits dont l'étude va suivre, principalement de la poudre de noyaux d'olives ou des amidons; j'ai eu à examiner plusieurs fois des grabeaux constitués uniquement par le mélange de ces deux dernières substances; la fraude est, par là, très facile à saisir.

Poudre de noyaux d'olives. — C'est certainement la fraude la plus commune qu'on ait à constater dans le poivre; le produit est livré couramment dans le commerce sous les noms de *grignons d'olives* ou de *poivrette*. J'ai rencontré, pour ma part, des poivres en poudre saisis chez des épiciers, qui en contenaient bien environ 90 à 95 pour 100, et le reste seulement de poivre additionné de piment pour en rehausser la saveur.

Le noyau d'olive, fusiforme, dur, est l'endocarpe épais qui entoure la graine charnue. Il est formé (fig. 323) de fibres allongées, sinueuses, fusiformes *(f)*, s'entre-croisant et laissant entre

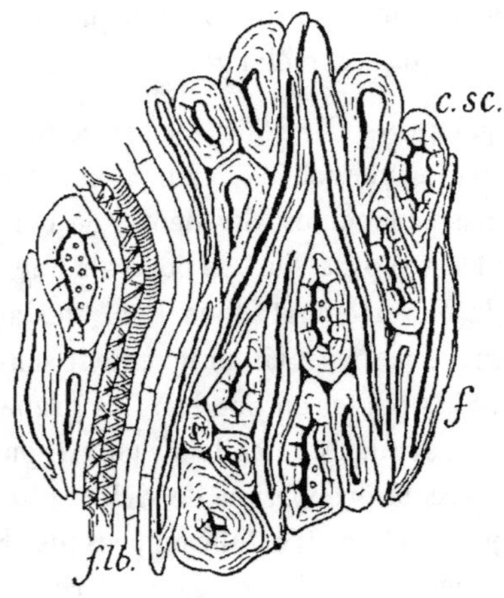

Fig. 323. — Coupe pratiquée dans un noyau d'olive : *f. lb*, faisceau libéro-ligneux ;
f, fibres ; *c. sc*, cellules scléreuses (V. Bonnet).

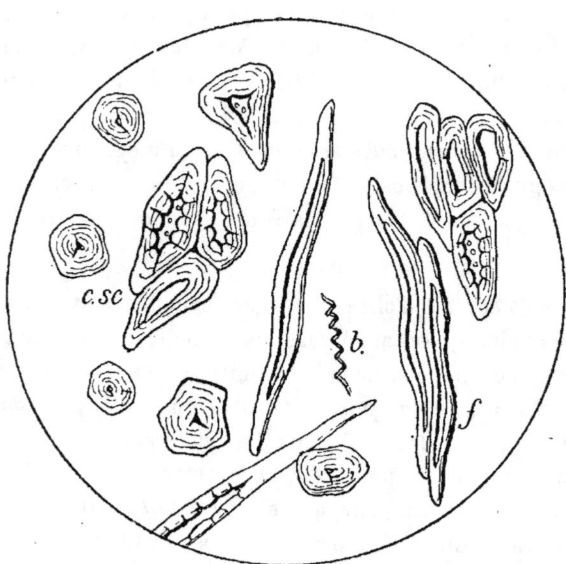

Fig. 324. — Poudre de grignons d'olives : fibres ; *c. sc*, cellules scléreuses ;
b, trachée (V. Bonnet).

elles des espaces remplis par des cellules scléreuses *(c. sc)*, à parois épaisses et canaliculées, presque incolores vues isolément, mais présentant une teinte verdâtre bien évidente lorsqu'elles sont vues en petits amas. Les éléments scléreux brillent dans la lumière polarisée, comme ceux du poivre. Ce tissu est parcouru par des faisceaux libéro-ligneux *(flb)* où l'on reconnaît surtout des trachées et des éléments grillagés. La poudre de noyaux d'olives est constituée uniquement par ces divers éléments qu'il n'est absolument pas possible de confondre avec les éléments du poivre. On y rencontre, en outre, des débris de la mince membrane d'enveloppe du noyau ; ils sont caractéristiques, mais rares et assez difficiles à trouver. Ce sont de grandes cellules, à parois médiocrement épaisses ; portant des ponctuations larges et nombreuses.

L'addition de grignons d'olives à la poudre de poivre se reconnaît en résumé :

1° Par le grand nombre des éléments scléreux, à contenu incolore, à membrane incolore ou légèrement verdâtre.

2° Par la présence de longues fibres fusiformes, incolores, q u atteignent 2 dixièmes de millimètre, tandis que les élémentsi fusiformes, qu'on peut trouver dans le poivre et qui proviennent des faisceaux, sont notablement plus petits et colorés en jaune.

3° Par la présence, si l'on peut la constater, des cellules à parois à épaississement moniliforme, provenant de la membrane d'enveloppe du noyau.

Poudre de piment. — La poudre de diverses espèces de piment, de saveur très âcre et très chaude, est surtout ajoutée aux poivres mélangés d'une forte proportion de substances inertes, pour en relever la saveur. On emploie surtout la poudre du *Capsicum annuum*, le *Piment des jardins*, et du *C. frutescens*. Elle constitue le produit très usité en Allemagne sous le nom de *Paprika*. La poudre de *Piment de la Jamaïque (Myrtus pimenta)* a été également signalée dans le poivre. Les plaques rouges provenant de l'épicarpe et du mésocarpe du fruit des deux premières espèces citées en font reconnaître d'emblée la présence. L'addition de *piment de la Jamaïque* (fig. 325) peut se reconnaître à la présence de lambeaux épidermiques *(ep)*, portant parfois de courts poils coniques, de grosses glandes à huile essentielle *(gl)* et des grains d'amidon assez gros, dont la forme assez spéciale est représentée en *a*. Ces épices feront, du reste, l'objet

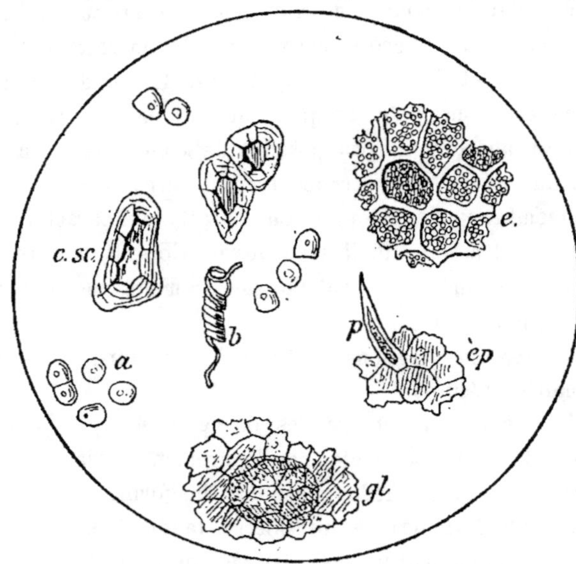

Fig. 3:5. — Poudre de piment de la Jamaïque : *gl*, glande huileuse et fragment de parenchyme ; *c.sc*, cellule scléreuse ; *ep*, épiderme ; *a*, amidon ; *b*, trachée (V. Bonnet).

d'une étude particulière ; comme leurs propriétés se rapprochent beaucoup de celles du poivre, leur mélange est loin d'avoir un caractère frauduleux aussi marqué que celui des autres substances inertes.

Poudre de Semences de Maniguette. — On rencontre souvent de la *Maniguette* ou *graine de Paradis (Amomum Melegueta)* dans le poivre. On la mélange à ce produit non pas en vue d'une fraude directe, mais pour masquer l'addition d'une substance inerte autre ; très âcre et chaude, elle sert, comme les poudres de piment, à relever la saveur du mélange.

Des graines entières de maniguette ont été rencontrées dans le poivre en grains. Il est très facile de les reconnaître. Elles

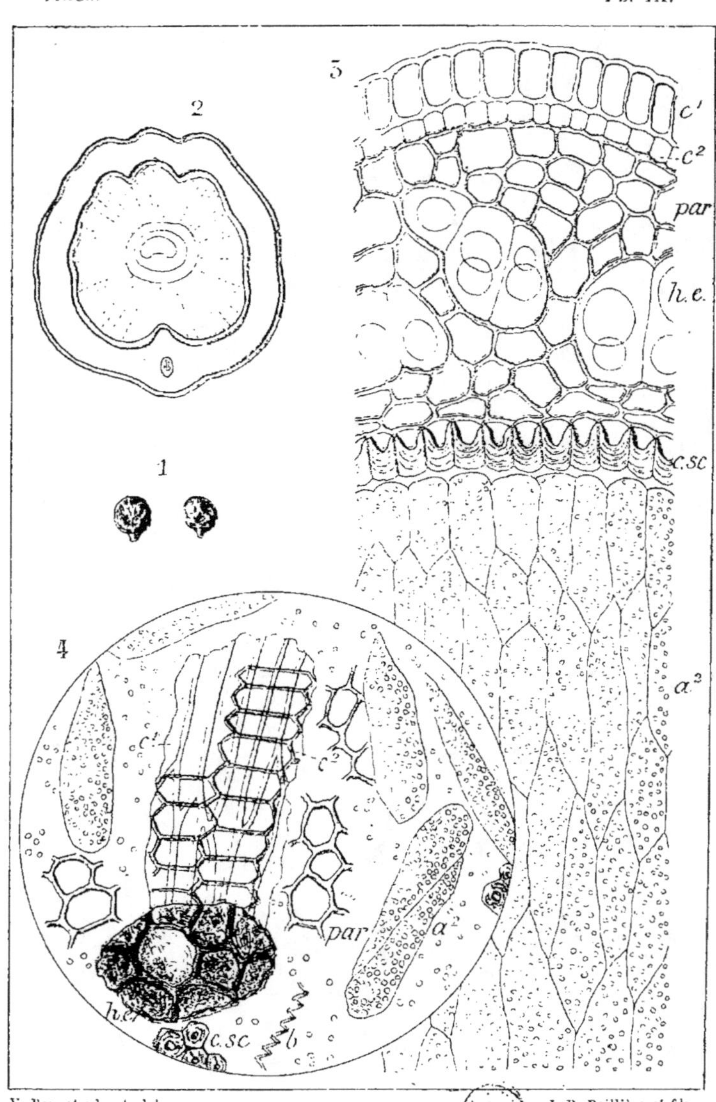

V. Bonnet ad nat. del.   MANIGUETTE.   J.-B. Baillière et fils.

1, Maniguette. — 2, 3, Coupe transversale. — 4, Éléments de la poudre.

sont plus petites que les graines de bon poivre, anguleuses, rougeâtres, à surface chagrinée. La section médiane diffère de celle du poivre (planche IX, fig. 2). Une coupe transversale mince a également une structure tout autre (fig. 3). A l'extérieur, se trouve une couche de larges cellules épidermiques allongées tangentiellement *(c¹)*. La majeure partie des téguments qui recouvrent la graine forme un parenchyme fortement coloré en brun violet *(par)*, renfermant un grand nombre de cellules à huile essentielle *(he)*. Ce parenchyme est limité contre la graine par une assise de cellules épaissies sur trois de leurs côtés, en fer à cheval *(c sc)*, qui ne sont guère visibles qu'après traitement par la potasse. Enfin vient l'albumen *(a²)* formé de longues cellules, presque fusiformes, gorgées d'amidon. Les grains d'amidon sont ronds et plus petits encore que ceux du poivre.

La poudre de manignette renferme, comme éléments essentiels (fig. 4) des plaques jaunes de la couche épidermique, auxquelles adhèrent des débris brunâtres du tissu sous-jacent *(c¹ et c²)*, des lambeaux de ce parenchyme brun *(par)*, pouvant renfermer des glandes à oléo-résine *(he)*, les longues cellules amylacées de l'albumen *(a²)*, plus allongées, plus fusiformes que celles du poivre.

Poudre de semences de Moutarde noire. — C'est un produit que nous étudierons aussi plus loin avec détails. On l'ajoute aux poivres déjà falsifiés avec des substances insipides pour leur donner une saveur piquante. On en reconnaît surtout la présence aux débris bien reconnaissables du spermoderme (voir à l'article spécial).

Amidons et fécules. — L'addition de farines ou d'amidons est, avec celle de grignons d'olives, la fraude que l'on est appelé à constater le plus souvent dans les poivres en poudre.

On rencontre des amidons ou des farines de seigle, d'orge, de blé, de diverses Légumineuses, de la fécule de pomme de terre. Il est des plus facile de reconnaître ces amidons à leurs caractères qui ont été exposés précédemment. L'addition de farine de sarrazin, qui a été faite, paraît-il, est un peu plus délicate à déceler. Les cellules de l'albumen sont remplies par de très petits grains

polyédriques serrés les uns contre les autres. Malgré leur petitesse, les grains d'amidon du sarrazin, qui mesurent de 15 à
20 µ., sont encore beaucoup plus gros que ceux du poivre qui
ne dépassent pas 6 µ. ; de plus, ils sont plus polyédriques et ont
un hile bien apparent.

Résidus de féculeries. — On trouve sous ce nom, ou sous celui
de *fleurage de pommes de terre*, dans le commerce, un produit
pulvérulent grisâtre que l'on emploie beaucoup pour falsifier le
poivre. Il renferme de nombreux grains de fécule, très reconnaissables à leur forme, des débris de parenchyme amylifère et
d'autres brunâtres provenant de l'enveloppe subéreuse de la
pomme de terre.

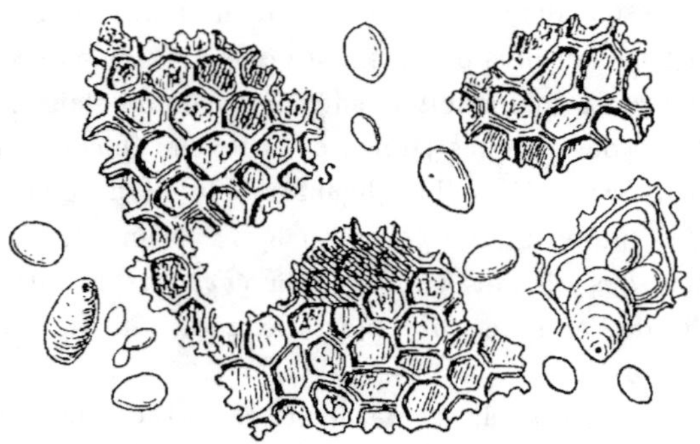

FIG. 326. — Fleurage de Pommes de terre : *s*, massif subéreux (V. Bonnet).

Poudre de glands. — La poudre de glands peut se reconnaître
à la forme des grains d'amidon (fig. 327 *st*), allongés, ovoïdes, à
contours souvent irréguliers, à hile allongé, en forme de fente
ou même de cavité linéaire; aux larges cellules parenchymateuses des cotylédons *(e)*, qui peuvent encore contenir de l'amidon; enfin, aux petites écailles épidermiques *(ep)* des cotylédons,
de 25 µ. de largeur environ.

Poudre de feuilles de Laurier. — La feuille du Laurier *(Laurus nobilis)* a la structure représentée figure 328. La poudre
montre, comme éléments principaux (fig. 329), des fragments
d'épiderme *(ep)* présentant quelquefois des stomates *(st)*; des
amas verdâtres de parenchyme chlorophyllien *(par)*, pouvant

contenir des cellules à huile essentielle *(ch)*; des trachées *(b)*, des fibres fusiformes *(fp)* provenant des faisceaux libéro-ligneux des nervures.

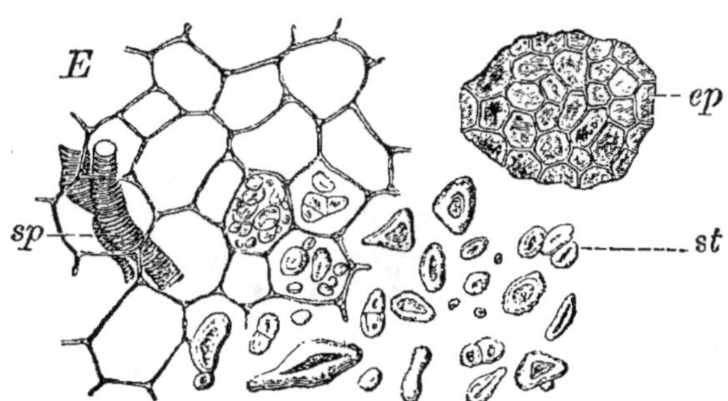

Fig. 327. — Éléments du Gland.

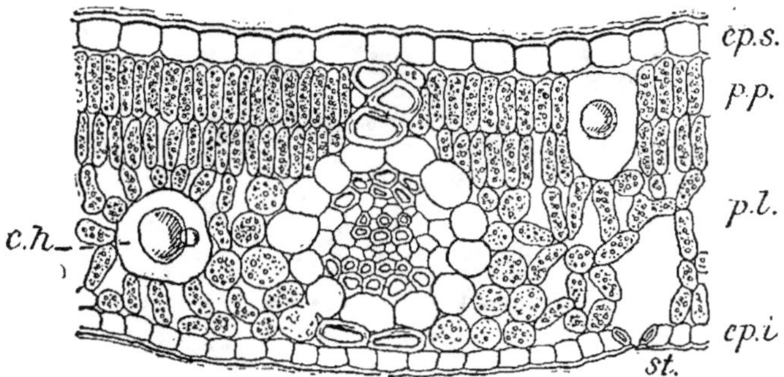

Fig. 328. — Coupe transversale d'une feuille de Laurier (V. Bonnet).

Sciure de bois. — Des fibres ligneuses en grand nombre indiquent le mélange de cette substance. Lorsque la sciure provient de bois de sapin, les fibres montrent les ponctuations aréolées spéciales.

Tourteaux de lin. — Ce produit ainsi que les suivants, tourteaux de colza, de chènevis et d'arachides, n'ont jamais, à notre connaissance été signalés dans les poivres, mais simplement donnés par certains auteurs comme pouvant servir à frauder; il peut être bon de connaître leurs caractères.

Les cellules de l'albumen du Lin (fig. 330 E) sont presque arrondies et contiennent de nombreuses gouttelettes d'huile ; les cellules à tannin *(g)*, les plaques de cuticule avec ses fentes linéaires *(c)*, la couche de cellules dont les parois se gonflent au contact de l'eau, sont autant d'éléments qui n'ont aucun similaire dans les poivres.

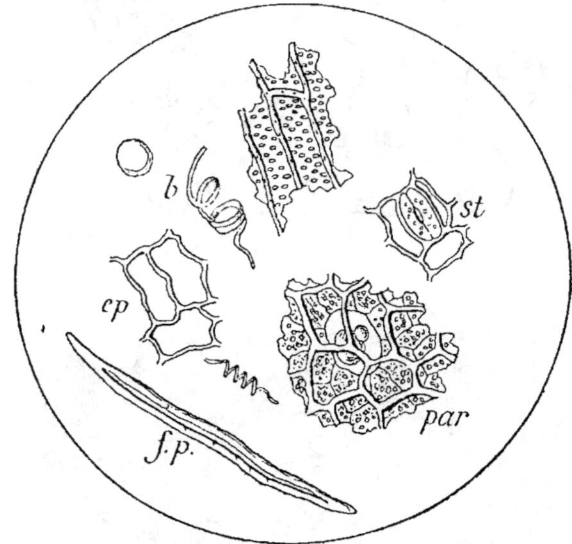

Fig. 329. — Poudre de feuille de Laurier (V. Bonnet).

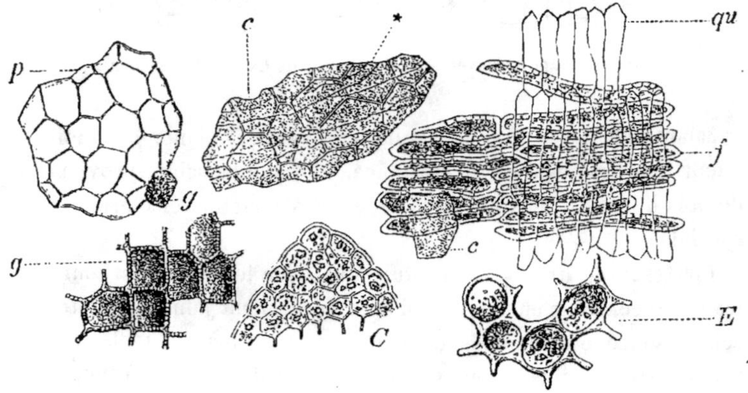

Fig. 330. — Divers éléments de la graine de lin, 160/1 (Moeller).

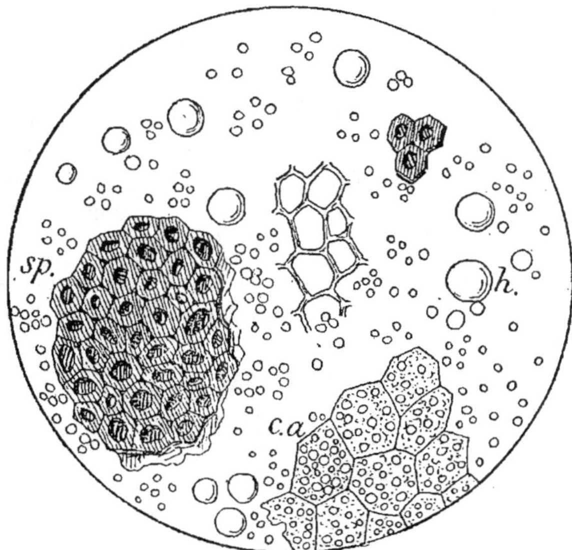

FIG. 331. — Eléments du tourteau de Colza : *sp*, débris de spermoderme ; *c, a, h,* cellules huileuses et gouttes d'huile (V. Bonnet).

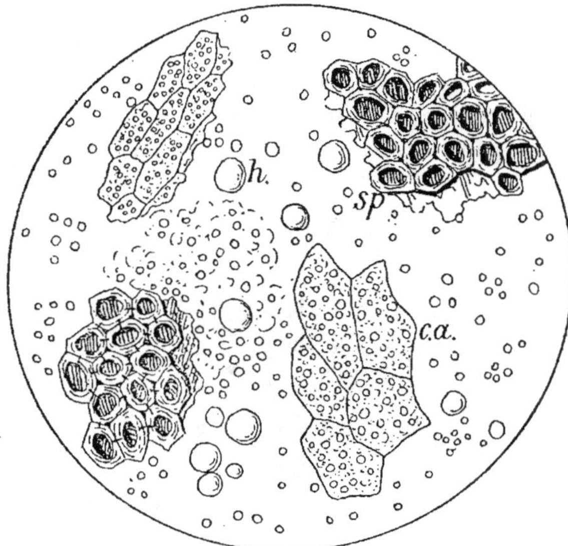

FIG. 332. — Eléments du tourteau de Chènevis : *sp*, débris de spermoderme ; *h*, gouttes huileuses (V. Bonnet).

Tourteaux de Colza, de Chènevis, d'Arachides. — Ce qui peut caractériser ces produits, c'est la présence d'éléments renfermant une grande quantité de gouttelettes d'huile, et, en outre, de nombreuses gouttes d'huile dans la préparation. On aperçoit, en outre, des débris du spermoderme *(sp)* teints en brun noirâtre chez le colza (fig. 331)et le chènevis (fig. 332), présentant, chez l'arachide, des cellules à membranes finement dentelées, engrenées avec leurs voisines.

Poudre de noyaux de dattes. — Les noyaux de dattes se reconnaissent à l'aspect des membranes cellulaires des éléments

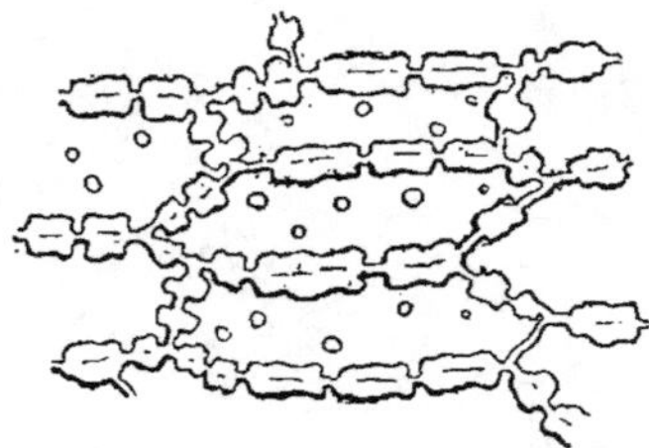

Fig. 333. — Cellulles de l'albumen corné de la Datte.

de l'albumen corné, membranes épaisses, très réfringentes, munies de ponctuations nombreuses qui leur donnent, sur une coupe, l'apparence moniliforme (fig. 333)

Poudre de coquille de noix. — Cette poudre renferme une grande

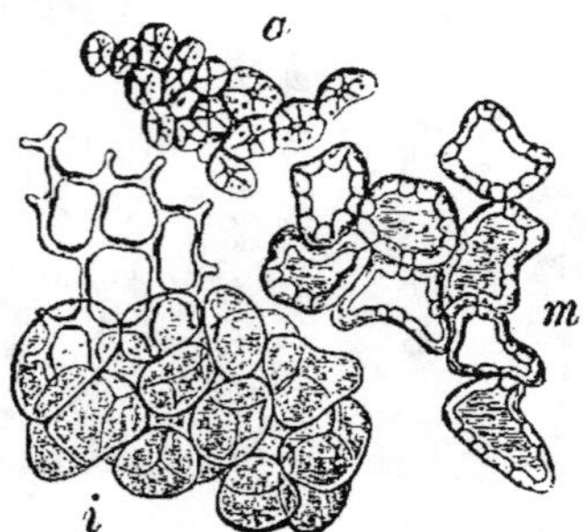

Fig. 334. — Eléments de la coquille de Noix, 160/1 (Moeller).

proportion d'éléments scléreux (fig. 334). Ces éléments scléreux sont de deux sortes. Les uns *(a)* presque sphériques ont une paroi épaisse, canaliculée, incolore en coupes très minces, teinte en jaune en plaques épaisses, et une lumière très réduite; ils appartiennent aux couches externes de la coquille. Les autres *(m)* polyédriques ont des parois plus minces, canaliculées également, à contenu·incolore. On rencontre en outre des cellules de parenchyme incolore et des plaques brunâtres *(i)* d'éléments suberisés, à parois minces, provenant de la couche interne.

Poudre de coquilles de noisettes. — Son mélange entraîne également la présence d'une grande quantité de cellules scléreuses. Les cellules scléreuses ressemblent beaucoup à celles des noyaux d'olives. On distingue la poudre de coquilles de noisette de celle de grignons aux petites plaques brunes, portant des poils, provenant de l'épiderme.

Poudre de coques d'amandes. — La coque d'amandes renferme de nombreux éléments sclérifiés, réunis en plaquettes dans la poudre avec des cellules fibreuses fusiformes. On trouve en plus de nombreux débris du parenchyme mou, brun jaunâtre, qui forme la partie interne de la coque.

Balayures de magasin. — Les éléments qu'on peut y rencontrer ont une nature très diverse. Ce n'est guère qu'en présence d'une telle diversité et d'une forte proportion de substances terreuses et minérales qu'on pourrait penser à cette fraude qui pourtant a été affirmée.

Poudres minérales. — C'est l'analyse chimique et particulièrement le dosage des cendres qui donne les meilleurs résultats.

Piments.

On connaît surtout sous ce nom, dans nos pays, les fruits du *Capsicum annuum*, le *piment des jardins*, et du *Capsicum frutescens*, le *piment de Cayenne*. Ces fruits sont des baies ordinairement allongées, jaunes ou rouges, peu charnues, se desséchant facilement, d'une saveur âcre, excessivement forte, qui se retrouve aussi dans les graines.

La coupe transversale du piment des jardins donne l'aspect

représenté planche X, fig. 1. L'épicarpe, assez épais, formé surtout de plusieurs assises collenchymateuses *(col)*, contient une forte proportion de matière colorante rouge, en gros granules irréguliers. Les cellules polyédriques parenchymateuses du mésocarpe *(mes)* renferment les mêmes granulations, mais en moins grand nombre. L'endocarpe *(end)* est surtout représenté par une assise de cellules épaissies. Les graines, jaunes, réniformes, ont un spermoderme épais *(tg)*, où l'on remarque surtout l'assise externe de cellules épaissies en fer à cheval, à convexité interne (fig. 3, *tg. sc)*.

La poudre (fig. 4) renferme un très nombre de lambeaux cellulaires, renfermant du pigment rouge soluble dans la potasse alcoolique, provenant de l'épicarpe et du mésocarpe, des cellules scléreuses du spermoderme *(tg. sc)* et de l'endocarpe *(end. sc)*, des débris de faisceux libéro-ligneux du mésocarpe *(f. lb)* et des cellules de l'albumen *(a)*.

La structure des fruits du piment de Cayenne est très semblable, le péricarpe a seulement moins d'épaisseur.

On désigne encore, sous le nom de piment, les fruits du *Myrtus pimenta*, le piment de la Jamaïque, très estimé en Angleterre; nous en avons précédemment donné les caractères essentiels (p. 418).

Moutarde

Le condiment connu sous le nom de moutarde est fabriqué avec la poudre des graines de deux Crucifères communes : la *moutarde noire (Sinapis nigra)* (fig. 335) et la *moutarde blanche (Sinapis alba)* (fig. 336). Cette dernière est la moins estimée ; la poudre ou *farine de moutarde* que fournissent ses graines a une saveur moins prononcée, moins piquante que celle obtenue avec les graines de la première.

Les poudres de moutarde sont fréquemment falsifiées ; l'examen microscopique fait facilement reconnaître l'espèce de moutarde qui a fourni la poudre d'abord, puis les substances étrangères ajoutées.

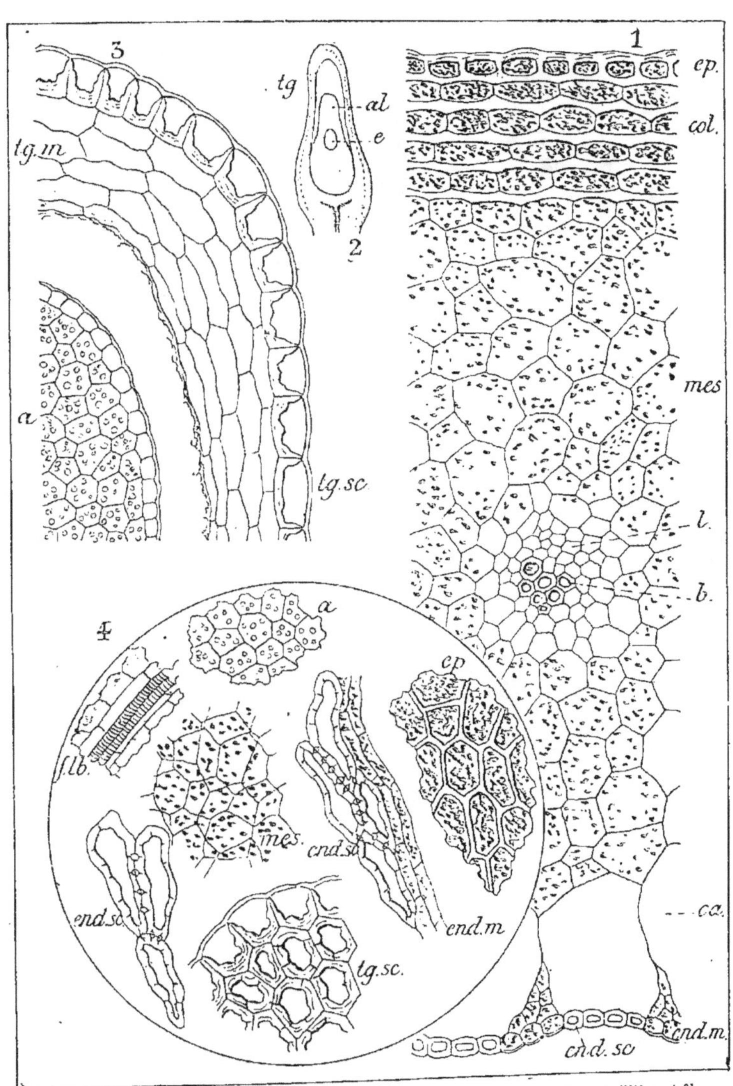

V. Bonnet ad nat. del.   J.-B. Baillière et fils.

PIMENT DES JARDINS.

1, Coupe transversale du fruit. — 2, 3, Coupe transversale de la graine. — 4, Éléments de la poudre.

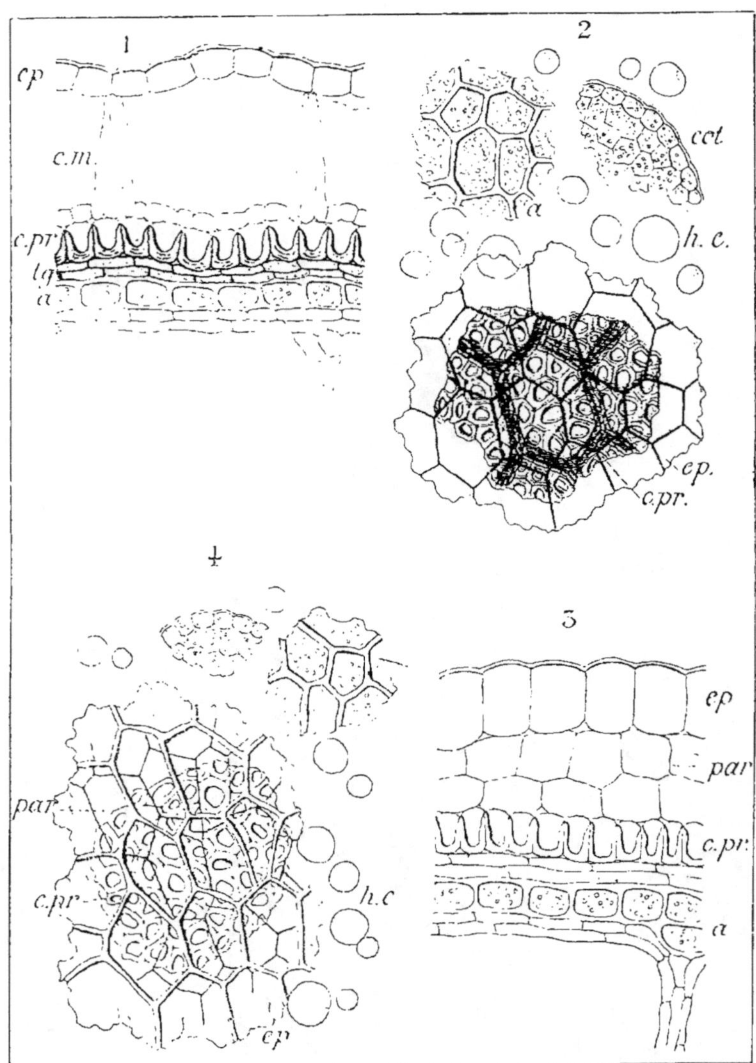

V. Bonnet ad nat. del.   J.-B. Baillière et fils.

MOUTARDE.

1, Coupe transversale de la Moutarde noire. — 2, Éléments de la poudre. — 3, Coupe transversale de la Moutarde blanche. — 4, Éléments de la poudre.

La graine de *Moutarde noire* est sphérique, à surface chagrinée, colorée en rouge brun. Écrasée sous la dent, elle développe une odeur âcre et brûlante.

La graine est formée de l'embryon à cotylédons épais, entouré d'un minime restant d'albumen ; le tout est recouvert du

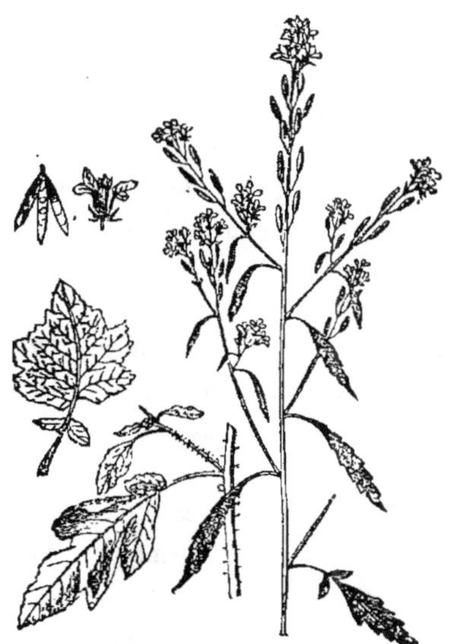

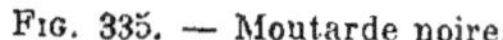

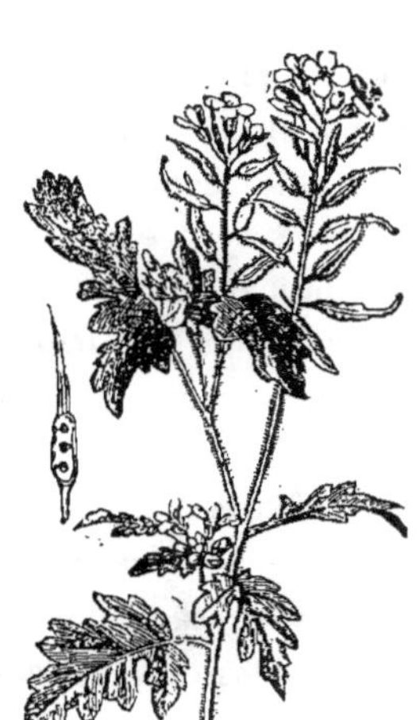

FIG. 335. — Moutarde noire.   FIG. 336. — Moutarde blanche.

spermoderme qui donne à la graine sa teinte foncée. En faisant une coupe transversale de cette graine, on peut lui reconnaître les éléments dont la description va suivre (planche XI, fig. 1). Le spermoderme est limité à l'extérieur par une assise épidermique *(ep)* dont les cellules, un peu bombées en dehors, se gonflent beaucoup au contact de l'eau. Au-dessous, se trouve un tissu lacuneux *(cm)* dont les travées sont formées de cellules à parois minces, jaunâtres. Viennent ensuite trois assises de cellules à membrane fortement colorée en brun, dont l'externe *(cpr)* a les parois épaissies en fer à cheval ouvert vers l'extérieur, et les deux autres *(tg)* ont les parois relativement minces. L'albumen *(a)* est représenté par quelques couches de cellules pleines d'un contenu grisâtre, contenant surtout des matières albuminoïdes. Enfin on rencontre les tissus des cotylédons à cellules polyédriques, renfermant de nombreuses gouttelettes d'huile.

La poudre (fig 2) montre surtout, comme parties caractéris-tiques, des débris bruns du spermoderme où l'on reconnaît suc-cessivement l'épiderme externe à cellules gélifiables *(ep)*, les cellules brunes de la couche inférieure *(cpr)* et les cellules limi-tant les aréoles du tissu lacuneux, qui dessine des espaces poly-gonaux d'un brun rouge. On rencontre, en outre, des lambeaux de tissu cotylédonnaire avec ses nombreuses gouttelettes d'huile *(coh)*, puis beaucoup de grosses gouttes d'huile *(he)* éparses dans la préparation.

La graine de **Moutarde blanche** est plus grosse que celle de la première espèce, un peu elliptique, d'un jaune bistre clair. Lorsqu'on l'écrase sous la dent, on perçoit une saveur piquante et non brûlante.

Sur une coupe transversale (fig. 3), on trouve des différences notables avec sa congénère. L'épiderme *(ep)* est formé de cel-lules plus grosses, plus carrées, à cavité très réduite, dont la pa-roi se gélifie de suite au contact de l'eau. Le parenchyme sous-jacent *(par)* est formé de deux couches d'éléments polygonaux, collenchymateux, épaissis aux angles. Il recouvre trois assises cellulaires colorées en jaune, dont la première a des parois épaissies en fer à cheval *(cpr)*. Le restant ressemble à ce qui a été signalé dans la moutarde noire.

La poudre (fig. 4) ne diffère de celle de la moutarde noire que par les débris du spermoderme, qui présente d'abord, au premier aspect, une teinte jaune et non brune, et montre des lambeaux épidermiques à éléments plus gros, plus facilement gélifiables.

La moutarde est souvent additionnée de substances étrangères. On y mêle fréquemment des amidons, des fécules, des farines de Céréales ou de Légumineuses. Cette fraude est très facile à reconnaître en traitant la préparation par un peu d'eau iodée. On ajoute souvent, pour rehausser la couleur, du safran, du curcuma, ce qui, à proprement dire, ne constitue pas une fraude,

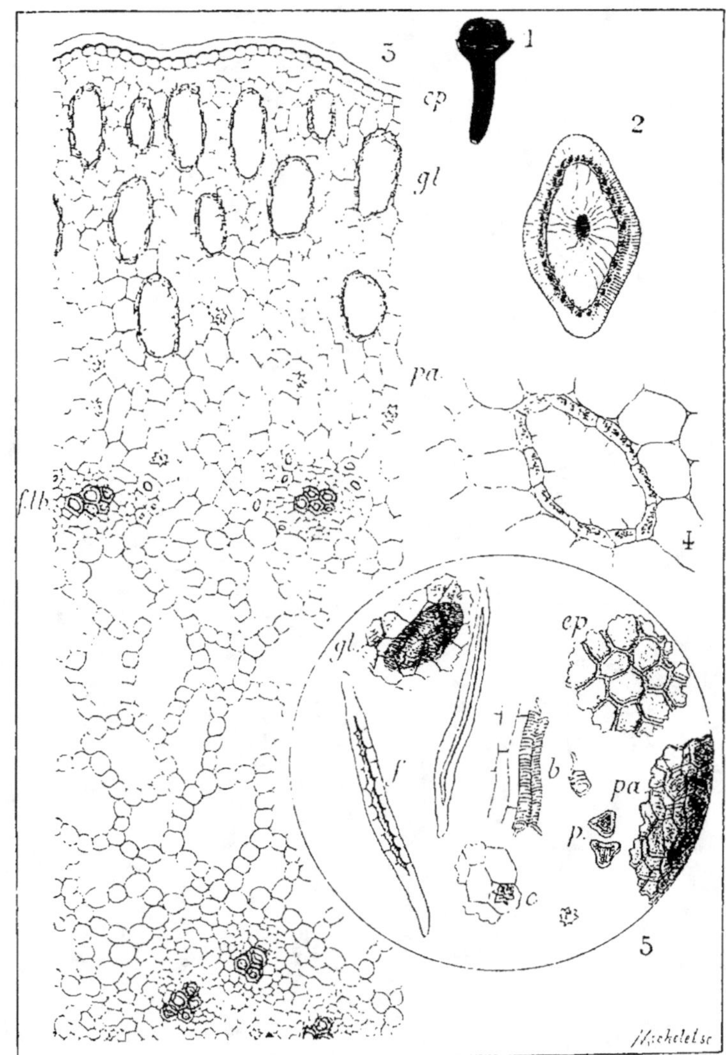

V. Bonnet ad nat. del.   GIROFLE.   J.-B. Baillière et fils.

1, Clou de Girofle. — 2, 3, Coupe transversale de la partie inférieure du clou. —
4, Glande grossie. — 5, Éléments de la poudre.

Les débris de ces substances sont d'ailleurs faciles à distinguer au microscope; leurs caractères sont donnés plus loin.

Girofle.

Les *clous de girofle* sont les boutons floraux du *giroflier (Eugenia aromatica)*, cueillis au moment où ils sont devenus rouges, de verts qu'ils étaient jusque-là, et séchés au soleil. Tout le monde en connaît l'aspect (planche XII, fig. 1). La tige du clou est formée d'un long réceptacle, portant à sa partie supérieure les quatre dents du calice floral; la tête, par la corolle non épanouie.

Une coupe transversale, faite dans la partie supérieure du réceptacle, au-dessous du calice, montre (planche XII, fig. 3), à la partie externe, une couche épidermique d'un jaune brunâtre, revêtue d'une cuticule très épaisse et plissée. Elle recouvre une épaisse couche de parenchyme dont les cellules ont les parois minces dans la première moitié, et collenchymateuses, épaissies aux angles, dans la seconde. La première zone de ce parenchyme renferme de très nombreuses glandes à huile essentielle, disposées irrégulièrement en deux ou trois rangées, atteignant jusqu'à $0^{mm},2$ de diamètre, remplies, en totalité ou en partie, d'un contenu brunâtre. La zone inférieure du parenchyme renferme de nombreux faisceaux libéro-ligneux *(f. lb)*; de plus, beaucoup de ces cellules contiennent des mâcles radiées d'oxalate de chaux. On trouve au centre un second cercle de faisceaux libéro-ligneux reliés au parenchyme précédent par un tissu lacuneux formant des mailles lâches.

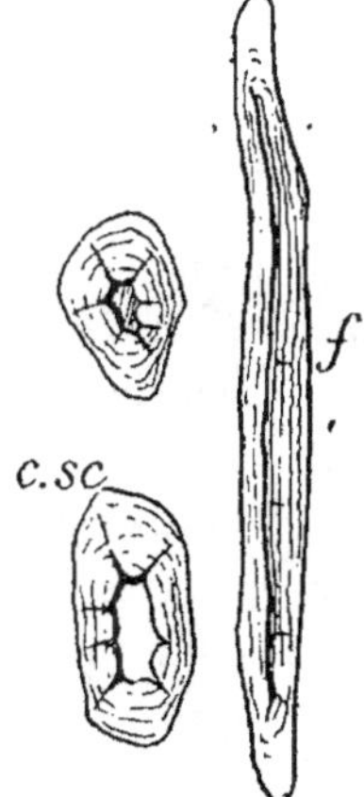

Fig. 337. — Éléments de la poudre des pédicelles de girofle. (Bonnet).

La poudre de girofle montre des débris de ces différents tissus (planche XII, fig. 5); on y reconnaît surtout des glandes à huile essentielle *(gl)*, des cellules à cristaux *(c)*, des grains de pollen tétraédriques *(p)*, de longues fibres fusiformes *(f)* provenant du péricycle des faisceaux.

Les clous de girofle entiers sont surtout falsifiés par addition d'autres dont on a retiré l'huile essentielle; ces derniers sont beaucoup plus secs et ne laissent pas sourdre d'huile essentielle à la pression de l'ongle.

On falsifie la poudre de girofle en y ajoutant surtout de la poudre des pédicelles floraux connus sous le nom de *griffes de girofle*, des fruits, les *anthofles* ou *mères de girofle*, du Piment de la Jamaïque, des amidons divers. Les deux premiers produits renferment beaucoup de longues fibres à parois épaisses (fig. 337, *f*) et de cellules scléreuses à parois épaisses et canaliculées *(c sc)*. On connait les caractères de la poudre de piment de la Jamaïque (page 418) et des différents produits amylacés qui peuvent servir à la fraude.

Cannelles.

On distingue dans le commerce deux sortes principales de cannelles, la *Cannelle de Ceylan* et la *Cannelle de Chine*.

La Cannelle de Ceylan, de beaucoup la plus estimée et la plus chère, arrive en bâtons cylindriques, de longueur variable, formés d'un grand nombre de minces écorces enroulées les unes dans les autres (fig. 339). Ces écorces sont blondes en dehors et plus brunes à leur partie interne. Elles ont une odeur fine et aromatique, une saveur agréable, chaude, un peu piquante, sucrée.

La Cannelle de Chine, ou d'autres sortes voisines comme aspect rangés sous ce nom, est en morceaux beaucoup plus gros, souvent isolés, à parois épaisses, de couleur brune, souvent foncée des deux côtés (fig. 338). L'odeur est forte, peu agréable, rappelant un peu celle de la punaise. La saveur chaude, un peu âcre.

L'étude microscopique de ces écorces montre des différences importantes.

Les écorces de Cannelle de Ceylan ont été au moment de la
récolte, débarrassées par raclage de leur couche subéreuse et
de la plus grande partie de leur parenchyme cortical. Ce dernier
n'est plus représenté que par une zone d'éléments scléreux qui

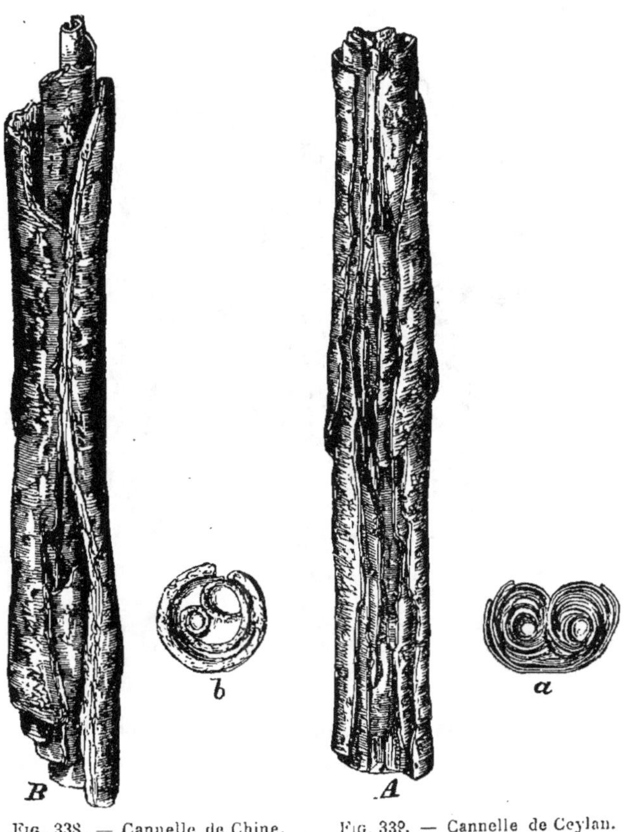

FIG. 338. — Cannelle de Chine.
B, entière.
b, coupée en travers.

FIG. 339. — Cannelle de Ceylan.
A, entière.
a, coupée transversalement.

se trouvent à sa limite avec la portion libérienne de l'écorce,
auxquels attiennent parfois des lambeaux de parenchyme cortical riche en amidon. Ces cellules scléreuses qui forment la partie

externe de l'écorce de Cannelle de Ceylan (planche XIII, fig. 2,
c.sc) sont d'ordinaire polyédriques, allongées tangentiellement;
leurs parois très épaisses, canaliculées limitent une cavité centrale réduite et ont une coloration jaune bien marquée. Sous
cette couche se remarquent de cinq à dix assises de cellules
parenchymateuses aplaties, contre lesquelles viennent se terminer

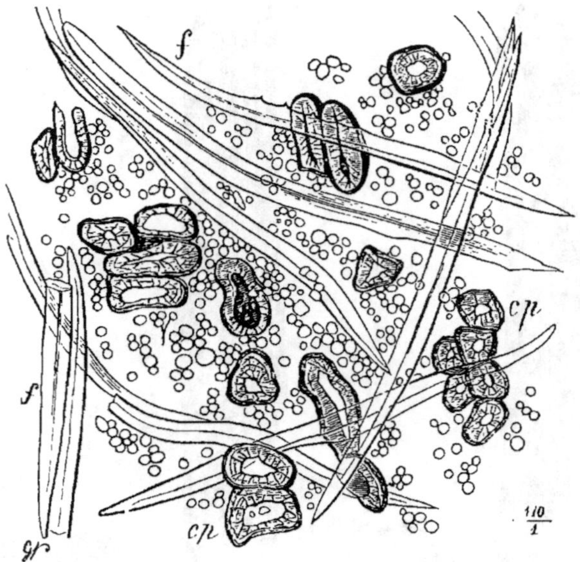

Fig. 340. — Poudre de Cannelle de Chine.

les pointes formées par les éléments du liber, séparées par des
rayons médullaires. Ces éléments comprennent des cellules à
amidon à parois minces, de grosses cellules contenant de l'huile
essentielle, des fibres fusiformes à parois épaisses, à cavité étroite;
quelques-uns de ces éléments renferment des mâcles d'oxalate
de chaux.

Sur une coupe transversale de Cannelle de Chine (planche XIII,
fig. 1), on retrouve en plus toutes les couches externes de
l'écorce. A l'extérieur, on peut même rencontrer l'épiderme
formé d'éléments rectangulaires, revêtus d'une cuticule épaisse.

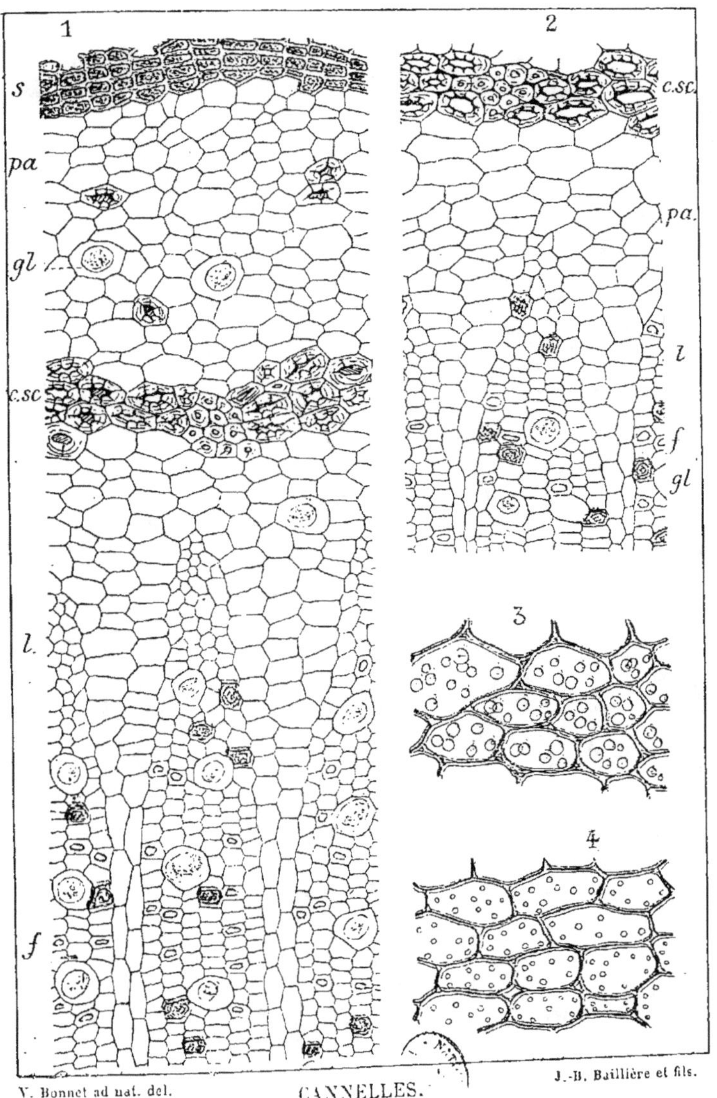

V. Bonnet ad nat. del.

CANNELLES.

J.-B. Baillière et fils.

1, C. de Chine. — 2, C. de Ceylan. — 3, Parenchyme grossi de la C. de Chine. —
4, Parenchyme de la C. de Ceylan.

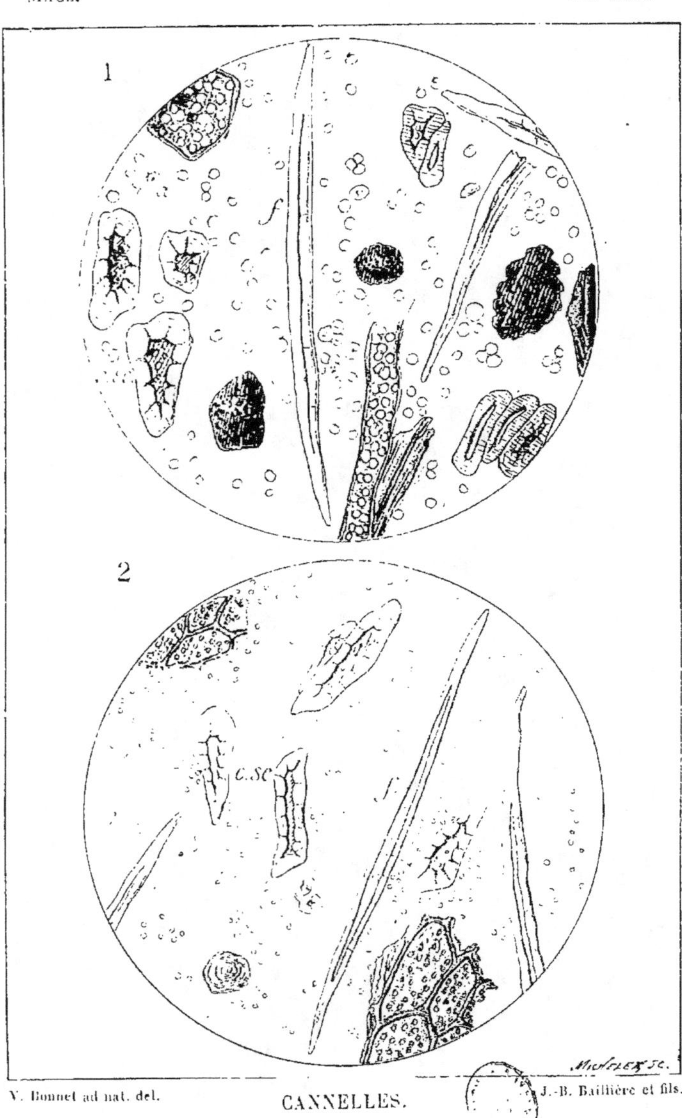

V. Bonnet ad nat. del.   CANNELLES.   J.-B. Baillière et fils.

1. Poudre de Cannelle de Chine. — 2, Poudre de Cannelle de Ceylan.

Il est d'ordinaire tombé ; la couche subéreuse *(s)* se trouve alors limiter l'écorce vers l'extérieur. Elle est formée de trois ou quatre assises d'éléments à membrane épaisse, à contenu brun, riche en résine. Le parenchyme cortical constitue une zone épaisse d'éléments polyédriques (fig. 3) renfermant beaucoup de grains d'amidon. On y rencontre des cellules à oléo-résine *(gl)* et des cellules scléreuses isolées ou réunies par deux. La zone scléreuse *(c.sc)* est moins épaisse que dans la cannelle de Ceylan, renforcée du côté externe par de petits ilots de fibres allongées. La partie libérienne est beaucoup plus épaisse ; elle renferme les mêmes éléments que chez la précédente ; les glandes à huile paraissent être plus nombreuses. Les rayons médullaires ont un assez grand nombre de cellules à raphides.

Les poudres de ces Cannelles montrent les divers éléments plus ou moins dissociés. Les parties les plus reconnaissables et les plus importantes sont les cellules scléreuses et le parenchyme amylifère. On rencontre en outre des cellules glandulaires, des fibres épaisses, à paroi incolore, des cellules à oxalate de chaux, des grains d'amidon isolés.

Dans la poudre de Cannelle de Ceylan, on ne trouve pas de cellules subéreuses les grains d'amidon sont très petits, les cellules scléreuses sont plus souvent allongées (planche XIV, fig. 2).

Dans la poudre de Cannelle de Chine (planche XIV, fig. 1, et fig. 340), on peut trouver des cellules du suber ; le parenchyme amylifère est beaucoup plus abondant, les grains d'amidon sont notablement plus gros, arrondis, avec un hile souvent étoilé, les cellules scléreuses sont plus larges, plus carrées.

On falsifie très fréquemment la poudre de cannelle, qui n'est pour ainsi dire obtenue qu'avec la Cannelle de Chine et encore avec des sortes inférieures. On l'additionne de poudres inertes de coquilles de noix, de noisettes, d'amandes par exemple, auxquelles on donne l'odeur voulue avec un peu d'essence de cannelle. Les éléments scléreux qui contiennent ces produits sont tout à fait incolores, tandis que ceux des cannelles ont une teinte jaune ; nous en avons donné plus haut les caractères (page 425).

Muscade.

La *Muscade* ou *noix muscade* est la graine du *Muscadier (Myristica fragrans)*, arbre des îles de l'Archipel indien. Le fruit charnu ne contient qu'une graine ovoïde, brune, entourée d'un arille lacinié rouge, connu et employé sous le nom de *macis* (planche XV, fig. 1).

La graine arrive dépouillée de sa coque brune, dure; elle est constituée par un gros albumen plissé, dans lequel est niché, au plus petit pôle, un embryon brun gros comme un pois; le tout est entouré par une zone dépendant du spermoderme, qui envoie des prolongements dans les plis creux de l'albumen. C'est cette dernière particularité qui donne l'aspect marbré à une coupe transversale de la graine.

Sur une coupe transversale mince de la noix muscade (planche XV, fig. 2), on aperçoit de suite, à l'extérieur, une couche brune *(tg)* qui représente le spermoderme. Cette zone épaisse se voit facilement à l'œil nu ; elle est formée d'éléments rectangulaires ou polyédriques, aplatis, dont la paroi est fortement colorée en brun. Beaucoup de ces éléments contiennent des cristaux de matière grasse, de myristine, en prismes allongés ou tubulaires, insolubles dans l'eau et l'alcool froid, dissous et saponifiés par les alcalis. Cette zone envoie de larges prolongements dans les creux des plis de l'endosperme; le tissu de ces prolongements est un parenchyme lâche, à gros éléments polyédriques ou irrégulièrement arrondis. L'albumen *(a)* est formé de grosses cellules polyédriques, qui renferment, les unes une masse granuleuse incolore, les autres un contenu brunâtre. Les premières contiennent surtout de la matière grasse, de l'amidon et de l'aleurone; les autres de la matière grasse. L'amidon est en petits grains arrondis parfois granuleux, à hile très visible, souvent réunis plusieurs ensemble. L'aleurone est en grains sphériques ou à peu près, renfermant un gros cristalloïde rhomboédrique. L'amidon et l'aleurone se voient plus facilement lorsqu'on a passé les coupes dans l'alcool absolu chaud qui dissout la matière

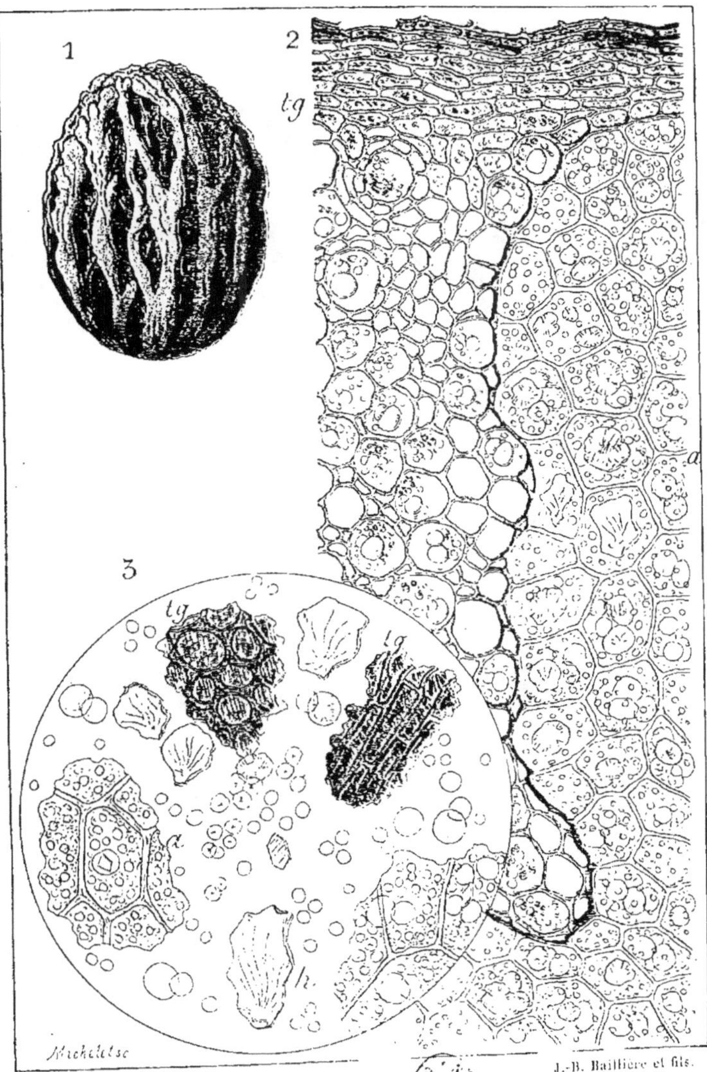

V. Bonnet ad nat. del.   MUSCADE.   J.-B. Baillière et fils.

1, Noix muscade revêtue du Macis. — 2, Coupe transversale de la Noix. —
3, Éléments de la poudre.

grasse. La matière grasse est tantôt sous forme de masses con-
fuses de cristaux entremêlés, tantôt en amas amorphes jaunâtres
(planche XV, fig. 3).

La poudre de noix muscade renferme tous ces éléments. On
y retrouve surtout des plaques brunes *(tg)* provenant du spermoderme, des cellules de l'albumen *(a)*, reconnaissables à
l'amidon, aux grains d'aleurone, aux amas de matière grasse, et
ces mêmes éléments isolés dans la préparation. Cette poudre est
souvent falsifiée avec des amidons divers.

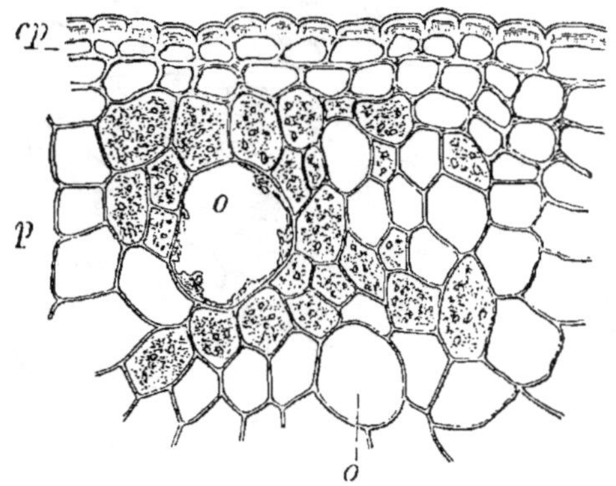

Fig. 341. — Coupe de macis 160/1 (Moeller). *ep*, épiderme;
o, cellulles à huile essentielle.

La matière grasse pure est vendue dans le commerce sous le
nom de *beurre de muscade*. C'est un produit jaune, mou, dégageant une forte odeur de muscades. On y trouve au microscope de nombreuses masses cristallines radiées, formées d'aiguilles larges et rigides, rappelant les masses de stéarine et des
plaquettes formées par l'accolement de fins cristaux en aiguille.

L'arille de la noix muscade est usité comme condiment sous
le nom de *Macis*.

Il est formé d'un épiderme (fig. 341, *ep*) à cuticule épaisse,
et d'un parenchyme *(p)* constitué par des éléments polyédriques,
à parois minces. La plupart de ces éléments sont incolores,
d'autres ont un contenu brunâtre; quelques-uns, plus gros,

contiennent de l'huile essentielle *(o)*; beaucoup contiennent de
la matière grasse et des grains d'aleurone, mais pas d'amidon.

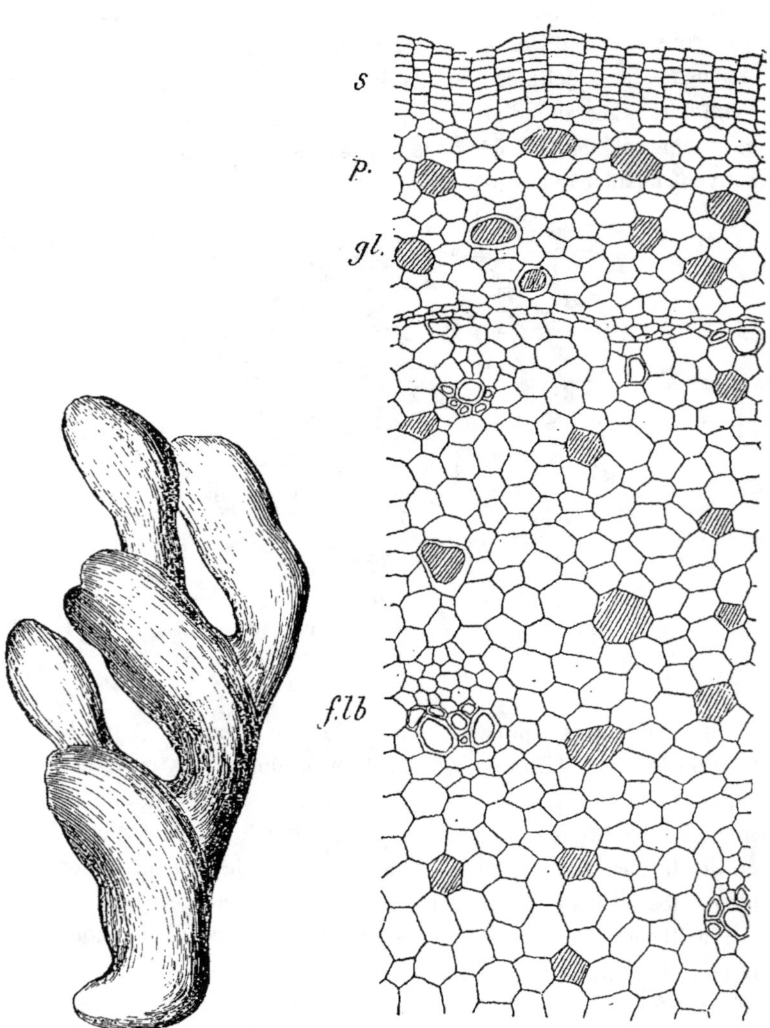

Fig. 342. — Gingembre blanc.

Fig. 343. — Coupe transversale de gingembre gris :
s, zone subéreuse; *p*, parenchyme cortical; *gl*,
glandes; *f. lb*, faisceau libéro-ligneux.

Gingembre

C'est un condiment peu usité chez nous; très estimé, par contre, en Angleterre.

On le rencontre dans le commerce, privé de sa partie corticale et blanchi *(gingembre blanc*, fig. 342), ou muni de son écorce grisâtre *(gingembre gris)*.

Le gingembre gris, sur une coupe transversale (fig 343), montre d'abord une épaisse couche subéreuse *(s)*, ayant parfois jusqu'à vingt assises cellulaires, à membrane brune, mince. Au-dessous se trouve un parenchyme cortical *(p)* dont les éléments polyédriques renferment beaucoup d'amidon. Cet amidon est en grains irréguliers, ressemblant à ceux du curcuma (voir fig. 345). On distingue dans ce parenchyme de nombreuses cellules à résine et à huile essentielle *(gl)*, pleines d'un contenu jaune ou brun, rougeâtre. Ce parenchyme cortical est limité vers l'intérieur par une zone de cellules aplaties qui le sépare du cylindre central. Ce cylindre central est formé d'un parenchyme ressemblant au précédent, à éléments pleins d'amidon, qui contient de nombreux faisceaux libéro-ligneux.

La poudre de gingembre est jaunâtre. On y remarque surtout des grains d'amidon nombreux, libres ou encore renfermés dans les cellules amylifères, des glandes à oléo-résine. des débris de faisceaux.

Curcuma.

Il est également très peu employé chez nous. Les rhizômes de curcuma ont une structure qui rappelle beaucoup celles du gingembre. On y rencontre un parenchyme amylifère (fig. 344, *b, c*) où l'on remarque de nombreuses cellules à contenu résineux jaune brunâtre, des faisceaux libéro-ligneux *(f. g)* qui renferment des vaisseaux à ponctuations allongées, et des grains d'amidon d'aspect caractéristique (fig. 345).

La poudre montre ces mêmes éléments, et avec eux les parois minces, sans contenu, des couches subéreuses de l'écorce. Tous

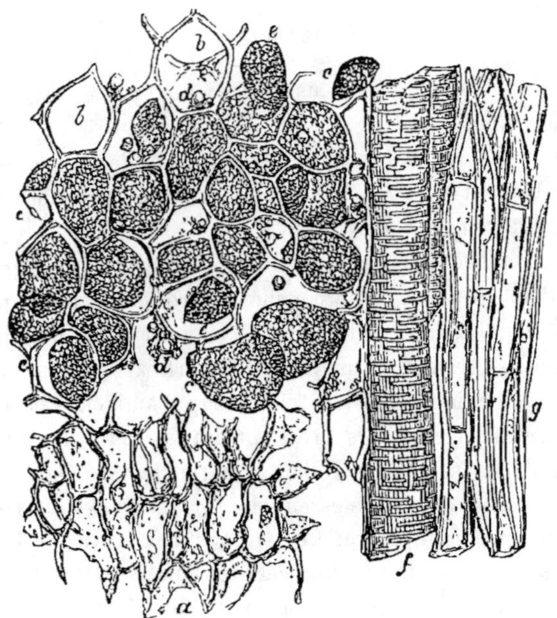

Fig. 344. — Éléments du cylindre central du rhizôme de Curcuma.

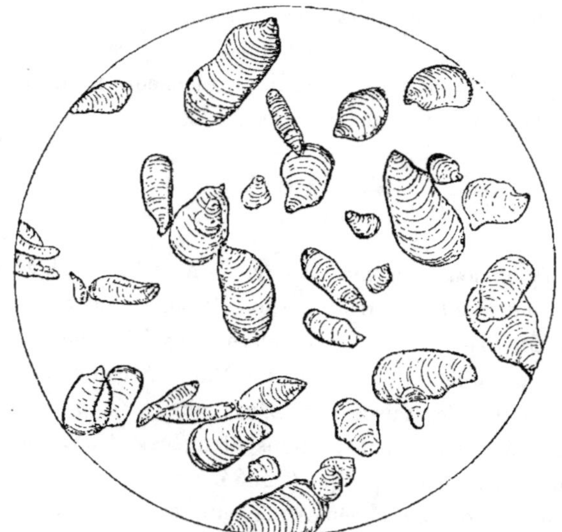

Fig. 345. — Amidon de Curcuma.

les éléments qui renferment de la matière colorante jaune, brunissent rapidement lorsqu'on les traite par un alcali. On falsifie souvent cette poudre en y ajoutant divers amidons faciles à distinguer, très différents d'habitude de celui qu'on y rencontre normalement.

Safran.

Le safran est constitué par le style du *Crocus sativus*. Ce style, d'un jaune d'or, grêle, se termine par trois branches stig-

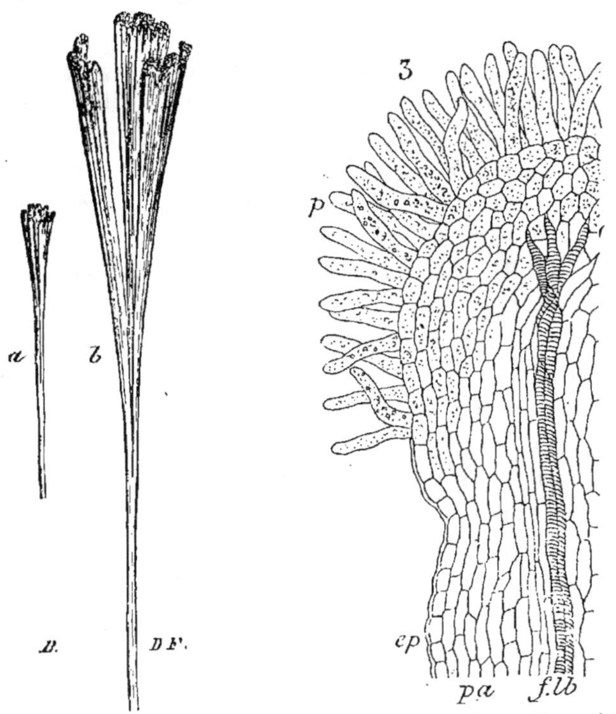

Fig. 346. — Safran.

Fig. 347. Coupe de la partie supérieure d'un stigmate de safran, montrant les papilles *p*.

matiques, rougeâtres, aplaties, étalées dans la fleur fraîche, enroulées en cornet lorsqu'elles se déssèchent. Le meilleur safran ne contient pas de portion stylaire jaune, mais est formé uniquement des branches stigmatiques. Ces branches stigmatiques présentent un revêtement papilleux, visible à l'œil nu, à leur bord supérieur libre et frangé.

Une coupe longitudinale de l'extrémité d'un stigmate donne l'aspect représenté figure 347. Le tissu qui le forme est un parenchyme *(pa)* dont les éléments à parois minces contiennent de nombreuses granulations d'un rouge vif ou un peu jaunâtre. La matière colorante est soluble dans l'eau, la glycérine, l'alcool et les alcalis, et insoluble dans les huiles grasses. Ce parenchyme est parcouru par quelques faisceaux libéro-ligneux *(f. lb)*. La couche épidermique *(ep)*, qui le recouvre extérieurement, porte, principalement le long des bords, de longues papilles unicellulaires *(p)*, renfermant aussi des granulations de matière colorante. Des grains de pollen sphériques, à contenu incolore, à parois lisses, mesurant 120 µ de diamètre, peuvent encore être adhérents au stigmate.

La poudre de safran pure ne doit renfermer que les éléments qui viennent d'être cités.

Le safran entier est souvent falsifié avec des fleurs de *carthame (Carthamus tinctorius)*. La petite corolle de ces fleurons, d'un rouge pourpre vif, se termine par cinq dents et contient cinq étamines et un style simple, garni de longues papilles à sa partie supérieure. Les grains de pollen sont obscurément tétraédriques, montrent trois pores manifestes et ont une membrane papilleuse.

On falsifie la poudre de safran avec de la poudre de carthame, des matières minérales, des amidons ; l'examen microscopique fait vite reconnaître l'impureté du produit.

Fruits d'Ombellifères.

Les fruits d'un assez grand nombre d'Ombellifères sont employés comme condiments. Les plus usités sont ceux d'anis vert, d'angélique, de cumin, de coriandre et de persil ; il peut être bon d'en connaître les principaux caractères.

Le fruit de *l'anis vert (Pimpinella anisum)* (fig. 348) est ovoïde, oblong, couvert de poils courts et rudes. Sa section transversale est octogonale, arrondie (fig. 349). On reconnait à chacune des deux parties qui la constituent les caractères représéntés figure 350. Le parenchyme qui correspond au mésocarpe

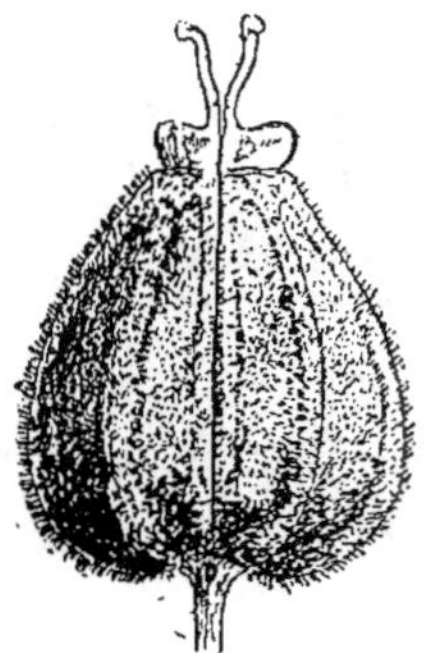

Fig. 348. — Fruit d'Anis vert entier.

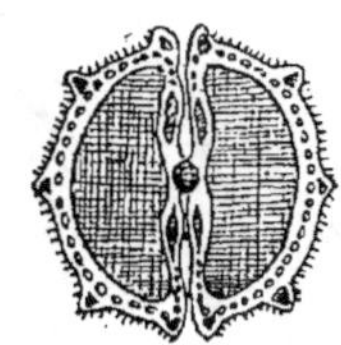

Fig. 349. — Coupe transversale d'un fruit d'Anis vert.

(pa) contient à chacun de ses angles un faisceau libéro-ligneux *(f. lb)* et, entre ces derniers, une série de canaux oléo-résineux *(cr)*.

On a rencontré, en mélange avec des fruits d'anis vert, des fruits de *grande ciguë (Conium maculatum)*, très toxiques La substitution, faite par méprise pendant la récolte, a déterminé des accidents graves. Les fruits de grande ciguë (fig. 351) sont plus arrondis, un peu aplatis latéralement (fig. 352); chaque méricarpe porte cinq côtes saillantes, crénelées; il n'y existe pas de canaux à oléo-résine.

Les fruits *d'angélique (Angelica archangelica)* sont elliptiques oblongs, comprimés latéralement. Chaque méricarpe est muni de cinq côtes, trois dorsales, épaisses et peu saillantes, deux marginales, membraneuses, larges (fig. 353). Le mésocarpe offre de nombreux canaux résineux, très petits, serrés les uns contre les autres.

Les fruits de *cumin (Cuminum cyminum)* sont oblongs, allongés (fig. 354), un peu comprimés latéralement. surmontés par le calice persistant ; chacun des méricarpes (fig. 355) est muni de quatre ou cinq côtes primaires peu proéminentes, garnies de quelques longs poils et de cinq côtes secondaires plus petites, portant des poils très courts. Sous chaque côte secondaire, se

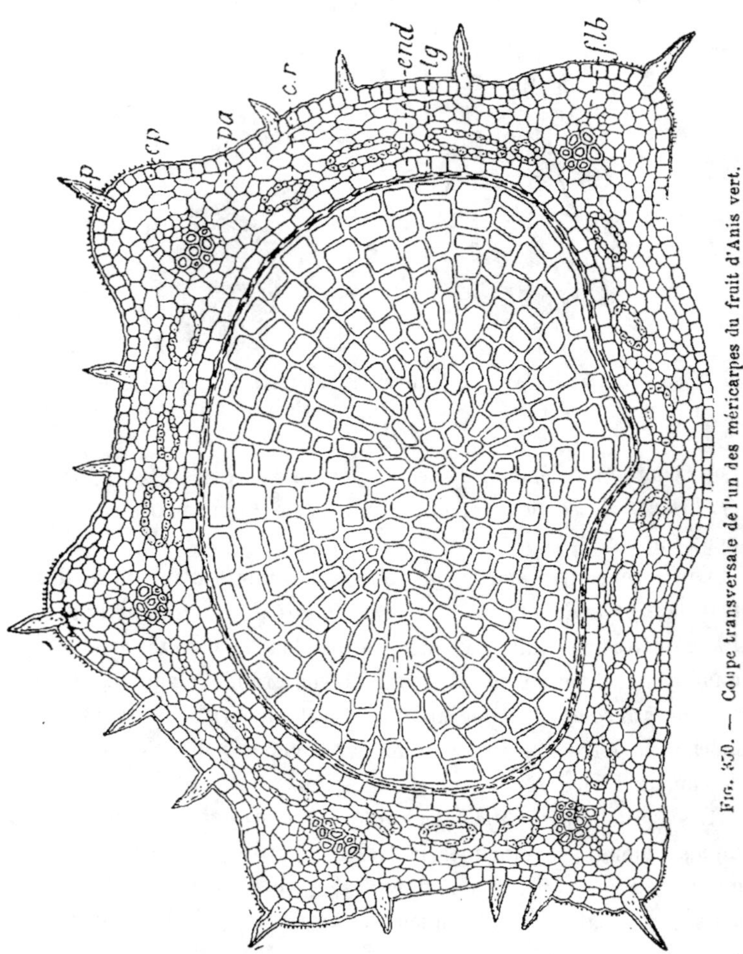

Fig. 350. — Coupe transversale de l'un des méricarpes du fruit d'Anis vert.

trouve un canal à oléo-résine ; sous chaque côte primaire, un fort faisceau libéro-ligneux.

Les fruits du *carvi (Carum carvi)*, connu aussi sous le

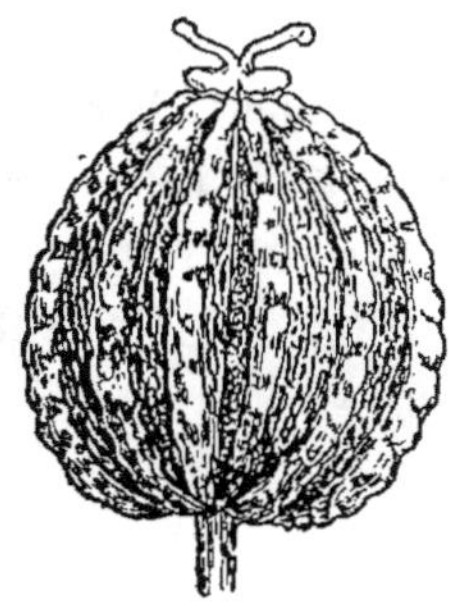

Fig. 351. — Fruit de grande Ciguë entier.

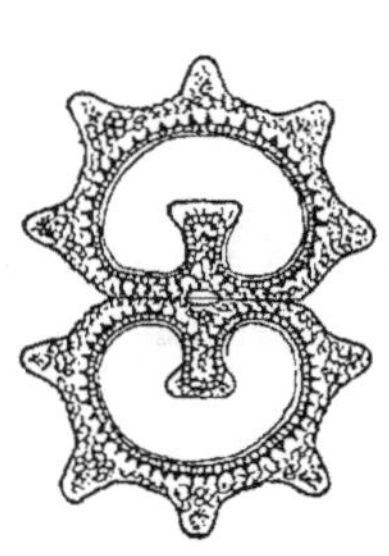

Fig. 352. — Fruit de grande Ciguë coupé transversalement.

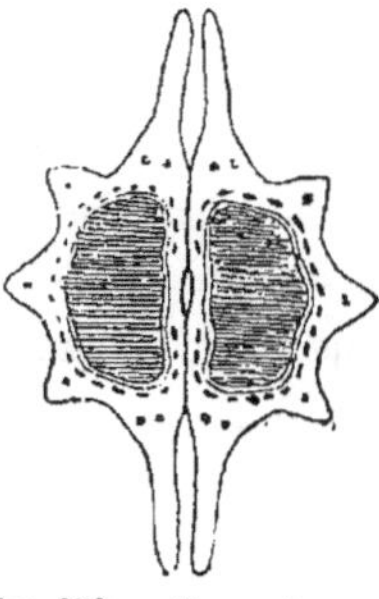

Fig. 353. — Coupe transversale d'un fruit d'Angélique.

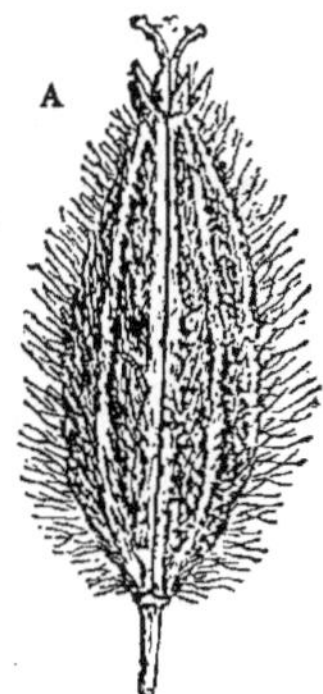

Fig. 354. — Fruit de Cumin entier.

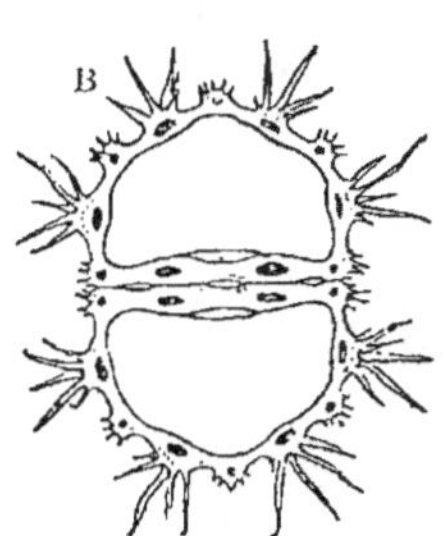

Fig. 355. — Coupe transversale d'un fruit de Cumin.

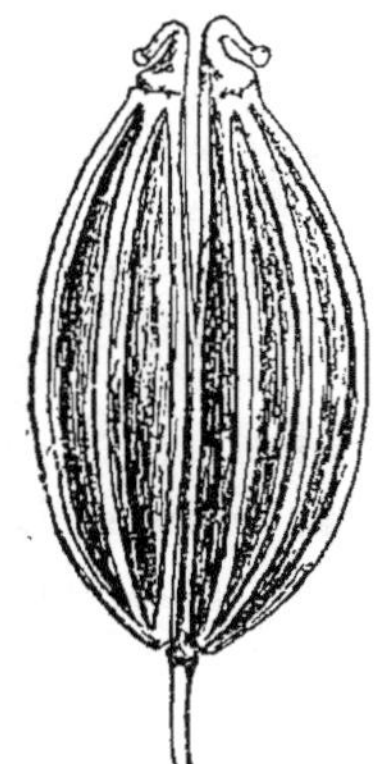

Fig. 356. — Fruit de Carvi entier.

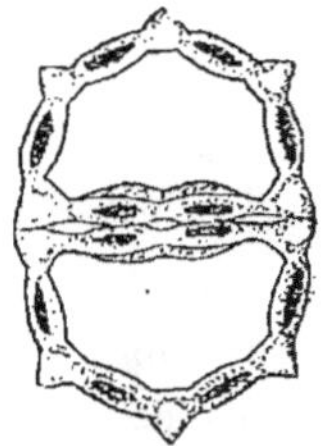

Fig. 357. — Coupe transversale d'un fruit de Carvi.

nom de *cumin des prés*, sont oblongs (fig. 356), d'un gris brun, assez fortement comprimés perpendiculairement à la commissure. La coupe transversale (fig. 357) montre, à chacun des méricarpes, cinq côtes légèrement proéminentes. Entre chaque côte, dans le mésocarpe, se voit un canal à oléo-résine, allongé; deux de ces canaux se remarquent, en outre, du côté de la commissure.

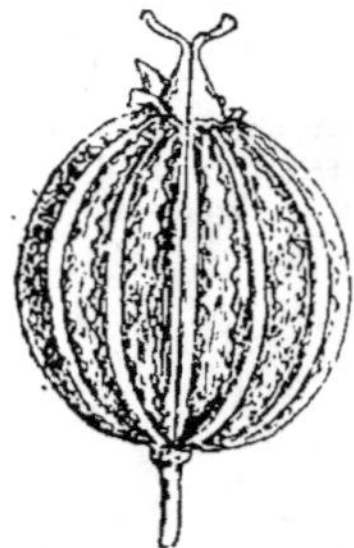

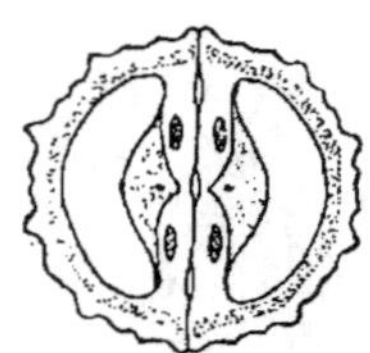

Fig. 358. — Fruit de Coriandre entier.　　Fig. 359. — Coupe transversale d'un fruit de Coriandre.

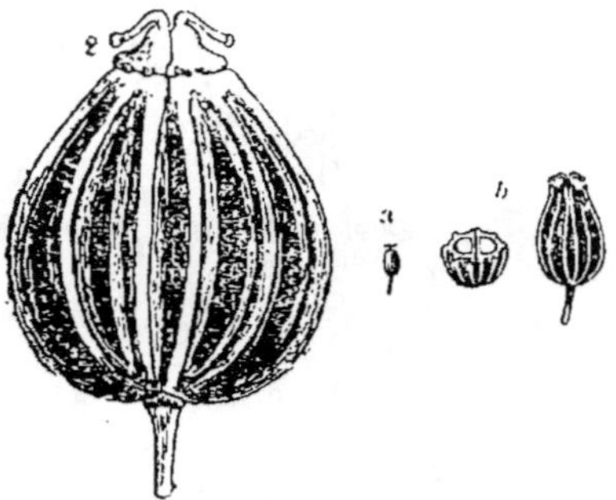

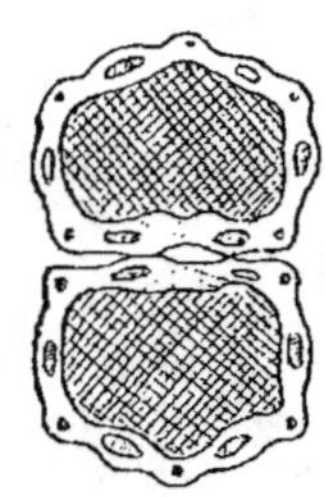

Fig. 330 — Fruit du Persil entier et grossi.　　Fig. 361. — Fruit du Persil entier et grossi.

Les fruits du *coriandre (Coriandrum sativum)* sont à peu près globuleux, souvent couronnés des restes du calice (fig. 358). Chaque méricarpe montre cinq côtes primaires épaisses, sinueuses et six côtes secondaires, minces, un peu saillantes, et seulement deux canaux à oléo-résine du côté de la commissure (fig. 359).

Les fruits du *persil (Petroselinum sativum)* sont de courts ovoïdes, atténués au sommet (fig. 33), comprimés légèrement dans le sens parallèle à la commissure (fig. 361). Sur une coupe transversale, chaque méricarpe a une forme pentagonale ; à chacun des angles se trouve une côte peu prononcée, et, dans l'intervalle, un canal à oléo-résine.

Anis étoilé.

L'*anis étoilé* ou *badiane* est un aromate très estimé dans

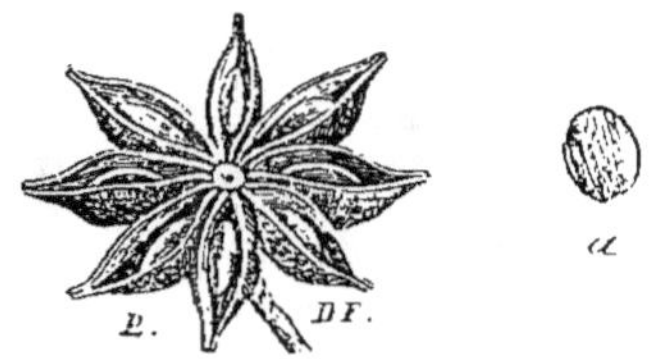

FIG. 362. — Anis étoilé. *a*, graine (Gr. nat.)

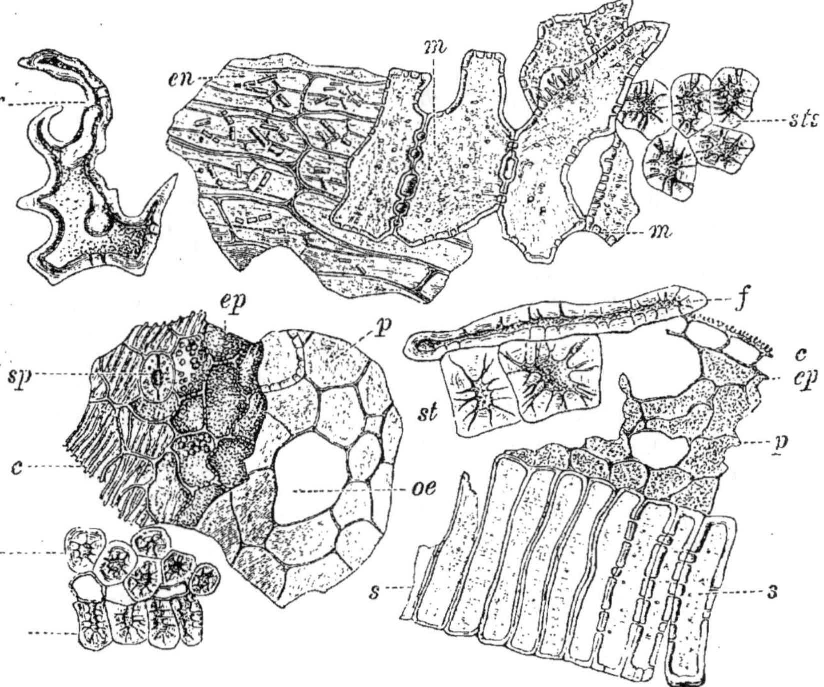

FIG. 363. — Éléments de l'Anis étoilé 120/1 (Mœller). *str*, cellule scléreuse ramifiée du parenchyme cortical ; *en*, lambeau de la membrane interne

certaines régions. C'est le fruit de l'*Illicium anisatum*, arbre de la Chine et du Japon. Ce fruit sec, d'un brun rouge, est formé par l'accolement, en disposition étoilée, de six à dix follicules monospermes, s'ouvrant à leur angle interne (fig. 362). La graine renferme, sous ses téguments bruns, luisants, un albumen charnu qui contient un petit embryon.

La poudre, qui peut seule être falsifiée, contient des éléments très divers provenant des différentes parties du fruit (fig. 363). La plus grande partie de cette poudre est formée des débris bruns du parenchyme des pédoncules et de la coque. On y trouve des éléments scléreux de diverses sortes (fig. 361 *st, stc, str*), du parenchyme de la coque *(p)*, des cellules en palissade *(s)*, des cristaux.

Vanille.

La vanille est le fruit allongé, siliquiforme (fig. 364), du *(Vanilla aromatica)*, Orchidée originaire du Mexique, très cultivée maintenant dans les pays chauds, même dans les serres d'Europe. Ce fruit, étroit, obscurément trigone, est incomplètement déhiscent en deux valves inégales. La cavité triangulaire (planche XVI, fig. 1) renferme de nombreuses petites graines ovoïdes, noirâtres, insérées sur trois bandes placentaires. Ces graines sont agglutinées par une substance mielleuse, onctueuse, sécrétée par des poils papilleux qui recouvrent la paroi interne de l'ovaire.

Cette paroi de l'ovaire a, sur une coupe transversale (planche XVI, fig. 2), une structure assez simple. On lui reconnaît à l'extérieur une couche épidermique *(ep)* formée de cellules allongées, présentant de distance en distance des orifices stomatiques. Ces cellules renferment un contenu granuleux et souvent

incolore de la coque, composée de deux assises cellulaires et recouverte de prismes d'oxalate de chaux; *m*, parenchyme brun, scléreux, du tégument de la graine; *sts*, fragment de la partie dure de ce tégument; *ep*, épiderme du fruit, à droite vu de face, à gauche en coupe transversale; *c*, sa cuticule; *sp*, un de ses stomates; *p*, parenchyme de la coque avec des cellules à huile essentielle *œ*; *st*, couche de cellules pierreuses de la partie ouverte de la coque; *f*, sa couche de fibres en coupe transversale à gauche, en long à droite; *s*, couche en palissade de la cavité de la coque.

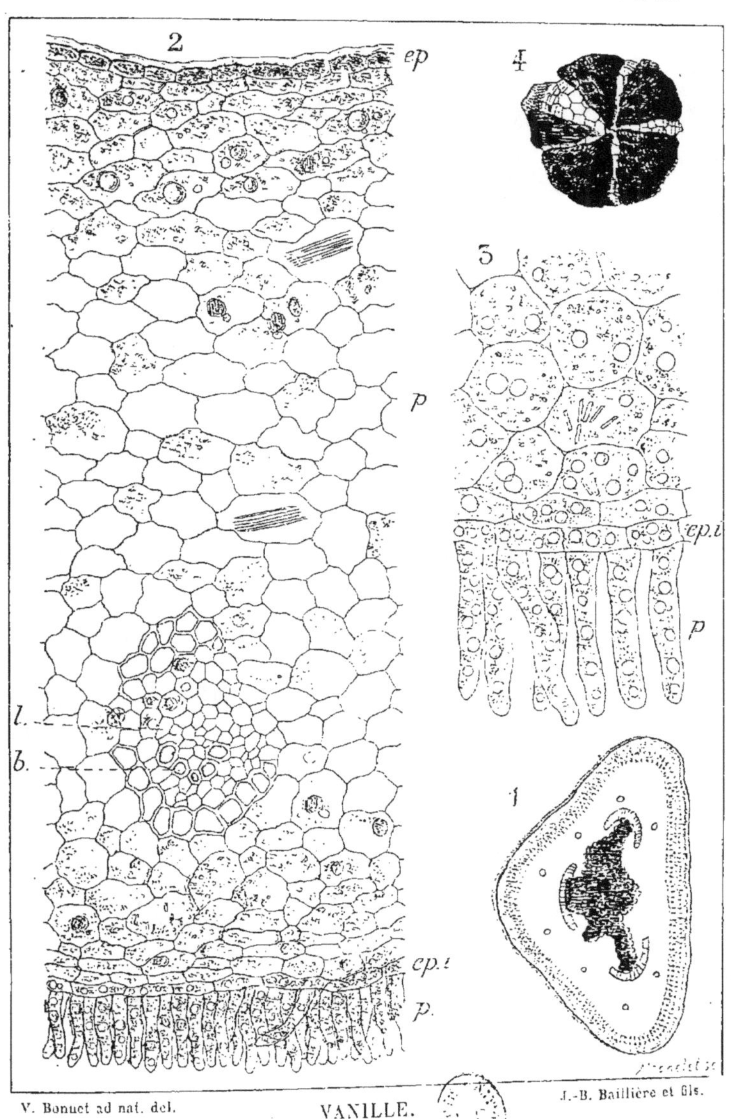

V. Bonnet ad nat. del. VANILLE. J.-B. Baillière et fils.

1, 2, Coupe transversale. — 3, Portion interne plus grossie. — 4, Graine.

de petits cristaux prismatiques de vanilline qui se dissolvent
dans l'alcool. L'épaisseur de la paroi est constituée par un tissu
parenchymateux *(p)* dans lequel on rencontre de nombreux faisceaux libéro-ligneux *(l. b)* et des cellules contenant des raphides
d'oxalate de chaux ; les autres éléments ont un contenu granuleux
brunâtre où l'on remarque des cristaux
de vanilline et des gouttes d'huile. Ce parenchyme est limité en dedans par une
assise épidermique *(ep. i)* dont les éléments renferment une masse brunâtre,
riche en gouttelettes d'huile. Cet épiderme
est revêtu, dans l'intervalle des placentas,
de longs poils papilleux unicellulaires,
obtus (fig. 3, *p)*, de 0^{mm},3 de long, dont
la cavité est remplie d'une masse granuleuse brune ; ce sont eux qui sécrètent le
liquide balsamique visqueux qui agglu-
tine les graines. Les graines, ovoïdes lenticulaires, de 0^{mm},4 de plus grande longueur, sont revêtues d'un tégument épais,
noirâtre réticulé (fig. 4).

La vanille de bonne qualité est presque
toujours revêtue extérieurement de cristaux blancs plus ou moins longs de vanilline ; on la nomme *vanille givrée*. Ce
sont de longs prismes un peu jaunâtres

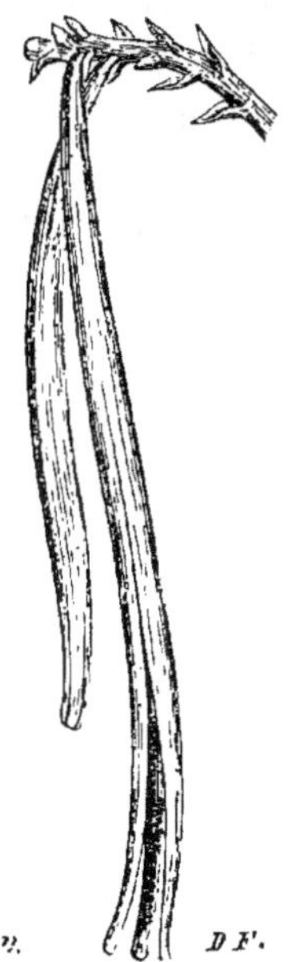

Fig. 364. — Fruit de
Vanillier.

qui, par la compression, se dissocient en filaments fins et flexi-
bles. On dit qu'on roule la vanille de qualité inférieure dans
l'acide benzoïque pour lui donner l'aspect givré. Les cristaux
d'acide benzoïque sont de longues aiguilles fines, soyeuses,
toujours solubles dans un excès d'eau, tandis que la vanilline
est insoluble ; ils ne sont qu'appliqués contre la vanille, tandis
que les cristaux de vanilline s'insèrent dans les tissus.

La poudre de vanille montre surtout, comme éléments faciles
à reconnaître : les graines, les papilles sécrétrices, des prismes
de vanilline, des raphides.

On remplace souvent la vanille par le *vanillon*, fruit du *Vanilla pompona*, bien inférieur comme qualité. Les fruits sont moins longs, plus gros, d'une nuance moins foncée, d'odeur moins fine, jamais givrés. Comme ils sont facilement déhiscents dès leur maturité, on les entoure d'un lien pour les empêcher de s'ouvrir; la trace du lien se voit à leur surface. Il serait bien difficile de reconnaître le vanillon dans la poudre à l'examen microscopique. Les éléments des différentes couches du vanillon sont tous beaucoup plus gros, quoique de même forme que ceux de la vanille; c'est un caractère qui peut servir.

TROISIÈME PARTIE

BOISSONS

L'étude microscopique des boissons n'a pas une importance moindre que celle des autres substances qui entrent dans l'alimentation de l'homme. Elles tiennent en effet en suspension, la plupart du temps, des produits sur la nature desquels il est souvent intéressant d'être renseigné, soit qu'ils puissent directement nuire à l'homme qui les absorbe, soit qu'ils occasionnent des altérations variables du milieu où ils se trouvent. Ici, la question de falsification n'est que très secondaire, on pourrait même dire exceptionnelle ; elle regarde surtout l'analyse chimique. Il est, par contre, du plus haut intérêt, de pouvoir reconnaître la présence, dans ces liquides, d'organismes qui peuvent causer chez l'homme des troubles divers ou d'autres, plus communs, qui modifient souvent profondément la nature et les qualités du liquide où ils se développent.

L'application du microscope à l'étude de l'eau, du vin, de la bière et du cidre, sera l'objet de cette dernière partie.

CHAPITRE PREMIER

EAU

L'étude microscopique de l'eau, longtemps délaissée au profit exclusif de l'analyse chimique, ou cultivée seulement dans un but purement spéculatif par de rares curieux de la nature, semble avoir conquis aujourd'hui la place élevée qui lui est due. Par suite des grandes conquêtes faites en microbiologie depuis les travaux de Pasteur, l'eau est apparue comme un facteur étiologique d'une haute importance. Il paraît démontré aujourd'hui que c'est par son intermédiaire, parfois même exclusif, que plusieurs organismes pathogènes redoutables, pénètrent dans l'économie. Parmi ceux-ci, il en est qui vivent librement dans ce milieu, faisant partie de la population des eaux, ne devenant parasites que lorsqu'ils pénètrent dans le corps humain ; d'autres n'y font que séjourner plus ou moins longtemps, sans s'y développer, l'eau ne leur servant pour ainsi dire que de moyen de transport. A côté de ces microbes nuisibles, il en est d'autres, intéressants aussi à connaître, inoffensifs, ou paraissant tels, qui, en pullulant dans l'eau, lui communiquent des qualités que l'on évite, une mauvaise odeur, une saveur désagréable. Enfin, on en connaît de nombreux qui ne paraissent avoir aucune de ces actions et semblent jusqu'ici tout à fait inoffensifs. Or, c'est le microscope seul qui peut révéler la présence de ces êtres et permettre de préciser leur nature. C'est avec son aide, en général, qu'il est possible de distinguer les différents corps en suspension dans l'eau.

Théoriquement, une eau qui émerge d'un terrain de structure compacte et qui filtre bien doit être absolument pure et, en particulier, dépourvue complètement d'organismes vivants, même de ceux que l'on rencontre le plus communément dans ce milieu. C'est ce que Pasteur a prouvé depuis longtemps déjà et qu'il a formulé ainsi : « Les eaux prises aux sources mêmes qui sortent de l'intérieur de la terre, que ni les poussières de l'atmosphère ou de la surface du sol, ni les eaux circulant à découvert, n'ont encore souillées, ne renferment pas de trace de germes de Bactéries. » Mais souvent, presque toujours il faut le dire, le liquide est souillé à sa sortie, et cela par des causes diverses. D'abord le terrain, à travers lequel l'eau filtre, peut être formé d'éléments grossiers, laissant entre eux des intervalles plus ou moins considérables; le liquide n'est dépouillé qu'en partie des corpuscules en suspension. Le fait est plus commun qu'on le pense ; des expériences ont prouvé que du gros sable, même en couche épaisse, se laisse traverser par beaucoup de microbes, surtout par les Bactéries ; les matériaux d'une finesse extrême seuls filtrent bien. Les couches les plus denses du sol sont souvent parcourues par des fissures, parfois très grandes, qui empêchent l'action épuratrice de s'exercer ; une nappe d'eau pure peut être souillée par le mélange d'eaux impures voisines, suintant par des interstices du sol.

Supposons cependant l'eau pure au sortir du sol, comme l'est celle des très bonnes sources. Il y a souvent au captage des causes nombreuses de contamination. Il en est de même tout le long des parcours, où s'observent souvent sur les tuyaux des fissures ou des points perméables permettant l'introduction de matières étrangères, ou dans les tuyaux mêmes, aux endroits de stagnation, des amas de matières organiques, véritables foyers de pullulation pour les microorganismes. Ces causes n'ont souvent qu'une importance secondaire ; mais elle devient grande si par les fissures peuvent se mêler des eaux de déchets, eaux ayant servi au lavage d'objets souillés, liquides provenant des fosses d'aisance surtout, choses bien faciles à prévoir du moment où les conduits traversent des lieux habités.

En tenant compte de ces circonstances, au point de vue des chances de la contamination, on peut classer de la façon suivante les eaux livrées à la consommation, en valeur croissante : en premier lieu les eaux de rivières, en second lieu les eaux de puits ou de citerne, en troisième lieu les eaux de sources. Ces dernières seules sont d'habitude d'une pureté suffisante ; si elles ne sont pas souillées à leur point d'émergence par un sol chargé de matières organiques et de germes vivants, il est facile de prendre des dispositions qui permettent de les obtenir pures. Quant aux autres, elles doivent toujours être suspectées et écartées le plus possible de l'alimentation. Non pas que toujours elles renferment des organismes nuisibles ; la présence de ceux-ci est heureusement assez rare. Mais l'extrême facilité de leur contamination et la grande extension que peuvent prendre alors certaines affections épidémiques, transmises par l'usage d'eaux souillées, sont des raisons plus que suffisantes pour faire admettre cette proposition. Ces faits ont été amplement démontrés par l'étude de certaines épidémies de fièvre typhoïde, décimant les personnes faisant usage d'une eau suspectée à juste titre et épargnant toute une série voisine consommant une eau pure. Ces mêmes raisons devraient faire rejeter le système du *tout à l'égout et l'égout à la rivière*, qui empoisonne les cours d'eau au détriment souvent des riverains. Les matières organiques disparaissent ou se transforment, consommées surtout par la population microscopique de l'eau, mais les germes infectieux subsistent, et peuvent porter au loin leur action.

Voilà des raisons, grandement suffisantes, à ce qu'il semble, pour convaincre de la nécessité et du grand intérêt de l'étude microscopique de l'eau. Voyons maintenant comment la pratiquer.

Si l'on abandonne à un repos complet pendant vingt-quatre heures par exemple, dans un vase approprié, un échantillon d'eau donné, on s'aperçoit qu'une bonne partie des corps en suspension se sont précipités au fond du vase, où ils forment un dépôt d'épaisseur très variable. En décantant avec précaution les couches supérieures, on peut séparer une petite quantité de liquide très riche en matériaux d'étude. C'est un moyen très simple, très pratique, mais qui ne donne que des résultats insuffisants. Si, en effet, bien des matières en suspension tombent assez rapidement au fond du vase sous la seule action de la pesanteur, il en est un grand nombre d'autres qui restent suspendues dans le liquide et ceci pour des causes diverses. Certaines d'abord ont une ténuité telle, qu'il faudrait un temps très long pour vaincre les résistances que le liquide offre à leur précipitation complète. D'autres, qui sont précisément des êtres vivants nous intéressant le plus, se meuvent dans le liquide par leurs propres forces, gagnant même la plupart du temps les couches supérieures où l'oxygène se rencontre en plus grande abondance. Lorsque ces derniers ont une taille suffisante pour être distingués à l'œil nu ou avec une simple loupe, on peut encore les prélever directement dans la masse du liquide à l'aide d'une pipette. Il est souvent plus commode de les tuer à l'aide de réactifs appropriés ; ils gagnent alors assez vite le fond du vase, où ils se déposent et peuvent être traités comme précédemment. On a surtout préconisé dans ce but l'acide osmique, qui joint en outre l'avantage de servir en même temps de réactif fixateur pour ces organismes délicats et facilement altérables. Pour un volume de 200 à 300 centimètres cubes d'eau, on ajoute 1 ou 2 centimètres cubes de la solution d'acide osmique à 1 pour 100. Ce réactif qui, nous le savons, noircit fortement les matières grasses, donne souvent une teinte noire ou brune trop foncée aux objets qu'il a imprégnés. L'alcool, la glycérine, qui ont été ajoutés à peu près en volume égal à l'eau dans le même but, ont le grand inconvénient de rétracter, de ratatiner les objets délicats.

Enfin, il est toute une série d'êtres, des plus importants à reconnaître dans, l'eau parce que certains d'entre eux sont des espèces pathogènes redoutables, qu'il est impossible de distinguer à l'aide de ces procédés d'une façon suffisante ; ce sont surtout les Bactéries. Pour le faire, il est nécessaire de les amener à pulluler dans des milieux qui leur sont propices et à manifester alors des caractères morphologiques ou physiologiques, permettant de se prononcer, en toute certitude ou avec probabilités, sur leur nature réelle. C'est ce qui constitue la technique spéciale de *l'analyse bactériologique* de l'eau ; non pas que cette méthode soit applicable uniquement à la recherche des Bactéries dans les eaux, puisqu'on l'applique avec un même succès pour isoler et déterminer d'autres microorganismes, Levures, Moisissures par exemple.

L'examen microscopique de l'eau peut ne pas se borner à ren—

seigner sur la nature des corps en suspension dans le liquide ; il donne des indications parfois utiles sur les matières dissoutes. Par l'évaporation d'une petite quantité d'eau sur une lame porte-objet, on observe en effet la production de cristallisations qui sont quelquefois caractéristiques pour certaines substances.

La marche générale de l'étude microscopique d'une eau sera donc la suivante :

1° Examen du dépôt formé par le repos simple ou après addition d'un réactif.

2° Isolation et culture des microbes.

3° Examen des parties solubles après évaporation.

C'est de beaucoup la seconde partie qui présente l'importance la plus grande.

Le dépôt que donne une eau dans les conditions indiquées renferme :

1° Des substances inorganiques ;

2° Des débris d'organismes divers ;

3° Des organismes vivants ou tués et fixés par le réactif.

L'étude complète de l'eau au microscope doit donc comprendre :

1° L'étude des substances minérales ;

2° Celle des substances organiques mortes ;

3° Celle des organismes vivants.

C'est ce dernier ordre que nous allons suivre.

1. SUBSTANCES MINÉRALES

Beaucoup sont insolubles et en suspension dans l'eau en particules de taille variable. Elles proviennent du sol qu'a traversé l'eau ou des poussières apportées par l'air. Ce sont souvent des particules argileuses, ternes, opaques, inattaquables par les réactifs ; des morceaux de quartz, anguleux et brillants, résistant aux acides et aux alcalis. Le carbonate de chaux est fréquent ; les acides, même très étendus, l'attaquent en dégageant des bulles d'acide carbonique ; lorsqu'on use d'acide sulfurique, il se forme des cristaux de sulfate de chaux. L'oxyde de fer se présente en petites masses noirâtres ou ocracées que l'on peut caractériser chimiquement.

Certains des sels minéraux solubles donnent, par l'évaporation de quelques gouttes d'eau sur une lame porte-objet, des cristaux assez caractéristiques. Le chlorure de sodium forme le plus souvent de petites trémies ou plus rarement des prismes droits à base carrée. Le carbonate de chaux se dépose en amas granuleux, formés d'habitude de particules sphériques, contenant rarement des aiguilles cristallines. Le sulfate de magnésie donne souvent des cristaux plats, dentelés, presque barbelés, ressemblant souvent à des plumes. Le sulfate de chaux cristallise la plupart du temps en longues aiguilles réunies en rosaces ou en plaquettes.

2. SUBSTANCES ORGANIQUES MORTES

L'eau renferme en général de nombreux débris provenant d'êtres vivants, animaux ou plantes. Beaucoup appartiennent aux différentes espèces qui vivent dans ce milieu; d'autres proviennent du dehors, de l'homme lui-même, apportés principalement par l'air, les poussières, les eaux de ménage ou d'égout. Ces débris sont excessivement variés. Parmi ceux du premier groupe, on rencontre surtout des portions de filaments d'Algues dont les cellules sont vides, souvent brisées; des carapaces de Diatomées, des carapaces, des parties de membres ou autres portions du corps de petits Crustacés ou d'Insectes communs dans les eaux. Ceux du second groupe sont beaucoup plus nombreux et surtout plus divers, ce qui se comprend puisque leur présence dépend surtout du hasard des circonstances. On rencontre d'ordinaire beaucoup de débris végétaux, lambeaux d'épidermes parfois avec poils ou stomates, trachées, fibres ligneuses, tissus divers, grains d'amidon, grains de pollen, particules de charbon; on reconnaît facilement les caractères de ces différents éléments. Les débris animaux sont fréquents aussi; ce sont surtout des poils de différents Mammifères, des parties de plumes d'Oiseaux, des cheveux, des fibres musculaires plus ou moins reconnaissables qui viennent très probablement des matières fécales et ont alors une coloration jaune verdâtre due à la bile qui les imprègne. Les fibres textiles sont très communes; la laine est en forme de tubes recouverts de larges écailles imbriquées; le coton est en minces filaments rubanés, aplatis, creux, larges de 1 à 2 centièmes de millimètre, se colorant très énergiquement en bleu lorsqu'on les traite par l'acide sulfurique et l'iode; les fils de chanvre ou de lin sont de minces filaments prismatiques, formés par des cellules allongées, ajoutées bout à bout, bleuissant aussi par l'acide sulfurique et l'iode.

3. ORGANISMES VIVANTS

Les organismes vivants microscopiques qui peuvent se rencontrer dans les eaux entrant dans l'alimentation de l'homme sont nombreux et variés; on y trouve des représentants des deux règnes. Les plantes appartiennent aux groupes des Algues et des Champignons; les animaux sont des Protozoaires, des Vers. des Crustacés, plus rarement des Arachnides.

Parmi les Algues il s'en trouve qui appartiennent aux trois types des Algues vertes, des Algues brunes et des Algues bleues.

Les Algues vertes font surtout partie des familles des Conjuguées et des Confervacées. Beaucoup sont filamenteuses; elles forment ces masses vertes, chevelues, désignées communément sous le nom de Conferves. On connaît les élégantes *Spirogyres*, à corps chlorophylliens disposés en rubans spiralés, les *Zygnema*, les *Desmidium*, les *Closterium*, etc.

La présence de ces Algues vertes dans l'eau n'est pas un mauvais indice; elle n'est aucunement liée à la proportion de matière organique dissoute et la teneur de l'eau en oxygène ne baisse pas, s'élève même à cause de la fonction chlorophyllienne, lorsqu'elle peut s'opérer.

Comme Algues brunes, on trouve un grand nombre de *Diatomées*, si caractérisées par leur carapace formée de deux valves dont l'une recouvre l'autre comme le couvercle d'une boîte. On en rencontre même dans des eaux très pures. Elles possèdent des grains de chlorophylle, cachés, il est vrai, par le pigment brun, mais exerçant quand même leur fonction. Elles n'ont pas plus de signification que les précédentes.

Les Algues bleues sont surtout représentées par les *Oscillaires* dont les filaments, d'un vert bleuâtre, sont lentement

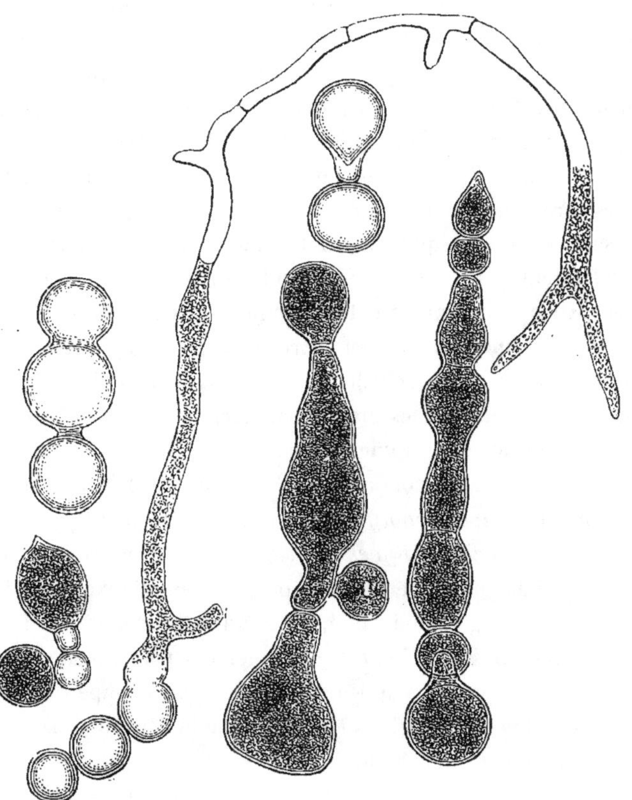

Fig. 365. — Spores et jeunes tubes mycéliens de Moisissures.

mobiles. Elles ne vivent généralement que dans des eaux riches en matières organiques et stagnantes ; leur présence s'accompagne toujours du développement d'une odeur de vase. C'est un mauvais indice de la pureté d'une eau.

Parmi les Champignons qu'on observe communément dans l'eau se trouvent des Moisissures, des Levures et des Bactéries.

Les Moisissures peuvent être à l'état de spores ou en appareils végétatifs plus ou moins développés. Les spores sont d'ordinaire rondes, ovales ou elliptiques, à membrane souvent colorée, épaisse, munie de verrues ou de crêtes ; il en est de pluricellulaires. Les tubes mycéliens (fig. 365) sont la plupart du temps formés d'articles courts, parfois arrondis, comme on en observe toujours dans les liquides, ils ne portent que rarement des fructifications. On trouve fréquemment dans l'eau des mycéliums de Moisissures communes : *Mucor mucedo*, *Penicillium glaucum*, *Aspergillus glaucus*, etc. L'eau qui en contient doit toujours être considérée comme douteuse. Les *Saprolégniées*, qui se rencontrent quelquefois, sont d'un mauvais pronostic, ne se développant que dans les eaux contenant des substances putréfiées. Elles se reconnaissent à leur mode spécial de sporulation. L'eau renferme souvent, en outre, des spores appartenant à de nombreuses espèces de Champignons, parasites de plantes vivantes ou vivant sur les matières mortes ; elles ont été apportées par l'air ou des débris quelconques.

Des Levures sont communes. J'ai isolé de différentes eaux de boissons le *Saccharomyces ellipsoideus*, le principal ferment du vin ; le *Saccharomyces glutinis*, la Levure rose, est une Levure à éléments sphériques, commune dans l'air et dans l'eau.

Parmi les organismes inférieurs qui se rencontrent dans les eaux de boissons, il n'en est certainement pas qui aient autant d'importance que ceux qui appartiennent au groupe des Bactéries ; aussi leur recherche spéciale doit-elle être le principal objectif de l'étude microbiologique de l'eau.

Cette étude nécessite une technique spéciale. Il n'y a pas à songer à l'examen direct, même des parties déposées par le repos ; ces êtres sont de trop petite taille, ne mesurant souvent que des fractions de millième de millimètre ; leur réfringence se distingue en outre trop peu de celle du milieu ambiant pour que leur recherche soit praticable sous le microscope armé des forts grossissements nécessaires. L'addition d'acide osmique ne facilite pas l'opération, loin de là ; beaucoup de particules organiques, qui ne se distinguent que bien difficilement des Bactéries rondes surtout, des *Micrococcus*, se colorent aussi en noir par ce procédé et apportent une importante cause d'erreur dans la numération. Il est impossible à un observateur, même des plus exercés, de se faire une idée, avec une très large approximation, du nombre de Bactéries contenues dans une goutte d'eau, par l'examen immédiat. De plus, par ce moyen, il n'y a guère à songer à différencier les espèces et à arriver ainsi au seul résultat réellement pratique de l'analyse bactériologique des eaux ; les caractères propres aux éléments de bien des espèces sont par trop voisins pour en permettre, la plupart du temps, la distinction par ce moyen. Il en est de même de l'examen après coloration, précédé ou non de l'évaporation, sur la lamelle, de quelques gouttes d'eau.

Ce simple examen microscopique peut cependant fournir déjà quelques renseignements. Il peut faire reconnaître quelques espèces à caractères bien marqués, certaines Bactéries spiralées, les *Cladothrix* à longs filaments ramifiés, les *Beggiatoa*, les *Crenothrix*, déjà de grandes dimensions, de la présence desquelles on peut tirer des indications précieuses.

Parmi les nombreux procédés proposés et mis en œuvre pour l'étude bactériologique de l'eau, les seuls utilisables sont ceux qui permettent d'isoler les différentes espèces de Bactéries et d'en obtenir des cultures pures dont les caractères morphologiques et physiologiques pourront alors être facilement constatés. Deux surtout sont à recommander : l'un, imaginé et mis en œuvre par Miquel ; l'autre, établi par Koch et connu aujourd'hui de tous sous le nom de *méthode des cultures sur plaques*. Ils ont tous deux pour but d'isoler les unes des autres les Bactéries en suspension dans l'eau et de leur permettre de végéter, dans une certaine mesure, sans se confondre ; l'isolement ou l'écartement des germes s'obtient en diluant suffisamment une très petite quantité d'eau dans un milieu stérilisé.

Miquel ensemence une nombreuse série de ballons, remplis de bouillon nutritif et stérilisés avec soin, avec une partie de substance tellement diluée, qu'on puisse être sûr de n'avoir dans chaque ballon qu'une seule espèce provenant d'un germe unique. La dilution s'obtient en mélangeant un faible volume d'eau,

1 centimètre cube ou une goutte même, si c'est nécessaire, avec 100 centimètres cubes d'eau ou de bouillon stérilisés ; l'ensemencement se fait avec une goutte ou deux de cette dilution. Pour que les chances de réussite soient grandes, qu'on puisse avoir une grande probabilité d'être arrivé à une dilution de l'eau à observer suffisante pour qu'une seule Bactérie ou une seule spore se trouve dans le volume mis en ensemencement, il est nécessaire qu'une certaine partie, un bon tiers des ballons reste stérile. C'est tout simplemement une affaire de nombre de ballons ; il est nécessaire, la plupart du temps, d'en prendre beaucoup, de cinquante à cent, et même plus. C'est un des inconvénients du procédé, qui ne peut guère être mis en œuvre que lorsqu'on dispose d'une installation suffisante.

Le principe de la méthode de culture sur plaques de gélatine, de Koch, est qu'il faut amener les Bactéries contenues dans la substance à examiner, l'eau dans le cas particulier, à être diluées dans une quantité de milieu à la gélatine préalablement liquéfiée vers 35 degrés telle que, lorsqu'il aura fait prise par le refroidissement, elles restent suffisamment écartées les unes des autres pour que les colonies qui doivent en provenir soient faciles à distinguer et empiètent le moins possible sur des voisines. La dilution s'obtient de préférence par degrés successifs et non d'emblée comme dans la méthode précédente. Un premier tube à essai, renfermant une dizaine de centimètres cubes de gélatine fondue, est ensemencé avec une petite quantité de l'eau à examiner, d'une à cinq gouttes ; c'est la dilution originale. Une seconde dilution est obtenue en mélangeant une petite quantité de la première dilution à un second tube ; on obtient de la sorte une troisième dilution. On coule ces dilutions sur des plaques de verre dès qu'elles sont suffisamment refroidies pour prendre rapidement. Ces cultures nécessitent des précautions spéciales qu'il n'est pas possible d'étudier ici ; on les trouvera exposées au long dans les ouvrages spéciaux [1].

[1] Macé, *Traité pratique de bactériologie*, deuxième édition, Paris J -B. Baillière, 1891.

L'apparition des colonies se fait plus ou moins tôt dans ces
cultures, suivant les conditions de température et les espèces

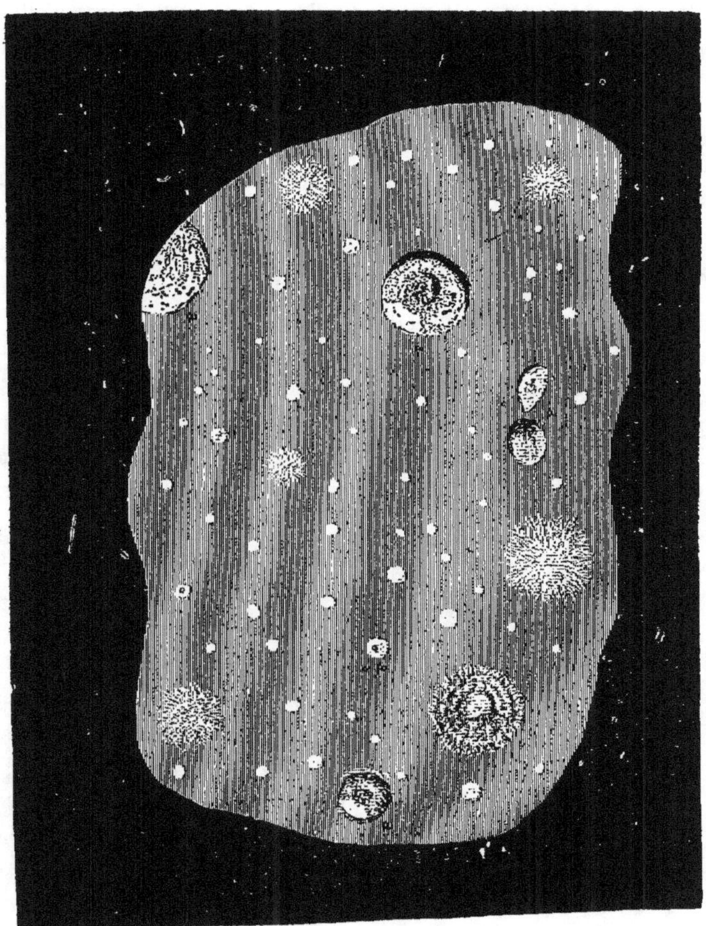

FIG. 366. — Aspect d'une culture sur plaque de gélatine, grand. nat.

auxquelles on a affaire. D'habitude, on les remarque au bout de
dix-huit à trente-six heures, comme un piqueté blanc qui se
voit surtout bien quand la plaque se détache sur un fond noir.
A un faible grossissement, vingt-cinq à cinquante diamètres,

elles se détachent comme autant de petites taches, sphériques ou discoïdes, blanches, grises, jaunâtres, opaques ou plus ou moins transparentes. Ce n'est souvent qu'après quelques jours qu'elles prennent un aspect véritablement caractéristique. Beaucoup ont alors gagné la surface de la gélatine, où elles se sont épanouies.

C'est du deuxième au cinquième jour que l'étude des plaques est particulièrement instructive. Si nous examinons après une telle durée une semblable culture, nous y trouvons tout un ensemble de colonies dont la diversité est souvent surprenante (fig. 366). Les unes ne modifient ni l'aspect, ni la constitution de la gelée nutritive ; ce sont de petits disques plus ou moins étalés sur la surface libre, des portions de sphères souvent irré gulières qui proéminent en dômes, de petites masses mamelonnées ou lobées. Les autres liquéfient tout autour d'elles la géla tine au fur et à mesure qu'elles s'étendent. Cette liquéfaction peut se faire d'une façon régulière sur toute la périphérie de la colonie, ou bien ne s'opérer, principalement ou exclusivement, que dans certaines directions. De la portion centrale partent, dans ce cas, des rayons droits ou tortueux qui s'enfoncent dans la gelée et dirigent les tractus de liquéfaction. Les colonies ainsi développées à la surface ou dans l'intérieur de la gélatine n'appartiennent pas toutes aux Bactéries. Quelques-unes sont des Levures qui ne se distinguent qu'à l'examen microscopique ; d'autres sont des Moisissures formant des duvets blancs ou verts, appartenant aux espèces précédemment citées. Il est facile, lorsque ces colonies sont suffisamment développées, d'en prélever une portion à l'aide d'un fil de platine stérilisé, sans toucher aux voisines, d'ensemencer un milieu neuf et d'en faire des préparations microscopiques soumises ou non aux réactifs colorants.

Des *Bactéries rondes* de la famille des Coccacées sont très communes dans l'eau. Certaines donnent des colonies blanches les *Micrococcus aquatilis*, *M. candicans*, *M. ureæ* ; d'autres des colonies rouges, *Micrococcus prodigiosus*, *M. cinnabareus*, par exemple ; d'autres des colonies jaunes, les *Micrococcus flavus*, *M. aurantiacus*, *M. versicolor*, *M. luteus*, les *Sarcina lutea* et *S. aurantiaca*.

Les *Bactéries en bâtonnets* sont représentées dans l'eau par de très nombreuses espèces. Beaucoup sont de simples saprophytes. Les espèces *Bacillus subtilis*, *Bacterium termo*, *Bacillus fluorescens liquefaciens*, *B. mesentericus vulgaris*, se rencontrent presque dans toutes les eaux, même dans celles

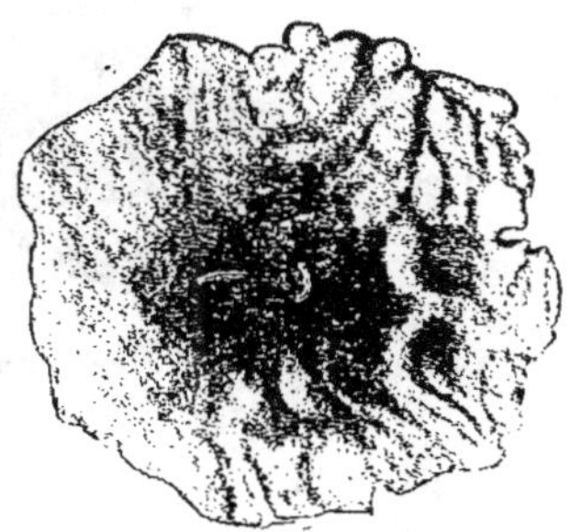

Fig. 337. — Aspect d'une colonie de Bacille typhique développée sur plaques après cinq jours 60/1.

considérées comme très pures. D'autres, saprophytes également, ont une signification plus défavorable parce qu'elles ne se rencontrent d'ordinaire que dans les eaux renfermant beaucoup de matières organiques; ce sont entre autres *Bacillus violaceus*,

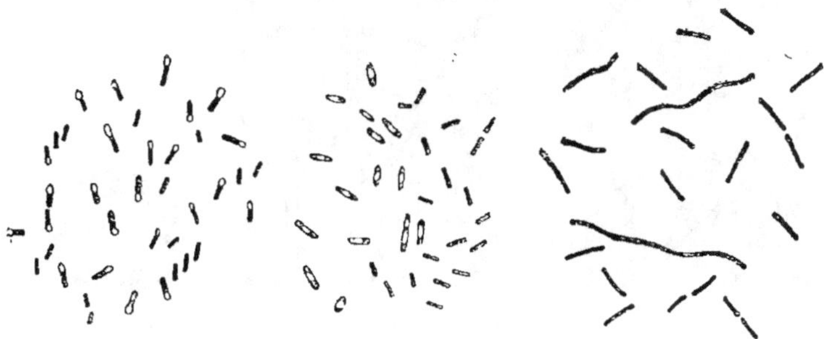

Fig. 368-370. — Aspects divers du Bacille typhique dans les cultures.

B. erythrosporus, *B. mycoides* ; le *Bacillus fluorescens putrides* et le *B. ureæ*, du même groupe, se rencontrent principalement dans les eaux souillées par l'urine.

D'autres sont d'un plus mauvais indice encore ; les *Proteus vulgaris* et *Proteus mirabilis* indiquent une contamination par des substances en putréfaction ; le *Bacillus coli communis* ne se rencontre que dans les eaux qui ont reçu des infiltrations de matières fécales. Enfin, il est des espèces dont la présence ne

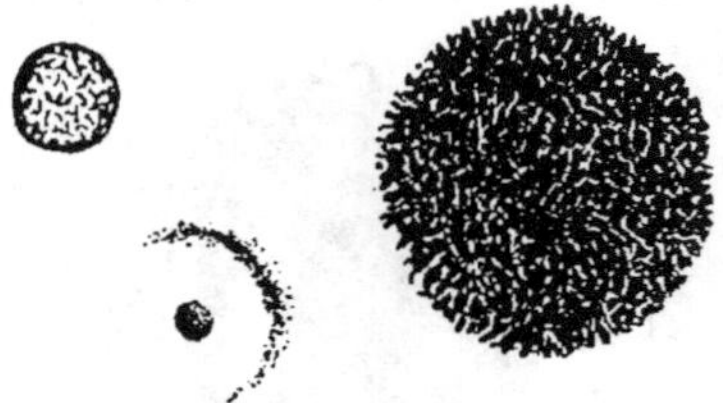

Fig. 371. — Colonies de *Spirille du choléra* en cultures sur plaques.

peut laisser aucun doute sur la nocuité de l'eau examinée ; ce sont celles qui sont considérées comme les agents de maladies infectieuses. On sait qu'on a signalé dans l'eau la présence du microbe de la fièvre typhoïde et celui du choléra ; il est très probable que celui du choléra nostras s'y rencontre également.

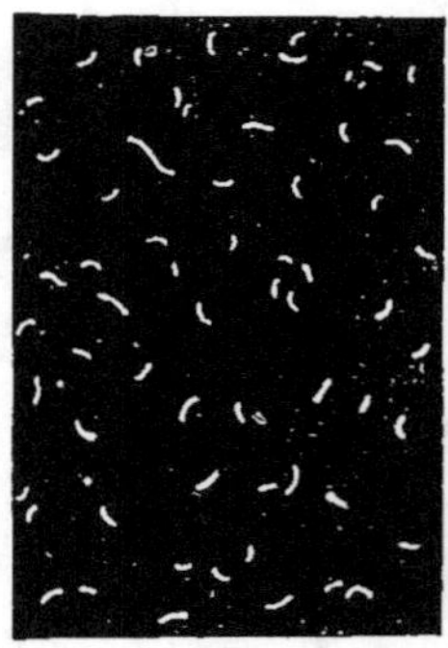

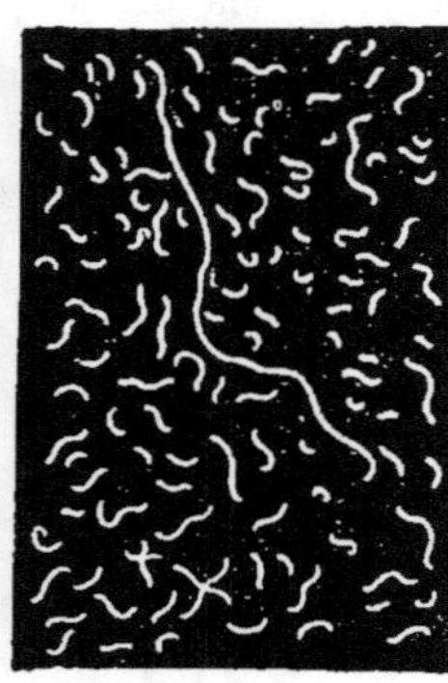

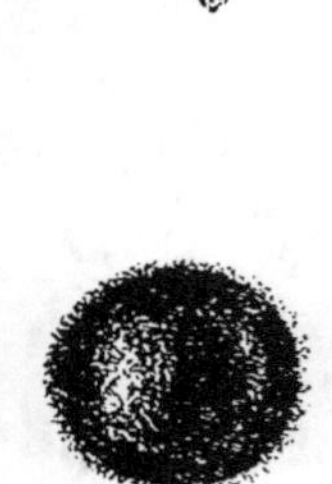

Fig. 372. — Spirille du choléra dans les selles.　　Fig. 373. — Spirille du choléra dans les cultures.　　Fig. 374. — Colonies du Spirille de Finckler en cultures sur plaques.

Les caractères des cultures de ces espèces (fig. 364 à 377) donnent de très utiles renseignements pour leur recherche ; il faut toutefois se persuader que c'est une opération des plus délicates, qui demande une étude attentive et approfondie pour arriver établir des conclusions assurées. On ne peut, à ce sujet que renvoyer aux ouvrages spéciaux.

Les *Bactéries filamenteuses* offrent des types intéressants à citer. Elles sont généralement un mauvais indice de la pureté de l'eau et lui communiquent presque toujours, lorsqu'elles sont en nombre quelque peu important, des propriétés organoleptiques désagréables. Ces espèces appartiennent aux genres *Cladothrix*, *Beggiatoa* et *Crenothrix*.

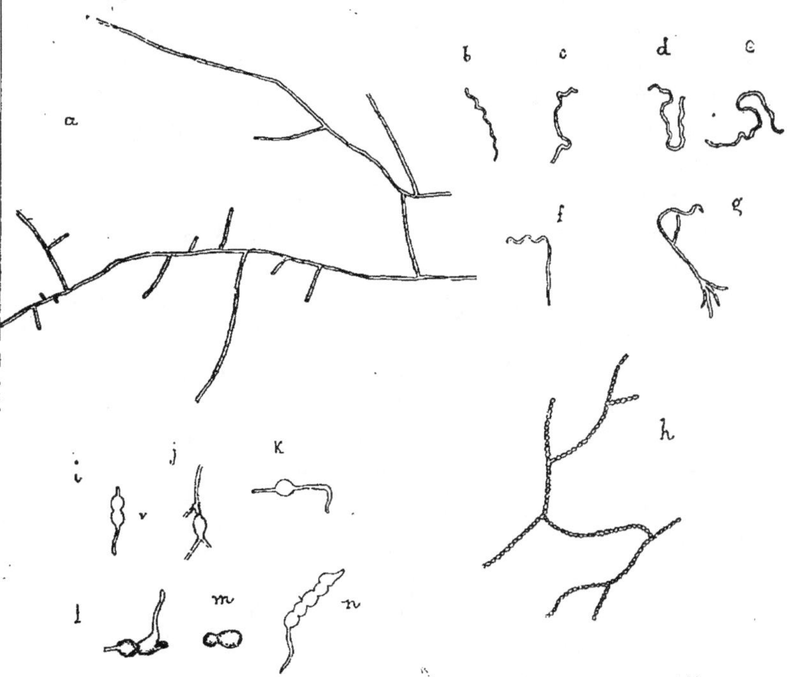

FIG 375. — *Cladothrix dichotoma*, 900/1 ; *a*, portion de filament ramifié ; *b. c, d, e, f, g ;* parties de filaments diversement contournés ; *h*, filament segmenté en spores ; *i, j, k, l, m, n,* formes anormales (formes d'involution).

L'espèce *Cladothrix dichotoma* abonde dans toutes les eaux. Elle se développe mieux dans les eaux stagnantes riches en matières organiques, où elle forme souvent des amas floconneux blanchâtres, facilement visibles à l'œil nu. Les flocons sont

MACÉ, Les Subst. aliment.   30

constitués par l'enchevêtrement de très longs filaments immobiles, de 0,4 µ environ, certains ont plus d'un millimètre de long. Le contenu est tout à fait hyalin. Ces filaments sont droits ou sinueux, parfois assez régulièrement ondulés dans une certaine étendue. Ce qui les caractérise surtout c'est qu'ils produisent latéralement de vraies ramifications, parfois disposées en dichotomie régulière (fig. 375).

Dans les cultures sur plaques d'eaux, les colonies de *Cladothrix* apparaissent tardivement, vers le quatrième ou le cinquième jour, comme de très petits points jaunâtres, entourés d'une auréole brune qui se fond dans la gelée ambiante. Cette auréole, qui peut atteindre 1 ou 2 millimètres, les fait facilement reconnaître.

Les cultures développent une odeur de moisi très pénétrante, qui s'observe parfois sur des eaux de boisson conservées dans des conditions spéciales.

Les *Beggiatoa* sont très communes dans les eaux très riches en matières organiques. Leur présence doit faire soupçonner immédiatement la qualité de l'eau, car elle est intimement liée à celle de nombreux organismes de putréfaction qui leur préparent pour ainsi dire le milieu. Ce sont des plantes qui ne vivent bien que dans les milieux qui contiennent de l'hydrogène sulfuré ; elles en fixent le soufre dans leur protoplasma. Elles abondent dans les eaux sulfureuses naturelles ; on leur a même fait jouer longtemps un grand rôle dans la formation de ces eaux, d'où leur nom de *Sulfuraires*. On les trouve presque toujours aussi dans les eaux très riches en substances organiques, où de nombreux organismes de putréfaction produisent, comme résidu de leur action, de l'hydrogène naissant qui réduit les sulfates contenus dans l'eau et forme de l'hydrogène sulfuré. Elles vivent par contre très mal dans les eaux pures, ou ne s'y trouvent même qu'en vie latente. On doit plutôt, d'après cela, considérer leur présence comme un indice d'une souillure primitive des eaux, que la mauvaise qualité de l'eau occasionnée directement par elles ; elles contribuent plutôt, lorsqu'elles sont seules, à l'épurer en décomposant les principes sulfurés qu'elle contient.

Leur développement est assez particulier et les éloigne des autres Bactéries. Elles paraissent se rapprocher, par certains caractères, des Algues que nous avons précédemment étudiées sous le nom d'*Oscillaires*. La forme type semble être la forme de filaments cylindriques, tantôt libres et mobiles dans l'eau, tantôt fixés par une extrémité basilaire à des objets immergés (fig. 376). Les filaments mobiles ont un mouvement d'oscillation lente. Les filaments un peu longs sont souvent sinueux et parfois contournés en spires régulières. Ces parties spirales peuvent se séparer et flotter librement dans le liquide ; elles ressemblent alors à de grosses Bactéries spiralées et possèdent à une ou aux deux extrémités un ou plusieurs cils vibratiles qui leur impriment un mouvement rapide. Le contenu de tous ces éléments en voie de prospérité est un protoplasma granuleux, grisâtre, renfermant des corpuscules de soufre souvent en très grande proportion.

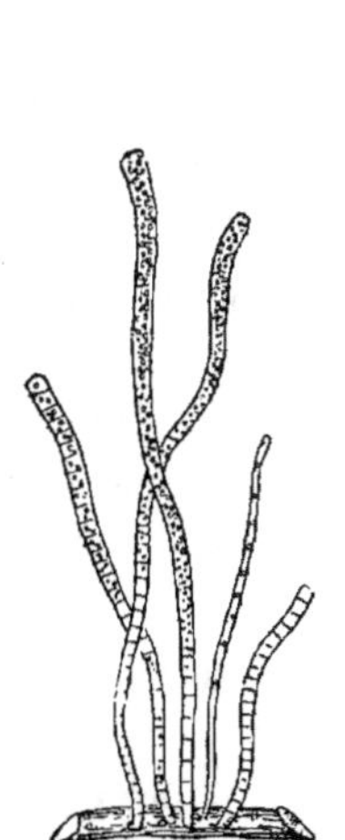
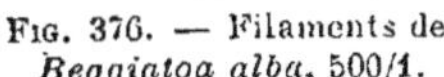
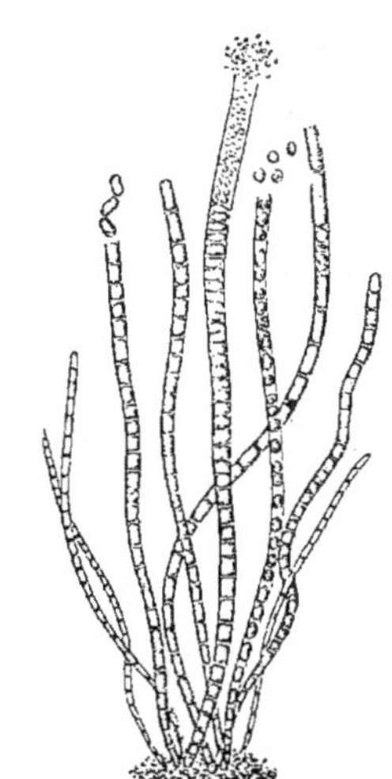

FIG. 376. — Filaments de *Beggiatoa alba*, 500/1.

FIG. 377. — *Crenothrix Kuhniana*, 600/1.

Les *Beggiatoa alba*, *B. nivea*, *B. arachnoidea* forment des flocons blancs dans beaucoup d'eaux stagnantes. Le *Beggiatoa roseo-persicina* se trouve dans les mêmes conditions, et se distingue surtout par la production dans ses éléments, d'une belle matière colorante rose, devenant avec l'âge légèrement violette. C'est à cette espèce qu'il faut, dit-on, attribuer l'altération de la morue salée que nous avons désignée sous le nom de *morue rouge*.

On place au voisinage des *Beggiatoa* une autre espèce de Bactéries, commune aussi dans les eaux riches en matières organiques, le *Crenothrix Kühniana*. Les éléments qui lui appartiennent, sont des filaments droits ou sinueux, fixés par une extrémité à un support immergé ou réunis en flocons feutrés. L'extrémité postérieure se distingue toujours facilement de l'antérieure ; sa largeur est moindre, elle mesure d'ordinaire de 1,5 μ à 2 μ, tandis que la partie terminale mesure de 6 μ à 9 μ. (fig. 377). La longueur des filaments est variable ; certains atteignent jusqu'à 1 centimètre.

Le *Crenothrix Kühniana* s'observe très fréquemment dans les eaux douces. Dans les puits, les citernes ou les réservoirs, où s'amassent les eaux, il peut former des revêtements épais, colorés en brun ou en verdâtre par l'oxyde de fer contenu dans l'eau, qui se fixe dans la membrane ou les enveloppes gélifiées des zooglées. L'eau prend alors une teinte roussâtre, une odeur désagréable et un mauvais goût ; elle peut devenir complètement impropre aux usages ménagers, surtout à l'alimentation. Il s'est produit, à différentes reprises, dans les réservoirs ou les canaux d'alimentation de grands centres, de très importantes altérations, dues à la prolifération envahissante de cette Bactérie dans l'eau.

La faune microscopique de l'eau est tout aussi intéressante à connaître que sa flore. Parmi les micro-organismes animaux qu'elle peut contenir dans des circonstances déterminées, il s'en trouve en effet de nombreux nuisibles pour l'homme, qui lui sont transmis, souvent exclusivement, par l'eau de boisson. Nous suivrons encore pour les passer en revue l'ordre regardé comme naturel.

Les Protozoaires sont très largement représentés dans les eaux douces ; on en trouve surtout de nombreuses espèces dans les eaux stagnantes, de puits, de citernes principalement. Les Rhizopodes s'y rencontrent facilement. Ce sont souvent des

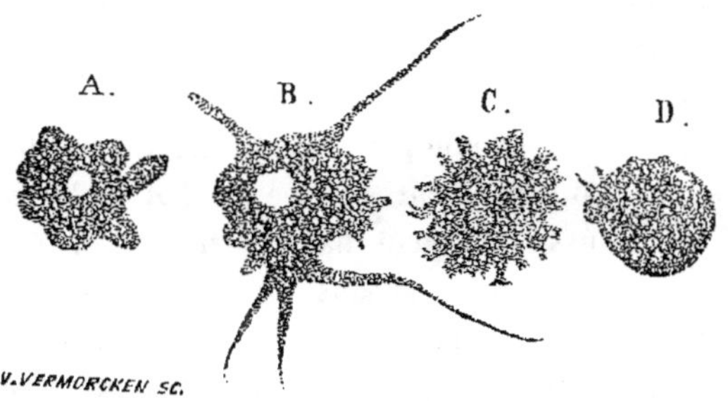

Fig. 378. — Amibe vue sous diverses formes successivement présentées pendant un quart d'heure 400/1 (Ch. Robin).

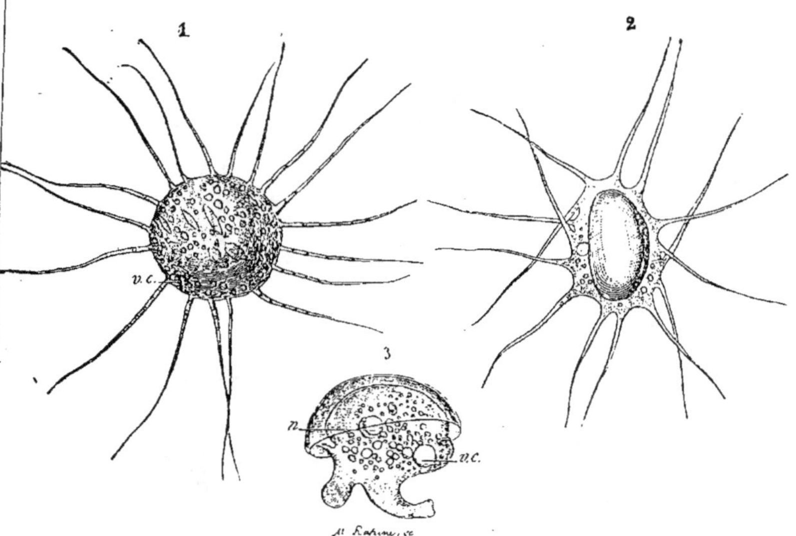

Fig. 379. — Rhizopodes d'eau douce. 1, *Plagiophrys cylindrica;*
2, *Actinophrys tenuipes;* 3, *Arcella patens* (Claparède et Lachmann).

types très simples, comme les Amibes ordinaires (fig. 378); d'autres fois de plus compliqués, comme ceux représentés (fig. 379). L'homme en absorbe souvent un grand nombre avec l'eau de boisson; en examinant le contenu stomacal ou intes-

tinal, ou les selles, on en peut rencontrer des débris, particulièrement les parties dures lorsqu'il en existe, comme des carapaces d'Arcelles (fig. 379, 3). Certains d'entre eux, cependant,
paraissent pouvoir s'accommoder à vivre dans l'intestin de
l'homme, dans des conditions spéciales peut-être, s'y multiplier
et occasionner des troubles sérieux; c'est le cas des Amibes
parasites de l'intestin, dont le type est l'*Amœba coli* qu'on
prétend vivre aussi librement dans l'eau. Cette Amibe serait,
pour certains observateurs, la cause de dysenteries très rebelles;
d'autres au contraire ne la regardent que comme un épiphéno-
mène, l'affection intestinale primitive préparant un terrain propre
à son développement.

Les Flagellés sont communs dans les eaux qui renferment des

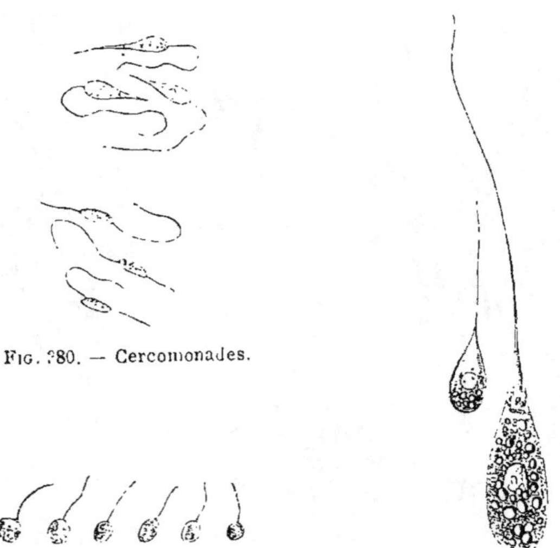

Fig. 380. — Cercomonades.

Fig. 331. — Monades.

Fig. 382. — Monades
très grossies.

substances organiques en putréfaction. On y observe très communément des *Cercomonades* et des *Monades* (fig. 380, 381,
382). C'est probablement de l'eau que viennent les espèces
observées fréquemment dans le contenu intestinal et regardées

à tort comme des parasites vrais. L'eau qui contient des Flagellés doit cependant toujours être suspectée.

L'eau renferme un nombre considérable d'espèces d'Infusoires, appartenant à des types excessivement variés. On n'en

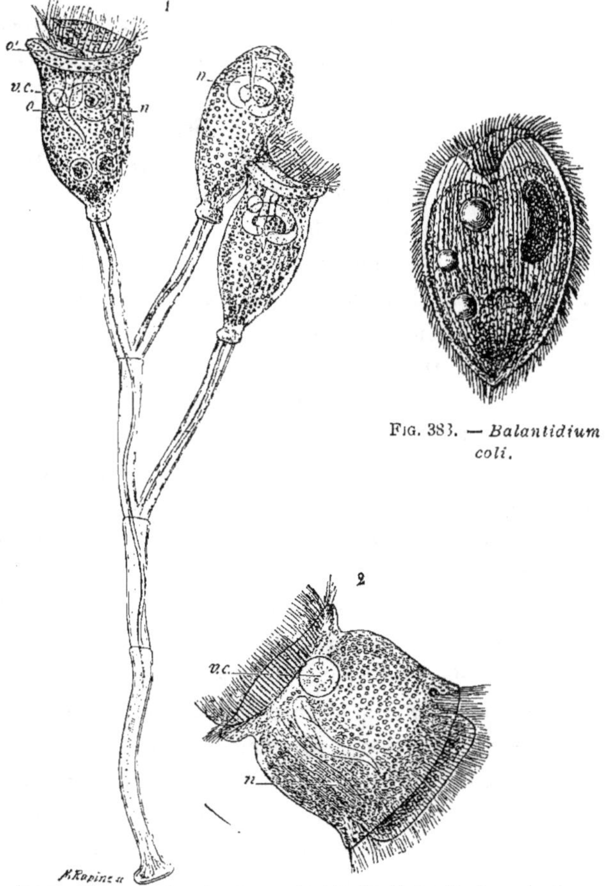

FIG. 383. — *Balantidium
coli.*

FIG. 384. — Vorticelliens. 1, *Carchesium epistylis* ; 2. *Epistylis invaginata*,
détaché de son pédicule et libre (Claparède et Lachmann).

connaît qu'une espèce vivant chez l'homme, le *Balantidium coli*
(fig. 383), observé dans des selles dysentériques, ne jouant probablement pas de rôle plus avéré que les Amibes observées dans
les mêmes circonstances ; il provient très probablement des eaux

de boisson, bien qu'il n'y ait pas encore été signalé à l'état libre. Il est de ces Infusoires qui paraissent ne se rencontrer que dans les eaux stagnantes, contenant une forte proportion de matières organiques en voie de décomposition comme le *Paramœcium putrinum*, *Colpoda cucullus*, *Leucophrys pyriformis*, plusieurs espèces de *Stentor*, *Spirostomum teres*, *Glaucoma scintillans*, plusieurs espèces d'Infusoires de la famille des Vorticellines, portés sur un long pédoncule rétractile et protractile (fig. 384). D'autres n'habitent que des eaux très pures, comme *Aspidisca turrita*, *Euplotes Charon*.

Mais au premier rang des animaux que peut contenir l'eau de boisson et dont l'absorption peut être nuisible à des degrés variables pour l'homme, se trouvent sans contredit les Vers parasites que l'on a longtemps groupés sous la dénomination spéciale d'*Helminthes*. Ces parasites peuvent se rencontrer dans l'eau à des stades très divers de leur développement. Les uns s'y trouvent à l'état d'œufs contenant la plupart du temps un embryon tout formé, dont le développement progresse lentement dans le milieu où ils ont été déposés par le hasard des circonstances; d'autres y sont à l'état de larves, vivant parfois librement dans l'eau mais ne pouvant devenir sexuées qu'en arrivant dans le tube digestif; il en est même qui sont adultes. Ces derniers ne sont point des parasites vrais, mais seulement des parasites accidentels. On peut enfin rencontrer dans les eaux de boisson certains Helminthes, parasites de l'homme, sous une forme qui ne peut pas s'attaquer directement à lui, mais qui nécessite le passage dans un hôte intermédiaire; il est certain qu'il est tout aussi important de pouvoir les reconnaître, leur nocuité tout en étant indirecte n'en est pas moins réelle. Nous allons faire une étude rapide de ces êtres en suivant l'ordre naturel plus commode et plus profitable.

L'homme peut trouver dans l'eau les œufs de plusieurs espèces de Cestodes. Ceux du *Tænia solium* et du *Tænia echinococcus* se développent facilement en larves chez lui; les œufs des *Botriocéphales* doivent passer d'abord par un hôte intermédiaire qui paraît toujours être un Poisson.

L'œuf du *Tænia solium* est aisément reconnaissable. Il est assez régulièrement sphérique et a de 31 à 36 µ. de diamètre. Il est entouré extérieurement d'une coque externe épaisse striée radiairement, paraissant constituée par l'accolement de petits bâtonnets. La masse embryonnaire centrale, qui mesure 20 µ. de diamètre, est recouverte d'une mince membrane hyaline doublant intérieurement la coque. En traitant cet œuf par la potasse caustique, on distingue facilement dans l'une des moitiés de l'embryon, six crochets presque droits, disposés de façons diverses.

L'œuf du *Tænia echinococcus* (fig. 385) est légèrement ovalaire, mesurant de 30 à 35 µ. de long sur 25 à 27 µ. de large; sa coque est un peu granuleuse, bien moins épaisse en proportion que celle de l'espèce précédente.

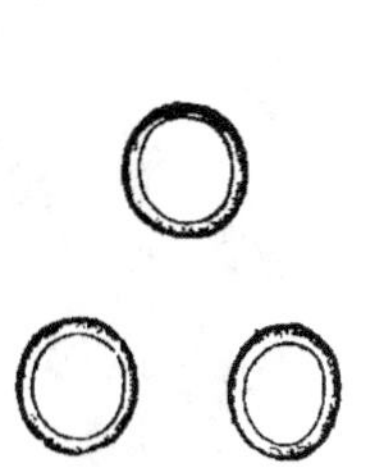

Fig. 385. — Œufs de *Tænia echinococcus* 245/1.

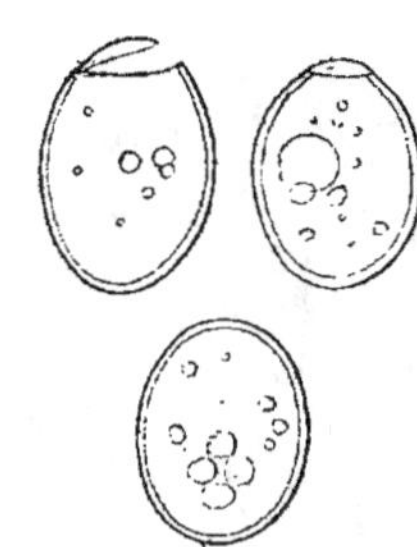

Fig. 386. — Œufs de Botriocéphale. large.

Les œufs du *Botriocéphale large* peuvent également être observés dans l'eau, ainsi que les embryons ciliés qui en sortent. Les œufs (fig. 386) sont elliptiques, longs de 68 à 70 µ., larges de 44 à 45. La coque est peu épaisse, brunâtre et porte à l'un des pôles un opercule que l'on parvient à rendre bien évident en faisant agir la potasse caustique. L'œuf contient un embryon plus ou moins développé suivant son âge. A un moment donné, après un assez long séjour dans l'eau, l'opercule tombe et l'embryon sort. C'est alors une petite masse sphérique de 35 à 50 µ de large, couverte de longs cils vibratiles animés d'un mouvements lents ; on lui reconnaît six crochets semblables à ceux de l'embryon des Ténias. Ni l'œuf, ni l'embryon cilié ne peuvent se développer chez l'homme ; l'état larvaire se passe chez différents Poissons qui transmettent alors le parasite à l'homme. On a cependant observé plusieurs fois la présence chez l'homme en Chine et au Japon, d'une larve de Botriocéphale, le *Botriocephalus Mansoni* dont on ne connaît pas l'état adulte. Elle provient très probablement d'embryons ciliés absorbés par l'homme avec l'eau de boisson.

Les parasites de l'ordre des Trématodes que l'homme peut prendre de l'eau sont surtout le *Distoma hepaticum*, le *Distoma lanceolatum* et le *Bilharzia hæmatobia* Ils s'y trouvent à l'état d'œufs ou de larves.

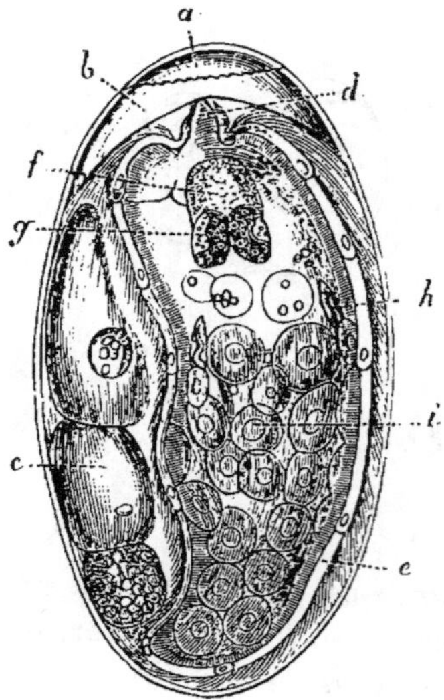

Fig. 387. — Œuf de *Distoma hepaticum* contenant un embryon près d'éclore. *a*, opercule ; *d*, rostre ; *c*, épiderme vibratile ; *f*, rudiments de l'appareil digestif.

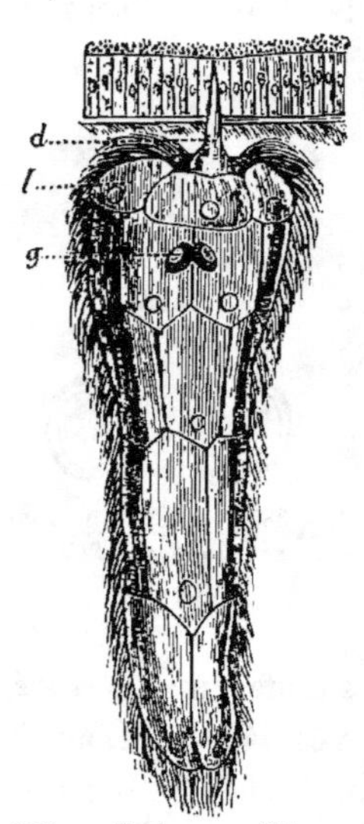

Fig. 388. — Embryon cilié en train de perforer les tissus d'un Mollusque.

L'œuf du *Distoma hepaticum*, la *grande douve du foie*, est ovoïde, mesurant 170 μ de long sur 40 μ de large ; sa coque d'un brun sombre porte à sa petite extrémité un opercule rond

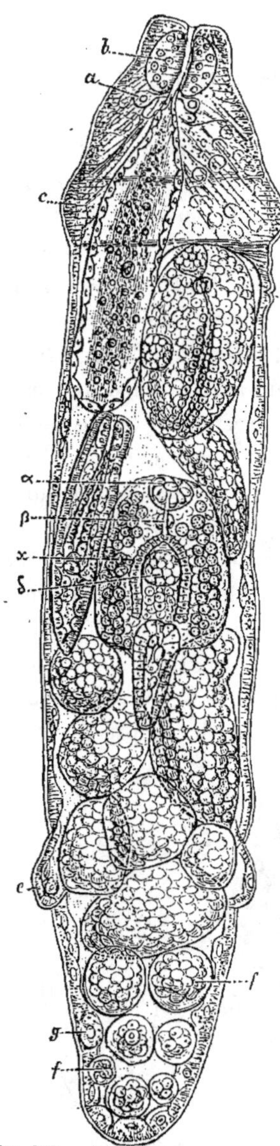

FIG. 390. — Rédie adulte contenant
une Rédie fille, une Cercaire
approchant de sa maturité, deux
autres Cercaires plus jeunes et
des germes de toutes dimensions,
d'après Thomas.

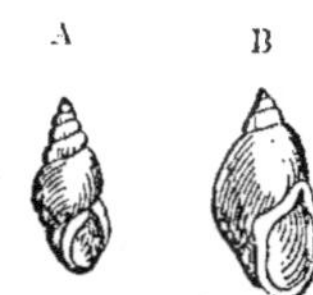

FIG. 389. — A, *Lymnæa truncatula*;
B, *Lymnæa peregra*.

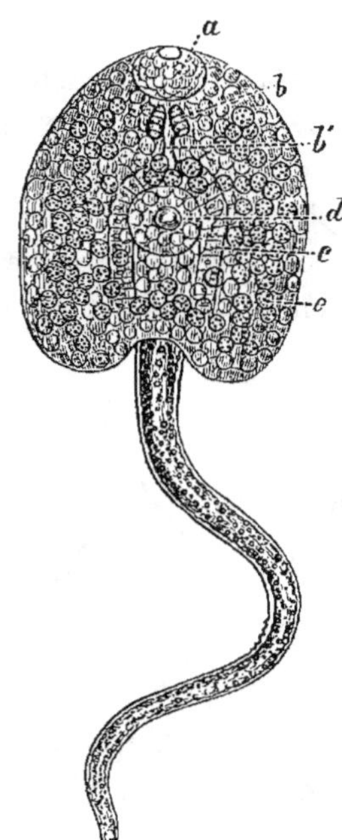

FIG. 391. — Cercaire libre : *a*, ventouse
buccale; *b*, pharynx; *c*, cæcum intestinal;
d, ventouse ventrale; *e*, cellules cysto-
gènes, d'après Thomas.

qui, en tombant, laisse un orifice de 28 μ. de diamètre par où peut sortir l'embryon.

L'embryon libre (fig. 388) a une forme allongée et est muni de longs cils vibratiles. Il pénètre chez de petits Mollusques d'eau douce, *Lymnæa truncatula* et *Lymnæa peregra* (fig. 389) et donne l'état intermédiaire, la *Rédie* (fig. 390) qui va produire par bourgeonnement les vraies larves, les *Cercaires*, à sa partie interne. Ces cercaires sortent et peuvent nager librement dans l'eau ; elles ont la forme représentée figure 391. En pénétrant dans l'intestin de l'homme ou de tout autre animal qui peut leur servir d'hôte, elle se transforment directement en Distome.

L'œuf du *Distoma lanceolatum* est plus petit que le précédent ; il est long de 40 à 45 μ, large de 30 μ, ovoïde et muni également d'un opercule ; sa coque est colorée en brun noirâtre. Lorsqu'il sort de l'oviducte, il contient déjà l'embryon cilié tout formé, présentant des mouvements bien évidents. L'embryon se développe en Rédie chez le *Planorbis marginatus*, petit Mollusque à coquille aplatie, enroulée dans un même plan. La cercaire a été décrite sous le nom de *Cercaria cystophora ;* elle a des caractères voisins de ceux de la précédente.

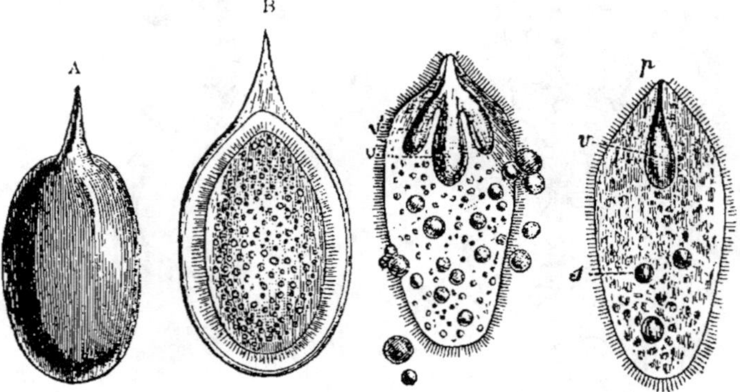

FIG. 392. — A, Œufs de Bilharzie ;   FIG. 393. — Embryons ciliés de
B, œuf embryonné.   Bilharzie.
D'après J. Chatin.

Le parasite connu sous le nom de *Bilharzia hæmatobia* est très commun en Afrique ; l'homme le prend des eaux de

boisson qui en contiennent les œufs embryonnés et peut être
un stade ultérieur encore inconnu. Les œufs ont une forme toute
spéciale, aisément reconnaissable ; ils sont elliptiques, entourés
d'une coque brune résistante, armée à l'un des pôles d'une longue
pointe (fig. 392). Leur longueur est de 160 μ et la largeur de
60 μ ; la pointe mesure en moyenne 25 μ. Les embryons éclosent dans l'eau ; ils ont la forme représentée figure 393. On
ne connait pas leur développement ultérieur.

Plusieurs espèces de parasites de l'ordre des Nématodes paraissent être transmis à l'homme exclusivement ou presque par
l'eau de boisson. On peut rencontrer dans les eaux les œufs de
l'*Ascaris lumbricoides*, de l'*Ascaris mystax*, de l'*Oxyure
vermiculaire*, du *Trichocéphale de l'homme*, du *Strongle
du rein*, de l'*Ankylostome duodénal* ; les larves ou les embryons de ce dernier, de l'*Anguillule intestinale*, de la
Filaire de Médine et de la *Filaire du sang*.

Les œufs d'*Ascaride lumbricoïde* mesurent 75 μ de long
sur 58 μ : ils sont ovoïdes ou elliptiques, pourvus de deux en-

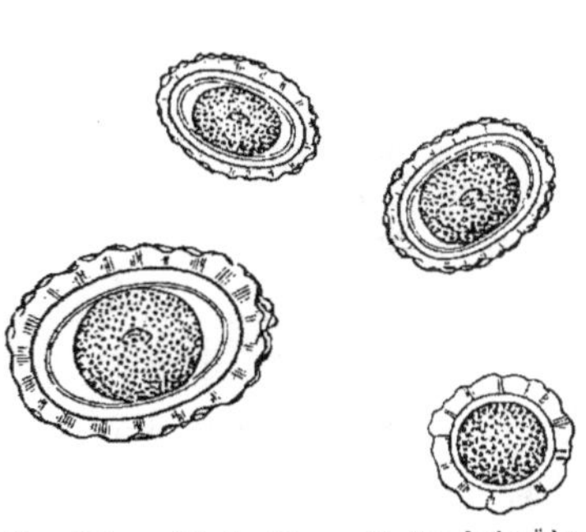

Fig. 394. — Œufs d'Ascaride lumbricoïde.

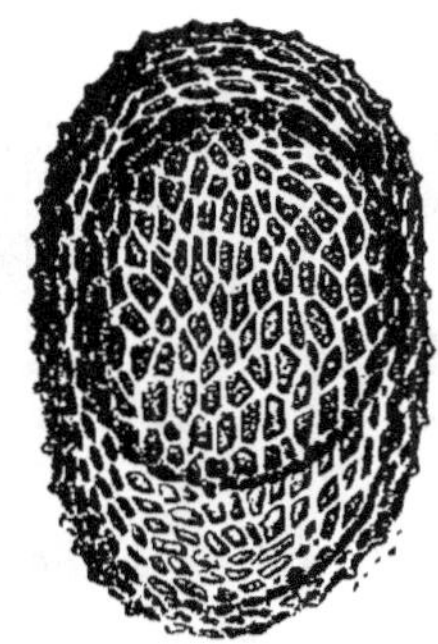

Fig. 395. — Œufs d'*Ascaris mystax*,
d'après Ant. Schneider.

veloppes distinctes. L'enveloppe interne est dure, homogène,
résistante ; l'externe est transparente, peu résistante, plissée ; elle
donne à l'œuf l'aspect mûriforme (fig. 394). L'embryon se développe dans les œufs tombés dans l'eau, rapidement lorsque la
température est élevée, très lentement au contraire dans la

mauvaise saison ; mais il ne sort que quand l'œuf parvient dans le tube digestif de l'homme.

Les œufs de l'*Ascaris mystax*, parasite très commun du chat et du chien, exceptionnellement de l'homme, se reconnaissent aisément à la disposition en réseau et mailles serrées de l'enveloppe extérieure de la coque (fig. 395).

Les œufs de l'*Oxyure vermiculaire* sont ovales et ont une face aplatie : ils mesurent de 50 à 52 µ sur 16 à 24 µ. La coque est lisse ; on lui distingue trois couches superposées. Ils renferment souvent un embryon à partie antérieure élargie, ayant une forme de têtard. Un séjour un peu prolongé dans l'eau tue les embryons.

L'aspect particulier des œufs du *Trichocéphale de l'homme* (fig. 396) permet de les reconnaître facilement. Ces œufs ovoïdes, un peu brunâtres, mesurent de 50 à 56 µ de long sur 24 µ de

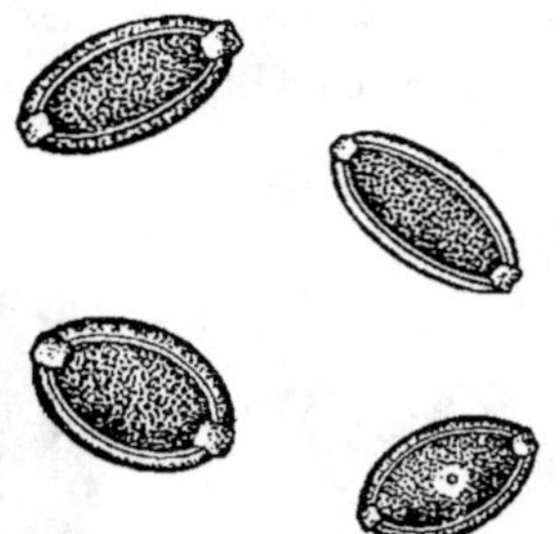

Fig. 396. — Œufs du Trichocéphale de l'homme.

large. Ils présentent deux enveloppes concentriques, l'interne mince et homogène, l'externe plus épaisse, granuleuse, percée, à chaque pôle, d'un pore que bouche un amas de matière muqueuse transparente. Le développement de l'embryon se fait dans l'eau ; l'œuf peut rester très longtemps à cet état, jusqu'à ce qu'il parvienne dans l'intestin de l'homme.

L'œuf du *Strongle géant* est ellipsoïde, un peu aminci vers les pôles ; il est long de 42 à 44 µ. La coque très fragile est brune, sauf aux deux pôles où elle est incolore ; sa surface est criblée de petits trous de 2 à 5 µ de large. Au bout d'un temps assez long de séjour dans l'eau on peut y observer un embryon bien formé.

L'eau peut renfermer des œufs et des larves de l'*Ankylostome duodénal*. Les œufs, rejetés avec les selles des individus porteurs du parasite, sont elliptiques, arrondis aux deux bouts, à coque mince, transparente ; ils mesurent de 55 à 65 µ. de long sur 32 à 43 µ. de large. Ils se développent rapidement dans l'eau ou la terre humide ; il en sort, au bout d'un à deux jours, de petits embryons longs de 200 µ., larges de 14 µ. La tête est trilobée, la queue très effilée ; on leur distingue un tube intestinal droit, présentant un œsophage qui a un renflement antérieur fusiforme et un postérieur sphérique. Cet embryon mue deux fois et passe à l'état de larve longue de 600 µ. au maximum et large de 25 µ. La larve peut rester longtemps sous cet état ; son développement ultérieur ne se fait que lorsqu'elle parvient dans l'intestin de l'homme. Lorsque son séjour dans l'eau se prolonge un peu, ses téguments sécrètent une matière chitineuse, transparente, qui forme une sorte de fourreau hyalin contenant la larve, que l'on voit exécuter des mouvements lents à l'intérieur. Fréquemment la larve se rétracte un peu dans cette sorte de kyste ; on voit un espace vide à la partie antérieure. Cette larve se développe plus vite dans les eaux bourbeuses, riches en matières organiques ; ce sont surtout ces eaux qui transmettent le parasite.

L'*Anguillule intestinale* est un parasite qui accompagne souvent l'Ankylostome dans l'affection désignée sous le nom d'*anémie des mineurs* ou qui se rencontre seule, dans la diarrhée de Cochinchine par exemple. Elle a un cycle de développement assez curieux. Dans l'intestin de l'homme atteint du parasite on ne rencontre que des femelles, produisant, par parthénogénèse probablement, des œufs qui ne tardent pas à éclore dans l'intestin en petites larves rejetées avec les excréments. Par contre, on peut observer dans l'eau, lorsque les conditions conviennent, une autre génération, bien différente de cette première, présentant des individus mâles et des individus femelles, dont les produits parvenus dans l'intestin de l'homme donneront

naissance à la première génération composée uniquement de femelles. Voici en résumé le cycle de développement de cet inté-

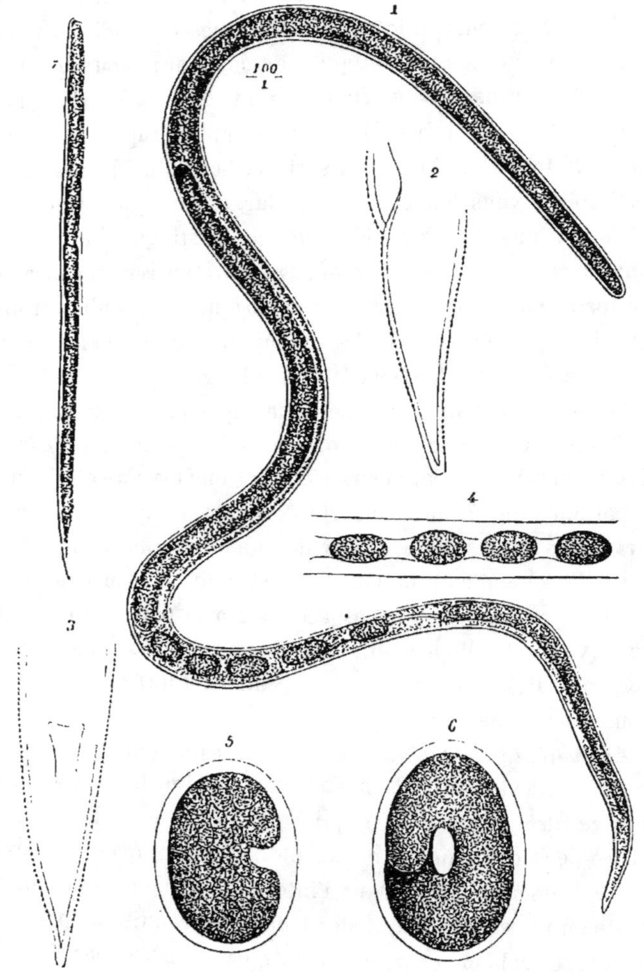

Fig. 397. — *Anguillule intestinale*, phase parasitaire, d'après Bavay :
1, femelle adulte 100/1 ; 2, queue vue de profil ; 3, queue vue par sa face
ventrale ; 4, tronçons du corps avec les œufs · 5 et 6, œufs avec des embryons ; 7, larves devant se transformer dans l'eau en individu sexué.

ressant parasite. La forme parasitaire vraie, ne montrant que des
femelles parthénogénésiques (fig. 397, 1), pond des œufs (5,6) qui

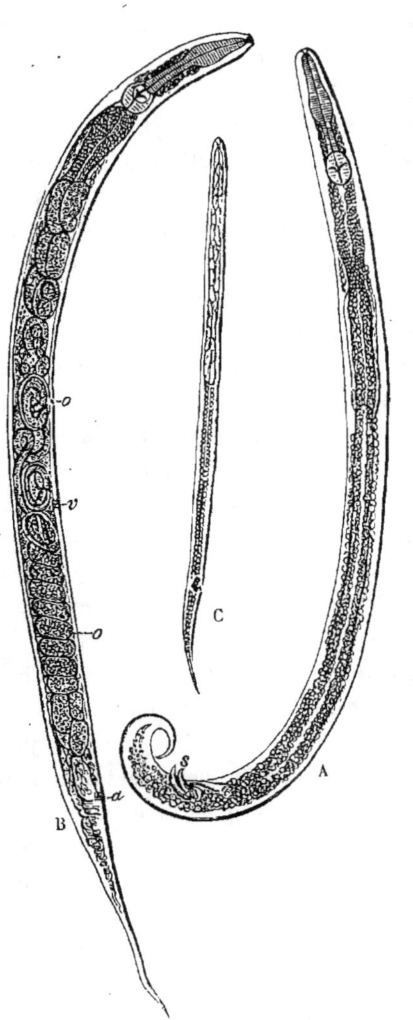

FIG. 398. — *Anguillule intestinale*, phase
sexuée libre, d'après Perroncito : A, mâle ;
B, femelle ; C, larve se transformant en
femelle de la génération parasite, dans
l'intestin de l'homme : *a*, anus ; *u*, utérus
rempli d'œuf ; *s*, spicules ; *v*, vulve.

Macé, Les Subst. aliment.

FIG. 399. — Larve du stade
C de la figure précédende,
enkystée, d'après Perroncito.

31

éclosent rapidement dans l'intestin et donnent naissance à de petites larves qui sont expulsées avec les excréments et peuvent
arriver dans l'eau. Ces larves (fig. 397, 7), lorsque la température
de l'eau est assez élevée, vers 25 degrés, peuvent croître aussitôt
et donner les individus adultes de la phase sexuée; lorsque la température est basse, elles s'entourent d'un petit kyste hyalin et
attendent, enfermées dans ce fourreau protecteur, les conditions
nécessaires à leur développement ultérieur. Elles mesurent, à
ce moment, environ 500 μ de long sur 25 μ de large. Leur
structure est très simple; on leur distingue un tube intestinal droit et un minime rudiment génital vers la partie postérieure. Lorsque la température est élevée, on peut trouver des
mâles et des femelles adultes dans l'eau où les larves ont été
déposées (fig. 398, A et B). L'accouplement se fait; les œufs se
développent plus ou moins dans le corps de la mère qui peut
mettre au monde des œufs à embryon avancé ou de petites larves
dont la forme est représentée en C. Les œufs sont ovoïdes, mesurent 40 μ sur 24 μ, ont une coque très mince et un embryon bien
formé, à mouvements très vifs vers 35 degrés. Les larves (C) ont
220 μ à leur sortie de la mère; elles sont excessivement transparentes; la partie antérieure du tube digestif présente un pharynx, un renflement œsophagien et un estomac bien distincts;
la partie postérieure est aiguë et courbée. Elles croissent jusqu'à atteindre 550 μ et ont alors besoin, pour continuer leur
développement de parvenir dans l'intestin de l'homme où elles
donnent toutes des femelles de la génération parasitaire. Lorsqu'à
ce moment elles n'arrivent pas dans l'intestin de l'homme, elles
s'enkystent dans un mince fourreau transparent (fig. 399) à
l'intérieur duquel elles peuvent séjourner un temps assez long
dans l'eau.

C'est au naturaliste russe Fedschenko que revient le mérite
d'avoir éclairci l'histoire de la *Filaire de Médine* et démontré
le grand rôle de l'eau dans la transmission de ce parasite à
l'homme. On peut rencontrer dans l'eau les embryons et les
larves, libres ou contenus dans un hôte intermédiaire. Les embryons sont longs de 50 à 70 μ et large de 15 μ environ; ils ont

la forme représentée figure 400 et 401. Ils sont surtout remarquables par leur épaisse cuticule, fortement striée en travers ;

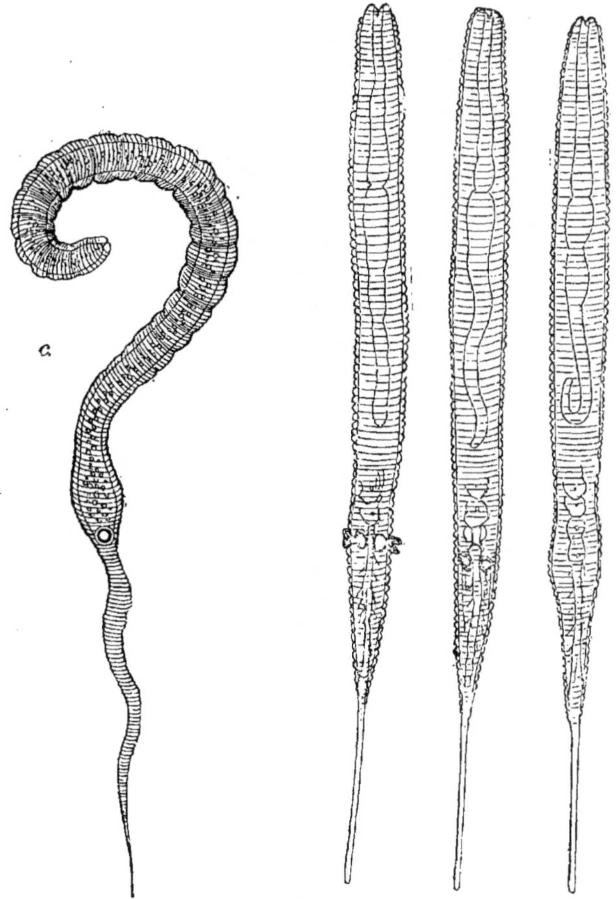

FIG. 400. — Embryon de Filaire,
d'après Cobbold, 500/1.

FIG. 401. — Embryons de Filaire,
d'après Bastian, 500/1.

leur bouche est en entonnoir et complètement dépourvue de dent
perforante, ce qui les distingue des embryons très semblables
du *Cucullanus elegans*, Ver rond parasite de beaucoup de nos
Poissons. Fedschenko a démontré que ces embryons pénétraient

dans le corps de petits Crustacés très communs dans les eaux douces, les *Cyclopes*, et s'y transformaient en larves (fig. 402).

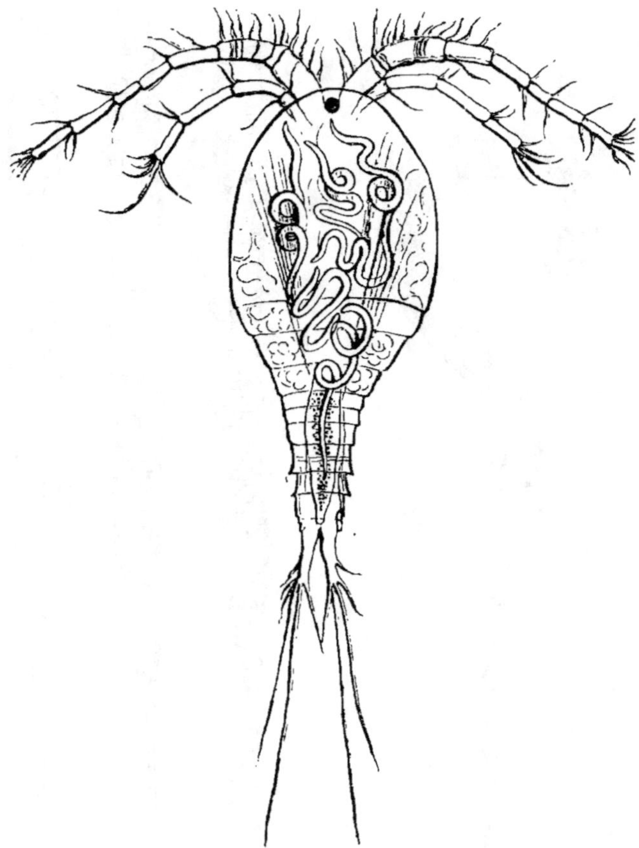

Fig. 402. — Embryon de Filaire dans la cavité générale d'un *Cyclops*, d'après Fedschenko.

La larve (fig. 403) diffère beaucoup de l'embryon. La cuticule a perdu son annulation bien spéciale; le corps se termine postérieurement en pointe mousse. Le tube digestif se distingue aisément; l'œsophage occupe plus de la moitié du corps; le rectum est court et s'ouvre à la base de la queue. On aperçoit du côté

ventral un rudiment des glandes génitales sous forme d'une
petite masse ovoïde. Cette larve mesure souvent plus d'un millimètre de longueur. Les jeunes Filaires peuvent rester longtemps dans le corps des Cyclopes. Lorsque ceux-ci sont avalés
avec l eau, ce qui est fréquent à cause de leur petitesse, elles

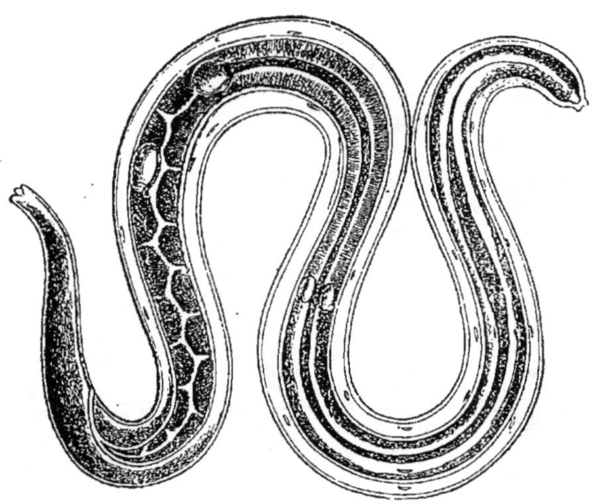

Fig. 403. — Larve de Filaire, d'après Fedschenko.

sont mises en liberté dans l'intestin et gagnent leurs organes
sexuels. L'accouplement se fait alors probablement à ce moment.
Les mâles sont expulsés; les femelles percent l'intestin et émigrent dans le tissu cellulaire sous-cutané, où elles gagnent la
grande dimension qu'on leur connaît et occasionnent les accidents décrits depuis longtemps. Le Filaire de Médine est commune en Asie, en Afrique et dans certaines régions de l'Amérique où elle a été importée depuis peu.

La *Filaire du sang* est un parasite très commun dans l'Amérique méridionale et aux Indes. Le Ver adulte vit dans les vaisseaux sanguins et lymphatiques, y pond des œufs d'où sortent
des embryons qui se répandent dans le sang. Ces embryons, longs
de 125 à 360 μ, larges de 7 à 11 μ, ne peuvent poursuivre leur
évolution qu'en passant du sang de l'homme dans l'estomac d'un
moustique. Ils s'y développent en larves qui arrivent dans l'eau

avec le cadavre de l'insecte, sortent et se montrent très vivaces dans ce milieu. Elles mesurent alors 1^{mm},5 sur 0^{mm},03. L'homme prend le parasite en buvant, sans la filtrer ou la faire bouillir, l'eau qui contient ces larves.

L'homme peut absorber, avec l'eau de boisson, des Vers qui

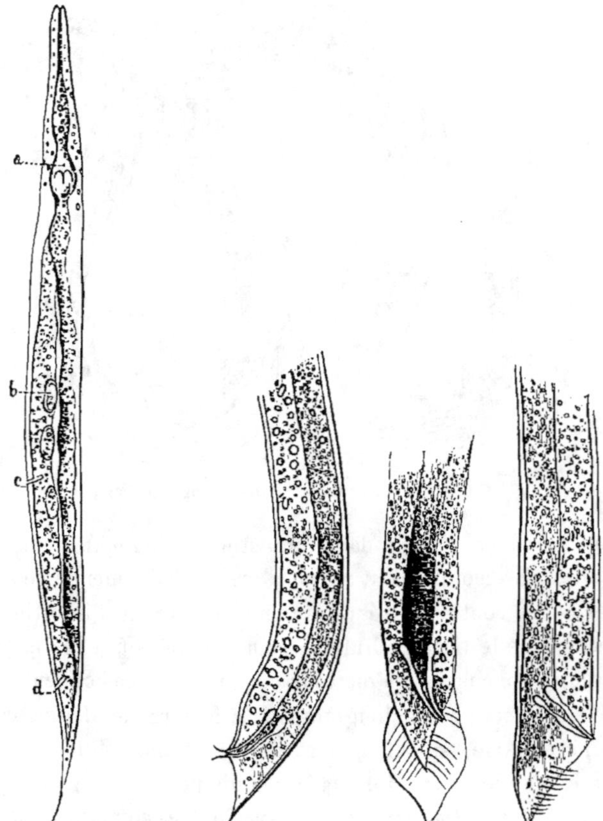

Fig. 404. — *Rhabditis pellio*, femelle: *a*, pharynx ; *b*, œuf ; *c*, vulve ; *d*, anus.

Fig. 405. — Extrémité postérieure de *Rhabditis pellio*, mâle.

vivent d'ordinaire librement et qui, dans des conditions spéciales, peuvent s'adapter dans une certaine mesure à la vie parasitaire. C'est ce qui se présente probablement pour certaines

Anguillules, le *Rhabditis pellio* entre autres, très commun dans la vase et la terre humide (fig. 404 et 405); il est aisé de les reconnaître à leur structure. Il en est de même des *Gordius*, longs Vers filiformes qui sont communs dans les eaux courantes, et de quelques espèces de *Sangsues* qui pénétrent facilement avec l'eau, lorsqu'elles sont encore de petite taille, dans les voies buccales de l'homme et des grands animaux domestiques.

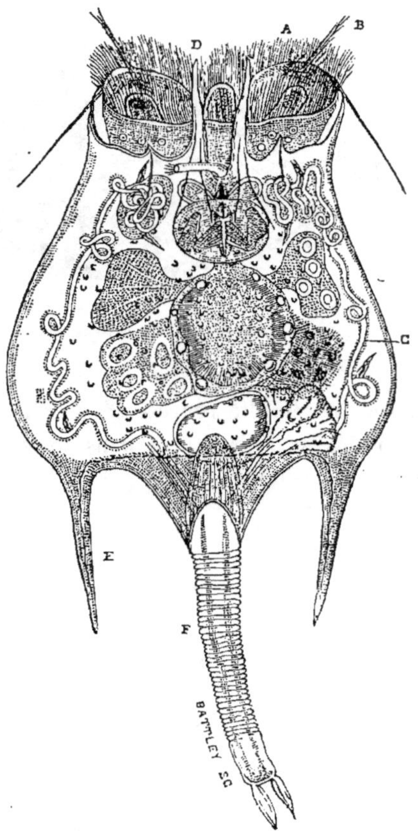

FIG. 406. — *Brachionus Bakeri*, d'après Leydig.

Au voisinage des Vers se placent les Rotifères, qui sont d'ordinaire communs dans les eaux stagnantes. Leur caractère le plus saillant est la présence, à l'extrémité antérieure du corps, d'un appareil cilié donnant l'illusion d'un mouvement de rotation (fig. 406). Quelques espèces sont parasites de plantes ou d'animaux inférieurs ; aucune n'a été citée comme nuisible à l'homme.

Parmi les Arthropodes, nous avons surtout à citer les *Cyclopes* dont plusieurs espèces sont communes dans les eaux de nos

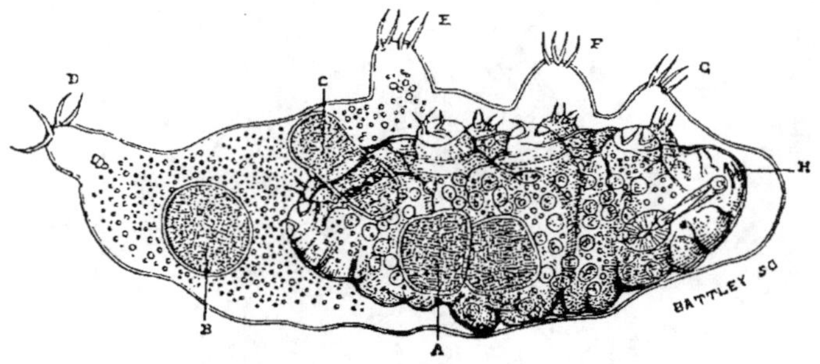

FIG. 407. — *Macrobiotus Dujardini* 300/1.

pays. Leur aspect a déjà été représenté plus haut (fig. 402). Certains Tardigrades se rencontrent dans les eaux stagnantes avec les Rotifères (fig. 407).

CHAPITRE II

VIN

L'étude microscopique d'un vin ne peut guère renseigner sur sa constitution ; c'est une question qui est entièrement du ressort de l'analyse chimique. Tout au plus peut-on chercher à utiliser dans ce but quelques indications fournies par l'examen des dépôts.

Mais d'un autre côté, c'est le microscope seul qui peut révéler la nature de certaines altérations bien spéciales que subit ce liquide sous l'influence de la pullulation dans sa masse de micro-organismes particuliers qui se développent à ses dépens. C'est l'importante question des *maladies du vin*, si bien élucidée dès 1866 par les remarquables recherches de Pasteur dont les résultats sont consignés dans son bel ouvrage *Études sur le vin; ses maladies; causes qui les provoquent*. Les observations sont si bien faites, les données nouvelles établies d'une façon si précise, que jusqu'ici, malgré le long espace de temps écoulé, personne n'a encore trouvé quoi que ce soit à ajouter ou à modifier. Pasteur est parvenu a démontrer la fausseté des opinions ayant cours jusqu'à lui, admettant que le vin est un liquide en état de travail moléculaire constant et que, lorsqu'il renferme de la matière albuminoïde, celle-ci peut se modifier ou s'altérer par des causes inconnues et provoquer alors les diverses maladies du vin.

Nous ne pouvons mieux faire que de reproduire les lignes suivantes où le Maître résume son opinion :

« Les principes que j'expose dans cet ouvrage, et que je crois avoir déduits d'une observation attentive des faits, sont tout autres que ceux que je viens de faire connaitre.

« En premier lieu, j'essaierai de montrer que le vin ne *travaille* pas de lui-même, à beaucoup près, autant qu'on le suppose. Sans doute, le vin étant un mélange de diverses substances, parmi lesquelles il y a des acides et de l'alcool, il doit se former, avec le temps, des éthers particuliers, et des réactions de même ordre prennent peut-être naissance entre les autres principes également contenus dans le vin. Mais si l'on ne peut nier l'exactitude de tels faits, parce qu'ils sont établis sur des lois générales, je crois que l'on en fait une fausse application lorsqu'on les veut faire servir à rendre compte du vieillissement des vins de leurs maladies, en un mot, des principaux changements de bonne ou mauvaise nature dont ils sont le siège évident.

« L'un des principaux résultats de mon travail est précisément d'établir que les variations qui s'observent dans les qualités du vin abandonné à lui même, soit en tonneau, soit en bouteille, reconnaissent pour cause des influences *extérieures à la composition normale*. Il résultera, je l'espère, de l'ensemble de mes observations et de mes expériences, que le vieillissement des vins réside essentiellement dans des phénomènes d'oxyda-tion dus à l'oxygène de l'air, qui se dissout et pénètre dans le vin de diverses manières. J'établirai, en outre, qu'une deuxième source des changements propres au vin ne doit pas être cherchée dans l'action spontanée d'une matière albuminoïde, modifiée par des causes inconnues, mais dans la présence de végétations para-sitaires microscopiques, qui trouvent dans le vin des conditions favorables à leur développement, et qui l'altèrent soit par sous-traction de ce qu'elles lui enlèvent pour leur nourriture propre, soit principalement par la formation de nouveaux produits qui sont un effet même de la multiplication de ces parasites dans la masse du vin.

« De là cette conséquence claire et précise qu'il doit suffire, pour prévenir les maladies des vins, de trouver le moyen de détruire la vitalité des germes des parasites qui les constituent de façon à empêcher leur développement ultérieur. »

Dans l'exposition qui va suivre, nous allons prendre unique-ment pour base ce grand travail. Nous avons l'heureuse fortune d'apporter à l'appui des descriptions plusieurs des planches originales qui ne sont encore aujourd'hui à modifier en rien ; nous devons cette faveur à la grande bienveillance de l'illustre savant dont nous nous glorifions de suivre les doctrines.

Le vin est attaqué par plusieurs microorganismes qui appar-tiennent, les uns au groupes des Levures, les autres au groupe des Bactéries. Ces êtres microscopiques viennent de l'air ou des vases qui contiennent le liquide. Ils préexistent souvent dans le dépôt, la *lie*, que forme le vin en se reposant, s'y trouvant à l'état de vie latente, ne passant à la vie active que lorsque des conditions favorables surviennent.

L'étude microscopique des dépôts du vin peut donner d'excel-lents renseignements. Ces dépôts sont de trois sortes qui peu-vent du reste s'observer séparément ou mélangées.

Une première sorte est due à des cristaux de sels, bitartrate de potasse ou tartrate neutre de chaux. D'ordinaire ces cristaux n'adhèrent pas aux parois des bouteilles, mais s'amassent au point déclive en amas granuleux ou soyeux selon la nature et la forme des cristaux. Le bitartrate de potasse cristallise d'ordinaire en longues aiguilles prismatiques, isolées ou réunies en amas parfois radiés; ces aiguilles sont quelquefois très longues et soyeuses, formant de légers flocons blancs. Le tartrate de chaux donne de gros prismes, présentant fréquemment des facettes hémiédriques (voir planche XX *b* et *c*).

Une seconde sorte de dépôt est due à la précipitation de la matière colorante, devenant insoluble par un effet d'oxydation. Elle se montre au microscope sous trois états bien distincts :

1° Elle est en feuillets translucides, colorés en jaune brun plus ou moins foncé, quelquefois avec une nuance violette.

2° D'autres fois, elle se dispose en granulations, en petits amas amorphes, pressés les uns contre les autres et formant une couche adhésive d'un rouge brun ou violet.

3° Ces granulations prennent souvent une structure si régulière, qu'elles simulent des formes élémentaires de certains microorganismes. Elles ont été souvent prises pour telles.

Ces trois états physiques se montrent du reste fréquemment réunis.

La troisième sorte de dépôts est formée de microbes qui peuvent se développer aux dépens du vin en l'altérant de façons diverses. Ce sont les plus intéressants à connaître.

On ne rencontre généralement dans le vin que peu d'espèces de Levures. Celles qui ont présidé à sa formation et qui abondent dans le moût ont été entraînées par les dépôts enlevés lors des soutirages; c'est du reste le but de cette opération. Une espèce se développe cependant fréquemment dans le vin, à la surface duquel elle vient former la pellicule blanche connue sous le nom de *fleur de vin*, c'est le *Saccharomyces mycoderma*. Les Bactéries qui entraînent des altérations diverses du vin sont plus nombreuses; c'est à des espèces de ce groupe que sont dues les maladies connues sous les noms d'*acescence des vins*, de *vins tournés*, de *graisse des vins*, d'*amertume des vins*,

Nous allons étudier ces altérations et les moyens de les reconnaître au microscope ; dans ces cas en effet, l'analyse chimique ne peut, la plupart du temps, rien apprendre.

I. Fleurs du vin.

Les fleurs du vin sont dues au développement, à la surface du liquide, d'une Levure, le *Saccharomyces mycoderma (Mycoderma vini* de Pasteur). Cette espèce se développe très rapidement sur la plupart des liquides alcooliques exposés à l'air, lorsque la teneur en alcool est faible. Elle forme une pellicule mince, blanchâtre, quelquefois teintée de jaune, qui, d'abord lisse, se plisse peu à peu à mesure qu'elle augmente et prend un aspect ridé.

La forme des cellules qui composent ce voile est extrêmement variable. Elles sont souvent ovoïdes ou elliptiques (planche XVII); on en trouve de cylindriques à extrémités arrondies. Les éléments ovoïdes mesurent 6 μ de long sur 4 μ de large ; les grands éléments cylindriques atteignent 12 à 13 μ et jusqu'à 20 μ de long sur 3 à 4 μ de large. Entre ces deux dimensions, on trouve tous les intermédiaires. Certaines peuvent produire trois ou quatre spores rondes, de 3 μ de large, en file longitudinale.

Ces fleurs de vin sont excessivement fréquentes à la surface des tonneaux en vidange ; lorsqu'elles sont pures, qu'elles ne renferment aucun des ferments suivants, leur action est peu sensible, souvent presque nulle. Elles oxydent une petite quantité d'alcool et diminuent, dans de faibles limites, la richesse alcoolique du liquide.

II. Acescence.

C'est une altération grave du vin et, malheureusement la plus commune. C'est celle qui donne le vin *acide*, le vin *piqué*, le vin *aigre*. Elle est due au développement dans ce liquide d'un ferment spécial le *Bacillus aceti (Mycoderma aceti* de Pasteur), le *ferment du vinaigre*. C'est un ferment très répandu

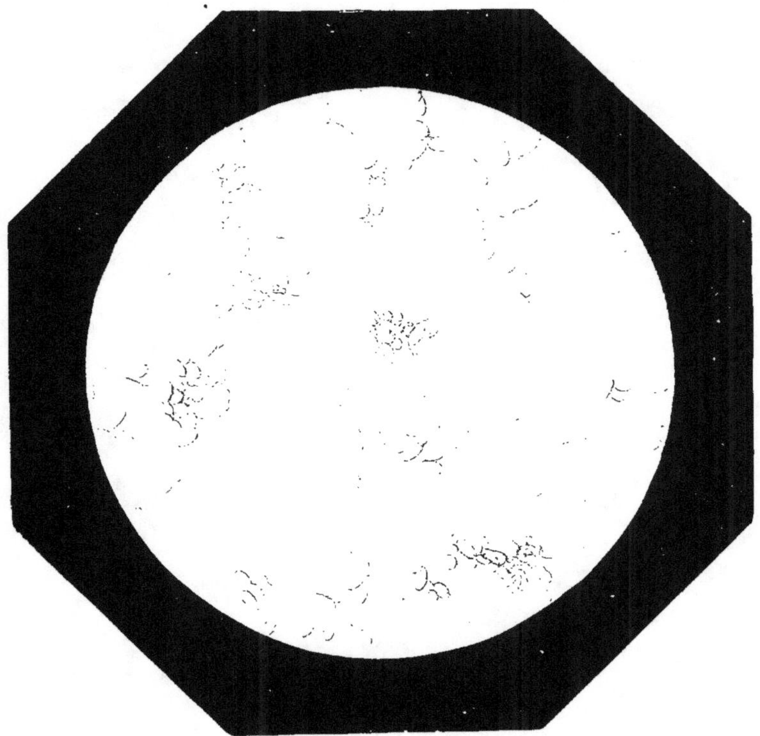

J.-B. Baillière et fils.

FLEURS DU VIN.
(Mycoderma vini.)

Lorsque les fleurs sont aussi pures que le dessin les représente,
le vin en souffre peu ou pas.

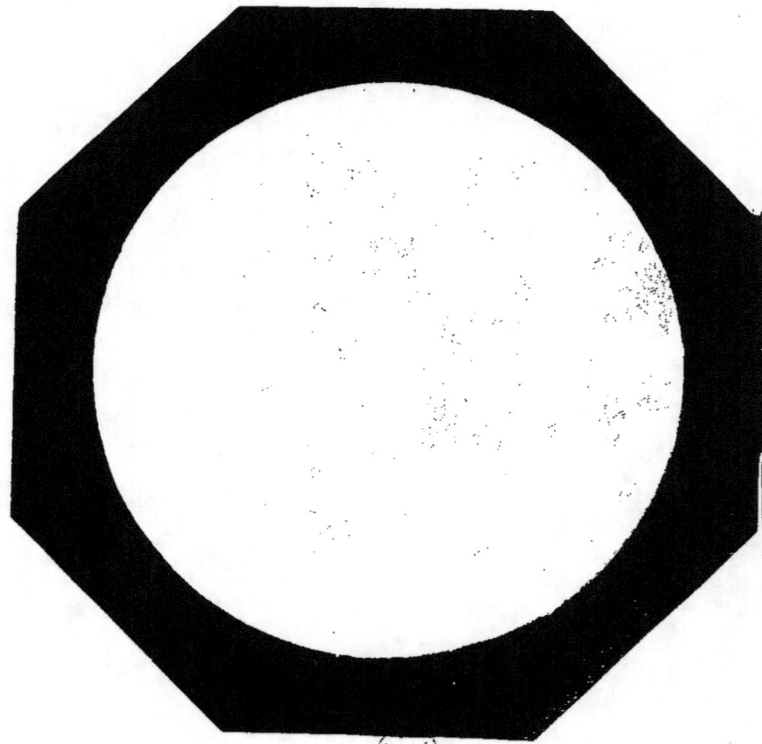

MALADIE DE L'ACESCENCE.

(Vins piqués, aigres, etc.)

Fleurs de vinaigre (*mycoderma aceti*). Le ferment est encore
très jeune.

dans la nature ; on l'observe très facilement en exposant à l'air des liquides alcooliques faibles, pauvres en matières organiques, et, au mieux, légèrement acidifiés par avance avec un peu d'acide acétique.

Ce n'est pas à une seule espèce de Bactérie qu'est dévolue cette curieuse propriété, utilisée pour la fabrication du vinaigre ; plusieurs au contraire la possèdent et peuvent servir aux mêmes usages. Leur distinction est à peine ébauchée.

Le *ferment acétique* de Pasteur, auxquel est dû le plus souvent l'acescence des vins, est formé de bâtonnets courts et gros, mesurant 3 µ de long sur 1, 6 µ de large. Ces bâtonnets qui paraissent légèrement étranglés en leur milieu et formés par la réunion de deux globules, sont d'ordinaire réunis en chapelets plus ou moins longs, courts ou sinueux (planche XVIII).

Ce ferment se développe très rapidement sur le vin. Il y produit à la surface, un voile uniforme, velouté, bien différent d'aspect du voile du *Saccharomyces mycoderma*. Ce voile, d'abord transparent, membraneux, prend peu à peu de l'épaisseur et devient opaque. Sa consistance est assez grande ; il résiste fortement à la pression du doigt au lieu de se dissocier de suite comme celui des fleurs de vin. Il peut même atteindre une grande épaisseur. S'il se développe dans du vin rouge il prend une teinte rougeâtre due à la fixation d'une partie de la matière colorante. En en prélevant une partie et en l'étudiant au microscope, on reconnaît qu'elle est formée de nombreuses files longitudinales de bâtonnets, unis par une matière glaireuse consistante.

Le ferment acétique se développe souvent côte à côte avec les fleurs du vin, dans ce cas sa pullulation est retardée, le mal est encore remédiable. Il est nécessaire de faire avec précautions plusieurs soutirages et d'enfermer le vin dans des vases bien propres. Lorsqu'il se développe seul ou qu'il arrive à l'emporter sur les fleurs qu'il fait disparaitre, le vin n'est la plupart du temps plus bon qu'à faire du vinaigre.

III. Vins tournés.

Dans les mois de grandes chaleurs, il arrive fréquemment que le vin *tourne*. Il se trouble et, si on l'agite dans un tube à essai, on y voit des ondes soyeuses se déplacer en différents sens. Les tonneaux suintent sous l'influence d'une pression interne ; les fonds peuvent même se bomber. Si l'on pratique un fausset, le vin jaillit avec force et très loin ; *il a la pousse*, comme on dit. La saveur devient fade ; la couleur change, elle peut même devenir violacée, d'où le nom de *vin bleu*.

Le trouble du vin tourné est dû, sans aucune exception, à des filaments de longueur variable, mesurant souvent moins de 1 µ de diamètre. Ces filaments sont représentés (planche XIX).

Quant au dépôt du tonneau, ce n'est point du tout de la lie ordinaire, mais un amas de ces filaments, souvent très longs, tout enchevêtrés les uns dans les autres, imprégnés de matière colorante, formant ordinairement une masse noirâtre, glutineuse, qui se tient et se met en fils muqueux, lorsqu'on la retire à l'aide d'un tube effilé plongeant jusqu'au fond du tonneau on de la bouteille (Pasteur).

La maladie du *tourné* est donc constituée par une fermentation due à un ferment organisé spécial, et c'est sous l'influence du développement de ce parasite que la limpidité du vin, sa saveur, et sa qualité éprouvent des changements si prononcés (Pasteur). L'action du ferment donne lieu à un dégagement abondant d'acide carbonique, qui produit la *pousse* dont il a été parlé. Il est très facile de reconnaître la maladie au début. En prélevant une petite quantité de vin, on peut reconnaître dans une goutte la présence des longs filaments caractéristiques ; lorsqu'ils sont peu nombreux, il est préférable de laisser reposer le liquide quelques heures dans un verre conique et d'observer les dernières gouttes qui restent après décantation. Dans les dépôts recueillis de vins en bouteille attaqués par cette maladie, on retrouve les mêmes filaments plus ou moins longs, mélangés souvent à des cellules

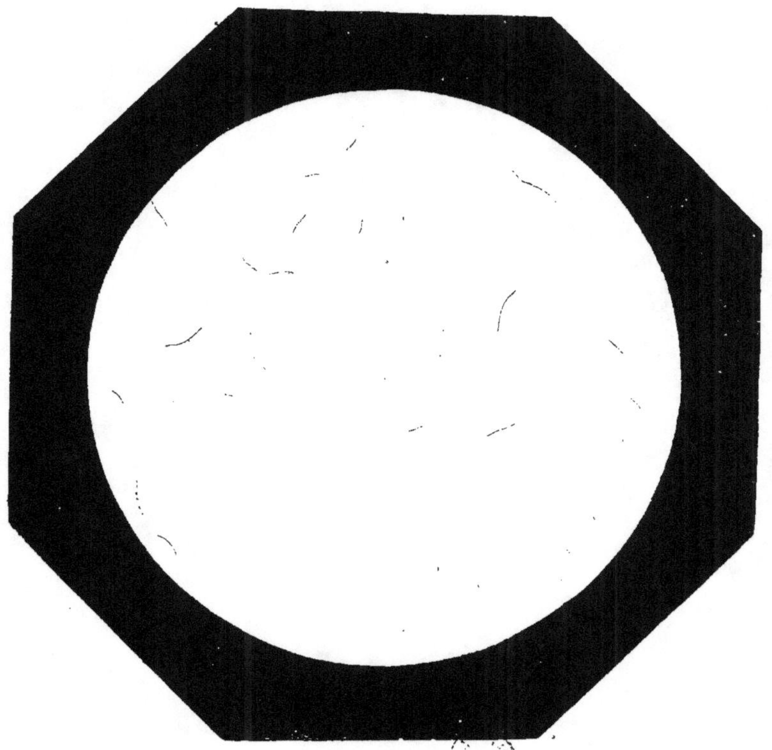

J.-B. Baillière et fils.

MALADIES DES VINS TOURNÉS.

Aspect, au microscope, d'une goutte de vin tourné, trouble.
Le trouble est dû à la présence du parasite.

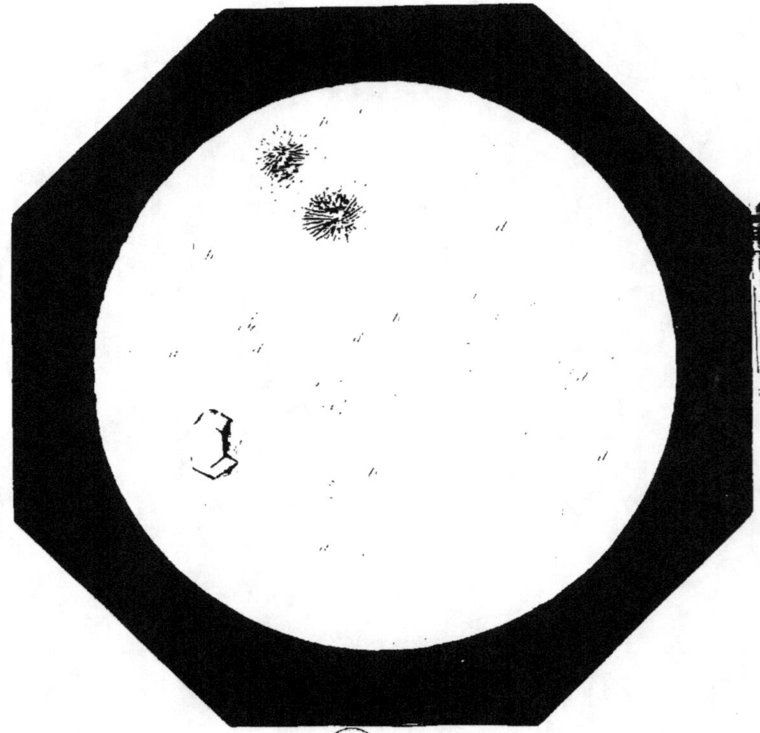

MALADIES DES VINS TOURNÉS.

a a, ferment alcoolique ; *b b*, cristaux aiguillés de bitartrate de potasse ; *c c*, cristaux de tartrate neutre de chaux ; *d d*, filaments du parasite qui détermine la maladie du vin.

de Levures, qui sont des cellules du *Saccharomyces mycoderma* ou du ferment ordinaire du vin, le *Saccharomyces ellipsoideus*, et à des cristaux de bitartrate de potasse et de tartrate neutre de chaux (planche XX).

Ce ferment des vins tournés est très commun dans les vins de toute sorte, fins ou communs ; on le rencontre à tout instant dans l'examen de dépôts de vin paraissant sains. Il n'attend là que les conditions favorables à son développement ; au premier rang se trouve, on le sait, une température assez élevée.

D'après Pasteur, rien n'est plus facile que de reconnaître si un vin est prêt à prendre la maladie qui nous occupe. On ouvre le robinet adapté au tonneau, on rejette les premières portions du vin qui s'écoule ; on en tire de nouveau un verre qu'on laisse reposer quelques heures ; puis après décantation, on examine au microscope les dernières gouttes restées dans le verre. Si peu que le vin soit trouble, ces gouttes offrent de nombreux filaments. Le plus souvent même, l'examen attentif d'une goutte de vin, sans attendre qu'il ait déposé, suffit pour reconnaître s'il a éprouvé un commencement de maladie. L'examen du dépôt du tonneau n'est pas moins instructif lorsqu'on le fait à divers intervalles. On ôte la bonde et on plonge un tube de verre jusqu'à ce qu'il touche le fond, en s'en servant à la manière d'un tâte-vin. S'il y a de la fleur à la surface du vin, elle couvre les parois extérieures du tube lorsqu'on le retire du tonneau. Il faut essuyer cette fleur avec un linge et laisser perdre les premières portions du dépôt, puis observer au microscope. Il est facile de juger de la présence plus ou moins grande du parasite dans le dépôt formé depuis le dernier soutirage ou depuis le dernier examen microscopique.

Ce parasite existe dans le vin le plus souvent dès l'origine et met un temps très variable à manifester son action, suivant les circonstances de milieu. Un des meilleurs effets des soutirages répétés, qu'on a l'habitude de faire subir aux vins, est de les débarrasser de ces causes d'altération, en laissant ces ferments dans les lies.

IV. Graisse.

C'est une maladie surtout fréquente sur les vins blancs. Elle se déclare dans les tonneaux ou dans les bouteilles les mieux conditionnées.

Le vin attaqué se trouble, devient filant comme de l'huile, lorsqu'on le transvase; il est onctueux au toucher, peut même être un peu visqueux. La saveur est fade et plate.

La graisse des vins n'est pas du tout produite, comme on l'a admis longtemps, par la précipitation d'une substance glutineuse, plus ou moins analogue à certains principes du gluten du froment se déposant dans le vin sous l'influence de causes inconnues. C'est une fermentation accessoire due au développement d'un parasite dont le germe doit être emprunté au raisin, et probablement à certains grains de raisin qui ont pourri sur le cep par l'effet de ce même parasite ou de l'une de ses variétés ou métamorphoses (Pasteur).

Le parasite, qui abonde dans le vin malade, a des éléments sphériques, de 1 μ. de diamètre moyen avec des variations en plus ou moins. Ces éléments sont rarement isolés, mais réunis par deux ou en grand nombre formant de longues chaînes flexueuses (planche XXI). Dans le vin en bouteille, on trouve le parasite dans tout le liquide et dans le dépôt; dans les tonneaux en vidange, il peut former un voile à la surface, comme le ferment acétique.

Le ferment sécrète une matière gommeuse particulière, qu'on a nommée *viscose*, qui donne au liquide sa consistance spéciale.

V. Amertume.

C'est une maladie qui s'attaque surtout aux vins vieux, celle qui fait le plus de tort aux grands crus de la Bourgogne.

Au début de la maladie, le vin devient fade et développe une odeur spéciale, *sui generis*. Peu après apparaît la saveur amère,

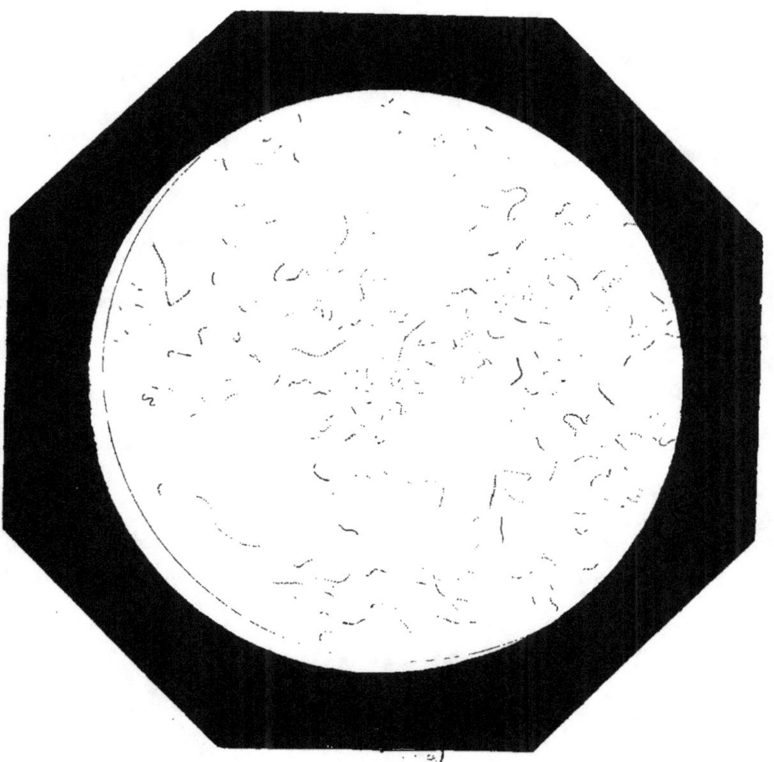

MALADIE DE LA GRAISSE DES VINS BLANCS

de la Champagne, de l'Orléanais, etc. (Vin d'Orléans, très filant.)

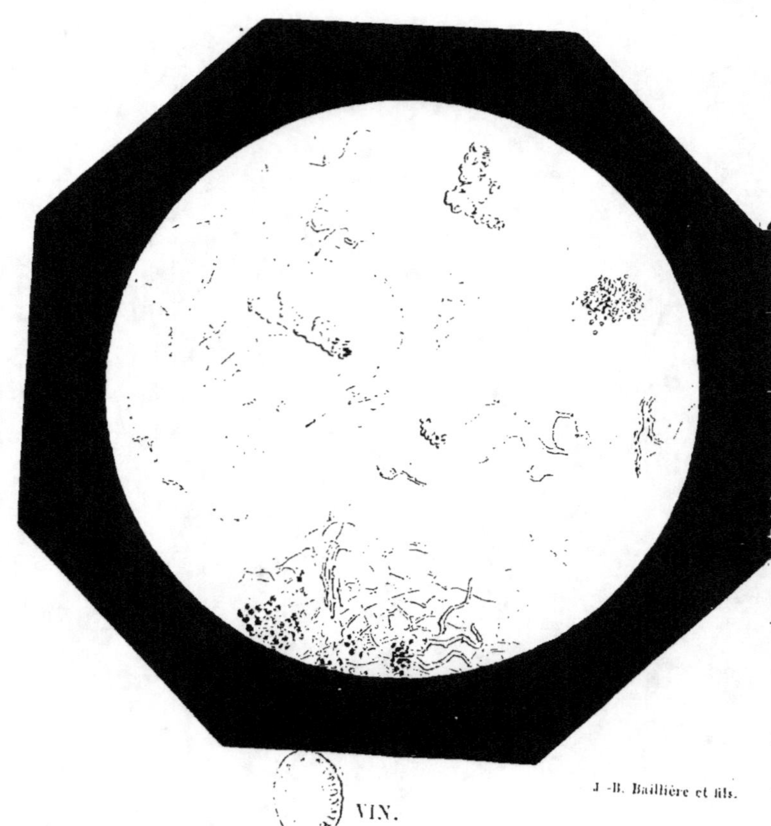

J.-B. Baillière et fils.

VIN.

MALADIE DE L'AMERTUME DES GRANDS VINS
de la Côte-l'Or. (Vin de Volnay, 1859.)

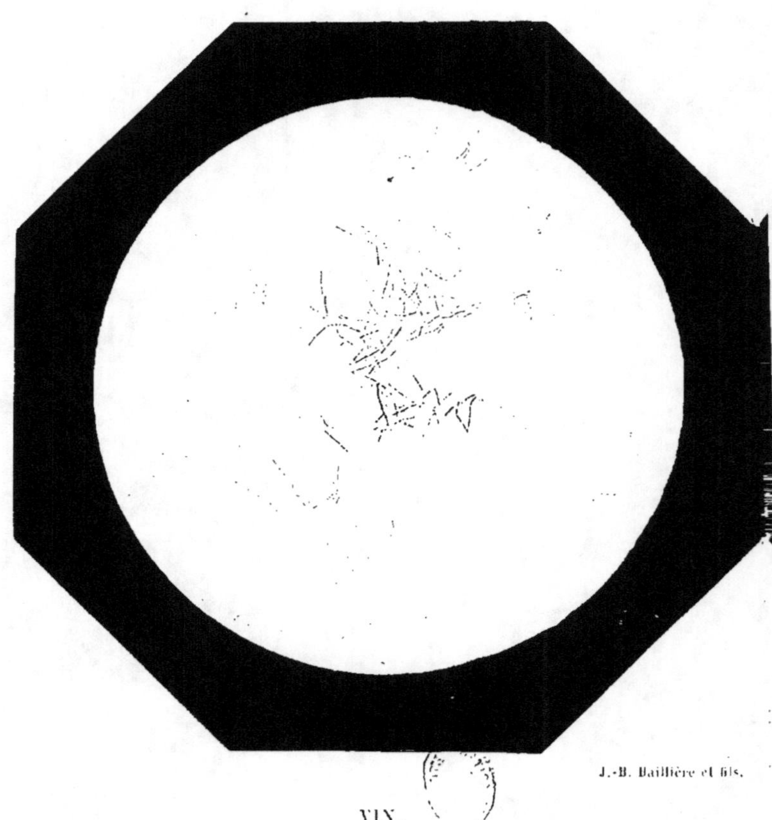

J.-B. Baillière et fils.

VIX.

MALADIE DE L'AMERTUME
(POMARD, 1863).

Le ferment est jeune, en voie de développement et en pleine activité.

d'abord faible, puis se prononçant de plus en plus. Le liquide se
charge de gaz acide carbonique.

Si l'on examine au microscope une goutte de vin en pleine
période d'amertume, on y rencontre en grande abondance des
bâtonnets assez longs, rarement isolés, le plus souvent réunis en
longues files (planche XXII). Dans les vins en bouteilles, où
l'amertume a mis longtemps à se développer, le parasite, que
l'on trouve dans le dépôt, a une forme un peu différente. Il y
forme, comme dit Pasteur, des espèces de branchages tout rameux, tout noueux, de diamètres plus ou moins larges, dans
les rapports de 1 à 2 et à 3, et quelquefois même davantage,
plus ou moins articulés, incolores ou faiblement colorés en
rouge, d'une teinte claire vive ou d'une teinte brune très foncée
(planche XXIII). Ces filaments peuvent constituer à eux seuls
tout le dépôt, ou bien être associés à des lamelles de couleur
uniforme, ou à des amas mamelonnés, ou à des cristaux. Il est
très possible de débarrasser ce ferment vieux de la matière
colorante qui incruste sa membrane, en le traitant par l'alcool
ou l'eau acidulée; la coloration rouge ou brune disparaît, le diamètre diminue, on retrouve l'aspect des filaments jeunes.

CHAPITRE III

BIÈRE

Une bonne bière, limpide, examinée au microscope ne doit
montrer que quelques rares cellules de *Levure de bière*, le
Saccharomyces cerevisiæ. Elles ont les caractères représentés
en *a*, *a*, (planche XXIV). Ce sont des cellules la plupart du temps
ovales, quelquefois arrondies, mesurant le plus souvent de 8 à
9 μ. de plus grand diamètre. Leur membrane mince, rigide,
enferme un contenu trouble présentant une, deux ou trois va
cuoles claires.

La bière est une boisson des plus délicates, sujette, plus que le vin peut-être, à des altérations qui sont du reste du même ordre et provoquées par les même causes, la présence de micro-organismes qui pullulent à ses dépens. Cette facilité d'altération est due souvent à la proportion relativement forte de matière albuminoïde qu'elle contient ; on peut dire qu'une bière est d'autant plus facilement altérable qu'on use pour la préparer d'orge plus riche en substances azotées.

Les altérations de la bière sont dues à des organismes inférieurs appartenant aux mêmes groupes que ceux que nous avons rencontrés dans le vin ; en pullulant dans la bière, sous l'influence de conditions favorables, ils y déterminent, aux dépens des matières sucrées et surtout des matières albuminoïdes qu'elle contient, des fermentations secondaires qui modifient complètement les qualités du liquide. Ces organismes sont des Levures ou des Bactéries.

Le *Saccharomyces mycoderma* attaque très souvent les bières, surtout celles qui sont très faibles en alcool ou que l'on conserve en vidange. Il y détermine la production de fleurs en tout semblables à celles que nous avons étudiées sur le vin (planche XVII). Il présente ici les mêmes inconvénients, détruisant de faibles quantités d'alcool (planche XXIV, *b, b)*.

Le *Saccharomyces exiguus*, commun dans les fermentations de fruits, peut se développer dans les bières. Le liquide devient opalin, verdâtre ; on dit qu'il a la *maladie verte*. Il s'éclaircit à la longue, mais perd sa saveur primitive pour prendre un goût vineux. Les cellules ne mesurent guère que 5 µ de long sur 2,5 µ de plus grande largeur ; elles ont un peu la forme de toupie.

On peut rencontrer quelquefois le *Saccharomyces apiculatus*, ferment très commun des fruits. Les cellules se reconnaissent très facilement à leur forme ; elles sont ellipsoïdes, de 6 µ de long sur 3 de large et présentent à chaque extrémité une petite saillie, un apicule qui leur donne l'aspect d'un citron.

Les *Saccharomyces Pastorianus* I et III, de Hansen, rendent les bières troubles et amères.

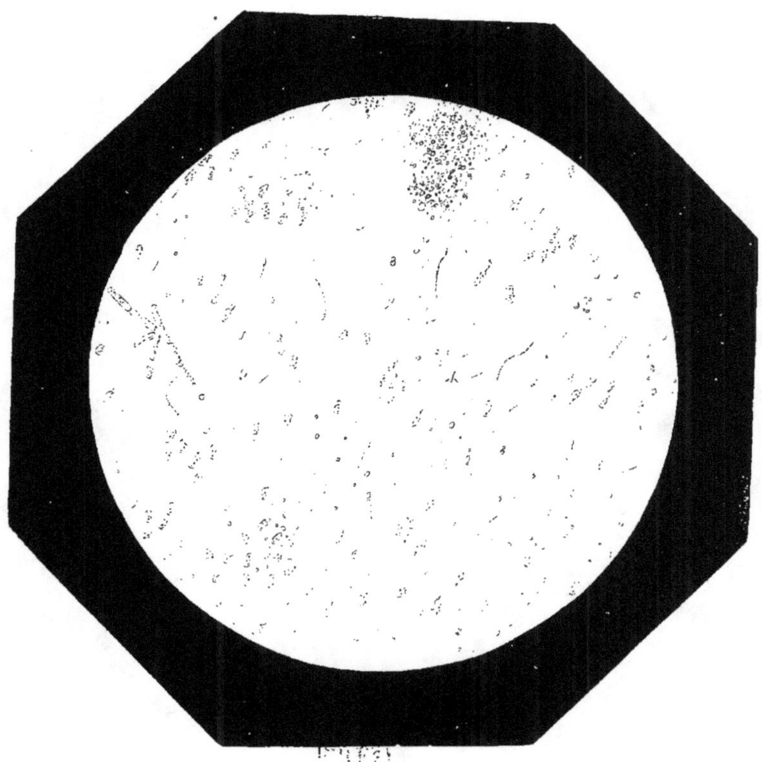

J.-B. Baillière et fils.

BIÈRE TOURNÉE.

a a, levure de bière ordinaire ; *b b*, Mycoderma vini : *c c*, ferment
des vins tournés.

Les Bactéries, qui contribuent à l'altération des bières, sont pour la plupart, les mêmes que celles observées dans les maladies des vins. Souvent même les altérations produites sont identiques. L'étude de la bière et de ses altérations a été faite de main de maître par Pasteur, en 1876, et ses observations d'une haute importance au double point de vue scientifique et industriel, consignés dans son bel ouvrage *Études sur la bière : ses maladies ; causes qui les provoquent ; procédé pour la rendre inaltérable, avec une théorie nouvelle de la fermentation.*

Le *ferment acétique* détermine les mêmes modifications que le vin, en transformant l'alcool en acide acétique. Son développement donne les bières *aigries*, ou *piquées*.

Le *ferment lactique,* que nous n'avons pas rencontré dans les vins, est commun dans les bières, à cause de leur richesse en hydrocarbonés. Ses éléments sont de courts bâtonnets immobiles, mesurant en moyenne 1,7 µ. sur 0,6 µ., isolés ou réunis la plupart du temps par deux, plus rarement en courtes chaînes. Il donne à la bière une saveur aigrelette et une odeur fade.

La maladie de la *graisse* ou du *filage* s'observe souvent sur la bière. Elle est due souvent aux mêmes organismes que celle du vin, des Bactéries rondes réunies en chaînes (planche XXI).

Elle peut être occasionnée par d'autres Bactéries en bâtonnets, appartenant à plusieurs espèces. Le *Bacillus viscosus* et l'*Actinobacter polymorphus* de Duclaux semblent les plus fréquents.

Des *Sarcines* se développent souvent dans les bières. On les reconnaît facilement à leur aspect. Les éléments ronds sont d'habitude réunis par quatre ou en petites masses cubiques caractéristiques. Elles provoquent l'apparition d'une odeur un peu putride et d'une saveur âpre, un peu acide. Une espèce occasionnerait la viscosité du liquide, une sorte de filage.

Certaines Bactéries de putréfaction, donnant souvent des bâtonnets longs et mobiles, peuvent envahir les bières mal fabriquées ; elles apparaissent d'ordinaire très tôt, parfois même déjà dans le moût. Le liquide développe une forte odeur putride

ou simplement un goût fade, et a une saveur douceâtre, désagréable. J'ai trouvé, dans une telle bière, une espèce voisine des
Bactéries désignées sous le nom de *Proteus*, signalées plus haut
dans les eaux contaminées par des matières putréfiées.

Enfin, la bière peut *tourner* comme le vin (planche XXIV),
devenir *amère* comme lui. Ces altérations sont dues aux mêmes
parasites que nous avons étudiés précédemment.

D'ordinaire, tous ces organismes dangereux proviennent de la
Levure impure dont on s'est servi. On en constate facilement la
présence au microscope dans ce produit ; d'où, la grande importance pour les brasseurs d'étudier avec soin leur levure et de

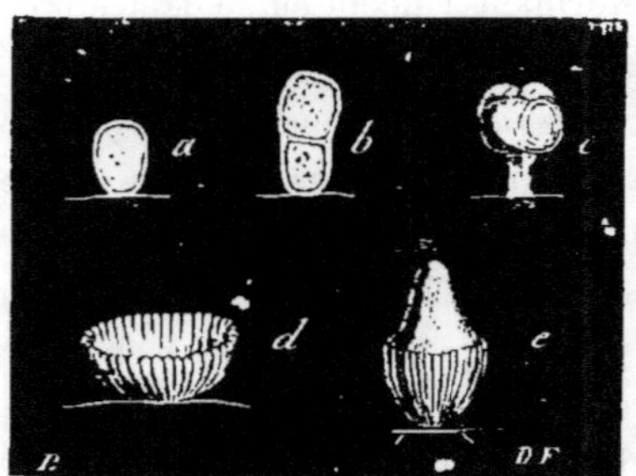

Fig. 408. — Glandes du Lupulin.

vérifier souvent sa pureté, ou de se procurer des levures absolument pures.

Dans les dépôts que laisse une bière abandonnée au repos
complet, on peut rencontrer des éléments divers, provenant des
produits utilisés dans la fabrication. Les grains d'amidon et les
débris cellulaires des graines de la Céréale employée sont très
communs ; nous en avons étudié précédemment les caractères.
On retrouve aussi, mais plus rarement des parties qui proviennent des cônes de houblon, lorsqu'on s'en est servi. Ce sont,
entre autres, des éléments glandulaires du Lupulin (fig. 408),
à divers stades de son développement.

CHAPITRE IV

CIDRE

Cette boisson est obtenue par la fermentation alcoolique du jus de pommes ou de poires *(poiré)*. Cette fermentation est la conséquence du développement de plusieurs espèces de Levures.

Les Levures qui président à la fermentation du cidre sont de plusieurs sortes. Une des meilleures espèces a été nommée par Duclaux *Saccharomyces mali;* le *Saccharomyces apiculatus* est aussi très souvent présent, on le reconnaît facilement à sa forme. Les Levures se retrouvent dans les dépôts du cidre.

Le cidre est sujet aux mêmes altérations que les boissons précédentes.

Le *Saccharomyces mycoderma* forme souvent à la surface des *fleurs*, identiques à celles du vin et de la bière.

Le *ferment acétique*, le *ferment de la graisse* l'envahissent souvent en y déterminant leurs modifications habituelles. C'est à un ferment spécial, non isolé encore, que semble dû le *noircissement* du cidre, qui fait virer au bleu noirâtre sa teinte blonde.

Les Moisissures envahissent très facilement les cidres ; ce sont en général les mêmes espèces que nous avons vu attaquer fréquemment toutes les substances organiques, surtout les *Penicillium glaucum* et *Aspergillus glaucus.*

F I N

TABLE DES PLANCHES

FIN DE LA TABLE DES PLANCHES

TABLE ALPHABÉTIQUE

FIN DE LA TABLE ALPHABÉTIQUE

TABLE DES MATIÈRES.

TABLE DES MATIÈRES

DEUXIÈME PARTIE

TOISIÈME PARTIE

FIN DE LA TABLE DES MATIÈRES

ERRATA

Page 55, 4e ligne, le titre *alcaloïdes* doit être en italiques.
— 202, 18e ligne, lire au titre 5° au lieu de 4°.
— 305, 6e ligne, lire *Claviceps purpurea* au lieu de *Claviceps purpura*.
— 335, supprimer ET GELÉES au titre du chapitre II.
— 354, retourner de bas en haut la figure 268.

LYON. — IMPRIMERIE PITRAT AÎNÉ, 4, RUE GENTIL.